国家卫生计生委医院管理研究所药事管理研究部
中国医院协会药事管理专业委员会 组织编写

临床药物治疗学
血液系统疾病

分 册 主 编　缪丽燕　马满玲　吴德沛　周　晋

编　　　委（按姓氏笔画排序）

马满玲　王小钦　吕成芳　朱铁楠　许小平
李丹露　李丽敏　吴德沛　张国君　陈　峰
周　晋　钟明康　梅　丹　韩　冰　韩　悦
肇丽梅　缪丽燕

参与编写者（按姓氏笔画排序）

丁肖梁　马晶晶　朱　珂　刘立民　邹羽真
陈　佳　庞　露　都丽萍　夏　凡　颜明明

U0310855

人民卫生出版社

图书在版编目(CIP)数据

临床药物治疗学. 血液系统疾病/缪丽燕等主编. —北京：人民卫生出版社，2016

ISBN 978-7-117-22748-3

Ⅰ. ①临…　Ⅱ. ①缪…　Ⅲ. ①药物疗法②血液病-药物疗法
Ⅳ. ①R453②R552.05

中国版本图书馆 CIP 数据核字(2016)第 219399 号

人卫智网	**www.ipmph.com**	医学教育、学术、考试、健康，购书智慧智能综合服务平台
人卫官网	**www.pmph.com**	人卫官方资讯发布平台

临床药物治疗学——血液系统疾病

分册主编：缪丽燕　马满玲　吴德沛　周　晋
出版发行：人民卫生出版社（中继线 010-59780011）
地　　址：北京市朝阳区潘家园南里 19 号
邮　　编：100021
E - mail：pmph @ pmph. com
购书热线：010-59787592　010-59787584　010-65264830
印　　刷：北京人卫印刷厂
经　　销：新华书店
开　　本：787×1092　1/16　印张：26
字　　数：633 千字
版　　次：2017 年 6 月第 1 版　2017 年 6 月第 1 版第 1 次印刷
标准书号：ISBN 978-7-117-22748-3/R・22749
定　　价：56.00 元

打击盗版举报电话：010-59787491　E-mail：WQ @ pmph. com
（凡属印装质量问题请与本社市场营销中心联系退换）

《临床药物治疗学》丛书编委会

《临床药物治疗学》丛书分册目录

序 一

医师、药师、护士、医疗技师是医疗机构四大核心技术支撑系统的重要成员,药师是医院药事管理和促进合理用药的主要技术力量,在指导患者安全用药、维护患者用药权益起着重要作用。

我国自 2002 年提出医院要建立临床药师制以来,发展健康迅速,临床药师在临床用药中的作用逐步明显。为提高临床药师参加药物治疗能力,我们医院管理研究所药事管理研究部和中国医院协会药事管理专业委员会,邀请 300 余名药学与医学专家以及部分临床药师共同编写了适合我国国情的《临床药物治疗学》系列丛书。感谢医药学专家做了一件值得庆贺的、有助于提高药物治疗水平、有益于患者的好事。

临床药师是具有系统临床药学专业知识与技能,掌握药物特点与应用,了解疾病与药物治疗原则,是医疗团队的重要成员,与医师、护士合作,为患者提供优质药物治疗的药学专业技术服务,直接参与临床药物治疗工作的卫生技术人员。临床药师是现代医疗团队的重要成员,各医疗机构要爱护关心他们的成长,积极支持他们的工作,充分发挥他们在药事管理和药物治疗中的专业技能,将临床药学作为专业学科建设加以严格管理,为实现医疗机构医疗水平的持续提升创造条件。希望临床药师们要学好用好临床药物治疗学,发挥专业特长,促进合理用药、提高医疗技术水平、维护患者利益中发挥更大作用。

简写"序",以祝贺《临床药物治疗学》丛书的出版。

张宝久

2016 年 4 月

序 二

第二次世界大战后，欧美国家制药工业快速发展，新药大量开发。但随着药品品种和使用的增加，临床不合理用药加重，严重的药物毒副作用和过敏反应也不断增多，患者用药风险增加。同时，人类面临的疾病负担严峻，慢性病及其他疾病的药物应用问题也愈加复杂，合理用药成为人类共同关心的重大民生问题。

为促进药物合理使用，美国于 1957 年首先提出高等医药院校设置 6 年制临床药学专业 Pharm D. 课程教育，培养临床型药学专业技术人才。截至 2013 年美国 135 所高等医药院校的药学教育总规模 90％以上为临床药学 Pharm D. 专业教育。同期，美国在医院建立了临床药师制，即临床药师参加临床药物治疗，规定 Pharm D. 专业学位是在医院上岗药师的唯一资格，并在医院建立学员毕业后以提高临床用药实践能力为主的住院药师规范化培训制度。1975 年美国医院临床药学界编辑出版了《临床药物治疗学》丛书，现已出第十版，深受广大药师和高校药学院学员的欢迎。

我国自实行改革开放政策以来，社会经济迅猛发展，党和政府更加关注民生问题，广大人民群众随着生活水平的大幅提升，也要求获得更好的医药卫生服务。改革开放前医院药师的任务是保障临床诊疗用药的需求，但伴随着改革开放我国制药工业快速发展，国外药企大量进入，药品品种和品规猛增。医药流通领域不规范竞争加重，临床不合理用药日趋严重。为此，原卫生部在 20 世纪末提出药学部门工作要转型，药师观念和职责要转变，规定医院要"建立临床药师制"，培养配备专职临床药师，参加临床药物治疗。并规定医院要建立临床医师、临床药师、护士等组成的临床医疗团队，临床医师和临床药师要共同为患者临床药物治疗负责。我国 21 世纪初加快了临床药学学科建设与临床药师制体系建设，尽管临床药师队伍在药物应用实践中迅速成长，但由于历史原因导致我国在临床药学学科定位与发展方向、药学教育培养目标以及医疗机构医疗工作模式等的缺陷，使临床药师普遍感到临床药学专业系统性知识不足、临床药学思维能力不足和临床药物治疗实践技能不足。针对临床药学学科建设与临床药师制体系建设中这一突出问题，充分发挥临床药师在药品应用和药事管理中的专业技术作用，提高临床药物治疗水平，促进合理用药，我们邀请 300 余名药学与医学专家以及部分临床药师，启动了《临床药物治疗学》系列丛书的编写。本丛书以临床药物治疗学的理论以及药物治疗理论与实践的结合、诊疗活动与药物治疗实践和药物治疗的监护与效果评价，试用案例分析教育、论述典型的药物治疗方案和药学监护，突出临床思

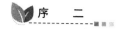

维与临床药学思维的建立与运用。丛书的编写与出版,希望能体现国内外临床药物治疗学和临床实践活动最新发展趋势,反映国际上临床药学领域的新理论、新知识、新技术和新方法。

我们期待为临床药师培训基地提供一套实用的教材,为提高培训基地的培训质量,提升临床药师的专业知识水平,增强参与临床药物治疗工作的能力打下基础。同时,也为在临床参与药物治疗实践工作的临床药师和从事处方审核调剂、药物制剂、药品物流管理以及系统药品质量监管等药剂工作的药师提供自学教材;并为医疗机构医务人员和高等医药院校临床药学专业和药学专业学生教学提供一本理论与实践紧密结合的参考用书。

由于这是一部多学科药物治疗学的系统丛书,缺乏编写经验,不足之处在所难免,恳请医药学界专家和读者、特别是广大临床药师评头论足,提出问题,找出差距,为修订编写二版打好基础。

我们衷心感谢各分册主编、编委和全体编写者的辛勤劳动和有关人士的热忱支持!

吴永佩　蔡映云

2016 年 4 月

前　言

　　国家卫生计生委(原卫生部)于2002年1月首次提出要在医疗机构"逐步建立临床药师制",此后,我国临床药学学科建设便得到了飞速发展,临床药师队伍也得到了迅速成长,但在临床实践工作中,药师仍然普遍感觉临床药学专业知识不足以及缺少参与临床药物治疗活动的实践经验。同时,由于缺乏统一的规范化岗位培训教材,导致对临床药师的培训也有所欠缺。《临床药物治疗学》系列丛书的编写旨在为临床药师岗位培训提供统一教材,以提升临床药师的专业知识水平和参加临床药物治疗工作的能力,以满足临床药师培训基地岗位培训教材的需求,丛书也可作为医疗机构医务人员和高等医药院校学生的参考用书。

　　《临床药物治疗学——血液系统疾病》分册以血液系统疾病的理论知识结合药物治疗的理论与实践,在大量案例分析的基础上,从药物治疗方案、药学监护要点、患者用药教育等角度对具体疾病进行系统剖析,以期给予读者系统、清晰的临床药学思维方法。本书的特点在于每章节均有临床医师与临床药师共同参与编写,分别从不同的专业视角、结合专业特点,精选大量真实案例,详细叙述了各血液系统疾病的发病机制、临床表现、药物治疗原则与方案、药学监护与用药教育等内容,同时在每个疾病后配以多个典型案例,以帮助读者更好地运用理论知识,提高临床实践技能。

　　本书的编写得到了许多药学专家、临床专家等的悉心指教,在此对他们表示衷心感谢,对于所有付出辛勤劳动、参与本书编写工作的同仁们也表示诚挚的谢意。本书中的案例均为真实案例,尽管我们在编写过程中反复核实,但由于受时限性、复杂性、用药习惯等诸多因素制约,以及我们编写水平有限,疏漏和错误在所难免,对于本书中可能存在的不妥之处,恳请读者指正。同时由于篇幅要求,对于编写过程中曾参考应用的相关文献及刊物未能一一列出,谨向原作者和相关出版社致谢。

缪丽燕　马满玲　吴德沛　周　晋

2016 年 4 月

目 录

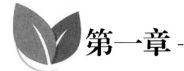

第一章

血液系统疾病的诊断与治疗

第一节 血液系统疾病的诊断原则

一、病史采集

病史采集是临床诊断过程中的一个重要部分,是体格检查和实验室检查无法替代的。病史采集的主要手段是问诊,通过详细询问病史可以为随后的体格检查和实验室检查提供最基本的临床资料。完整及准确的病史采集可使临床医生获得初步临床诊断,并有助于鉴别诊断。

(一)血液系统疾病的特点

血液系统疾病自身的特点是诊断线索的关键,同时也是对患者进行病史采集的重点。采集病史时应注意询问与血液系统疾病有关的各种重要症状,并详细了解起病形式、有无诱因、伴随症状、病情发展及诊治经过等。根据几代临床血液学工作者的经验归纳总结,目前将血液系统疾病的主要临床症状归纳为以下几点:

1. 贫血 是血液系统疾病患者最常见的全身症状,可影响机体的各个器官和系统。但是应当明确贫血并不一定表明原发血液系统疾病的存在,血液系统疾病也不一定都有贫血。贫血相关的临床症状包括:①神经系统症状:主要表现为头晕、头痛、萎靡、晕厥、失眠、多梦、耳鸣、眼花、记忆力减退、注意力不集中等;②呼吸系统:具有一定的代偿功能,轻度贫血时可仅有活动后气促,重度贫血时在平静状态下亦可有气短甚至端坐呼吸;③循环系统:可表现为心率加快和心悸,轻度贫血时可仅在活动后出现,中、重度贫血时安静状态下也可出现,且贫血愈重,活动量愈大,心脏负荷愈重,症状愈明显;④胃肠道症状:部分患者可有如食欲下降、恶心、呕吐等症状;⑤泌尿系统症状:急性重度贫血时患者可有少尿、无尿、甚至肾功能不全表现等症状。

2. 出血 异常的出血现象,如皮肤黏膜出血点、紫癜、瘀斑,口腔血疱,咯血,黑便,血尿,女性月经过多,以及不易控制的鼻出血、齿龈出血、拔牙后出血不止等,都应高度警惕血液系统疾病的可能性。血液系统疾病出血的特点:①一般多为全身性:可累及各组织器官,严重时甚至可导致脑出血等危及生命;②出血程度和引起出血的创伤程度不成比例:出血时甚至没有创伤史或没有注意到创伤的发生,如重度血友病患者可导致自发性出血。

3. 发热 血液系统恶性疾病本身可引起发热。周期性高热是霍奇金病的典型症状之一。不规则的高热经久不退、常规抗感染治疗无效时,应考虑恶性淋巴瘤、恶性组织细胞病、噬血细胞综合征、低增生性白血病以及骨髓增生异常综合征等。此外,血液系统疾病合并感染时也可导致发热,临床工作中需仔细鉴别。

4. 骨、关节疼痛　血液系统恶性疾病常伴有骨、关节疼痛。白血病以儿童多见,常被误认为是生长痛,多发性骨髓瘤也常有骨痛发生。骨髓坏死时可引起骨骼剧痛。

5. 淋巴结肿大　可见于传染性单核细胞增多症等良性疾病,也可见于淋巴瘤、各型白血病、恶性组织细胞病和浆细胞肿瘤等恶性疾病。淋巴瘤患者多为无意间发现浅表淋巴结肿大,如颈部、腋窝和腹股沟等部位,部分患者就诊时淋巴结肿大可为唯一症状。

（二）注意事项

完整的病史采集除需要围绕患者临床症状询问外,还应详细了解患者的既往史、个人史、家族史及女性患者的月经史等。

1. 既往史　其他器官系统疾病有时可继发血液系统疾病,如慢性肾病导致的肾性贫血,胃肠道疾病和痔疮可导致巨幼细胞贫血或缺铁性贫血,肝病和风湿免疫性疾病等常可引起至少一系的血细胞减少;某些药物也可导致血液系统疾病的发生,如抗甲状腺药物导致粒细胞减少或缺乏,抗凝药物导致凝血功能异常,化疗药物如白消安、美法仑等可导致相关性血液系统肿瘤。

2. 个人史　了解患者的饮食习惯可协助诊断贫血;了解患者有无接触电离辐射和放射性物质,了解苯剂、杀虫剂、农药、毒药等化学制剂的接触史有助于明确血液系统恶性疾病的病因。

3. 月经史　女性患者月经过多时可发生**缺铁性贫血**。

4. 家族史　有助于某些遗传性疾病的诊断,如遗传性球形红细胞增多症、地中海贫血、血友病等。

二、体格检查

体格检查应在全面体检的基础上,重点注意血液系统疾病的主要体征。

（一）皮肤、黏膜

1. 苍白　是贫血时皮肤、黏膜的主要表现。此外,还可表现为粗糙、缺少光泽等,这可能与贫血的原发病有关,如叶酸、维生素 B_{12} 缺乏、缺铁以及自身免疫病等。

2. 出血　血管壁功能异常、血小板数量或功能异常以及凝血功能障碍均可导致皮肤、黏膜出血,根据出血面积大小可分为出血点、紫癜和瘀斑。①血管壁功能异常:可见于过敏性紫癜、遗传性毛细血管扩张症等;②血小板数量减少:可见于免疫性血小板减少症、再生障碍性贫血、白血病等;③血小板数量增多:见于原发性血小板增多症,以及其他骨髓增殖性肿瘤等;④血小板功能异常:可见于血小板无力症等;⑤凝血功能障碍:可见于血友病、凝血因子缺乏等。

3. 黄染　溶血性贫血特别是血管外溶血性贫血,可引起皮肤、黏膜黄染。

4. 浸润　白血病浸润时皮肤损害为蓝灰色斑丘疹,隆起于皮肤表面,可形成蓝色结节,结节继续增大可形成溃疡。淋巴瘤累及皮肤也可表现为结节、溃疡等。

5. 其他　真性红细胞增多症患者为多血质面容,可表现为皮肤、黏膜红紫,尤以面颊、唇、舌、耳、鼻尖、颈部和四肢末端(指、趾及大小鱼际)为著。

（二）眼

眼球突出，特别是一侧眼球突出时应注意是否有白血病浸润，即绿色瘤的存在。贫血时可有结膜苍白。溶血性贫血时可见巩膜黄染。血液系统疾病导致的出血亦可累及眼部，如结膜、角膜、眼底等部位出血。

（三）口腔

1. 舌　舌炎、舌乳头萎缩可见于缺铁性贫血，舌乳头重度萎缩、舌面呈"牛肉样舌"、伴有舌痛见于巨幼细胞贫血。

2. 齿龈　刷牙后出血不易止或自发性出血应考虑血液系统疾病的可能，多见于可导致血小板减少的疾病。齿龈增生、肿胀可见于白血病浸润，尤以急性粒单核细胞白血病和急性单核细胞白血病多见。

（四）淋巴结

如前所述，淋巴结肿大是血液系统疾病的一个重要症状和体征。体格检查时应注意肿大淋巴结的大小、数目、质地和活动度，以及有无压痛和粘连。

（五）胸骨压痛

胸骨压痛是白血病的重要体征之一，特别是急性白血病较多见。此外，恶性淋巴瘤、骨髓增殖性肿瘤也可发生胸骨压痛，但比较少见。

（六）脾大

根据脾大的程度分为轻、中和极度肿大。可见于各种类型的白血病、恶性淋巴瘤、噬血细胞综合征、恶性组织细胞病、溶血性贫血、骨髓增殖性肿瘤等，其中慢性髓系白血病及原发性骨髓纤维化常表现为极度脾大。在发现脾大后，应注意脾脏的质地以及有无压痛。发生脾梗死时可有脾区压痛。

（七）肝大

多见于急慢性白血病、骨髓增殖性肿瘤、噬血细胞综合征、恶性组织细胞病等，一般为轻、中度肿大。儿童白血病患者常有肝大情况发生。

三、常用实验室检查

造血系统疾病诊断的基本方法和内科其他系统疾病一样，需要详细询问病史，全面体格检查，血液系统疾病较复杂，在临床表现上有很多共性需要鉴别，就需要更多的依赖实验室检查，但用正确的临床思维进行分析，一般都能获得正确的诊断。

（一）常规检查

1. 血常规　是血液内科临床上最常见的化验检查之一，也是血液系统疾病诊断最基础的工作。血常规检查的主要内容是三种血细胞成分：白细胞、红细胞和血小板。在不同的血液疾病中，这三种成分会发生不同的质与量的改变。血常规检查可在一定程度上反应骨髓的造血功能，有助于发现许多血液疾病的早期迹象。

（1）白细胞（WBC）计数和分类：成人白细胞正常值为$(4\sim10)\times10^9$/L，新生儿为$(15\sim20)\times10^9$/L。成人中性粒细胞比例为$43\%\sim76\%$，淋巴细胞比例为$20\%\sim40\%$。新生儿出生时中性粒细胞约占$60\%\sim65\%$，淋巴细胞约占35%，出生后$4\sim6$天两者比例约相等，随后淋巴细胞比例继续上升，约为60%，中性粒细胞约为30%，至$4\sim6$岁时两者比例又相等，以后白细胞分类与成人相似。

1)白细胞增多:大多数白血病患者常有不同程度的白细胞增多。急性或慢性粒细胞白血病可伴有中性粒细胞增多;淋巴细胞白血病可有淋巴细胞增多,有时也可见异常淋巴细胞增多。骨髓增殖性肿瘤如真性红细胞增多症、原发性血小板增多症和骨髓纤维化等,也可伴有白细胞和中性粒细胞增多。类白血病反应患者的白细胞也常增多,有时可出现幼稚细胞,须与白血病鉴别。淋巴瘤和传染性单核细胞增多症也常有淋巴细胞增多。

2)白细胞减少:可见于再生障碍性贫血,此时患者的中性粒细胞减少而淋巴细胞比例一般升高,但淋巴细胞绝对值并不升高。此外低增生性白血病患者的白细胞也可减少。其他可导致全血细胞减少的疾病,如骨髓增生异常综合征、恶性组织细胞病、巨幼细胞贫血、阵发性睡眠性血红蛋白尿和急性造血功能停滞等,也可伴有白细胞总数的减少。

(2)红细胞(RBC)计数和血红蛋白(Hb)浓度:红细胞计数正常值为男性:$(4.0\sim5.5)\times10^{12}/L$,女性:$(3.5\sim5.0)\times10^{12}/L$,新生儿:$(6.0\sim7.0)\times10^{12}/L$。血红蛋白正常值为男性:120~160g/L,女性:110~150g/L,儿童:120~140g/L。

1)红细胞和血红蛋白增多:常见于真性红细胞增多症,其他骨髓增殖性肿瘤患者的红细胞和血红蛋白也可见增多。

2)红细胞和血红蛋白减少:见于各类贫血,如缺铁性贫血、巨幼细胞贫血、再生障碍性贫血、溶血性贫血和失血性贫血等。各类型白血病及可导致全血细胞减少的疾病也可见红细胞和血红蛋白减少。

(3)红细胞比容(一定容积全血中红细胞所占的百分比,HCT):红细胞比容的参考值为40%~48%,可反映红细胞的增多或减少。

1)红细胞比容增多:常见于各种原因所致的红细胞绝对值增高,如真性红细胞增多症等。

2)红细胞比容减少:见于各种贫血,由于不同的贫血类型红细胞体积大小也不同,其红细胞计数和比容数值的减少不一定平行,因此必须结合红细胞数、血红蛋白量和红细胞比容三者来计算各项平均值才有参考意义。

(4)平均红细胞体积(MCV)、平均红细胞血红蛋白含量(MCH)和平均红细胞血红蛋白浓度(MCHC):三者的参考值分别为80~100fl,27~31pg 和 32%~35%。除了使用血红蛋白这个指标判断贫血外,还要参考红细胞数量,如二者比例失调,则需进一步参考 MCV、MCH 及 MCHC。由于不同病因引起的贫血可使红细胞产生形态的变化,检查红细胞形态特点可协助临床寻找病因。根据这三个指数的变化,可将贫血分为大细胞性贫血、正常细胞性贫血和小细胞低色素性贫血(表1-1)。

表1-1 贫血的分类

类型	MCH(pg)	MCV(fl)	MCHC(%)	常见疾病
大细胞性贫血	>32	>100	32~35	巨幼细胞贫血、骨髓增生异常综合征、伴网织红细胞大量增生的溶血性贫血
正常细胞性贫血	27~31	80~100	32~35	再生障碍性贫血、纯红细胞再生障碍性贫血、溶血性贫血、骨髓病性贫血、急性失血性贫血
小细胞低色素性贫血	<27	<80	<32	缺铁性贫血、铁粒幼细胞性贫血、珠蛋白生成障碍性贫血

（5）血小板（PLT）计数：血小板是从骨髓成熟的巨核细胞胞质裂解脱落下来的具有生物活性的小块胞质，呈双面微凸的圆盘状，无核，平均直径 2～3μm。其主要生理功能有：①参与生理性止血；②促进凝血过程；③营养和支持毛细血管，保持血管壁的完整性；④参与机体的炎症与免疫反应。血小板的生理特性是与血小板的止血功能相联系的，即在活化过程中可发生黏附、释放、聚集、收缩和吸附。

血小板计数参考值为（100～300）×10⁹/L，增高见于原发性和继发性血小板增多症及其他骨髓增殖性肿瘤等，减少见于再生障碍性贫血、原发性或继发性血小板减少性紫癜、急性白血病等，其他可导致全血细胞减少的疾病也可发生血小板计数减少。

2. 尿常规 是"三大常规"项目之一。某些血液系统疾病可导致尿常规检查发生异常，对诊断有重要参考价值。

（1）蛋白质（PRO）：参考值为阴性（<0.1g/L）。某些血液病如多发性骨髓瘤、巨球蛋白血症、溶血性贫血等可致尿蛋白呈阳性。

（2）隐血（BLD）：参考值为阴性（<10 个红细胞/μl）。出现各种原因所致的血小板减少、出血性疾病和紫癜性疾病时隐血可为阳性。

（3）胆红素（BIL）：参考值为阴性（<1mmol/L）。阳性时可见于溶血性贫血。

（4）尿胆原（UBG）：参考值为阴性或微量。阳性时可见于溶血性贫血。

3. 便常规 粪便颜色、隐血和粪胆素等有助于某些血液病的诊断。

（1）粪便颜色：成人呈黄褐色，婴儿为黄色或金黄色。柏油色或鲜红色为上或下消化道出血，各种原因所致的血小板减少、出血性疾病和紫癜性疾病均可导致此种情况。绿色见于移植物抗宿主病（GVHD）等。某些特殊颜色的食物如血制品、中药等常可导致粪便颜色改变，此时需结合患者病情及其他检查指标综合分析。

（2）便隐血：正常参考值为阴性。消化道出血尚未导致粪便颜色改变时，便隐血可协助诊断。

（3）粪胆素：正常参考值为阴性。阳性见于溶血性黄疸。

（二）网织红细胞计数

网织红细胞（reticulocyte）是晚幼红细胞脱核后的细胞，为未完全成熟的红细胞，其外周血中的数值可反应骨髓红系的造血功能，对某些血液系统疾病的诊断和治疗效果的判断有重要意义。网织红细胞计数以百分比表示，参考值为：成人和儿童 0.5%～1.5%，新生儿 2%～6%，网织红细胞绝对值（24～84）×10⁹/L。

（1）增多：提示骨髓红系增生旺盛，常见于各种增生性贫血，如溶血性贫血、缺铁性贫血、巨幼细胞贫血、失血性贫血等。补充铁剂、叶酸或维生素 B₁₂后，网织红细胞可明显升高。

（2）减少：提示骨髓造血功能降低，常见于再生障碍性贫血、急性白血病等。

（三）生物化学检查

生物化学检查可以为某些血液系统疾病的确诊、病情观察、疗效监测、预后判断和指导治疗提供重要依据。如：①缺铁性贫血的诊断可行铁代谢检查；②白细胞增多性白血病化疗早期易发生肿瘤溶解综合征，可监测血清磷、钙、尿酸、肌酐等水平；③多发性骨髓瘤伴肾功能损害通常提示预后不良；④治疗药物监测，如环孢素及甲氨蝶呤浓度检测可指导药物的剂量及相关解救药物的应用剂量及时间调整。

（四）免疫学检查

自身免疫性血液病及淋巴系统疾病常伴有免疫球蛋白异常、细胞免疫功能异常及抗血细胞抗体异常，可应用免疫学检查。其他常用血液免疫学检查，还包括抗人球蛋白试验、红细胞血型测定和酶标法测定各种细胞因子等。近年来单克隆抗体及免疫学技术已应用于检测细胞的特异性抗原，有助于白血病、多发性骨髓瘤等的诊断。

（五）骨髓检查以及化学染色检查

骨髓检查是诊断血液系统疾病的主要依据和必做检查，可了解骨髓造血细胞增殖、分化和成熟过程，以及有无异常病理成分，对诊断白血病、贫血、粒细胞缺乏症、恶性组织细胞病、多发性骨髓瘤等有重要价值。组织化学染色检查如过氧化物酶、碱性磷酸酶、非特异性酯酶、糖原染色等，对某些白血病、贫血、淋巴瘤等，化学染色检查可协助诊断或观察病情。细胞外铁与铁粒幼细胞染色有助于区分是否为缺铁性贫血。

（六）病理组织检查

骨髓活检对全血细胞减少、多次骨髓干抽而又疑有骨髓病变者如骨髓纤维化等疾病有确诊意义。淋巴结活检对诊断淋巴瘤或恶性血液病的浸润有诊断价值；脾脏活检主要用于脾脏显著增大的疾病；体液细胞学检查包括胸水、腹水和脑脊液中白血病细胞的检查，对诊断、治疗和预后判断有价值。

（七）溶血性疾病检查

常用的检测血管内溶血的试验有游离血红蛋白测定、血浆结合珠蛋白测定、尿含铁血黄素试验（Rous 试验）；检测阵发性睡眠性血红蛋白尿的试验有酸溶血试验、蔗糖水试验；遗传性球形红细胞增多症可进行渗透脆性试验；红细胞葡糖-6-磷酸脱氢酶缺乏症可行高铁血红蛋白还原试验；自身免疫性溶血性贫血可行抗人球蛋白试验。

（八）血栓与止血功能检验

血栓与止血功能的检查是血液学的一个重要分支，同时也对研究疾病的发生、发展、诊断、治疗和判断预后有重要意义。正常机体的凝血与抗凝血平衡依赖于血管、血小板、凝血与抗凝系统、纤溶与抗纤溶系统等多种机制的调节。检测方法包括血管壁结构与功能检测，出血时间、凝血时间、凝血酶原时间、白陶土部分凝血活酶时间、纤维蛋白原定量等。也可做血块回缩试验、血小板聚集和黏附试验以了解血小板功能。

（九）血细胞染色体检查

染色体检查又称染色体核型分析，该方法是将特定的细胞短期或长期培养后，经过特殊制片和显带技术，在光学显微镜下观察分裂中期的染色体，确定染色体的数目及结构是否发生畸变。某些染色体异常与血液系统疾病特别是恶性血液病的发生、发展、诊断、治疗及预后有密切关系，而且染色体断裂点也往往成为寻找癌基因或抑癌基因的标志。因此血细胞染色体的检查与分析对遗传性血液病和恶性血液病的诊断、分型及病因和发病机制的研究有重要价值。

（十）分子生物学技术

常用的分子生物学技术方法包括聚合酶链反应（polymerase chain reaction，PCR）、DNA 测序技术、荧光原位杂交、限制性片段长度多态性分析及基因芯片技术等。分子生物学技术在造血系统疾病诊断中的应用使血液病的诊断有了质的飞跃，对过去认识不清的疾病有了新的认识。目前，分子生物学技术已深入到白血病和淋巴细胞增殖性疾病的基因诊断和分型,并在临床上广泛应用。随着分子生物学技术的进一步发展,血液系统疾病的特异基因的检测及应用、细胞间和细胞内的信号传导将成为当代血液分子生物学检验的主要内容和方向,包括恶性血液病融合基因的检测、肿瘤细胞多药耐药基因的检测及基因治疗等。

(十一)流式细胞术

流式细胞术(flow cytometry,FCM)是一种快速、精确、客观的检测方法,能够对单个细胞或微球的物理、生理、生化、免疫、遗传、分子生物学性状及功能状态等进行定性或定量检测。FCM 在临床上应用最多且最有价值的是在血液学诊断与研究方面,如白血病的分型、微小残留病灶的监测、白血病多药耐药性的检测、造血干/祖细胞的研究、白血病细胞的 DNA 分析、细胞凋亡及相关蛋白的研究、网织红细胞的检测等。此外,FCM 还能检测红细胞、中性粒细胞和血小板抗体,同时也是目前诊断阵发性睡眠性血红蛋白尿最灵敏、最特异的方法。FCM 在血液系统疾病诊断上的应用是血液病诊断史上的一个重要发展。

(十二)影像学检查

近年来,影像学在血液系统疾病诊断中的应用也有很大的进展。如彩色超声、计算机层析成像(CT)、磁共振成像(MRI)及正电子发射计算机体层显像(PET/CT)等对血液系统疾病的诊断有很大帮助。影像学对淋巴瘤的诊断,尤其是浅表淋巴结不肿大的淋巴瘤,以及对淋巴瘤的临床分期,都有重要价值。影像学诊断对多发性骨髓瘤及郎格罕细胞组织细胞增生症等的诊断也有重要价值。

(十三)造血干细胞移植的主要实验室检查

包括移植前疾病评估以及相关检查,心、肺、肝、肾功能评估,HLA 基因配型,造血干/祖细胞计数,移植后对器官功能及移植排斥反应的监测,病毒、细菌感染的相关检测及药物浓度监测等。

第二节 血液系统疾病的治疗原则

一、基本治疗方法及原则

(一)补充治疗

用于造血因子缺乏的血液病的治疗,如缺铁性贫血的铁剂治疗、巨幼细胞贫血应补充叶酸或维生素 B_{12}。遗传性或获得性凝血因子缺乏患者主要也采用补充治疗原则,目前能提供的补充凝血因子治疗的制剂有新鲜冰冻血浆、冷沉淀、纤维蛋白原、凝血因子Ⅷ浓缩物、vWF 浓缩物、凝血因子Ⅸ浓缩物、凝血酶原复合物等。成分输血实质上也是补充治疗。肾性贫血补充促红细胞生成素,也可以看成内分泌激素的替代治疗。维生素 K 缺乏症导致的凝血功能障碍可通过补充维生素 K 得到纠正。

(二)抗肿瘤化学治疗

目前,造血系统恶性肿瘤的主要治疗方法是抗肿瘤化学治疗,即通常所说的化疗。近代化疗始于 20 世纪 40 年代,到 70 年代已有不少成熟的联合化疗方案:例如治疗急性髓系白血病的柔红霉素＋阿糖胞苷(DA 方案)、治疗急性淋巴细胞白血病的长春新碱＋柔红霉素＋门冬酰胺酶＋泼尼松(VDLP 方案)、治疗霍奇金淋巴瘤的氮芥＋长春新碱＋丙卡巴肼＋泼尼松(MOPP 方案)、治疗多发性骨髓瘤的左旋美法仑＋泼尼松(MP 方案)等。20 世纪 80

年代起由于支持疗法的发展,特别是细胞因子的应用,使化疗的剂量有可能加大。实验证明,化疗剂量增加1倍,其杀伤力可达10倍,因此出现了以中剂量/大剂量阿糖胞苷为主的联合化疗方案,以及大剂量甲氨蝶呤治疗白血病及缓解后巩固强化治疗方案。使得化疗在造血系统恶性肿瘤的治疗中取得了很大成绩,目前儿童急性淋巴细胞白血病的5年持续完全缓解率高达70%,急性髓系白血病的5年无病存活率达40%~50%;成人急性淋巴细胞白血病的5年无病存活率可达30%~50%,急性髓系白血病为30%,霍奇金淋巴瘤Ⅰ、Ⅱ期患者的5年生存率达85%~90%,并且不少患者被认为已治愈。但80年代后化疗的疗效未能取得进一步提高,其主要原因是肿瘤细胞的多药耐药,对后者的逆转治疗至今尚未在临床上取得突破性进展。

(三)放射治疗

放射治疗简称"放疗",是治疗恶性肿瘤的重要手段之一,在实体瘤中应用较广泛。γ、X射线等电离辐射杀灭白血病及淋巴瘤细胞,适用于肿瘤比较局限或用于化疗药物不易到达的部位,如Ⅰ、Ⅱ期的霍奇金淋巴瘤,中枢神经系统白血病等。全身放疗或全淋巴结照射对机体影响较大,故仅在造血干细胞支持或抑制的情况下才应用,现全身照射已成为造血干细胞移植预处理方案的组成部分。

(四)造血细胞因子

20世纪80年代中期由于DNA重组技术的发展,可以生产大量高纯度的造血细胞因子(hemopoietic cytokine),为其临床应用开辟了广阔的前景,这是临床治疗学上划时代的成就。近年来由重组技术生产的干扰素、促红细胞生成素、促血小板生成素和集落刺激因子等已被临床上广泛使用,积累了不少经验。α干扰素对毛细胞白血病显效,对低度恶性非霍奇金淋巴瘤和多发性骨髓瘤与化疗合用可提高疗效,对骨髓增殖性肿瘤也有一定疗效,而且对慢性粒细胞白血病具有使Ph染色体转阴的效能。促红细胞生成素对肾性贫血疗效显著,与血液透析联合应用大大改善了慢性肾衰竭患者的生存质量,促红细胞生成素还为内源性红细胞生成素分泌减少性贫血患者,以及伴有继发性铁负荷过多的贫血患者纠正贫血提供了有效的措施。集落刺激因子的应用使造血系统恶性肿瘤的大剂量化疗得以保证,可使粒细胞缺乏时间缩短、程度减轻、继发感染的机会减少、住院天数缩短,从而大大提高了恶性血液病的治疗效果。

(五)造血干细胞移植

造血干细胞移植(hemopoietic stem cell trans-plantation,HSCT)包括异基因骨髓移植、同基因骨髓移植、自身骨髓移植和外周造血干细胞移植及脐血移植。异基因造血干细胞移植又可根据预处理方案分为骨髓清除和非骨髓清除两种。造血干细胞移植在20世纪80年代开始发展迅速,其适应证已从造血系统肿瘤扩展到实体瘤及某些遗传性疾病。异基因骨髓移植已成为部分重型再生障碍性贫血(SAA)及血液系统恶性肿瘤的根治方法。

(六)其他

血细胞分离单采术可选择性地去除血液中某一成分,可用于治疗骨髓增殖性疾病、紧急处理高白细胞血症等;血浆置换术可用于治疗巨球蛋白血症、血栓性血小板减少性紫癜、某些自身免疫病等;切脾可去除体内最大的单核-巨噬细胞系统器官,减少血细胞的破坏与潴留,从而延长血细胞的寿命,对遗传性球形红细胞增多症所致的溶血性贫血有确切疗效。

二、血液系统疾病治疗的新进展

血液病学是一门进展较快的学科。近年来,由于单克隆抗体、重组 DNA 技术、细胞遗传学和分子生物学的快速发展,血液病的病因、发病机制等基础研究有了突飞猛进的发展,临床诊断和治疗也有了进一步提高。尤其是血液恶性疾病的治疗已从既往的化疗、放疗进展到诱导分化治疗、生物免疫治疗、分子靶向治疗。这些治疗手段的改进大大改善了血液肿瘤患者的预后。未来,血液病将会在以下方面取得突破。

(一) 诱导分化治疗

与化疗通过各种途径杀死肿瘤细胞的机制不同,诱导分化治疗是使癌变的细胞逆转分化为正常细胞的过程。关于诱导分化疗法的研究一直是各系统肿瘤治疗的研究热点,然而目前广泛应用于临床的还是对血液系统肿瘤的治疗。我国科学家发现全反式维 A 酸和三氧化二砷通过诱导分化,可使异常早幼粒细胞加速凋亡或使其分化为正常成熟的粒细胞,对急性早幼粒细胞白血病有极高的缓解率和肯定的疗效。

(二) 生物免疫治疗

多种具有治疗作用的细胞因子的发现以及重组 DNA 技术的成熟,促进了大批具有广泛生物学活性和抗肿瘤作用的生物制剂的诞生,如干扰素、白细胞介素、淋巴因子激活的杀伤细胞(lymphokine activated killer cell,LAK 细胞)、细胞刺激因子等。以细胞为基础的过继免疫治疗近年来成为研究热点并且进展迅速,除 LAK 细胞外,还进一步出现 NK 细胞、TIL 细胞、CTL 细胞、CIK 细胞、DC-CIK 细胞、TCR 治疗、CAR-T 细胞治疗等,均有不同程度的效果。随着对肿瘤免疫机制的深入研究,肿瘤疫苗技术也取得了进一步发展,生物免疫疗法将成为恶性肿瘤继化疗和放疗之后的另一种有前途的治疗手段。

(三) 分子靶向治疗

分子靶向治疗可以直接作用于靶基因或其表达产物而达到治疗目的,使治疗恶性血液病具有特异选择性。甲磺酸伊马替尼是一种高度特异的酪氨酸激酶抑制剂,是针对 Ph 染色体阳性白血病 BCR-ABL 融合基因产物的分子靶向药物。采用表观遗传学原理的药物,如干扰 DNA 甲基化(5-氮杂胞苷)和 DNA 甲基转移酶抑制剂(地西他滨)用于 MDS 的治疗,都是分子靶向治疗。其他分子靶向治疗方法还有反义核酸、核酶、干扰小 RNA(small interfering RNA,siRNA)等,尚处于实验研究阶段。

(李丽敏 吕成芳)

参 考 文 献

[1] 葛均波,徐永健. 内科学. 8 版. 北京:人民卫生出版社,2014.

[2] 杨宝峰. 药理学. 8 版. 北京:人民卫生出版社,2014.

[3] 卫生部合理用药专家委员会. MEDCX-中国医师药师临床用药指南. 重庆:重庆出版社,2009.

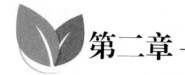

第二章

血液系统疾病治疗常用药物

第一节 血液病相关感染的药物治疗

一、抗菌药物

（一）概述

抗菌药物（antibacterial）一般是指具有杀菌或抑菌活性的药物，包括各种抗生素、磺胺类、咪唑类、硝基咪唑类、喹诺酮类等化学合成药物。抗生素是由细菌、放线菌、真菌等微生物经培养而得到的某些产物，或用化学半合成法制造的相同或类似的物质，也可化学全合成。

抗菌药物的作用机制包括：

1. 抑制细菌细胞壁的合成 抑制细胞壁的合成会导致细菌细胞破裂死亡，以这种方式作用的抗菌药物包括青霉素类和头孢菌素类。青霉素是β-内酰胺类抗生素，在细胞繁殖期起杀菌作用。青霉素的结构与细胞壁的成分黏肽结构中的 D-丙氨酰-D-丙氨酸近似，可与后者竞争转肽酶，阻碍黏肽的形成，造成细胞壁的缺损，使细菌失去细胞壁的渗透屏障，对细菌起到杀灭作用，对革兰阳性球菌及革兰阳性杆菌、螺旋体、梭状芽孢杆菌、放线菌以及部分拟杆菌也有抗菌作用。

2. 影响细胞膜的功能 影响胞浆膜生物活性的抗生素包括多烯类抗真菌药（两性霉素B 等）和多黏菌素类。多黏菌素类药物结构中含有多个阳离子极性基团和一个脂肪酸直链肽，其阳离子能与胞浆膜中的磷脂结合，使膜功能受损；多烯类抗真菌药则可选择性地与真菌胞浆膜中的麦角固醇结合，形成孔道，使通透性改变，细菌内的蛋白质、氨基酸、核苷酸等外漏，造成细菌死亡。

3. 干扰蛋白质的合成 通过抑制蛋白质生物合成抑制微生物生长的抗生素较多，如卡那霉素、链霉素等。大环内酯类抗生素主要由链霉菌培养液中提取而得，具有大环内酯的共同结构。细菌细胞在蛋白质合成的过程中，分裂 70S 型的核糖核蛋白体为 50S 和 30S 两种亚单位，大环内酯类抗生素与核糖核蛋白体的 50S 亚单位相结合，抑制肽酰基转移酶，影响核糖核蛋白体的移位过程，妨碍肽链增长，抑制细菌蛋白质的合成。

4. 阻碍核酸的合成 主要通过抑制 DNA 或 RNA 的合成，抑制微生物的生长，例如利福霉素等。氯霉素类抗生素的结构与 5′-磷酸尿嘧啶相类似，可作用于细菌核糖核蛋白体的 50S 亚基，而阻挠蛋白质的合成，属抑菌性广谱抗生素。

（二）β-内酰胺类抗生素

β-内酰胺类抗生素是一类最常用的抗菌药物,它们的化学结构中均有β内酰胺环,作用机制都是抑制细菌细胞壁的肽聚糖合成。按化学结构可分为:青霉素类、头孢菌素类、头霉素类、碳青霉烯类、单环类和氧头孢烯类。本类药物特点为抗菌活性强、毒性低、品种多及适用范围广。

1. 青霉素类 青霉素类(penicillins)抗生素包括天然青霉素和人工半合成的青霉素,它们均含有6-氨基青霉烷酸(6-aminopenicillanic acid,6-APA)母核,抑制细菌细胞壁的合成,为繁殖期杀菌药。根据抗菌谱和耐药性,可分为5类;各类的抗菌谱、抗菌作用强度和药代动力学等均有不同程度的差别(表2-1、表2-2)。

表2-1 青霉素类抗菌药物的分类和作用特点

分类	代表药物	作用特点
窄谱青霉素	青霉素G 青霉素V	窄谱,可口服。轻度敏感菌感染、恢复期巩固和防止感染复发的预防用药
耐酶青霉素	苯唑西林 双氯西林 氟氯西林	可口服,抗菌作用不及青霉素,用于耐青霉素金黄色葡萄球菌感染
广谱青霉素类	氨苄西林 阿莫西林 海他西林 酞氨西林	对G⁺菌和G⁻菌均有杀菌作用,对G⁻菌优于青霉素,对铜绿假单胞菌无效。用于各种敏感菌引起的全身感染
抗铜绿假单胞菌广谱青霉素	羧苄西林 哌拉西林 磺苄西林 替卡西林 美洛西林	G⁺菌和G⁻菌均有效,不耐酸,仅供注射用。对铜绿假单胞菌、变形杆菌作用强大。用于铜绿假单胞菌及大肠埃希菌所引起的各种感染
抗革兰阴性杆菌青霉素	美西林 替莫西林 匹美西林	对部分G⁻杆菌(如大肠埃希菌、沙门菌、痢疾志贺菌、克雷伯杆菌等)作用强。对铜绿假单胞菌无效。用于尿道感染、肺炎、肠道感染、软组织感染

表2-2 青霉素类抗菌药物的用途、用法和用量

药名	用途、用法、用量
青霉素G (penicillin G)	用于细菌繁殖期杀菌,对G⁺球菌和某些G⁻球菌作用较强。适用于敏感细菌所致的各种感染 【用法用量】成人,肌内注射:80万～200万 U/d,分3～4次给药;静脉滴注:200万～2000万 U/d,分2～4次给药
萘夫西林 (nafcillin)	适用于青霉素耐药的葡萄球菌感染及其他青霉素敏感的细菌感染。如:败血症、心内膜炎、脓胸、肝脓肿、肺炎、骨髓炎等 【用法用量】肌内注射或静脉注射。成人:一般感染,一次2～4g/d;重度感染,4～6g/d。儿童:每日按体重50～100mg/kg,分3～4次。新生儿:一般不主张用

续表

药名	用途、用法、用量
哌拉西林 (piperacillin)	广谱抗菌药，对淋球菌，大肠杆菌，变形杆菌，克雷伯肺炎杆菌，肠杆菌属、肠球菌、嗜血杆菌等有效 【用法用量】肌内注射或静脉注射。成人：4～8g/d，分 2～4 次；儿童：80～200mg/(kg·d)，分 2～4 次。肌内注射可用 0.25% 利多卡因作为溶剂，静脉注射可用 10% 葡萄糖或生理盐水
氨苄西林 (ampicillin)	用于大肠杆菌、流感杆菌等敏感菌引起的呼吸道、消化道、泌尿道及皮肤软组织感染以及脑膜炎、败血症、心内膜炎等 【用法用量】成人常用剂量：肌内注射，0.5～1.0g/次，每天 3～4 次；静脉滴注，1.0～2.0g/次，每天 3～4 次，必要时每 4 小时 1 次。小儿：50～100mg/(kg·d)，分次给药
阿莫西林 (amoxycillin)	适用于敏感菌引起的呼吸系统、泌尿系统、胃肠道、皮肤软组织感染以及脑膜炎、心内膜炎、淋病等 【用法用量】口服，成人，0.5～1.0g/次，每天 3～4 次；儿童，0.05～0.1mg/(kg·d)，分 3～4 次服用
苄星青霉素 (benzathine benzylpenicillin)	主要用于预防风湿热复发，也可用于控制链球菌感染的流行 【用法用量】临用前加适量灭菌注射用水使成混悬液。肌内注射，成人一次 60 万～120 万 U，2～4 周 1 次；小儿一次 30 万～60 万 U，2～4 周 1 次

注：用药前需进行皮试；有青霉素类药物过敏史者或青霉素皮肤试验阳性患者禁用

（1）作用机制：作用于青霉素结合蛋白，抑制细菌细胞壁的合成，菌体失去渗透屏障而膨胀裂解，同时借助细菌的自溶酶溶解而产生抗菌作用。

（2）不良反应：

1）变态反应：为青霉素类最常见的不良反应，在各种药物中居首位。各种类型的变态反应都可出现，以皮肤过敏（荨麻疹、药疹等）和血清病样反应较多见，但多不严重，停药后可消失；最严重的是过敏性休克。用药者多在接触药物后立即发生，少数人可在数日后发生。过敏性休克患者的临床表现主要为循环衰竭、呼吸衰竭和中枢抑制。

2）赫氏反应（herxheimer reaction）：应用青霉素 G 治疗梅毒、钩端螺旋体、雅司、鼠咬热或炭疽等感染时，可有症状加剧现象，表现为全身不适、寒战、发热、咽痛、肌痛、心跳加快等症状。

3）其他：肌内注射青霉素 G 可产生局部疼痛，红肿或硬结。剂量过大或静脉给药过快时可对大脑皮层产生直接刺激作用。

2. 头孢菌素类　头孢菌素类（cephalosporins）是由真菌培养液中提取的多种抗菌成分中的头孢菌素 C，经改造后制成的一系列半合成抗生素。与青霉素类有着相似的理化特性、生物活性、作用机制和临床应用。具有抗菌谱广、杀菌力强、对 β-内酰胺酶较稳定以及过敏反应少等特点。根据头孢菌素的抗菌谱、抗菌强度、对 β-内酰胺酶的稳定性及对肾脏毒性可分为四代（表 2-3、表 2-4）。

（1）体内过程：凡能口服的头孢菌素类均能耐酸，胃肠吸收好，其他均需注射给药，能透入各组织中。凡能影响青霉素排泄的药物同样也能影响头孢菌素类的排泄。

（2）作用机制及临床应用：头孢菌素类为杀菌药，抗菌原理与青霉素类相同。细菌对头孢菌素可产生耐药性，并与青霉素类间有部分交叉耐药。

（3）不良反应：

1）消化道反应与菌群失调：多数头孢菌素可致恶心、呕吐、食欲缺乏等反应，并抑制肠道正常菌群，导致维生素 B 和 K 缺乏，甚至引起二重感染，如假膜性肠炎、白念珠菌或其他不敏感菌的感染。

2）肝毒性：可导致氨基转移酶、碱性磷酸酯酶、血胆红素等值升高，但一般不严重。

3）肾毒性：多数头孢菌素由肾排泄，可致血尿素氮、血肌酐值升高、少尿、蛋白尿等。头孢噻啶的肾损害作用最强。联用氨基糖苷类、强利尿药、右旋糖酐等均可加强肾毒性。

4）造血系统毒性：可致红细胞、白细胞、血小板、血红蛋白减少以及嗜酸细胞增多等。

5）凝血功能障碍：所有的头孢菌素都抑制肠道正常菌群，减少维生素 K 的产生。在 3 位碳位置上具有甲硫四氮唑基团的头孢菌素，可与维生素 K 竞争，从而阻碍谷氨酸羧化，生成不正常的凝血酶而致凝血障碍。

6）抑制乙醇代谢：具有甲硫四氮唑基团的头孢菌素可抑制乙醛脱氢酶功能。若与乙醇联合应用，可产生双硫仑样反应（醉酒貌）。

7）过敏反应：多见皮疹及药物热，尚可致哮喘、血清病样反应、血管神经性水肿以及过敏性休克。

表 2-3　头孢菌素类抗菌药物的分类和作用特点

分类	代表药物	作用特点
第一代	头孢噻吩 头孢唑林 头孢硫脒 头孢氨苄 头孢拉定 头孢羟氨苄	1. 对 G^+ 菌抗菌作用较二、三代强，对 G^- 菌的作用差。 2. 可被细菌产生的 β-内酰胺酶所破坏。 3. 主要用于治疗敏感菌引起的呼吸道和尿道感染、皮肤及软组织感染。 4. 肾毒性较第二、三代大
第二代	头孢孟多 头孢呋辛 头孢克洛 头孢尼西	1. 对 G^+ 菌的作用略逊于第一代，对 G^- 菌有明显作用，对厌氧菌有一定作用，但对铜绿假单胞菌无效。 2. 对多种 β-内酰胺酶比较稳定。 3. 可用于治疗敏感菌所致的肺炎、胆道感染、菌血症、尿路感染和其他组织器官感染等。 4. 肾毒性较第一代减轻
第三代	头孢克肟 头孢噻肟 头孢曲松 头孢他啶 头孢哌酮 头孢他美酯	1. 对 G^+ 菌的作用不及第一、二代，对 G^- 菌包括肠杆菌类、铜绿假单胞菌及厌氧菌有较强的作用。 2. 对 β-内酰胺酶有较高的稳定性。 3. 可用于危及生命的败血症、脑膜炎、肺炎、骨髓炎及尿道严重感染的治疗，能有效控制严重铜绿假单胞菌感染。 4. 对肾脏基本无毒
第四代	头孢匹罗 头孢吡肟 头孢利定	1. 对 G^+ 菌和 G^- 菌均有较强大的抗菌作用。 2. 对 β-内酰胺酶高度稳定。 3. 可用于治疗对第三代头孢菌素耐药的细菌感染。 4. 几乎无肾毒性

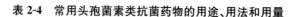

表 2-4 常用头孢菌素类抗菌药物的用途、用法和用量

药名	用途、用法、用量
头孢曲松 （ceftriaxone）	适用于肺炎、耳鼻喉感染，泌尿道、腹腔内感染、生殖系统感染，败血症、脑膜炎、抵抗力低下患者的感染以及术前感染预防 【用法用量】肌内注射或静脉注射，成人：1～2g/d，最大剂量 4g/d；12 岁以下儿童：20～80mg/（kg·d） 【注意】与氨基糖苷类抗生素合用有增效作用，但两者需分开注射；头孢菌素过敏者禁用，青霉素过敏者慎用
头孢他啶 （ceftazidime）	用于敏感 G⁻ 菌杆菌所致败血症、下呼吸道感染、腹腔胆系感染、复杂性尿道感染和严重皮肤软组织感染等。对于由多种耐药 G⁻ 杆菌引起的免疫缺陷者感染、医院内感染以及 G⁻ 杆菌或铜绿假单胞菌所致中枢神经系统感染尤为适用 【用法用量】临用前，加灭菌注射用水适量，使溶解。 1. 败血症、下呼吸道感染、胆系感染等，4～6g/d，分 2～3 次静脉滴注或静脉注射，疗程 10～14 日。 2. 泌尿系和重度皮肤软组织感染等，2～4g/d，分 2 次静脉滴注或静脉注射，疗程 7～14 日。 3. 对于某些危及生命的感染、严重铜绿假单胞菌感染和中枢神经系统感染，可酌情增量至 150～200mg/（kg·d），分 3 次静脉滴注或静脉注射。 4. 婴幼儿常用剂量为 30～100mg/（kg·d），分 2～3 次静脉滴注；每日最大剂量不超过 6g 【注意】 1. 肾功能明显减退者应用本品时，需根据肾功能损害程度减量。 2. 本品如与氨基糖苷类抗生素或呋塞米等强效利尿剂合用时，需严密观察肾功能情况，以避免肾损害的发生
头孢匹胺 （cefpiramide）	用于由敏感菌所致败血症、烧伤、手术切口等继发性感染、咽喉炎、急性支气管炎、扁桃体炎、慢性支气管炎、支气管扩张、慢性呼吸道疾病的继发性感染、肺炎、肺脓肿、脓胸；肾盂肾炎、胆管炎、腹膜炎、子宫附件炎、子宫内感染、盆腔炎、子宫旁结缔组织炎、前庭大腺炎、颌关节炎、颌骨周围蜂窝织炎 【用法用量】成人：1～2g/d，分 2 次静脉注射或静脉滴注，严重感染时可增至 4g/d，分 2～3 次静脉滴注。儿童：30～80mg/（kg·d），分 2～3 次静脉滴注。严重感染时可增至 150mg/（kg·d），分 2～3 次静脉滴注 【注意事项】静脉滴注时，加入葡萄糖液、电解质液、氨基酸液等溶媒中，经 30～60 分钟滴注完毕。不得使用注射用水溶解。注射速度应尽量缓慢
头孢唑肟 （ceftizoxime）	适用于敏感菌所致的下呼吸道感染、尿道感染、腹腔感染等 【用法用量】成人：每次 1～2 克，每天 3～4 次；重症感染可增至：每次 3～4 克，每天 3 次
头孢吡肟 （cefepime）	适用于下呼吸道、泌尿道、皮肤及软组织、腹腔妇产科感染，白血病、中性粒细胞减少伴发热患者的经验性治疗 【用法用量】静脉注射或肌内注射，成人及 13 岁以上儿童，每 12 小时 1g，连用 7～10 日，最大剂量 2 克/次，每天 2～3 次 【注意】肾功能不全时需调整剂量

3. 单环 β-内酰胺类抗菌药物——氨曲南 单环 β-内酰胺类（monobactams）抗生素由土壤中多种寄生细菌产生，不能用于临床，但化学结构经修饰后得到了第一个应用于临床的药物——氨曲南（aztreonam）。

（1）体内过程：体内分布较广，在脓疱液、心包液、胸水、滑膜液、胆汁、骨组织、肾、肺、皮肤等部位有较高浓度，在前列腺、子宫肌肉、支气管分泌物中也有一定浓度，在脑脊液中浓度低。主要由尿排泄，在尿中原形药物的浓度甚高。在乳汁中的浓度甚低，为血药浓度的 1%，平均浓度为 $0.3\mu g/ml$。

（2）作用机制及临床应用：氨曲南通过与敏感需氧 G^- 菌细胞膜上青霉素结合蛋白的高度亲合而抑制细胞壁的合成，从而起到抗菌作用。与大多数 β-内酰胺类抗生素不同，氨曲南不诱导细菌产生 β-内酰胺酶，同时对细菌产生的大多数 β-内酰胺酶高度稳定。对于质粒传导的 β-内酰胺酶，本品较第三代头孢菌素稳定。因此，当微生物对青霉素类、头孢菌素类、氨基糖苷类等药物不敏感时，应用氨曲南常可有效。氨曲南对 G^- 菌的作用强（如大肠杆菌、克雷伯杆菌、沙雷杆菌、奇异变形杆菌、吲哚阳性变形杆菌、枸橼酸杆菌、流感嗜血杆菌、铜绿假单胞菌及其他假单胞菌、某些肠杆菌属、淋球菌等）。适用于治疗敏感需氧 G^- 菌所致的各种感染（如尿道感染、下呼吸道感染、败血症、溃疡等皮肤软组织感染等）。亦用于治疗医院内感染中的上述类型感染（如免疫缺陷患者的医院内感染）。

（3）不良反应：不良反应少而轻，主要为皮疹、血清转氨酶升高、胃肠道不适等。静脉给药偶见静脉炎，肌内注射可产生局部不适或肿块，发生率分别为 1.9% 和 2.4%。

4. 碳青霉烯类抗菌药物 碳青霉烯（carbapenem）是一组新型 β-内酰胺类抗生素，与传统的青霉烷结构的抗生素相比，其母核五元环上由碳原子代替了硫原子，且 2、3 位之间存在一个碳碳双键，另外，其 6 位羟乙基为反式构象。由于独特的作用机制和极大的临床应用价值，致使该类药物的研究在近年来取得了长足进展（表 2-5）。

（1）亚胺培南/西司他丁：第一个碳青霉烯类抗生素为甲砜霉素（thiamphenicol），具有抗菌谱广、抗菌活性强和毒性低等特点，但稳定性极差，临床不适用；对其进行化学结构改造后得到优点突出、临床可用的亚胺培南（imipenem），又称亚胺硫霉素。本品不能口服，在体内易被肾脱氢肽酶 1（DHP-1）水解失活，临床所用的制剂是与 DHP-1 抑制剂西司他丁（cilastatin）等量配比的复方注射剂，称为泰能（tienam），仅供注射用。亚胺培南几乎能耐所有主要类型的 β-内酰胺酶，与细菌的大多数青霉素结合蛋白（PBPs）有较强的结合力，特别与 PBP2 优先结合，对细菌细胞壁外膜有较好的穿透性，体内分布广。

亚胺培南/西司他丁属广谱抗生素，临床上主要用于 G^+ 和 G^- 需氧菌和厌氧菌，以及耐甲氧西林金黄色葡萄球菌（MRSA）所致的各种严重感染，如尿道、皮肤软组织、呼吸道、腹腔、妇科感染以及败血症、骨髓炎等，且适用于对其他常用药物疗效不佳者。

常见不良反应为恶心、呕吐、腹泻、药疹、静脉炎和一过性氨基转氨酶升高等。药量较大时可致惊厥、意识障碍等严重中枢神经系统反应，以及肾损害等。肌内注射粉针剂因含利多卡因而不能用于严重休克和传导阻滞患者。

（2）帕尼培南/倍他米隆：1993 年，第二个碳青霉烯类抗生素在日本投放市场，即帕尼培南/倍他米隆（panipenem/betamipron）。帕尼培南为抗菌活性成分，对青霉素结合蛋白显示高亲和性，通过抑制细菌细胞壁的合成而发挥杀菌作用，对各种 β-内酰胺酶稳定，具有持续的抗生素后效应（post antibiotic effect，PAE），抗菌谱极广，抗菌活性甚强，对 G^+ 和 G^- 需氧菌和厌氧菌均具有良好的抗菌作用。帕尼培南单独使用时,有相当比例的药物成分经过肾脏时,在肾皮质蓄积,并导致肾小管坏死;倍他米隆是一种氨基酸衍生物,是近端小管有机离子输送系统抑制剂,本身无抗菌活性,也不影响帕尼培南的抗菌活性,可通过竞争性抑制帕尼培南向肾皮质转移而减少后者在肾组织中的蓄积,从而来降低帕尼培南的肾毒性。

帕尼培南/倍他米隆临床适用于各种严重感染及妇产科感染,尤其适合于其他抗菌药物治疗失败的多重耐药菌株感染、多种细菌混合感染及有免疫损伤的院内感染。

偶有胃肠道反应(如恶心、呕吐、腹泻等)和过敏反应(如皮疹、药疹、发热、瘙痒等),以及中枢神经系统反应(如头痛、头重感等)。

(3)美罗培南(meropenem):美罗培南是第三个上市的碳青霉烯类抗生素。与亚胺培南相比,美罗培南最大的特点为对 DHP-1 稳定,不需要配伍 DHP-1 抑制剂。本品的体外抗菌活性与亚胺培南相似,对大多数葡萄球菌属具有较高的抗菌活性,包括甲氧西林敏感的金黄色葡萄球菌和大多数凝固酶阴性的表皮葡萄球菌,但 MRSA 对美罗培南耐药;对 G$^-$ 菌尤其是铜绿假单胞菌有较长的 PAE;对中枢神经系统比亚胺培南更安全,更适用于老年人、儿童和中度感染、重症感染伴有中枢神经症状的患者。

(4)厄他培南(ertapenem):厄他培南是第一类碳青霉烯类药物,具有强效的抗菌活性和抗菌谱广等特点。厄他培南对一系列 β-内酰胺酶引起的水解均有较好的稳定性,包括青霉素酶、头孢菌素酶以及超广谱 β-内酰胺酶,但可被金属 β-内酰胺酶水解。厄他培南对 MRSA、肺炎链球菌、化脓性链球菌等 G$^+$ 球菌和肠杆菌科细菌具有高度抗菌活性;嗜血杆菌属、卡他莫拉菌、脑膜炎奈瑟球菌等对厄他培南高度敏感,但 MRSA、肠球菌属、铜绿假单胞菌、不动杆菌属等细菌对厄他培南耐药。

厄他培南适用于敏感菌所致的下列中重度感染:复杂性腹腔感染、复杂性皮肤软组织感染、社区获得性肺炎、复杂性尿道感染、急性盆腔感染、严重肠杆菌科细菌感染等。本品也适用于 3 个月以上的儿童。

经肠外给药对患者进行治疗期间,最常见的与药物有关的不良事件为腹泻、输药时静脉的并发症、恶心和头痛等。

表 2-5 碳青霉烯类抗菌药物的用途、用法和用量

药名	用途、用法、用量
亚胺培南/西拉司丁 (imipenem/cilastatin)	多种细菌混合感染和需氧/厌氧菌的混合感染以及在尚未确定病原菌前的早期治疗。 【用法用量】肾功能正常,体重≥70kg 的成人,轻度:0.25g/次,每 6 小时 1 次,总量1g/d;中度:0.5~1g/次,每 8 小时或 12 小时 1 次,总量 1.5~2g/d;重度:0.5g/次,每 6 小时 1 次,总量 2g/d。最大剂量≤50mg/(kg·d)或 4g/d,肾功能不全及体重<70kg 的患者给药量按比例降低
帕尼培南/倍他米隆 (panipenem/betamipron)	用于多种敏感菌引起的感染症,如败血症、蜂窝织炎、呼吸道感染、尿道感染、胆管炎、腹膜炎、子宫附件炎等。 【用法用量】成人:1g/d,分 2 次用 30 分钟以上静脉滴注,可增至 2g/d,分 2 次用药,1 次 1g 时需 60 分钟以上静脉滴注;小儿:30~60mg/(kg·d),分 3 次用 30 分钟以上静脉滴注。 【注意】本品溶于 100ml 以上 0.9% 的氯化钠或 5% 葡萄糖注射液中,不能用注射用水稀释

续表

药名	用途、用法、用量
美罗培南 （meropenem）	由敏感菌所致中度或重度感染，如肺炎、尿道感染、妇科感染、皮肤软组织感染、脑膜炎及败血症等。 【用法用量】成人：0.5～1g/d，分2～3次，30分钟以上静脉滴注，重症可增至2g/d；使用期限原则上为14日以内
厄他培南 （ertapenem）	适用于治疗成人由敏感菌引起的继发性腹腔感染、复杂性皮肤及附属器感染、社区获得性肺炎、复杂性尿道感染（包括肾盂肾炎）、急性盆腔感染（包括产后子宫内膜炎、流产感染和妇产科术后感染）及菌血症等中重度感染。为减少细菌耐药性的形成，并保证本品和其他抗菌药物的疗效，本品只可被用于治疗或预防已经明确或高度怀疑由敏感细菌引起的感染。 【用法用量】成人常用剂量为1g，每日1次。可以通过静脉输注给药，最长可使用14日；或通过肌内注射给药，最长可使用7日。当采用静脉输注给药时，输注时间应超过30分钟。对于那些适合使用肌内注射给药进行治疗的感染，肌内注射本品可作为静脉输注给药的一种替代疗法

5. β-内酰胺酶抑制剂　β-内酰胺酶抑制剂为β-内酰胺衍生物，目前应用较多的主要是克拉维酸（clavulanic acid）、舒巴坦（sulbactam）和他唑巴坦（tazobactam）。

（1）克拉维酸：克拉维酸是链霉菌的代谢产物，属于氧青霉烷类，结构中含有β-内酰胺环，是第一个应用于临床的β-内酰胺酶抑制剂。与青霉素类及头孢菌素类的区别在于，其硫原子被氧原子所替代。克拉维酸为较强的广谱β-内酰胺酶抑制剂，是各种青霉素酶型的强力、不可逆抑制剂，不论在体外还是体内都能抑制耐药的革兰阳性菌和阴性菌，特别是金黄色葡萄球菌、肺炎球菌和奇异变形杆菌所产生的酶。其特点是能抑制革兰阴性菌和葡萄球菌产生的许多β-内酰胺酶，本身仅有微弱的抗菌活性，能增强青霉素类及头孢菌素类对许多产β-内酰胺酶微生物的抗菌活性，减少这些药物的剂量。

（2）舒巴坦：属于半合成青霉烷砜类，是用于临床的第二种β-内酰胺酶抑制剂，也是第一个人工合成的此类抑制剂。舒巴坦与克拉维酸的抑酶谱相似，但抑酶作用稍弱，对奈瑟菌科和不动杆菌属具有良好抗菌活性。舒巴坦对质粒介导的β-内酰胺酶有明显的抑制作用，对染色体介导的头孢菌素酶有微弱的抑制作用。与青霉素类和头孢菌素类合用时，使因产酶而对前两类抗生素耐药的金黄色葡萄球菌（甲氧西林敏感）、流感嗜血杆菌、大肠埃希菌、脆弱拟杆菌等的MIC值降到敏感范围之内。

（3）他唑巴坦：他唑巴坦是从舒巴坦的衍生物中筛选出来的一种高效β-内酰胺酶抑制剂。它的结构是在舒巴坦的基础上增加一个三氮唑环，以提高抑酶效果。他唑巴坦对质粒介导的β-内酰胺酶有明显的抑制作用，较舒巴坦强，对染色体介导的头孢菌素酶有抑制作用。诱导产生β-内酰胺酶的作用弱于克拉维酸，更弱于舒巴坦，它是目前临床效果最佳的β-内酰胺酶抑制剂。他唑巴坦与数种β-内酰胺类抗生素产生极其有效的协同作用，增加了β-内酰胺类抗生素的抗菌活性并扩大了其抗菌谱。

（4）β-内酰胺酶抑制剂合剂（BLICs）：绝大部分β-内酰胺类抗生素制剂都是单独应用，但某些药物很快产生耐药性、抗菌效果下降，也有些药物单独应用会出现不良反应。因此，为加强β-内酰胺类抗生素的疗效和克服某些缺点，组成了复方制剂——BLICs，现在普遍应用于临床(表 2-6)。组方的基本规律是:①广谱青霉素与 β-内酰胺酶抑制剂(如阿莫西林和克拉维酸);②抗铜绿假单胞菌菌广谱青霉素与 β-内酰胺酶抑制剂(如哌拉西林和他唑巴坦);③第三代头孢菌素与 β-内酰胺酶抑制剂(如头孢哌酮和舒巴坦);④碳青霉烯类与肾脱氢肽酶抑制剂(如亚胺培南和西司他丁);⑤碳青霉烯类与氨基酸衍生物(如帕尼培南和倍他米隆);⑥广谱青霉素和耐酶青霉素(如氨苄西林和氯唑西林)。

表 2-6　β-内酰胺酶抑制剂合剂的用途、用法和用量

药名	用途、用法、用量
阿莫西林钠/克拉维酸(amoxicillin sodium and clavulanate potassium)	适用于敏感菌引起的呼吸道感染、泌尿系统感染、皮肤和软组织感染以及骨髓炎、败血症、腹膜炎和手术后感染。 【用法用量】片剂:口服,成人和 12 岁以上儿童,1 片/次,每日 3 次,严重感染可加倍。未经重新检查,连续治疗期不得超过 14 日。粉针剂:静脉滴注,1～2g 溶于 50～100ml 0.9%氯化钠溶液,不少于 30 分钟,每日 3～4 次
哌拉西林钠/他唑巴坦钠(piperacillin sodium and tazobactam sodium)	适用于敏感菌所致的全身或局部感染。 【用法用量】成人及 12 岁以上儿童,可根据感染程度,应用剂量:2.25～4.5g/次,每 6 小时、8 小时、12 小时一次静脉注射、静脉滴注(20～30 分钟以上)或肌内注射
头孢哌酮钠/舒巴坦钠(cefoperaxone sodium/sulbactam sodium)	适用于治疗敏感菌所致的下列感染:上、下呼吸道感染;上、下泌尿道感染;腹膜炎、胆囊炎、胆管炎和其他腹腔内感染;败血症;脑膜炎;皮肤和软组织感染;骨骼和关节感染;盆腔炎、子宫内膜炎、淋病和其他生殖器感染。 【用法用量】静脉滴注。成人:1～2g/d,每 12 小时注射 1 次。严重或难治性感染,每日剂量可增至 12g,每 12 小时注射 1 次,但舒巴坦的总量每日不宜超过 4g

(三) 氨基糖苷类抗生素

氨基糖苷类(aminoglycosides)抗生素因其化学结构中含有氨基醇环和氨基糖分子,并由配糖键连接成苷而得名。包括两大类:一类为天然来源,如链霉素(streptomycin)等;另一类为半合成品,如阿米卡星(amikacin)等(表 2-7)。

1. 药代动力学

(1)吸收:氨基糖苷类的极性和解离度均较大,口服很难吸收。多采用肌内注射,吸收迅速而完全。

(2)分布:氨基糖苷类的血浆蛋白结合率均低,多数在 10%以下。其穿透力很弱,主要分布于细胞外液,在肾皮层和内耳内、外淋巴液有高浓度聚积,且在内耳外淋巴液中浓度下降很慢,这可以解释它们的肾脏毒性和耳毒性。

(3)代谢与排泄:氨基糖苷类在体内并不代谢。主要以原形经肾小球滤过,除奈替米星外,也都不在肾小管重吸收,其肾清除率等于肌酐清除率。

2. 作用机制和临床应用　氨基糖苷类抗生素对于细菌的作用主要是抑制细菌蛋白质的合成,作用点在细胞 30S 核糖体亚单位的 16S rRNA 解码区的 A 部位。

氨基糖苷类抗生素是快速杀菌药,对静止期细菌有较强作用。杀菌特点是:杀菌速率和杀菌持续时间与浓度呈正相关；仅对需氧菌有效，且抗菌活性显著强于其他类药物，对厌氧菌无效；PAE 长，且持续时间与浓度呈正相关；具有初次接触效应（first exposure effect，FEE），即细菌首次接触氨基糖苷类时，能被迅速杀死；在碱性环境中抗菌活性增强。

氨基糖苷类主要用于敏感需氧 G^- 杆菌所致的全身感染。如脑膜炎、呼吸道、泌尿道、皮肤软组织、胃肠道、烧伤、创伤及骨关节感染等。此外，链霉素、卡那霉素可作为结核治疗药物。

3. 不良反应　氨基糖苷类的主要不良反应是耳毒性和肾毒性，尤其在儿童和老人患者中更易引起。毒性产生与服药剂量和疗程有关。

（1）耳毒性：包括前庭神经和耳蜗听神经损伤。该毒性还能影响子宫内胎儿。为防止和减少本类药物耳毒性的发生，用药中应经常询问患者是否有眩晕、耳鸣等先兆症状；避免与其他有耳毒性的药物合用。

（2）肾毒性：氨基糖苷类是诱发药源性肾衰的最常见因素之一。临床用药时应定期进行肾功能检查。有条件的地方应做血药浓度监测。肾功能减退患者慎用或调整给药方案。避免合用有肾毒性的药物。

（3）神经肌肉麻痹：与给药剂量和给药途径有关，最常见于大剂量腹膜内或胸膜内给药或静脉滴注速度过快，也偶见于肌内注射后。可引起心肌抑制、血压下降、肢体瘫痪和呼吸衰竭。此毒性反应临床上常被误诊为过敏性休克，抢救时应立即静脉注射新斯的明和钙剂。临床用药时避免合用肌肉松弛药、全麻药等。

（4）过敏反应：皮疹、发热、血管神经性水肿、口周发麻等常见。

表 2-7　常用氨基糖苷类抗生素的用途、用法和用量

药名	用途、用法、用量
阿米卡星（amikacin，丁胺卡那霉素）	用于 G^- 菌特别是耐药性铜绿假单胞菌引起的败血症、创伤、烧伤及术后感染等。 【用法用量】肌内注射或静脉滴注。成人：0.25g/次，每日 2 次，每日不超过 1.5g，疗程少于 10 日；新生儿：首剂，每次 10mg/kg，继而每次 7.5mg/kg，每日 2 次
依替米星（etimicin）	适用于敏感菌引起的呼吸道、肾脏和泌尿生殖系统、皮肤组织感染，创伤、手术前后。 【用法用量】成人：200mg/d，于 100ml 0.9％氯化钠溶液或 5％葡萄糖注射液中静脉滴注 1 小时，一般疗程 5～10 日。肾功能不良者调整剂量及血药监测方案。 【禁忌】对本品及氨基糖苷类抗生素过敏者禁用

（四）四环素类抗生素

四环素类（tetracyclines）属广谱抗生素，对革兰阳性菌和阴性菌具有快速抑菌作用，对立克次体、支原体、衣原体、某些螺旋体和原虫也具有较强的抑制作用，属快速抑菌药。临床上常作为衣原体、立克次体感染的首选药物。

四环素（tetracycline）、土霉素（oxytetracycline，terramycin）、金霉素（chlortetracycline）和地美环素（demeclocycline）属天然四环素类；美他环素（metacycline）、多西环素（doxycycline）和米诺环素（minocycline）属半合成四环素类。抗菌活性为米诺环素＞多西环素＞美他环素＞地美环素＞四环素＞土霉素（表 2-8）。

表 2-8 常用四环素类抗生素的用途、用法和用量

药名	用途、用法、用量
多西环素 (doxycycline)	抗菌谱和临床应用与四环素相似,抗菌活性比四环素略强,现已取代天然四环素类作为各种适应证的首选药物或次选药物,也是治疗肾功能不全患者肾外感染的比较安全的一种四环素类抗生素。 【用法用量】口服,一般第 1 天,每次给药 100mg,每日 2 次;继以 100～200mg,每日 1 次或 50～100mg,每日 2 次
米诺环素 (minocycline)	抗菌谱同四环素相似,具有高效和长效性质,在本类药物中,其抗菌作用最强。 【用法用量】口服,一般首剂 0.2g,以后每次 0.1g,每日 2 次
替加环素 (tigecycline)	不仅保有四环素类药物的典型活性,而且对含有四环素耐药基因的菌株也有抗菌活性。 【用法用量】静脉滴注,首剂 100mg,然后每 12 小时 50mg,每次滴注时间为 30～60 分钟

(五) 大环内酯类抗生素

广义的大环内酯类(macrolides)抗生素系指微生物产生的具有内酯键的大环状生物活性物质,其中包括一般大环内酯(狭义的大环内酯)、多烯大环内酯、安莎大环内酯与酯肽等(表 2-9)。

1. 作用机制 大环内酯类能不可逆的结合到细菌核糖体 50S 亚基上,通过阻断转肽作用及 mRNA 位移,选择性抑制蛋白质合成。现认为大环内酯类可结合到 50S 亚基 23S rRNA 的特殊靶位,阻止肽酰基 tRNA 从 mRNA 的"A"位移向"P"位,使氨酰基 tRNA 不能结合到"A"位,选择性抑制细菌蛋白质的合成;或与细菌核糖体 50S 亚基的 L22 蛋白质结合,导致核糖体结构破坏,使肽酰 tRNA 在肽键延长阶段较早地从核糖体上解离。

2. 临床应用 大环内酯类抗生素在临床上可用于治疗以下疾病:

(1)军团菌病:大环内酯类治疗嗜肺军团菌、麦氏军团菌或其他军团菌引起的肺炎及社区获得性肺炎。

(2)链球菌感染:本类抗生素可用于治疗化脓性链球菌、溶血性链球菌、肺炎链球菌等引起的咽炎、猩红热、丹毒、扁桃体炎、蜂窝织炎。

(3)衣原体、支原体感染:包括沙眼衣原体所致的结膜炎等眼部感染,肺炎支原体、衣原体所致的肺炎、急性支气管炎、慢性支气管炎急性发作等呼吸系统感染,衣原体和支原体所致的尿道炎、宫颈炎、盆腔炎等泌尿生殖系统感染。红霉素可在妊娠期间作为一线药物治疗泌尿生殖系统衣原体感染,也被用于四环素禁忌证、婴儿期衣原体肺炎和新生儿眼炎。

(4)棒状杆菌感染:红霉素能根除白喉杆菌感染,改善急慢性白喉带菌者状况,但不改变白喉急性感染进程。本类抗生素也可治疗棒状杆菌败血症等。

(5)其他:本类药物可用于对青霉素过敏的葡萄球菌、链球菌或肺炎球菌感染患者。可作为治疗隐孢子虫病及弓形体病的选用药物。也可用于治疗皮肤软组织感染。

3. 不良反应 大环内酯类毒性较低,一般很少引起不良反应。

(1)胃肠道反应:红霉素口服或静脉注射均可引起胃肠道反应。新大环内酯类发生率较红霉素低,亦能耐受。临床症状可见腹痛、腹胀、恶心。

(2)肝损害:以胆汁淤积为主,亦可致肝实质损害,可见阻塞性黄疸、转氨酶升高等。红霉素酯化物易发生,发生率高达 40%。本类其他药物发生率较低。肝功能不全者禁用红霉素。

(3)耳毒性:耳聋多见,先为听力下降,前庭功能受损。剂量高于每日 4g,易发生;用药

两周时出现;老年肾功能不良者多发生。

(4)心脏毒性:为一特殊不良反应,表现为心电图复极异常,即 Q-T 间期延长、恶性心律失常、尖端扭转型室性心动过速,可出现昏厥或猝死。静脉滴注速度过快时易发生。

表 2-9　常用大环内酯类抗生素的用途、用法和用量

药名	用途、用法、用量
阿奇霉素 (azithromycin)	适用于敏感菌所致上、下呼吸道感染,皮肤软组织感染,沙眼衣原体所致的单纯性生殖器感染。 【用法用量】 1. 治疗特定病原体引起的社区获得性肺炎时,推荐剂量为 500mg/d,单次静脉内给药,至少 2 日。静脉给药后需继以阿奇霉素口服序贯治疗,500mg/d,每日 1 次,静脉及口服共计疗程 7～10 日。由静脉给药改为口服的时间应由医生根据临床疗效来判断。 2. 治疗特定病原体引起的盆腔炎性疾病时,推荐剂量为 500mg/d,每日 1 次,静脉内给药,1～2 日后继以阿奇霉素口服序贯治疗,每日 250mg/d,每日 1 次,静脉和口服总疗程 7 日。何时改为口服由医生根据临床疗效来判断。若怀疑合并厌氧菌感染者,需加用抗厌氧菌药物

(六)糖肽类抗生素

糖肽类(glycopeptide)抗生素在结构上共具高度修饰的七肽骨架,作用靶点在细菌胞壁成分 D-丙氨酰-D-丙氨酸上。

作用机制与β-内酰胺类抗生素相同,都是通过干扰细菌细胞壁肽聚糖的交联,从而使细菌细胞发生溶解。所有的糖肽类抗生素都对革兰阳性菌有活性,包括耐药葡萄球菌(MRSA、MRSE 等)、JK 棒状杆菌、肠球菌、李斯特菌、耐药链球菌、梭状芽孢杆菌等致病菌。

目前临床上应用的有万古霉素、去甲万古霉素和 20 世纪 80 年代后期上市的替考拉宁,后者在抗菌活性、药代特性及安全性方面均优于前两者(表 2-10)。

表 2-10　糖肽类抗生素的比较

药名	作用机制	适应证	注意事项
去甲万古霉素 (norvancomycin)	快速杀菌剂,抑制细菌细胞壁的蛋白合成,对胞浆 RNA 的合成也有抑制作用	用于 G⁺菌尤其是葡萄球菌所致的系统感染和肠道感染。 【用法用量】口服,0.4g/次,每日 4 次;静脉滴注,0.8～1.6g/d	应严格掌握适应证,防治细菌耐药。不良反应有耳毒性、肾毒性等
万古霉素 (vancomycin)	快速杀菌剂,抑制细菌细胞壁的蛋白合成,对胞浆 RNA 的合成也有抑制作用	用于 G⁺菌尤其是葡萄球菌所致的系统感染和肠道感染。 【用法用量】静脉滴注,1～2g/d,分 2～3 次	应严格掌握适应证,防治细菌耐药。不良反应有耳毒性、肾毒性等
替考拉宁 (teicoplanin)	抑制细胞壁合成的途径与万古霉素一样,干扰肽聚糖中新的部分的合成过程	抗菌谱及抗菌活性与万古霉素相似,对 G⁺菌如葡萄球菌、链球菌、肠球菌和大多厌氧性阳性菌敏感。 【用法用量】静脉注射或滴注:成人,每日 6～7mg/kg,开始每日 2 次,后改为每日 1 次	对替考拉宁有过敏史者禁用。妊娠及哺乳期妇女、儿童、严重肾功能不全患者慎用。一般腹膜透析和血液透析不影响本品的排出

(七)氟喹诺酮类抗生素

氟喹诺酮类(fluoroquinolones)抗生素属化学合成抗菌药,由于该类药物中均具有喹诺酮的基本结构,故由此而命名。本类药物按其发明先后、结构及抗菌谱的不同,分为一、二、三代。1962 年合成的第一个喹诺酮类药物萘啶酸(nalidixic acid)为第一代,只对大肠杆菌、痢疾杆菌、克雷伯菌等少数 G^- 杆菌有效,口服吸收差,副作用多,仅用于敏感菌所致的尿道感染。1974 年合成第二代喹诺酮类代表药吡哌酸(pipemidic acid),对 G^- 杆菌和部分铜绿假单胞菌起作用,抗菌活性较第一代有所提高,口服少量吸收,但可达到有效尿药浓度,不良反应明显减少,因此用于尿道和肠道感染。1979 年合成第三代喹诺酮药:诺氟沙星(nor-floxacin,氟哌酸)。它是 4-喹诺酮结构改造衍生物,在 6 位上加上一个氟(F)后,增加了脂溶性,增强了对组织细胞的穿透力,因而吸收好,组织浓度高,半衰期长,更大大增加了抗菌谱和杀菌效果(表 2-11)。

1. 体内过程 氟喹诺酮类口服吸收良好,食物一般不影响吸收。在肺、肾脏、前列腺、尿液、胆汁、粪便、巨噬细胞和中性粒细胞的药物含量均高于血浆。

2. 作用机制和临床应用 作用机制为抑制细菌的 DNA 旋转酶,从而影响 DNA 的正常形态与功能,阻碍 DNA 的正常复制、转录、转运与重组,从而产生快速杀菌作用。氟喹诺酮类具有抗菌谱广、抗菌活性强、口服吸收良好、与其他类别的抗菌药之间无交叉耐药等特点,属广谱杀菌药。临床用于泌尿生殖道感染、呼吸系统感染、肠道感染与伤寒。

3. 不良反应

(1)胃肠道反应:可见胃部不适、恶心、呕吐、腹痛、腹泻等症状。

(2)中枢神经系统毒性:轻症者表现失眠、头昏、头痛,重症者出现精神异常、抽搐、惊厥等。

(3)光敏反应:表现为光照部位皮肤出现瘙痒性红斑,严重者出现皮肤糜烂、脱落。

(4)心脏毒性:罕见但后果严重。可见 Q-T 间期延长、尖端扭转型室性心动过速、室颤等。

(5)软骨损害:多种幼龄动物实验结果证实,药物可损伤负重关节的软骨;临床研究发现儿童用药后可出现关节痛和关节水肿。

(6)其他不良反应:跟腱炎、肝毒性、替马沙星综合征、过敏反应等。

表 2-11 常用氟喹诺酮类抗生素的用途、用法和用量

药名	用途、用法、用量
环丙沙星 (ciprofloxacin)	对 G^+ 菌和 G^- 菌,也对青霉素类、头孢菌素类、氨基糖苷类等耐药的菌株有效;也适用于抗敏感菌引起的呼吸道、泌尿道、腹腔、肠道、皮肤软组织感染、创伤感染。 【用法用量】静脉滴注,200～400 毫克/次,每日 2 次。一般疗程 5～7 日,症状和体征消失后 3 日方可停药,骨、关节感染需治疗 4～6 周或更长
左氧氟沙星 (levofloxacin)	广谱抗生素,适用于敏感菌所致呼吸、消化、泌尿系统、生殖系统、皮肤软组织及五官科感染。 【用法用量】口服,100～200mg/次,每日 2～3 次,5～14 日为一疗程。静脉滴注,200～400mg/次,每日 1～4 次;极量,600mg/d,分 2 次,每 100ml 至少滴注 60 分钟

续表

药名	用途、用法、用量
莫西沙星 （moxifloxacin）	适用于由 G⁺菌和 G⁻菌、厌氧菌、抗酸菌、支原体、衣原体、军团菌等敏感菌株所引起的上、下呼吸道感染的成人急性鼻窦炎、慢性支气管炎急性发作、社区获得性肺炎以及皮肤和软组织感染。 **【用法用量】**成人每日 1 次，每次 200～400mg。慢性支气管炎急性发作疗程一般为 5 天；社区获得性肺炎 10 天；急性鼻窦炎 7 天；皮肤和软组织感染 7 天；单纯性淋病，单剂量 400mg 顿服；非淋球菌性尿道炎每日 1 次，每次 400mg，连用 7 天

注：18 岁以下青少年、氟喹诺酮类药物过敏者、孕妇及哺乳期妇女禁用；癫痫患者不宜使用

二、抗真菌药物

（一）概述

1. **真菌类型与致病性**　真菌（fungus）是一种真核生物，在自然界分布广泛，对人类致病的真菌分为浅部真菌和深部真菌，因此，一般将真菌感染（fungal infections）分为浅部真菌感染和深部真菌感染两大类。

（1）浅部真菌感染：常由各种皮肤癣菌引起，主要侵犯皮肤、毛发、指（趾）甲等，引起手足癣、体癣、股癣、叠瓦癣、甲癣、头癣等。浅部真菌感染发病率高，治疗药物主要为抗浅部真菌感染药和外用（局部应用）抗真菌药。

（2）深部真菌感染：是由真菌引起的深部组织和内脏器官感染，如肺、胃肠道、泌尿道等感染，严重者可引起心内膜炎、脑膜炎和败血症等。深部真菌感染多由白念珠菌、新型隐球菌、粗球孢子菌、夹膜组织胞浆菌和皮炎芽生菌等引起。条件致病性真菌感染多为内源性，如假丝酵母菌病和曲霉病等。

2. **真菌结构与药物作用机制**　真菌的基本结构有细胞壁、细胞膜、细胞核、内质网、线粒体等。根据作用机制抗真菌药物可以分为如下四类：

（1）作用于真菌细胞壁：细胞壁作为真菌与周围环境的分界面，起着保护和定型的作用，其主要成分包括几丁质、β-(1,3)-D-葡聚糖和甘露糖蛋白。抑制细胞壁组分的合成或破坏其结构，可以达到抑制、杀灭真菌的目的。由于哺乳动物无细胞壁，因此真菌细胞壁抑制剂具有选择性，对机体影响较小。根据作用靶位，又可分为：①β-(1,3)-D-葡聚糖合酶抑制剂：脂环肽类是结构上含有环肽和脂溶性侧链的天然抗生素大家族，以棘球白素类（echinocandins）为代表，可以非竞争性抑制 β-(1,3)-D-葡聚糖合成酶，抑制许多丝状真菌和酵母菌细胞壁的一种基体成分 β-(1,3)-D-葡聚糖的合成，从而破坏真菌细胞壁，导致细胞内容物渗漏；②几丁质合酶抑制剂；③甘露糖蛋白抑制剂。

（2）作用于真菌细胞膜：真菌细胞膜与哺乳动物细胞膜比较相似，含有磷脂、鞘脂、固醇和蛋白质。

作用于麦角固醇：麦角固醇是真菌细胞质膜的重要成分，与哺乳动物细胞的胆固醇类似，能稳定细胞膜结构，减小流动性。细菌的细胞质膜上无类固醇，故作用于麦角固醇的抗真菌药物对细菌无效。①唑类（azoles）：包括咪唑类（imidazoles）和三唑类（triazoles），通过咪唑环上未被取代的氮原子与血红素卟啉基上的 Fe 络合，抑制 14α-去甲基酶（14α-demethylase，14-DM），造成固醇前体的积累和麦角固醇的耗尽，导致真菌质膜结构和功能的改变；

②多烯类(polyenes):如制霉菌素、两性霉素 B、纳他霉素和美帕曲星,分子的疏水部分(即大环内酯的多烯)与麦角固醇结合,形成中空圆柱状固醇-多烯复合物,破坏了细胞质膜的渗透性。分子的亲水部分(即大环内酯的多醇部分)则在膜上形成水孔,导致真菌细胞因电解质和基质外漏而死亡。除了在质膜上形成孔道以外,两性霉素 B 还抑制质膜上的酶(如白念珠菌的质子 ATP 酶)并且通过质膜的脂质过氧化作用导致细胞的氧化损坏;③烯丙胺类(allylamines):是另一类麦角固醇合成抑制剂,代表药物有萘替芬(naftifine)、特比萘芬(terbinafine)、布替萘芬(butenafine)等,它们是真菌角鲨烯环氧化酶(squalene epoxidase,SE)的可逆、非竞争性抑制剂,是哺乳动物细胞 SE 的竞争性抑制剂。真菌与哺乳动物中 SE 氨基酸序列的差异可能是其选择性的分子基础。药物的萘环部分和酶的角鲨烯结合位点作用,侧链部分和酶的亲脂性位点结合,造成酶构象改变而失活,引起角鲨烯的积累和麦角固醇的缺乏。由于角鲨烯积累使细胞膜渗透性增加,导致真菌细胞死亡。

(3)抑制真菌蛋白质合成:氟胞嘧啶(flucytosine,FC)在渗透酶的辅助下进入真菌细胞,细胞内胞嘧啶脱氨基酶将其转化为氟尿嘧啶(fluorouracil,FU)。氟尿嘧啶在尿嘧啶磷酸核糖基转移酶的作用下转化为氟尿苷酸,氟尿苷酸被进一步磷酸化并结合到 RNA 上,使蛋白质合成中断。氟尿嘧啶还可以转化为氟脱氧尿嘧啶单磷酸,它是参与 DNA 合成和核酸分裂的胸苷酸合成酶(thymidylate synthetase)的强力抑制剂。因此,氟胞嘧啶通过干扰真菌细胞的嘧啶代谢,即阻断 RNA、DNA 和蛋白质合成而发挥作用。哺乳动物的细胞不能进行此种转化,故本药对真菌有选择性作用。

(二)两性霉素 B

两性霉素 B(amphotericin B)是一种多烯类抗生素,由链丝菌(streptomyces nodosus)培养液中提取得到,含 A、B 两种成分,因其 B 成分抗菌作用强而用于临床,故称两性霉素 B,国产产品又名庐山霉素(fungilin)。两性霉素 B 不溶于水和乙醇,临床所用制剂为两性霉素 B 和脱氧胆酸钠的复合物,在水中形成胶体,可用作静脉注射。

1. 体内过程 口服及肌内注射均难吸收,且局部刺激性大,临床常采用缓慢静脉滴注给药,单次静脉滴注,有效浓度可维持 24 小时以上。进入体内后药物从脱氧胆酸钠复合物中游离出来,90％以上与血浆蛋白结合,不易透过血脑屏障。血浆 $t_{1/2}$ 约 24 小时。体内消除缓慢,停药 2 个月尿中仍可检出微量药物。碱性尿中可增加药物排泄。两性霉素 B 的脂质体制剂多分布于肝、脾和肺等网状内皮组织,减少了药物在肾脏的分布,可减轻两性霉素 B 的毒副作用。

2. 抗菌作用和临床应用 为广谱抗真菌药,敏感的真菌有新型隐球菌、白假丝酵母菌、皮炎芽生菌、荚膜组织胞浆菌、球孢子菌、孢子丝菌等,对细菌、立克次体、病毒等均无抗菌活性。部分曲菌属对本药耐药,皮肤和毛发癣菌则大多呈现耐药。

两性霉素 B 是治疗深部真菌病的首选药物。可缓慢静脉滴注或鞘内、腹膜内和胸膜内给药,用于治疗敏感真菌引起的内脏或全身感染,如曲霉菌病,新型隐球菌脑膜炎,念珠菌引起的肺部、尿道感染和败血症等。由于本药对真菌细胞膜通透性的影响,使一些药物(如氟胞嘧啶和唑类抗真菌药)易于进入真菌细胞内,产生协同抗菌作用。

本品口服给药仅用于胃肠道真菌性感染,局部外用治疗眼科、皮肤科和妇科的真菌性感染。两性霉素 B 脂质体静脉给药可用于全身性真菌感染。

3. 不良反应 静脉滴注较多,常见寒战、高热,多出现在静脉滴注开始后 1～2 小时。寒战的产生与本药使白细胞介素-1(interleukin 1,IL-1)和肿瘤坏死因子(tumor necrosis factor,TNF)从单核细胞释放有关。静脉注射过快可致惊厥、心律失常。长期大剂量用药,可出现肾毒性,约 80％患者可发生氮质血症,为剂量依赖性及一过性。此外,还可见血压下降、眩晕、低血钾、低血镁等,偶见血小板减少、粒细胞减少。用药期间应注意心电图、肝肾功能及血象的变化。

(三) 唑类抗真菌药

1. 分类 按其化学结构又分为咪唑类和三唑类两类。

(1)咪唑类:有克霉唑(clotrimazole)、咪康唑(miconazole)、益康唑(econazole)、酮康唑(ketoconazole)、布康唑(butoconazole)和硫康唑(sulconazole)等,主要作为局部用药。

(2)三唑类:在咪唑环引入一个氮原子,即为三唑类,如氟康唑(fluconazole)和伊曲康唑(itraconazole),可作全身用药。

2. 共同特点

(1)抗菌谱广,对浅部真菌和深部真菌均有效。

(2)抗菌机制相同,能选择性地抑制真菌细胞色素 P-450 酶依赖性的 14-α 脱甲基酶,使 14-α 甲基固醇蓄积,麦角固醇合成受阻,细胞膜通透性改变,使细胞内一些重要物质外漏,导致真菌死亡。此外,14-α 甲基固醇还作用于细胞膜上结合的 ATP 酶,干扰真菌的正常代谢。

(3)真菌对唑类抗真菌药很少产生耐药性。

(4)在肝脏代谢,均可不同程度地抑制人的细胞色素 P-450 酶系统,从而干扰肾上腺激素和性腺激素的生物合成,使用药者出现男性乳腺发育、妇女不孕、月经异常等,也可影响其他药物代谢。

(5)主要不良反应有贫血、胃肠道反应、皮疹、肝功能异常等。

(四) 棘球白素类抗真菌药

棘球白素类(echinocandins)抗真菌药是一新型的多肽类抗真菌药物,目前国外已上市的有卡泊芬净(caspofungin)、米卡芬净(micafungin)和阿尼芬净(anidulafunngin),其中卡泊芬净已在国内上市。该类药物通过非竞争性抑制 β-(1,3)-D-葡聚糖合成,损坏真菌细胞壁,对于念珠菌属以及曲霉菌属均有效,临床上显示了广谱、低毒、高效的特性,主要缺点是分子质量大、口服生物利用度低、对新型隐球菌活性低。

1. 体内过程 口服不吸收,需要静脉给药。血浆蛋白结合率高达 97％。在肾、肝、脾、肺等组织浓度高,脑组织内药物浓度低。药物通过水解和 N-乙酰化作用缓慢代谢,与 P-450 酶无关,与其他药物之间相互作用少,但环孢素可使其血药浓度增加。该类药物为多相排泄,β 相半衰期为 7～11 小时,多次给药有蓄积作用。主要以代谢物形式经尿和肠道排泄(分别为 41％和 35％),仅约 1.4％以原形从尿中排出。

2. 作用与用途 卡泊芬净对多种致病性曲霉菌属和念珠菌属真菌具有抗菌活性,但对隐球菌、结合菌、镰刀菌无效。临床上可作为对其他治疗无效或不能耐受的侵袭性曲霉菌病和念珠菌病的备选治疗药物,也可用于全身性曲霉菌病的急救治疗,其疗效优于两性霉素 B(表 2-12)。

3. 不良反应 最常见发热、输液反应、头痛、恶心、静脉炎、肝脏转氨酶升高和组胺类反应。动物实验发现,卡泊芬净能通过胎盘屏障。

表 2-12　深部抗真菌药物的用途、用法和用量

药名	用途、用法、用量
氟康唑 (fluconazole)	适用于全身性念珠菌病、隐球菌病、黏膜念珠菌病、急性或复发性念珠菌性阴道炎、皮肤真菌病、皮肤着色芽生菌病等真菌病;对接受化疗或放疗而容易发生真菌感染的白血病患者及其他恶性肿瘤患者,可用本品进行预防治疗。 【用法用量】成人隐球菌感染,首日 400mg,每日 1 次,后 200～400mg/d,每日 1 次,6～8 周为一疗程;念珠菌感染,首日 400mg,每日 1 次,后 200mg/d,每日 1 次,疗程随临床反应而定;口腔念珠菌感染,每次 50～100mg,每日 1 次,7～14 日为一疗程;除生殖系念珠菌以外的其他黏膜念珠菌感染,每次 50～100mg,每日 1 次,14～30 日为一疗程;阴道念珠菌,150mg 顿服,每月 1 次;体癣、股癣、足癣,每次 150mg,每周 1 次,或每次 50mg,每日 1 次,2～6 周为一疗程;甲癣,每次 150mg,每周 1 次
伊曲康唑 (itraconazole)	适于治疗以下疾病:外阴阴道念珠菌病;花斑癣、皮肤真菌病、真菌性角膜炎和口腔念珠菌病;由皮肤癣菌和(或)酵母菌引起的甲真菌病和系统性真菌感染。对于免疫受损的隐球菌病患者及所有中枢神经系统隐球菌病患者,只有在一线药物不适用或无效时,方可使用本品治疗。 【用法用量】念珠菌阴道炎,每次 200mg,每日 2 次,1 日;花斑癣,每次 200mg,每日 1 次,7 日;皮肤真菌病,每次 100mg,每日 1 次,15 日;足癣、手癣,每次 100mg,每日 1 次,15 日;口腔念珠菌病,每次 100mg,每日 1 次,15 日;真菌性角膜炎,每次 200mg,每日 1 次,21 日
伏立康唑 (voriconazole)	适用于治疗侵袭性曲霉病、治疗对氟康唑耐药的念珠菌引起的严重侵袭性感染(包括克柔念珠菌)、治疗由足放线菌属和镰刀霉病属引起的严重的感染。本品应主要用于治疗免疫缺陷患者中进行性的、可能威胁生命的感染。 【用法用量】成人:静脉滴注,负荷剂量(第 1 个 24 小时):每 12 小时给药 1 次,每次 6mg/kg;维持剂量(开始用药 24 小时以后):每日给药 2 次,每次 4mg/kg
卡泊芬净 (caspofungin)	适用于治疗对其他治疗无效或不能耐受的侵袭性曲霉菌病。 【用法用量】一般建议:第一天给予单次 70mg 负荷剂量,随后每天给予 50mg 的剂量
两性霉素 B (amphotericin B)	适用于深部真菌感染。 【用法用量】静脉滴注,3～4mg/(kg·d),剂量可增至 6mg/(kg·d)

三、抗病毒药物

(一)概述

病毒(virus)是病原微生物中最小的一种,在细胞内繁殖,其核心是 RNA 或 DNA,外壳是蛋白质,不具有细胞结构。病毒寄生于宿主细胞内,依赖宿主细胞代谢系统进行增殖复制。

由病毒引起的常见疾病有:①流行性疾病:如流行性感冒、普通感冒、麻疹、腮腺炎、急性脊髓灰质炎、传染性肝炎;②慢性感染:如乙型肝炎、艾滋病(acquired immune deficiency syndrome,AIDS);③潜伏感染:如疱疹性角膜炎、性病疱疹病毒。

抗病毒感染的途径很多,如直接抑制或杀灭病毒、干扰病毒吸附、阻止病毒穿入细胞、抑制病毒生物合成、抑制病毒释放或增强宿主抗病毒能力等。抗病毒药(antiviral drug)的作用机制在于抑制病毒的繁殖,使宿主免疫系统能抵御病毒侵袭,修复被破坏的组织,或缓解病情使之不出现临床症状。

(二)抗病毒药物

多数病毒缺乏酶系统,不能独立自营生活,必须依靠宿主的酶系统才能使其本身繁殖(复制),病毒核酸有时整合于细胞,不易消除,因此抗病毒药研究发展缓慢。至今,许多病毒性传染疾病(如脊髓灰质炎、狂犬病和白蛉热、肾综合征出血热、埃博拉出血热和细小 RNA 病毒科肠道病毒引发的手足口病等)还没有特效的抗病毒治疗药物(表 2-13)。

表 2-13 常用抗病毒药物的用途、用法和用量

药名	用途、用法、用量
更昔洛韦 (ganciclovir)	适用于艾滋病、狂犬病、天花、水痘、牛痘、各型病毒性肝炎、唇疱疹、生殖器疱疹、带状疱疹、寻常疣、扁平疣、尖锐湿疣、外阴阴道炎、盆腔炎综合征、习惯性流产、病毒性脑炎、视网膜炎、全身性或中枢神经系统的巨细胞病毒感染、器官移植受者的巨细胞病毒感染、新生儿及婴儿先天性巨细胞病毒感染、病毒性心肌炎等。 【用法用量】预防器官移植受者的巨细胞病毒感染(肾功能正常者):剂量为5mg/kg,每 12 小时 1 次,连用 7～14 天,随后 5mg/kg,每日 1 次。每次滴注时间应大于 1 小时或遵医嘱。治疗巨细胞病毒视网膜炎:诱导用药初始剂量 5mg/kg,每 12 小时 1 次,静脉滴注,连用 14～21 天,每次滴注时间 1 小时以上;维持用药 5mg/(kg·d),每天 1 次,连用 7 天,滴注要求同上
奥司他韦 (oseltamivir)	抗病毒药,用于治疗流行性感冒。 【用法用量】成人和 13 岁以上青少年的推荐口服剂量是每次 75mg,每日 2 次,共5 天。在流感症状开始的第一天或第二天就应该开始治疗

1. 20 世纪 80 年代以前的抗病毒药物

(1)碘苷(idoxuridine,IDU):是第一个批准用于治疗单纯疱疹病毒(herpes simplex virus,HSV)感染的药物,为嘧啶类抗病毒药,能与胸腺嘧啶核苷竞争性抑制磷酸化酶,特别是 DNA 聚合酶,从而产生有缺陷的 DNA,使其失去感染力或不能重新组合,使病毒停止繁殖或失去活性而得到抑制。主要用于人疱疹性角膜炎。但由于它不能区分病毒和宿主细胞功能的差别因而无法用于全身抗病毒治疗。

(2)吗啉胍(moroxydine,ABOB):能抑制病毒的 DNA 和 RNA 聚合酶的活性及蛋白质的合成,从而抑制病毒繁殖。在人胚肾细胞上,1%浓度对 DNA 病毒(腺病毒、疱疹病毒)和RNA 病毒(埃可病毒)都有明显抑制作用,但对游离病毒颗粒无直接作用。用于流感病毒及疱疹病毒感染,也可用于禽流感、病毒性支气管炎等。

(3)安西他滨(ancitabine):在体内转变为阿糖胞苷,其作用与阿糖胞苷相似。为细胞周期特异性药物,主要作用于 S 期,临床主要用于各类急性白血病,对急性粒细胞白血病效果较佳,对脑膜白血病亦有良好疗效。眼科用于治疗单纯疱疹病毒性角膜炎,也有较好

效果。

(4)阿糖腺苷(cidarabine,Ara-A):具有广谱抗病毒活性,对疱疹病毒及带状疱疹病毒作用最强,对水痘带状疱疹病毒、牛痘病毒、乙肝病毒次之,对腺病毒、伪狂犬病毒和一些RNA肿瘤病毒有效。对大多数RNA病毒无效。经细胞酶磷酸化生成三磷酸阿糖腺苷,可与三磷酸脱氧腺苷竞争性抑制病毒的DNA多聚酶,并结合病毒的DNA链,三磷酸阿糖腺苷也抑制核糖核苷酸还原酶,从而抑制病毒DNA的合成。

(5)阿糖胞苷(cytarabine):为主要作用于细胞S增殖期的嘧啶类抗代谢药物。阿糖胞苷进入人体后经激酶磷酸化后转为阿糖胞苷三磷酸及阿糖胞苷二磷酸,前者能强有力地抑制DNA聚合酶的合成,后者能抑制二磷酸胞苷转变为二磷酸脱氧胞苷,从而抑制细胞DNA聚合及合成。主要用于急性白血病:对急性粒细胞白血病疗效最好,对急性单核细胞白血病及急性淋巴细胞白血病也有效。一般均与其他药物合并应用。对恶性淋巴瘤、肺癌、消化道癌、头颈部癌有一定疗效,对病毒性角膜炎及流行性结膜炎等也有一定疗效。

(6)利巴韦林(ribavirin,RBV):为合成的核苷类抗病毒药,在体外可抑制多种DNA和RNA的核酸合成,属广谱抗病毒药,是目前唯一用于治疗呼吸道合胞感染的药物,也是治疗流行性出血热的首选药物。不良反应包括腹泻、贫血、白细胞减少。

(7)金刚烷胺(amantadine)和金刚乙胺(flumadine):两药只对A型流感病毒有抑制作用,对B型病毒疗效不佳。可作为流感流行期间高危人群的预防用药,轻症流感早期用药可降低热度,缩短病程。

2. 20世纪80年代研发的抗病毒药物

(1)齐多夫定(zidovudine,ZDV):又称叠氮胸苷(azidothymidine,AZT),用于治疗AIDS,主要毒性为骨髓抑制和贫血。其机制为抑制核苷酸反转录酶,它是天然核苷的类似物,它与内源性dNTP竞争性作用于酶的活性部位,阻断病毒的反转录、复制、翻译进程。除了抗成人HIV感染外,在防止HIV传播方面,能降低母婴传播的概率,但可导致贫血及中性粒细胞减少。

(2)膦甲酸钠(foscarnet sodium):膦甲酸钠在病毒特异性DNA聚合酶的焦磷酸盐结合位点产生选择性抑制作用,从而表现出抗病毒活性。可抑制病毒DNA聚合酶,抑制疱疹病毒的复制,也可抑制反转录病毒、AIDS病毒等。临床可用于敏感病毒所致的皮肤感染、黏膜感染,也可用于HIV感染者。不良反应为肾毒性,也可致低钙或高磷血症等。

(3)阿昔洛韦(aciclovir,ACV):又名无环鸟苷(acyclovir),为广谱抗疱疹病毒药,对病毒DNA多聚酶呈强大抑制作用,阻碍病毒DNA的合成,为疱疹病毒感染的首选药。局部应用治疗疱疹性角膜炎、单纯疱疹和带状疱疹,口服或静脉注射用于单纯疱疹性脑炎、生殖器疱疹、免疫缺陷患者单纯疱疹感染等。与α-干扰素配合治疗乙型肝炎有效。不良反应包括头痛、腹泻、恶心、呕吐及皮疹、荨麻疹和发热等过敏症状,还可致肝酶和肌酐升高、白细胞减少以及贫血,中性粒细胞减少者应慎用。

(4)聚肌胞(poly I:C):又名聚肌胞苷酸,为人工合成的聚肌苷酸和聚胞苷酸的共聚物,是A级干扰素诱导剂。具有抗细菌、抗原虫、抗肿瘤、刺激吞噬细胞和调节免疫功能等作用。其抗病毒作用机制是在体内诱生干扰素,使病毒mRNA不能译制蛋白质;抑制病毒的生长繁殖。此外,也与增强机体免疫功能有关。目前,主要用于带状疱疹、单纯疱疹、急性呼吸道感染、疱疹性角膜炎、复发性口疮、扁平苔藓、扁平疣、寻常疣、玫瑰糠疹、水痘、银屑病、白塞综合征、肝炎、乙型脑炎、疱疹性脑炎、流行性出血热、鼻咽癌和宫颈癌等的治疗。

3. 20 世纪 90 年代研发的抗病毒药物

(1)伐昔洛韦(valaciclovir,VCR)、泛昔洛韦(famciclovir,FCV)、喷昔洛韦(pencidovir,PCV)等：与阿昔洛韦相同，在体内转化为三磷酸化合物，干扰病毒 DNA 聚合酶，抑制病毒 DNA 复制，对 1 型和 2 型 HSV、水痘-带状疱疹病毒(varicella-zoster virus,VZV)和巨细胞病毒(cytomegalovirus,CMV)等疱疹类 DNA 病毒有效。VCR 不良反应包括头痛、恶心、呕吐、腹泻等，免疫抑制者可发生血小板减少性紫癜；PCV 全身用药可致突变性和生殖毒性；FCV 大剂量服用可致癌。

(2)更昔洛韦(ganciclovir,GCV)：与阿昔洛韦机制相似，但其三磷酸化合物在 CMV 感染细胞内的浓度比非感染细胞高 10 倍，在感染细胞内的浓度也比阿昔洛韦高 10 倍，对 HSV2 型和 CMV 的作用强于阿昔洛韦，因其半衰期比阿昔洛韦长，不需一天多次用药。不良反应为粒细胞和血小板减少(发生率为 5%～30%)。

(3)西多福韦(cidofovir)：为抗 CMV 药物。通过抑制 CMV 的 DNA 聚合酶，竞争性地抑制脱氧胞嘧啶核苷-5′-三磷酸酯整合入病毒的 DNA，减缓 DNA 的合成，并使病毒 DNA 失去稳定性，从而抑制病毒的复制。西多福韦可高度抑制 CMV 的活性，对某些耐更昔洛韦或膦甲酸的病毒株也有活性。并对 HSV、VZV 和人类乳头瘤病毒(human papillomavirus,HPV)等也有很强的活性。与其他抗 CMV 药物相比，西多福韦的疗效显著且持久，开始使用前两周，每周给药一次，此后只需每两周给药一次，使用方便。

(4)奈韦拉平(nevirapine)：奈韦拉平是 HIV-1 的非核苷类反转录酶抑制剂(non-nucle-oside reverse transcriptase inhibitor,NNRTI)。奈韦拉平与人类免疫缺陷病毒(human im-munodeficiency virus,HIV)-1 的反转录酶直接连接并且通过使此酶的催化端破裂来阻断 RNA 依赖和 DNA 依赖的 DNA 聚合酶活性。奈韦拉平与其他抗反转录病毒药物合用治疗 HIV-1 感染。单用此药会很快产生同样的耐药病毒。因此，奈韦拉平应一直与至少两种以上的其他抗反转录病毒药物一起使用。除皮疹和肝功异常外，在所有临床试验中与奈韦拉平治疗相关的最常见的不良反应有恶心、疲劳、发热、头痛、嗜睡、呕吐、腹泻、腹痛和肌痛。

(5)去羟肌苷(didanosine)：能抑制 HIV 的复制。在细胞酶的作用下转化为具有抗病毒活性的代谢物双脱氧三磷酸腺苷，为 HIV 复制抑制剂，其作用机制与齐多夫定相似。对进行性 HIV 感染者，如不能耐受齐多夫定，或有明显的临床或免疫上的恶化时改用本品，会有某些改善。临床可用于艾滋病的治疗。

(6)司他夫定(stavudine)：是胸苷类似物，对体外人类细胞中 HIV 的复制有抑制作用。抑制 HIV 反转录酶，终止 DNA 链的延长。司他夫定与其他抗病毒药物联合使用，用于治疗 HIV-1 感染。

(7)沙奎那韦(saquinavir)、茚地那韦(indinavir)、利托那韦(ritonavir)、奈非那韦(nelfi-navir)：沙奎那韦是第一个抗 HIV 感染的蛋白酶抑制剂，与核苷类反转录酶抑制剂联用治疗晚期 HIV 感染；其胶丸(商品名：复得维，fortovase)已上市，吸收良好，生物利用度改善，基本取代老剂型(甲磺酸沙奎那韦硬胶囊)。茚地那韦口服生物利用度较好，与核苷类反转录酶抑制剂联合用于 HIV 感染晚期或进行性免疫缺陷患者。利托那韦对齐多夫定敏感和齐多夫定与沙喹那韦耐药的 HIV 株一般均有效，单独或抗反转录病毒的核苷类药物合用治疗晚期或非进行性的艾滋病患者，可降低病毒的携载量，耐受性良好，不良反应少；其软胶囊(商品名:norvir)已上市。奈非那韦可与食物同服,是最常用的蛋白酶抑制剂,与核苷类反转录酶抑制剂联用治疗成人或儿童的 HIV 感染。

(8)干扰素(interferon,IFN):干扰素是一种广谱抗病毒药物,并不直接杀伤或抑制病毒,而主要是通过细胞表面受体作用使细胞产生抗病毒蛋白,从而抑制乙肝病毒的复制,其可分为三类、α-(白细胞)型、β-(成纤维细胞)型、γ-(淋巴细胞)型;同时,还可增强自然杀伤细胞、巨噬细胞和 T 淋巴细胞的活力,从而起到免疫调节作用,并增强抗病毒能力。干扰素是目前最主要的抗病毒感染和抗肿瘤生物制品。

4. 最新开发的抗病毒药物　培拉米韦(peramivir)由澳大利亚 Biota 公司研制,可选择性抑制流感病毒表面的神经氨酸酶,抑制流感病毒 A 和 B 的复制;有喷雾剂、雾化剂、干粉气溶剂等剂型,口服无效。

第二节　血液病的抗肿瘤用药

根据抗肿瘤药物的传统分类和研究进展,将抗肿瘤药物分为:细胞毒类药物、影响激素平衡的药物、其他抗肿瘤药物(包括生物反应调节剂和新型分子靶向药物等)。

一、细胞毒类药物

(一)作用于 DNA 化学结构的药物

本类药物的作用靶部位为细胞 DNA,因此可对多种生长活跃的正常组织和重要器官产生明显毒性。常见不良反应包括:骨髓抑制、消化道反应、心脏毒性、皮肤黏膜毒性、脱发、神经毒性、肺毒性及肝肾功能损伤等。在临床应用过程中,应权衡利弊、合理选择,必要时根据药物毒性反应酌情减低药物剂量甚至停药。

1. 烷化剂　本类药物主要有氮芥(chlormethine)、苯丁酸氮芥(chlorambucil)、环磷酰胺(cyclophosphamide,CTX)、异环磷酰胺(ifosfamide)、美法仑(melphalan)、塞替派(thiotepa)、白消安(busulfan)、卡莫司汀(carmustine)等。多数烷化剂对恶性淋巴瘤、白血病、乳腺癌、卵巢癌有效;部分对消化道肿瘤、肺癌、睾丸癌、肉瘤有效;少数对甲状腺癌、鼻咽癌、膀胱癌、恶性黑色素瘤等有效。亚硝脲类对脑瘤及脑转移瘤有效。需注意以下用药事项:

(1)对本类药物过敏的患者,妊娠及哺乳期妇女禁用。

(2)有肝肾功能损害、骨髓抑制、感染的患者禁用或慎用。有骨髓转移、多程放化疗患者应适当降低剂量。

(3)尽量减少与其他烷化剂联合使用或同时接受放射治疗。

(4)氮芥可使血及尿中尿酸增加,血浆胆碱酯酶浓度减低。应定期检测血清尿酸水平。有严重呕吐患者应进行血生化(氯化物、钠、钾、钙)检测。

(5)苯丁酸氮芥、白消安应慎用于有癫痫史、头部外伤或使用其他潜在致癫痫药物的患者。

(6)使用环磷酰胺、异环磷酰胺时应鼓励患者多饮水,大剂量给药时应水化利尿,给予保护剂美司钠。

(7)卡莫司汀、司莫司汀可抑制身体免疫机制,使疫苗接种不能激发身体产生抗体。化疗结束后三个月内不宜接种活疫苗。

2. 铂类　本类药物主要有顺铂（cisplatin，DDP）、卡铂（carboplatin，碳铂）、奥沙利铂（oxaliplatin）等。顺铂和卡铂主要用于治疗肺癌、卵巢癌、膀胱癌、头颈部鳞癌和生殖细胞癌；顺铂还可用于治疗骨肉瘤及神经母细胞瘤等；卡铂亦可用于治疗食管癌和间皮瘤等；奥沙利铂主要用于治疗转移性结直肠癌，原发肿瘤完全切除后的Ⅲ期结肠癌。需注意以下用药事项：

（1）对含铂化合物有过敏史的患者，孕妇及哺乳期妇女，严重肾功能不全者及严重骨髓抑制患者禁用。

（2）顺铂的主要限制性毒性是肾功能不良。一般剂量每日超过 90mg/m² 即为肾毒性的危险因素，治疗时应特别注意水化问题。神经损害如听神经损害所致耳鸣、听力下降较常见。避免使用与肾毒性或耳毒性叠加的药物，如氨基糖苷类抗生素、两性霉素 B、头孢噻吩等。几乎所有患者均可发生程度不同的恶心、呕吐，应对症治疗。静脉滴注时需注意避光。

（3）卡铂的剂量限制性毒性是骨髓抑制，在治疗前后应定期复查血象。出血性肿瘤患者禁用。

（4）奥沙利铂的剂量限制性毒性是神经系统毒性反应，治疗停止后，神经系统症状通常可以改善。

3. 抗生素类　本类药物包括丝裂霉素（mitomycin）、博来霉素（bleomycin，BLM）等。主要用于治疗头颈部肿瘤、消化道肿瘤、皮肤癌、肺癌、乳腺癌、宫颈癌。此外，丝裂霉素对膀胱肿瘤有效；博来霉素对恶性淋巴瘤和神经胶质瘤有效；平阳霉素对恶性淋巴瘤、阴茎癌、外阴癌有效。需注意以下用药事项：

（1）禁用于对本类药物有过敏史，有严重肺、肝、肾功能障碍，严重心脏疾病的患者。胸部及其周围接受放疗者，骨髓功能抑制者，合并感染症患者，水痘患者禁用或慎用。

（2）丝裂霉素有时会引起严重骨髓功能抑制，故应定期进行临床检验（血液检查、肝功能及肾功能检查等）。充分注意可能出现的感染、出血倾向。

（3）博来霉素或平阳霉素用药过程中出现咳嗽、咳痰、呼吸困难等肺炎样症状，同时胸部 X 光片出现异常，应停止给药，进行胸部 X 线检查、血气分析、动脉氧分压、CO 扩散度等相关检查。可给予甾体激素和适当的抗生素。

（4）对于肺功能较差患者，60 岁以上高龄患者给予博来霉素的总药量应在 150mg 以下。

（5）平阳霉素给药后如患者出现发热现象，可给予退热药。对出现高热的患者，在以后的治疗中应减少剂量，缩短给药时间，并在给药前后给予解热药或抗过敏剂。

4. 蒽环类　本类药物包括柔红霉素（daunorubicin）、米托蒽醌（mitoxantrone）、多柔比星（doxorubicin）、表柔比星（epirubicin）等。骨髓抑制及心脏毒性是最重要的副作用，某些患者甚至发生严重的骨髓再生障碍。主要用于治疗急性白血病、恶性淋巴瘤、肉瘤。多柔比星、表柔比星、吡柔比星还可用于治疗乳腺癌、肺癌、消化道肿瘤、头颈部恶性肿瘤、泌尿生殖系统肿瘤。柔红霉素对神经母细胞瘤有效。表柔比星对黑色素瘤、多发性骨髓瘤有效。需注意以下用药事项：

（1）禁用于严重器质性心脏病或心功能异常患者，对本类药物过敏者，妊娠及哺乳期妇女。

（2）严重感染患者不提倡使用。过去曾用过足量的柔红霉素、表柔比星及多柔比星者不能再用。表柔比星总限量为$550\sim800mg/m^2$。

（3）心脏毒性可表现为心动过缓、室上性心动过缓和心电图改变。心脏毒性与累积剂量相关，用药期间应严密监测心功能，以减少发生心力衰竭的危险。心力衰竭有可能在完全缓解期或停药几周后发生，在累积剂量很高时，心力衰竭可随时发生，而心电图预先无任何改变。

（4）柔红霉素、表柔比星可迅速溶解肿瘤细胞而致血中尿素和尿酸升高，必要时给予充足的液体和别嘌醇，以避免尿酸性肾病。

（5）骨髓抑制及消化道反应明显，脱发常见。应监测血象及肝肾功能。

（6）本类药物漏出外周血管外可导致局部组织坏死。

（二）影响核酸合成的药物

本类药物又称抗代谢药，是模拟正常代谢物质（如叶酸、嘌呤碱、嘧啶碱等）的化学结构所合成的类似物，与有关代谢物质发生特异性的拮抗作用，从而干扰核酸，尤其是 DNA 的生物合成，阻止肿瘤细胞的分裂繁殖。它们是细胞周期特异性药物，主要作用于细胞周期的 S 期。

1. 二氢叶酸还原酶抑制剂　本类药物主要有甲氨蝶呤（methotrexate）、培美曲塞（pemetrexed）等。主要不良反应有骨髓抑制，皮肤系统、消化系统、泌尿系统和中枢神经系统反应等。甲氨蝶呤主要用于治疗急性白血病，特别是急性淋巴细胞性白血病、恶性葡萄胎、绒毛膜上皮癌、乳腺癌、恶性淋巴瘤、头颈部肿瘤、肺癌、成骨肉瘤等。培美曲塞可联合顺铂用于治疗无法手术的恶性胸膜间皮瘤。需注意以下用药事项：

（1）甲氨蝶呤禁用于严重营养不良、肝肾功能不全、骨髓抑制、免疫缺陷者及孕妇。对于有感染、消化性溃疡、溃疡性结肠炎、体弱、年幼或高龄的患者应慎用。可能发生肺炎，特别是卡氏肺孢菌肺炎。

（2）大剂量甲氨蝶呤治疗仅能由医疗专家、在有必需设备和人员的医院内使用，同时应采用"亚叶酸解救"。要密切监测肾功能和甲氨蝶呤血清水平以发现潜在的毒性，建议碱化尿液及增大尿量。

（3）培美曲塞禁用于对本品或该药的其他成分有严重过敏史的患者。治疗前需预服皮质类固醇和维生素等药物。

2. 胸腺核苷合成酶抑制剂　本类药物包括氟尿嘧啶（fluorouracil）、卡培他滨（capecitabine）、替加氟（tegafur）、卡莫氟（carmofur）等。主要用于治疗消化道肿瘤、乳腺癌。部分药物还可用于肺癌、宫颈癌、卵巢癌、膀胱癌及皮肤癌、鼻咽癌的治疗。氟尿嘧啶较大剂量可治疗绒毛膜上皮癌。替吉奥主要用于治疗晚期胃癌。需注意以下用药事项：

（1）对本类药物过敏者，孕妇禁用。伴发水痘或带状疱疹患者禁用氟尿嘧啶。正接受抗病毒药索立夫定或其同型物（如溴夫定）治疗患者禁用去氧氟尿苷、替吉奥和卡培他滨。卡培他滨禁用于已知二氢嘧啶脱氢酶（dihydropyrimidine dehydrogenase，DPD）缺陷的患者；禁用于严重肝肾功能损伤患者。

（2）高龄、骨髓功能低下、肝肾功能不全、营养不良者慎用。

（3）用药期间定期检查白细胞、血小板，若出现骨髓抑制，应酌情减量或停药。卡培他滨心脏毒性与氟尿嘧啶药物类似，包括心肌梗死、心绞痛、心律不齐、心脏停搏、心衰和心电图改变。既往有冠脉疾病史患者中心脏不良事件可能更常见。

（4）使用氟尿嘧啶、卡莫氟时不宜饮酒或同用阿司匹林类药物，以减少消化道出血的可能。

（5）去氧氟尿苷使用时应注意感染症状、出血倾向的发生。

（6）去氧氟尿苷和卡培他滨可能会引起严重的肠炎与脱水。当发生严重的腹部疼痛、腹泻及其他症状时，立即停药并对症治疗。

（7）卡培他滨可引起高胆红素血症及手足综合征（手掌-足底感觉迟钝或化疗引起的肢端红斑）。

3. 嘌呤核苷合成酶抑制剂　本类药物主要有巯嘌呤（mercaptopurine，MP）等。适用于治疗绒毛膜上皮癌、恶性葡萄胎、急性淋巴细胞白血病及非淋巴细胞白血病、慢性粒细胞白血病的急变期。需注意以下用药事项：

（1）骨髓抑制并出现明显的出血现象者，严重感染、肝肾功能损害、胆道疾患者，有痛风病史、尿酸盐肾结石病史者，4～6 周内已接受过细胞毒性药物或放疗者慎用。

（2）老年性白血病确须服用本品时，则需加强支持疗法，并严密观察症状、体征及周围血象等动态改变，及时调整剂量。

（3）白血病时有大量白血病细胞破坏，在服用本品时则破坏更多，血液及尿中尿酸浓度明显增高，严重者可产生尿酸性肾结石。

4. 核苷酸还原酶抑制剂　本类药物主要有羟基脲（hydroxycarbamide）等。适用于治疗慢性粒细胞白血病、对白消安耐药的慢性粒细胞白血病、黑色素瘤、肾癌、头颈部癌、宫颈鳞癌（与放疗联合）。需注意以下用药事项：

（1）水痘、带状疱疹及各种严重感染者禁用。

（2）骨髓抑制为剂量限制性毒性。有胃肠道反应，致睾丸萎缩、致畸胎和引起药物热的报道。偶有中枢神经系统症状和脱发。

（3）用药期间避免接种死或活病毒疫苗。

（4）用本品期间应适当增加液体的摄入量，以增加尿量及尿酸的排泄。

5. DNA 多聚酶抑制剂　本类药物主要有阿糖胞苷（cytarabine）、吉西他滨（gemcitabine）等。阿糖胞苷主要用于治疗急性非淋巴细胞白血病、急性淋巴细胞白血病、慢性髓细胞白血病（急变期）、儿童非霍奇金淋巴瘤、鞘内应用预防和治疗脑膜白血病。吉西他滨主要用于治疗局部晚期或已转移的非小细胞肺癌、局部晚期或已转移的胰腺癌。需注意以下用药事项：

（1）对本类药物过敏者禁用。吉西他滨禁与放疗同时应用，严重肾功能不全患者禁联合使用吉西他滨与顺铂。

（2）可抑制骨髓，需密切观察骨髓情况。吉西他滨可引起严重的血小板减少，有时需要输注血小板。

（3）阿糖胞苷综合征表现为发热、肌痛、骨痛、偶尔胸痛、斑丘疹、结膜炎和全身不适。通常发生于用药后 6～12 小时，可给予皮质类固醇预防和治疗。阿糖胞苷可引起继发于肿瘤细胞快速分解的高尿酸血症。

（4）阿糖胞苷使用苯甲醇作为溶媒，禁止用于儿童肌内注射。鞘内应用和大剂量治疗，不要使用含苯甲醇的稀释液。鞘内注射后最常见的不良反应是恶心、呕吐和发热。

（5）放疗的同时给予 $1000mg/m^2$ 的吉西他滨可导致严重的肺或食管病变。如果吉西他滨与放疗连续给予,由于严重辐射敏化的可能性,吉西他滨化疗与放疗的间隔至少4周。如果患者情况允许可缩短间隔时间。

(6)吉西他滨滴注时间延长和增加用药频率可增加其毒性。推荐用无防腐剂的0.9%氯化钠注射液为唯一溶剂。

(三)作用于核酸转录的药物

本类药物通过影响细胞核酸转录发挥抗肿瘤作用。主要有放线菌素D(dactinomycin D)等。常见不良反应包括骨髓抑制、胃肠道反应等。放线菌素D主要用于治疗霍奇金病及神经母细胞瘤、无转移的绒癌、睾丸癌、儿童肾母细胞瘤(Wilms瘤)、尤文肉瘤、横纹肌肉瘤。需注意以下用药事项:

(1)放线菌素D禁用于有水痘病史者。有骨髓功能低下、出血倾向者、痛风病史、肝功能损害、感染、有尿酸盐性肾结石病史、近期接受过放疗或抗癌药物者慎用。

(2)放线菌素D的剂量限制性毒性为骨髓抑制。

(3)放线菌素D的胃肠道反应多见于每次剂量超过$500\mu g$时,为急性剂量限制性毒性。

(4)当放线菌素D漏出血管外时,应立即用1‰普鲁卡因局部封闭,或用$50\sim100mg$氢化可的松局部注射及冷湿敷。

(四)作用于DNA复制的拓扑异构酶抑制剂

本类药物通过抑制拓扑异构酶而发挥细胞毒作用,使DNA不能复制,造成不可逆的DNA链破坏,从而导致肿瘤细胞死亡。主要包括:①拓扑异构酶Ⅰ抑制剂,如伊立替康(irinotecan)、托泊替康(topotecan)、羟喜树碱(hydroxycamptothecin);②拓扑异构酶Ⅱ抑制剂,如依托泊苷(etoposide)、替尼泊苷(teniposide)。常见不良反应有骨髓抑制、胃肠道反应。伊立替康用于治疗晚期结直肠癌。托泊替康用于治疗小细胞肺癌以及初始化疗或序贯化疗失败的转移性卵巢癌;羟喜树碱、依托泊苷和替尼泊苷多用于治疗恶性淋巴瘤、白血病、消化道肿瘤、肺癌、膀胱癌,羟喜树碱还可治疗头颈部上皮癌;依托泊苷对恶性生殖细胞瘤、神经母细胞瘤、横纹肌肉瘤、卵巢癌有效;替尼泊苷对颅内恶性肿瘤有效。需注意以下用药事项:

(1)对本类药物过敏者,严重骨髓抑制者,妊娠、哺乳期妇女禁用。

(2)伊立替康禁用于慢性炎性肠病和(或)肠梗阻者,血清胆红素超过正常值上限三倍者。

(3)伊立替康的剂量限制性毒性为延迟性腹泻(用药24小时后发生)和中性粒细胞减少。出现严重腹泻的患者,在下个周期用药应减量。单药治疗9%出现急性胆碱综合征,可用阿托品治疗。其他不良反应包括对胃肠道、呼吸系统、免疫系统、肝功能等的影响。

(4)托泊替康和替尼泊苷的剂量限制性毒性是骨髓抑制。

(5)依托泊苷不宜静脉推注,静脉滴注时速度过快,易引起低血压、喉痉挛等过敏反应。因含苯甲醇,禁止用于儿童肌内注射。

(五)主要作用于有丝分裂M期干扰微管蛋白合成的药物

本类药物主要作用于有丝分裂M期干扰微管蛋白合成,通过干扰有丝分裂中纺锤体的形成,使细胞停止于有丝分裂中期。如紫杉类、长春碱类、鬼臼碱类及高三尖杉酯碱等。

1. **紫杉类** 本类药物包括紫杉醇(paclitaxe)、多西他赛(docetaxel)等。主要用于治疗乳腺癌、非小细胞肺癌;紫杉醇还可用于治疗卵巢癌、头颈部癌、食管癌、精原细胞瘤、复发非霍奇金淋巴瘤等。需注意以下用药事项：

（1）禁用于对紫杉类及赋形剂过敏的患者，基线中性粒细胞计数$<1.5\times10^9$/L的患者，妊娠及哺乳期妇女，肝功能有严重损害的患者。

（2）紫杉醇的剂量限制性毒性是骨髓抑制，具有剂量和时间依赖性，可逆转且不蓄积。为预防紫杉醇发生过敏反应治疗前须预防给药。

（3）紫杉类药物的常见不良反应还可有发热、贫血、感染、低血压、神经毒性、脱发、皮肤反应、指甲改变、肝功能异常、恶心呕吐、腹泻、黏膜炎、脱发、水肿等。

（4）多西他赛由于可能发生较严重的过敏反应，应具备相应的急救设施，注射期间应密切监测主要功能指标。

2. 长春碱类　本类药物包括长春碱（vinblastine）、长春新碱（vincristine）、长春地辛（vindesine）、长春瑞滨（vinorelbine）等。主要用于治疗肺癌、乳腺癌，长春碱、长春新碱、长春地辛还可用于治疗恶性淋巴瘤、消化道癌、生殖细胞肿瘤、黑色素瘤。长春新碱亦可用于治疗尤文肉瘤、肾母细胞瘤、神经母细胞瘤等。注意以下用药事项：

（1）禁用于妊娠、哺乳期妇女。严重肝功能不全者、骨髓功能低下和严重感染者禁用或慎用。

（2）骨髓抑制。长春碱和长春地辛最常见的不良反应为白细胞降低，并成为剂量限制性因素。长春瑞滨的血液系统毒性表现为粒细胞减少和中度贫血，粒细胞减少通常是可逆的且无蓄积毒性。

（3）长春新碱的剂量限制性毒性是神经系统毒性，主要引起外周神经症状，如手指、足趾麻木，腱反射迟钝或消失，外周神经炎；运动神经、感觉神经和脑神经也可受到破坏。

（4）长春瑞滨的外周神经毒性一般限于深腱反射消失，感觉异常少见，长期用药可出现下肢无力；自主神经毒性主要表现为小肠麻痹引起的便秘；呼吸道毒性：可引起呼吸困难或支气管痉挛，可在注药后数分钟或数小时内发生。

（5）有局部组织刺激反应，可引起静脉炎，药液应避免漏出血管外和溅入眼内。长春碱仅用于静脉给药，严禁鞘内注射（可致死）。

3. 高三尖杉酯碱　高三尖杉酯碱（homoharringtonine）用于治疗急性非淋巴细胞白血病、骨髓增生异常综合征、慢性粒细胞白血病、真性红细胞增多症等。需注意以下用药事项：

（1）原有心律失常及各类器质性心血管疾病患者应慎用或不用；骨髓功能抑制或血象呈严重粒细胞减少或血小板减少；肝肾功能损害、有痛风或尿酸盐肾结石病史患者、孕妇及哺乳期妇女慎用。

（2）对骨髓各系列的造血细胞均有抑制作用。对粒细胞系列的抑制较重，红细胞系列次之，对巨核细胞系列的抑制较轻。

（3）较常见的心脏毒性有窦性心动过速、房性或室性期外收缩、心电图出现S-T段变化及T波平坦等心肌缺血表现。但高三尖杉酯碱每次剂量3.0mg/m²时，部分患者于给药4小时左右会出现血压降低的现象。

（4）常见消化系统不良反应。白血病时有大量白血病细胞破坏，采用本品时破坏会增多，血液及尿中尿酸浓度可增高。

（六）其他细胞毒药物

主要有门冬酰胺酶（asparaginase），通过分解肿瘤细胞增殖所必需的门冬酰胺而起到抗

肿瘤作用。适用于急性白血病、慢性淋巴细胞白血病、霍奇金病及非霍奇金淋巴瘤、黑色素瘤等的治疗。注意以下用药事项:

(1)禁用于对本品有过敏史或皮试阳性者,有胰腺炎病史或胰腺炎者,以及患水痘、广泛带状疱疹等严重感染者。

(2)主要不良反应为胃肠道反应,其次还有发热、高氨血症、休克等。

(3)给药期间应监测纤维蛋白原、纤维蛋白溶酶原、抗凝血酶-Ⅲ(AT-Ⅲ)、C反应蛋白等。

二、影响激素平衡的药物

(一)芳香化酶抑制剂

芳香化酶是雄烯二酮转化为雌激素的限速酶。绝经后女性雌激素合成主要是由外周组织中肾上腺内的雄激素经芳香化酶作用转化而来。芳香化酶抑制剂(aromatase inhibitors,AIs)通过作用于芳香化酶达到阻断雌激素合成的目的。但是对于绝经前的女性,卵巢是产生雌激素的主要器官,因此芳香化酶抑制剂不能完全阻断卵巢产生的雌激素,因此芳香化酶抑制剂仅适用于绝经后乳腺癌患者。

氨鲁米特(aminoglutethimide,AG)为第一代AIs,第二代的代表药物为福美司坦(formestane),第三代药物有阿那曲唑(anatrozole,arimidex)、来曲唑(letrozole)和依西美坦(exemestane)等。

(二)雌激素和抗雌激素

1. 雌激素 雌激素治疗晚期乳腺癌有一定的缓解率,其作用机制并未完全清楚,机制可能为抑制垂体促性腺激素的分泌,使卵巢分泌的雌激素减少进而改变体内的激素平衡,破坏肿瘤细胞赖以生存的条件。用于绝经后晚期乳腺癌患者疗效略优于雄激素。对皮肤及软组织转移的患者疗效较好。目前雌激素仅作为复发转移的绝经后晚期乳腺癌的第二、第三线内分泌治疗方案应用。同时由于雌激素能够抑制前列腺腺体分泌,使其腺体处于萎缩状态,也可用于前列腺癌的治疗,但应用范围逐渐缩小。临床应用的雌激素主要为己烯雌酚(diethylstilbestrol,DES),为人工合成的非甾体雌激素。

2. 抗雌激素

(1)他莫昔芬:他莫昔芬(tamoxifen,TAM)为非甾体类抗雌激素药物,是雌激素的部分激动剂,具有雌激素样作用,但强度仅为雌二醇的一半。主要通过和体内的雌激素竞争乳腺癌细胞的雌激素受体而达到抑制肿瘤细胞生长的目的。TAM进入体内与雌激素竞争结合雌激素受体,形成受体复合物,转位进入细胞核内,阻止雌激素作用的发挥,从而抑制乳腺癌细胞的增殖。此外,TAM还可通过抑制肿瘤新生血管形成和提高机体细胞免疫水平等机制抑制乳腺癌细胞的生长。耐受性较好,很少患者因毒副作用停药。用于激素受体阳性的各期乳腺癌患者,是乳腺癌治疗应用最为广泛的内分泌药物。

(2)托瑞米芬:托瑞米芬(tortmifene)又名法乐通(fareston,TOR)是新一代非甾体类三苯乙烯的衍生物,其抗肿瘤作用机制除了和TAM一样可以竞争性地与乳腺癌细胞内的ER结合,抑制乳腺癌细胞增殖之外,还能诱导转化具有肿瘤抑制作用的生长因子的产生并诱导肿瘤细胞的凋亡。其适应证类似于他莫昔芬,不良反应较轻,未发现长期服用所致的子宫内膜癌、视网膜改变等不良反应。

（三）雄激素与抗雄激素

1. 雄激素 雄激素能够抑制垂体前叶分泌 FSH，使得卵巢分泌的雌激素减少并有抗雌激素的作用。其治疗乳腺癌的机制并不完全明确，可能是由于阻断了雌激素的刺激作用所致。同时雄激素具有骨髓刺激作用，可以改善患者血象和一般情况，增加食欲。目前临床应用的雄激素主要为丙酸睾酮（testosterone propionate），又名丙酸睾丸素，为人工合成的雄激素。主要用于：①晚期乳腺癌，尤其对有骨转移患者效果较好；对于非骨转移的晚期乳腺癌，雄激素仅作为第三、四线内分泌治疗应用；②子宫肌瘤、卵巢癌、肾癌、多发性骨髓瘤等。需注意以下用药事项：

（1）孕妇、前列腺癌患者禁用。

（2）心、肝、肾功能不良伴有水肿及前列腺肥大者慎用。

（3）不宜大量长期用药，用药前及用药期间应常规检查，如有电解质紊乱应及时停药。

（4）药物需要密闭、避光、低温保存。

2. 抗雄激素 氟他胺（flutamide）为非甾体类抗雄激素药物，可与雄激素竞争雄激素受体，并与之结合成受体复合物，进入细胞核内与核蛋白结合，从而抑制依赖雄激素的肿瘤细胞生长。也可以阻滞细胞对雄激素的摄取，抑制雄激素与靶器官的结合。适用于未经治疗或对激素控制疗法无效或失效的晚期前列腺癌患者。

（四）孕激素

黄体酮类药物主要通过负反馈作用机制抑制尿促性素和黄体激素的分泌，减少尿促性素的产生，通过抑制促肾上腺皮质激素的分泌，减少肾上腺皮质中雌激素的产生。与孕激素受体结合竞争抑制雌二醇与雌激素受体的结合，阻断雌激素对乳腺癌细胞的作用。大剂量孕激素还可用于晚期肿瘤患者改善一般状况，增加患者食欲，保护骨髓造血功能。常用药物有醋酸甲羟孕酮（medroxy progesterone acetate，MPA）和甲地孕酮（megestrol acetate，MA）。孕激素最常见的不良反应为体重增加，其次为过度出汗。消化道反应较轻，偶有过敏反应、血栓形成及发生糖尿病。

（五）促黄体激素释放激素激动剂/拮抗剂

天然的促黄体激素释放激素（luteinizing hormone-releasing hormone，LH-RH）可以促使垂体分泌 LH 和 FSH，二者具有促进卵巢合成雌激素的作用。合成的促黄体激素释放激素类似物（luteinizing hormone-releasing hormone analogues，LH-RHa）通过竞争结合垂体 LH-RH 的大部分受体，使得 LH 和 FSH 的生成和释放呈一过性增强，但这种刺激的持续，会导致受体的吞噬、降解增多，受体数目减少，垂体细胞的反应下降，LH 和 FSH 的分泌能力降低，从而抑制卵巢雌激素的生成。大剂量给予后造成垂体促性腺激素耗竭，最后使得血清中雄激素减少。

绝经前患者应用 LH-RH 类似物可使雌激素水平降低到绝经后水平，此过程是可逆的。对于骨质疏松和心血管系统的副作用比卵巢切除轻，所以 LH-RHa 可用作绝经前或者围绝经期患者不可逆性卵巢切除的替代疗法。其副作用是卵巢功能抑制导致的各种症状，主要是潮热和性欲降低，偶有头痛、情绪变化和阴道干燥。常用的药物包括戈舍瑞林和亮丙瑞林。戈舍瑞林用于前列腺癌、绝经前激素受体阳性的乳腺癌患者；亮丙瑞林用于绝经前乳腺癌患者及前列腺癌患者。

三、肿瘤分子靶向和生物治疗药物

(一) 生物反应调节剂

1. 干扰素(interferon,IFN) 包括 α 干扰素(IFN-α)、β 干扰素(IFN-β)、γ 干扰素(IFN-γ)。主要用于毛细胞白血病、慢性粒细胞白血病、非霍奇金淋巴瘤、多发性骨髓瘤、肾癌、恶性黑色素瘤、类癌、宫颈上皮内肿瘤、癌性胸腔积液和心包积液的治疗。需注意以下用药事项:

(1)初次用药时,患者常出现流感样症状。症状较轻时可不予治疗,症状重者则须服用些镇痛药,如阿司匹林、吲哚美辛等。

(2)部分患者可出现消化道症状,皮肤过敏样症状或精神症状。

(3)部分患者外周血白细胞和血小板减少,要注意监测血象。

(4)禁忌:①已知对干扰素制品、大肠杆菌来源的制品过敏者;②有心绞痛、心肌梗死病史及其他严重心血管病史者;③严重的肝肾损害者;④不能耐受本品可能有不良反应者;⑤癫痫和其他中枢神经系统功能紊乱者;⑥妊娠妇女。

2. 白细胞介素-2(interleukin 2,IL-2) 主要用于肾细胞癌、黑色素瘤、乳腺癌、膀胱癌、肝癌、直肠癌、淋巴癌、肺癌等恶性肿瘤及癌性胸腔积液、腹水和心包积液的治疗。需注意以下用药事项:

(1)药物过量可引起毛细血管渗透综合征。

(2)可引起发热、寒战、乏力,给予适当药物(如吲哚美辛、哌替啶、对乙酰基氨酚等)将有效地减轻不良反应。

(3)部分患者可出现肝肾功能损害,应注意监测。

3. 胸腺肽(thymosin) 作为肿瘤患者的免疫应答增强剂,应用于肾细胞癌、黑色素瘤、乳腺癌、膀胱癌、肝癌、结直肠癌、淋巴癌、肺癌等恶性肿瘤的治疗。需注意以下用药事项:

(1)部分患者发生发热反应,对症处理即可。

(2)对于过敏体质者,建议做皮试。

(3)极少数患者可能发生过敏性休克。

(4)禁忌:①对胸腺肽成分过敏者禁用;②正在接受免疫抑制剂治疗的患者如器官移植者禁用;③孕妇及哺乳期妇女慎用。

4. 肿瘤坏死因子(tumor necrosis factor,TNF) 主要用于肾细胞癌、黑色素瘤、乳腺癌、膀胱癌、肝癌、结直肠癌、淋巴癌、肺癌等恶性肿瘤的治疗。需注意以下用药事项:

(1)最常见不良反应是注射部位局部反应,包括皮肤出现红斑、瘙痒、疼痛和肿胀等。

(2)近期不良反应主要表现为发热、寒战,发生率在 50% 左右。

(3)其他不良反应包括血压变化、乏力、头晕头痛、关节酸痛、骨骼肌痛、恶心呕吐、白细胞减少、血小板下降、血红蛋白下降、肝功能异常等。

(4)禁忌:①严重肝肾功能、心肺功能异常者;②对本品所含成分过敏者禁用。

(二) 单克隆抗体

利妥昔单抗(rituximab)主要用于 CD20 阳性的 B 淋巴细胞型非霍奇金淋巴瘤。需注意以下用药事项:

(1)治疗过程中,可发生暂时性低血压和支气管痉挛。

（2）对有心脏病病史的患者（如心绞痛、心律不齐或心衰）使用本药时应密切监护。

（3）患者在静脉给予蛋白制品治疗时，可发生过敏样或高敏感性反应。

（4）治疗期间应注意定期观察全血细胞数，包括血小板计数。

（三）细胞分化诱导剂

维A酸（tretinoin）主要用于急性早幼粒细胞性白血病、骨髓异常增生症、急性早幼粒细胞白血病的治疗。需注意以下用药事项：

（1）本品内服可产生头痛、头晕、口干、皮肤脱屑等副作用，注意控制剂量。

（2）可引起肝损害，肝、肾功能不全者慎用。

（3）请勿与四环素、维生素A同时使用。

（4）禁忌：对该药品或其任一组成成分过敏者禁止使用。

（四）细胞凋亡诱导剂

1. 硼替佐米（bortezomib） 主要用于多发性骨髓瘤患者的治疗。需注意以下用药事项：

（1）治疗过程中会导致周围神经病变，主要是感觉神经。

（2）可导致低血压和心力衰竭，应密切监测。

（3）治疗期间应密切监测全血计数。

（4）禁忌：对硼替佐米、硼或者甘露醇过敏的患者禁用。

2. 亚砷酸（arsenite） 适用于急性早幼粒细胞性白血病。需注意以下用药事项：

（1）主要不良反应为皮肤干燥、丘疹、红斑或色素沉着，恶心，胃肠胀满，指尖麻木，血清转氨酶升高。

（2）有肝、肾功能损害者慎用。

（3）禁忌：孕妇及哺乳期妇女禁用。

3. 地西他滨（decitabine） 适用于骨髓增生异常综合征。需注意以下用药事项：

（1）在治疗过程中，会发生中性粒细胞减少和血小板减少，必须定期进行血常规检查。

（2）肝肾功能不良患者慎用，在开始治疗前应检测肝脏生化和血清肌酐。

（3）孕妇及哺乳期妇女慎用。

（4）禁忌：禁用于已知对地西他滨过敏的患者。

（五）新生血管生成抑制剂

1. 沙利度胺（thalidomide） 可用于多发性骨髓瘤的治疗，亦在肾癌、肉瘤、肺癌，胶质瘤、皮肤癌和乳腺癌等多种恶性肿瘤中具有一定的疗效。需注意以下用药事项：

（1）主要副作用为头昏，倦怠，瞌睡，恶心，腹痛，便秘，面部水肿，面部红斑，过敏反应及多发性神经炎等。

（2）禁忌：①孕妇及哺乳期妇女禁用；②儿童禁用；③对本品过敏者禁用；④驾驶员、机器操作者禁用。

2. 重组人血管内皮抑制素（recombinant human endostatin） 联合长春瑞滨和顺铂化疗方案用于治疗初治或复治的Ⅲ/Ⅳ期非小细胞肺癌患者。需注意以下用药事项：

（1）过敏体质或对蛋白类生物制品有过敏史者慎用。

（2）临床使用过程中需定期监测心电图。

（3）心、肾功能不全者禁用。

（六）多靶点小分子抑制剂

1. 甲苯磺酸索拉非尼（sorafenib tosylate） 主要用于不能手术的晚期肾细胞癌以及无法手术或远处转移的原发肝细胞癌的治疗。需注意以下用药事项：

（1）手足皮肤反应和皮疹是最常见的不良反应。

（2）服药后患者高血压的发病率增加，多为轻到中度，应常规监控血压。对于发生心肌缺血和（或）心肌梗死的患者应该考虑暂时或长期终止索拉非尼的治疗。

（3）对合用华法林的患者应常规检测凝血酶原时间、INR 值并注意临床出血倾向。

（4）需要做大手术的患者建议暂停索拉非尼。

2. 舒尼替尼（sunitinib，SUTENT） 主要用于：①甲磺酸伊马替尼治疗失败或不能耐受的胃肠道间质瘤；②不能手术的晚期肾细胞癌；③晚期胰腺等内分泌肿瘤的治疗。需注意以下用药事项：

（1）最常见不良反应包括疲乏、食欲减退、恶心、腹泻，此外皮疹、手足综合征、皮肤变色、味觉改变也常发生。

（2）若出现充血性心力衰竭的临床表现，建议停药。心脏射血分数<50%以及射血分数低于基线 20% 的患者应停药和（或）减量。

（3）本品可延长 Q-T 间期，且呈剂量依赖性。应慎用于已知有 Q-T 间期延长病史的患者、服用抗心律失常药物的患者或有相应基础心脏疾病、心动过缓和电解质紊乱的患者。

（4）使用期间如果发生严重高血压，应暂停使用，直至高血压得到控制。

（5）禁忌：对本品任何成分过敏者禁用（表 2-14）

表 2-14 常用抗肿瘤药物的毒性反应和注意事项

药名	溶媒	毒性反应	注意事项
环磷酰胺 （cyclophosphamide，CTX）	0.9% 氯化钠或 5% 葡萄糖	食欲减退、恶心、呕吐、骨髓抑制、化学性膀胱炎、脱发	①大量饮水，水化和利尿，注意血尿；②药物溶解度小，药物加热<60℃，强力摇匀，完全溶解后才能使用；③稀释后性质不稳定，2～3 小时内使用
异环磷酰胺 （ifosfamide，IFO）	0.9% 氯化钠、复方氯化钠注射液或 5% 葡萄糖	出血性膀胱炎、骨髓抑制、中枢神经系统毒性、胃肠道反应、脱发及低钠血症	①静脉输注 2 小时，注意肾功能，同时给予尿道保护剂美司钠（0，4，8）小时静脉推注；②尽可能减少与镇静药、镇痛药、抗组胺药及麻醉药同用，减少中枢神经系统毒性
氟尿嘧啶 （fluorouracil）	0.9% 氯化钠或 5% 葡萄糖	食欲减退、恶心、呕吐、口腔炎、腹痛、腹泻、骨髓抑制、脱发，严重者血便、肠穿孔	①若为静脉滴注，通常按体表面积一日 300～500mg/m²，连用 3～5 天，每次静脉滴注时间不得少于 6～8 小时；静脉滴注时可用输液泵连续给药维持 24 小时；用药前予甲酰四氢叶酸静脉滴注；②注意黏膜反应的观察和处理；③腹泻每日 5 次以上或出现血性腹泻者，必要时停药；④持续静脉滴注时，建议使用深静脉置管

药名	溶媒	毒性反应	注意事项
吉西他滨 (gemcitabine)	0.9％氯化钠 或 5％葡萄糖	骨髓抑制、便秘、腹泻、口腔炎、发热、皮疹和流感样症状，少数患者有蛋白尿、血尿、肝肾功能异常和呼吸困难	①静脉滴注时间通常 30 分钟，最长不超过 60 分钟(滴注药物时间的延长可增大药物的毒性)；②密切监测血分析及肝肾功能，尤其是血小板变化
表柔比星 (epirubicin)	0.9％氯化钠 或 5％葡萄糖	恶心、呕吐、腹泻、口腔炎、心脏毒性、骨髓抑制、脱发、组织坏死	① 快速静脉滴注，用药前监测心电图，密切观察心肌毒性反应，注意左心衰竭；②本药刺激性强，采用深静脉置管输注，使用时避光；③用药后 1～2 日可出现红色尿，一般在 2 日后消失；④在进行纵隔和胸腔放疗期间不宜使用本品或应减量
长春新碱 (vincristine，VCR)	0.9％氯化钠	骨髓抑制和消化道反应较轻，主要为神经毒性，表现为四肢麻木或刺痛感、肌无力、肠麻痹、便秘、脱发、组织坏死	①观察神经毒性反应，注意四肢保暖，及时予以对症处理，严重者停药；②刺激性强，勿外漏；③VCR 与 CTX 二者同时给药疗效降低；若先给 CTX 再给 VCR 则疗效显著降低；若先给 VCR，6～24 小时后再给 CTX 则疗效增加，尤以间隔 12 小时最佳
多西他赛 (docetaxel)	0.9％氯化钠 或 5％葡萄糖	骨髓抑制、过敏反应、体液潴留和水肿以及胃肠道反应	①静脉滴注 60 分钟，用药前口服地塞米松，预防过敏反应和体液潴留综合征；②心电监测 4 小时，防止低血压；③加强骨髓抑制的观察及处理
依托泊苷 (etoposide)	0.9％氯化钠	骨髓抑制、胃肠道反应、心悸、头晕、低血压、脱发	缓慢滴注，不少于 30 分钟，以防低血压
替尼泊苷 (teniposide)	0.9％氯化钠	骨髓抑制、恶心、呕吐、脱发	缓慢滴注 30～60 分钟，以防低血压
伊立替康 (irinotecan)	0.9％氯化钠 或 5％葡萄糖	延迟性腹泻(用药 24 小时后发生)；急性胆碱能综合征；白细胞、血小板减少、贫血及骨髓抑制或合并严重感染	①静脉滴注 30～90 分钟，本药稀释后立即使用；②用药期间患者避免食用可能引起腹泻的食物和饮料，禁用增加肠蠕动的药物；③与亚叶酸、5-FU 联合应用，应先使用本药
培美曲塞 (pemetrexed)	0.9％氯化钠	白细胞减少、中性粒细胞减少、乏力以及发热	①保证预防用药的使用，接受本药治疗同时接受叶酸和维生素 B_{12} 补充治疗，可以预防或减少相关的血液学或胃肠道反应；②预服地塞米松可以降低皮肤反应的发生率及其严重程度；③静脉滴注超过 10 分钟；④本药与吉西他滨合用时，应在使用吉西他滨 90 分钟后再使用本药

续表

药名	溶媒	毒性反应	注意事项
重组人血管内皮抑制素 （recombinant human endostatin）	0.9%氯化钠	主要是心脏反应,偶见腹泻、肝功能异常以及皮肤过敏反应	①询问过敏史,过敏体质或对蛋白类生物制品有过敏史慎用;②有严重心脏病或病史者以及顽固性高血压者慎用;③用药过程中应加强心脏反应的观察;④临用时将本品加入 250～500ml 生理盐水中,滴注时间 3～4 小时

四、辅助药物

（一）造血生长因子

造血生长因子是促进骨髓造血细胞分化、增殖和定向成熟的一系列活性蛋白,临床使用的均为基因重组注射剂,主要包括:集落刺激因子（colony stimulating factor,CSF）:主要有粒细胞集落刺激因子（granulocyte colony stimulating factor,G-CSF）和粒细胞-巨噬细胞集落刺激因子（granulocyte-macrophage colony stimulating factor,GM-CSF）;白细胞介素-11（interleukin 11,IL-11）;红细胞生成素（erythropoietin,EPO）;促血小板生成素（thrombopoietin,TPO）。

此外,含刺激造血细胞生成有效成分的口服药物有促核酸代谢药物（如维生素 B）、小檗胺、茜草双酯、茴香脑、氨肽素等;也有些中药单药或复方制剂在临床使用（如人参、黄芪、党参、女贞子、鸡血藤、枸杞子、地黄、川芎、苦参、刺五加、茜草、灵芝、三颗针、淫羊藿和皂矾等）。

1. 粒细胞集落刺激因子（G-CSF）　主要用于:①干细胞移植后促进中性粒细胞生成。恶性实体肿瘤、白血病化疗后的中性粒细胞减少;骨髓增生异常综合征、再生障碍性贫血伴发的中性粒细胞减少症;先天性、特发性中性粒细胞减少症等;②治疗性用药。放疗、化疗后中性粒细胞数量降低时使用,剂量较大,时间较长;③严格选择后的预防性用药。个别骨髓造血功能较差者,在中性粒细胞尚未明显下降时使用本药,可避免由于化疗或放疗引起严重骨髓抑制。需注意以下用药事项:

（1）限中性粒细胞减少患者使用。

（2）骨髓幼稚细胞未充分降低或外周血存在未成熟细胞的髓性白血病患者慎用。

（3）对本类药物或其他基因重组制品有过敏反应者禁用;肝、肾、心、肺功能重度障碍者慎用。

（4）避免与化疗或大面积放疗同步使用:化疗结束后 24～48 小时使用;停药至少 48 小时后,方可进行下一疗程放、化疗。

（5）首选皮下或肌内注射,除非紧急情况下,不主张静脉注射。

（6）儿童应用剂量目前尚无明确规定,一般与成人相同。

（7）常见不良反应:发热、头痛、肌肉疼痛、皮疹、骨痛等,多可耐受。少见不良反应有低血压、恶心、腹泻、水肿、过敏、毛细血管渗漏综合征、呼吸困难等;偶见休克、间质性肺炎、急性呼吸窘迫综合征。罕见并发症有脾大甚至脾破裂出血,均应即刻停药及时处理。少数患者周围血中出现幼稚粒细胞,应停药观察。

(8)用药期间定期检查血象(一般隔日一次),当中性粒细胞升至 5.0×10^9/L(白细胞总数升至 10.0×10^9/L)以上时应及时停药。

2. 粒细胞-巨噬细胞集落刺激因子(GM-CSF)　为骨髓基质细胞产生的多效应细胞因子,作用于巨核细胞分化的早期阶段。主要用于干细胞移植后、化疗放疗后骨髓严重抑制和中性粒细胞减少的患者。基本用药方法与 G-CSF 相同。需注意以下用药事项:

(1)常见不良反应是发热、皮疹:少见低血压、恶心、水肿、胸痛、骨痛和腹泻。罕见变态反应、支气管痉挛、心力衰竭、室上性心律失常、脑血管疾病、精神错乱、惊厥、呼吸困难、肺水肿和晕厥等。可伴发多浆膜炎综合征,如胸膜炎、胸膜渗液、心包炎和体重增加,可用非甾体抗炎药控制,常与超剂量用药有关。

(2)有过敏史者慎用,自身免疫性血小板减少性紫癜患者禁用。

(3)避免与放、化疗同步使用。

(4)偶可引起血浆白蛋白降低,如同时使用血浆白蛋白结合率较高的药物,应注意调整药物剂量。注射丙种球蛋白者,应间隔 1 个月以上再使用本类药物。

(5)对某些肿瘤细胞尤其是髓性白血病细胞有刺激作用,用药过程中若肿瘤进展或周围血中原始细胞增多应停用。

(6)老年患者用药应注意剂量和间隔,慎重给药;儿童、孕妇、高血压患者及有癫痫病史者慎用。

(7)治疗反应和耐受性个体差异较大,用药期间定期检查血象。

3. 白细胞介素-11(interleukin 11,IL-11)　适合多种原因导致的血小板减少症。在肿瘤化疗中可做预防或治疗用药。基本用药原则与 CSF 相同,二者可同时使用。需注意以下用药事项:

(1)IL-11 的大部分不良反应为轻至中度,停药后能迅速消退。约 10%患者有不良事件出现,主要为水肿、发热、结膜充血、呼吸困难及心律失常等,使用期间应注意毛细血管渗漏综合征的监测,如体重增加、水肿、胸腹腔积液等。

(2)对 IL-11 过敏者禁用,对血液制品及大肠杆菌表达的其他生物制剂有过敏史者慎用。

(3)器质性心脏病,尤其充血性心力衰竭和有房颤、房扑病史者以及血液高凝状态疾病、近期发生血栓病者慎用。

(4)避免与放、化疗同步使用。

(5)使用期间应定期检查血象,血小板升至 100×10^9/L 时应及时停药。

4. 促红细胞生成素(erythropoietin,EPO)　肾性疾患引起的贫血是 EPO 的首选适应证;也可在一定程度上纠正由恶性肿瘤及化疗引起的贫血;还可减少手术中的输血量。对失血性贫血、红细胞减少症及铅中毒所致贫血无效。

肿瘤患者应用 EPO 须符合如下条件:红细胞比容(HCT)<30% 或血红蛋白浓度(Hb)<90g/L,再加上以下 5 项中任何一项:①正在接受化疗或放疗;②肿瘤侵及骨髓;③骨髓异常增生综合征;④转铁蛋白饱和率<20%;⑤血清铁>100ng/ml。需注意以下用药事项:

(1)血清 EPO＞200mg/L 者不推荐使用；难以控制的高血压患者、孕妇、有感染者及对本品过敏者禁用。

(2)不良反应为血压升高、心悸、头痛等，可随剂量增加而加重。偶可诱发脑血管意外或癫痫发作、过敏反应、转氨酶升高、高血钾等，有可能促进血栓形成。

(3)治疗中应每周检查血象，如 2 周内 HCT 增加 4%，则剂量减少 50%；如 4～6 周后 HCT 增加少于 50%，应提高剂量 50%；最大剂量不超过 300U/kg。若 HCT＞30% 或 Hb≥120g/L，可考虑停药。

(4)若血清铁＜100ng/ml，给予 EPO 时应补铁，使转铁蛋白饱和度维持在 20% 以上。

(5)用药后 2～4 周起效，如果连续用药 12 周仍无效，可以停用。

5. 促血小板生成素（thrombopoietin，TPO）　系我国享有自主知识产权首先研发的肝脏合成的促血小板生成因子，可全程调控巨核细胞分化、成熟、释放血小板。主要用于：①实体瘤化疗后所致的血小板减少症，血小板低于 $50×10^9/L$，且医生认为有必要进行升高血小板治疗的患者；②恶性实体瘤化疗预计可能引起血小板减少及诱发出血时，可于化疗结束后 6～24 小时使用；③化疗伴发白细胞严重减少或贫血时，可分别与 CSF 或 EPO 合并使用。需注意以下用药事项：

(1)偶有发热、肌肉酸痛、头晕等"类感冒症状"，对症处理后，多可自行恢复。

(2)过敏、严重心脑血管疾病、血液高凝状态、近期发生血栓者禁用；合并严重感染者，应控制感染后再使用；对孕妇及哺乳妇女的用药安全性尚未确定，原则上不宜应用。

(3)个别特异体质者常规应用即可造成血小板过度升高，须有经验的临床医师指导。

(4)隔日一次检查血象，血小板计数达到所需指标时及时停药。

(二) 止吐药

止吐药的作用机制各异，可大致分为：

1. P 物质/神经激肽-1(NK1)受体拮抗剂　如：阿瑞匹坦（aprepitant）。

2. 5-羟色胺(5-HT3)受体拮抗剂　包括昂丹西酮（ondansetron）、格拉司琼（granisetron）、托烷司琼（tropisetron）、多拉司琼（dolasetron）、帕洛诺司琼（palonosetron）等。

3. 多巴胺受体拮抗剂　多潘立酮（domperidone）、甲氧氯普胺（metoclopramide）、氟哌啶醇（haloperidol）等丁酰苯类药物。

4. 皮质类固醇激素　地塞米松（dexamethasone）、甲泼尼龙（meprednisone）等。

5. 精神类药物　劳拉西泮（lorazepam）、奥氮平（olanzapine）等苯二氮䓬类。

6. 吩噻嗪类药物　氯丙嗪（chlorpromazine）。

在制订止吐方案时需要遵循以下用药原则：

1. 化疗所致呕吐　根据患者化疗呕吐风险分级及病情需要选用相应的止吐药：

(1)高致吐风险药物化疗：联合应用 5-HT3 受体拮抗剂、地塞米松和 NK1 受体拮抗剂。低治疗指数止吐药（甲氧氯普胺、丁酰苯类和吩噻嗪类）不作为首选药物，仅用于无法耐受上述止吐药或效果不佳者。

(2)中致吐风险药物化疗：5-HT3 受体拮抗剂和地塞米松二联治疗。

(3)低致吐风险药物化疗：地塞米松止吐。

(4)极低致吐风险药物化疗：不必常规应用止吐药。

(5)既往用药后呕吐控制不佳者：化疗前提前个体化给予止吐药，如单次应用地塞米松、口服甲氧氯普胺或吩噻嗪等。

（6）预防化疗后迟发性呕吐：地塞米松和阿瑞匹坦两药联合，可应用于所有接受顺铂和其他高致吐风险药物化疗的患者。

2. 放疗所致呕吐　口服或静脉应用 5-HT$_3$ 受体拮抗剂，合用或不合用口服地塞米松。

3. 预防用药　治疗前可口服抗焦虑药物（劳拉西泮、阿普唑仑等）。

在使用止吐药物期间需要注意：

（1）有些化疗药（如：环磷酰胺、多西他赛）和皮质类固醇激素是 CYP3A4 的底物，阿瑞匹坦是 CYP3A4 的中度抑制剂，使用时应减少化疗药及激素剂量，不适用于含皮质类固醇激素化疗方案的患者。

（2）甲氧氯普胺与抗胆碱药有拮抗作用，使地高辛、西咪替丁吸收减少，增加阿司匹林、左旋多巴、锂盐、乙醇和地西泮等的吸收，不能与吩噻嗪、噻吨和丁酰苯类药物同时使用，否则易致锥体外系不良反应。禁用于接受单胺氧化酶抑制剂、三环类抗抑郁药和拟交感类药物、机械性胃肠梗阻、消化道出血和穿孔、嗜铬细胞瘤及过敏者。

（3）多巴胺受体拮抗剂可促泌乳素分泌，不宜用于乳腺癌患者。

（4）多潘立酮、莫沙必利等的严重不良反应为 Q-T 间期延长、晕厥、室性心律不齐等，可导致死亡。尤其是在与咪唑类、大环内酯类等药物合并使用时容易发生。多天连续应用多巴胺受体拮抗剂时会发生急性肌张力障碍，需接受数日治疗的患儿不宜选用该类药物。

（5）联合化疗时，应根据最高致吐风险级别的化疗药给予止吐药。

（6）劳拉西泮和苯海拉明是有效的止吐辅助药，但不宜单独应用。

（7）5-HT$_3$ 受体拮抗剂止吐效果相似，副作用轻微，可互相替代；等效剂量时，皮质类固醇激素具有相同的疗效和安全性，也可互相替代。

（8）口服给药疗效与其他途径相当，且更为安全、方便，也可以经静脉、肌肉和直肠给药。

（9）除化疗外，肠梗阻、前庭功能紊乱、肿瘤出现脑转移、电解质失衡、同时口服阿片类药物等也可导致患者呕吐，应注意甄别。

（三）镇痛药

用于癌症疼痛的镇痛药物包括非甾体抗炎药（NSAIDs）、对乙酰氨基酚（paracetamol，acetaminophen）、阿片类药物（opioids）和辅助药物。

1. 常用非甾体抗炎药　包括：布洛芬（ibuprofen）、双氯芬酸（diclofenac）、阿司匹林、吲哚美辛等。

2. 常用阿片类药物　包括：①弱阿片类药物：可待因（codeine）、曲马多、酒石酸二氢可待因（双克因）等，常与 NSAIDs 制成复合制剂；②强阿片类药物：吗啡（morphine）（即释片、缓释片）、芬太尼（fentany）、羟考酮（oxycodone）、美沙酮（methadone）即释剂等。

3. 辅助药物　包括：①三环类抗抑郁药：阿米替林（amitriptyline）；②抗惊厥类药：卡马西平（carbamazepine）、加巴喷丁（gabapentin）、普瑞巴林（pregabalin，PGB）等；③皮质类固醇激素：地塞米松、甲泼尼龙等。

上述不同镇痛药的临床适应证主要包括：

（1）NSAIDs：用于由肿瘤原发或转移病灶局部非感染性炎症、水肿所导致的轻度到中度癌痛。NSAIDs 与阿片类药物同时使用有协同作用。阿司匹林因其抑制血小板聚集并对消化器官、肾脏有潜在的毒性，近年已不再用于癌痛的治疗。

（2）对乙酰氨基酚：是许多复方解热镇痛药的重要成分，可以减少阿片类药物用量。治疗轻度疼痛有效，但抗炎作用微弱，所以多用于不合并局部炎症的轻度疼痛患者。

（3）弱阿片类药物：用于缓解持续的轻度到中度疼痛。

（4）强阿片类药物：用于缓解持续的中度到重度疼痛，包括癌性疼痛和非癌性疼痛。芬太尼透皮贴剂适用于不能或不适于口服止痛药物的患者。

（5）三环类抗抑郁药：主要用于神经病理性疼痛，对灼痛、坠胀痛、麻木样疼痛有效。

（6）抗惊厥类药：主要用于神经病理性疼痛，对撕裂痛、电击样疼痛或枪击样疼痛有效。加巴喷丁对消除感觉异常和痛觉过敏尤其有效，而且与其他药物几乎无相互作用，尤其适用于老年患者或肝功能异常患者。

（7）皮质类固醇激素：适于脑部原发或继发性肿瘤所致的颅内高压、神经受压迫引起的疼痛，常与阿片类药物和抗抑郁药联合用于神经病理性疼痛；对臂丛、腰骶丛疼痛与阿片类合用效果良好；对恶性肿瘤引起的骨痛、肝转移及内脏转移的牵拉痛，头颈、腹部、盆腔肿瘤的浸润性酸痛及脉管阻塞的胀痛亦有效。

按照世界卫生组织（WHO）癌症三阶梯止痛治疗原则，第一阶梯轻度疼痛用药包括非阿片类药物（对乙酰氨基酚或 NSAIDs）±辅助药物；第二阶梯中度疼痛用药包括弱阿片类药物±NSAIDs±辅助药物；第三阶梯重度疼痛用药包括强阿片类药物±NSAIDs±辅助药物。当疼痛在前一个阶梯未获得控制时，即选择下一个阶梯的镇痛药物。

在使用镇痛药物期间需要注意：

（1）NSAIDs 具有剂量限制性毒性，主要副作用发生于肝、肾、胃肠道和心血管；长期服用 NSAIDs 可增加心血管事件的风险。

（2）有如下高风险者慎用 NSAIDs：老年人；肾功能不全、心衰、肝功能不全、低血容量的患者；伴用其他肾毒性药物，如利尿剂、血管紧张素Ⅱ药物或儿茶酚胺类药物的患者；因服用阿司匹林或其他非类固醇类抗炎药诱发哮喘、鼻炎或荨麻疹的患者。

（3）服药期间戒烟、忌酒，不服用含咖啡因或酸性饮料，定期检查血和尿常规、肝肾功能、大便隐血。

（4）不同时使用两种或两种以上 NSAIDs，尽可能不将 NSAIDs 和皮质类固醇激素并用。

（5）阿片类药物没有剂量限制性毒性，且对重要脏器没有明显近期或远期毒性，但应及时处理便秘、恶心、呕吐等毒副作用。

（6）癌痛患者应用阿片类药物止痛不会发生精神（心理）依赖，但应按国家现行法规到指定医院处方取药。

（7）哌替啶不宜用于癌痛治疗。

（四）抑制破骨细胞药

主要为双膦酸盐类药物，包括：①第一代双膦酸盐：以氯屈膦酸二钠（clodronate）为代表；②第二代为含氮的双膦酸盐，包括帕米膦酸二钠（pamidronate disodium）、阿仑膦酸钠（alendronate sodium）；③第三代为具有杂环结构的含氮双膦酸盐（唑来膦酸，zoledronic acid）和不含环状结构含氮的伊班膦酸盐（ibandronate）。

本类药物适用于肿瘤骨转移所致的高钙血症及骨痛，治疗和预防骨相关事件以及多发性骨髓瘤和各类型骨质疏松症。双膦酸盐类药物可与化疗、放疗、手术、内分泌治疗及阿片类镇痛药等联合使用。长期使用双膦酸盐应注意每天补充适量的钙和维生素 D。需注意以下用药事项：

（1）在使用双膦酸盐前检测患者的血清电解质水平，重点关注血肌酐、血清钙、磷酸盐、镁等指标，同时行下颌骨拍片和口腔科会诊。

（2）帕米膦酸治疗骨转移输注时间不少于 4 小时，浓度不得超过 15mg/125ml，滴速不得大于 15mg/h；治疗高血钙血症应严格按照血钙浓度酌情用药，同时注意补充液体，每日尿量达 2L 以上。

（3）唑来膦酸输注时间不少于 15 分钟。氯屈膦酸二钠胶囊应整粒吞服。要保持摄入足够的水分，不能与含有钙或其他二价阳离子的牛奶、食物或药物同服。

（4）对于肾功能不全（肌酐清除率＞30ml/min）的患者，除伊班膦酸盐无需调整剂量外，其他双膦酸盐应根据不同产品的说明书进行减量调整或推迟输注时间。

（5）停药指征主要有：明显与双膦酸盐相关的不良反应、病情恶化、发生其他脏器转移并危及患者生命。经其他治疗骨痛缓解不是停药指征。

（6）下颌骨坏死：少数患者长期使用双膦酸盐有此风险，使用前应注意每日清洁口腔，服药期间尽量避免包括拔牙在内的口腔手术。

第三节　促凝血药、抗凝血药与促进白细胞增生药

一、促凝血药

促凝血药（coagulants）可通过激活凝血过程的某些凝血因子而加快血液凝固。目前，促凝血药是临床应用范围广泛的药物之一，在（出血）创伤中也有重要的应用价值（表 2-15）。

（一）促进凝血因子活性的促凝血药——维生素 K

维生素 K 广泛存在于自然界中，是脂溶性维生素中含有 2-甲基-1,4 萘醌的同系物，主要有 K_1、K_2、K_3、K_4 等四种。其中，维生素 K_1 和维生素 K_2 作用快、维持时间长；作为脂溶性物质，维生素 K_1 和维生素 K_2 经肠道吸收需胆盐帮助，故须注射给药。维生素 K_3 和维生素 K_4 为人工合成品，是水溶性化合物，吸收不需胆盐。维生素 K 主要用于阻塞性黄疸和胆瘘、新生儿出血及长期口服抗菌药物所继发的维生素 K 缺乏症；也可用于治疗双香豆素类抗凝药和水杨酸过量引起的出血。

（二）抑制纤溶系统的促凝血药

1. 氨基己酸（aminocaproic acid）　对纤维蛋白溶酶原的激活因子产生竞争性抑制，使纤维蛋白溶酶原不能被激活为纤维蛋白溶酶，可使已形成的血凝块不致被溶解和破坏，达到防止由于纤维蛋白溶解增强所致的出血，从而抑制纤维蛋白的溶解而达到止血目的。常用于外科手术出血、妇产科出血及肝硬化出血等。

2. 氨甲苯酸（aminomethylbenzoic acid）　具有抗纤维蛋白溶解作用，其作用机制与 6-氨基己酸相同，但其作用较之强 4～5 倍。口服易吸收，生物利用度为 70%。经肾排泄，$t_{1/2}$ 为 60 分钟。毒性较低，不易生成血栓。适用于纤维蛋白溶解过程亢进所致出血，如肺、肝、胰、前列腺、甲状腺、肾上腺等手术时的异常出血，妇产科和产后出血以及肺结核咯血或痰中带血、血尿、前列腺肥大出血、上消化道出血等，对一般慢性渗血效果较显著，但对癌症出血

以及创伤出血无止血作用。此外,尚可用于链激酶或尿激酶过量引起的出血。

（三）作用于血管的促凝血药

1. 卡巴克络（carbazochrome） 它是肾上腺素缩氨脲与水杨酸的复合物。它可减慢 5-HT 分解,从而促进毛细血管收缩,降低毛细血管通透性,增进断裂毛细血管断端的回缩作用。常用于因毛细血管通透性增高引起的出血,如鼻出血、咯血、血尿、颅内出血、视网膜出血等。

2. 垂体后叶素（pituitrin） 它能兴奋子宫平滑肌,并能使血管平滑肌收缩,对小动脉和微循环尤为明显,通过血管收缩作用,可使血管破损部位易于发生凝血过程,达到止血目的。可用于肺血管破裂的咯血及门脉高压时的上消化道出血。

3. 二乙酰氨乙酸乙二胺（ethylenediamine diaceturate） 它是一种新型止血药。作用迅速,毒性低,一般无不良反应。个别有头昏、无力、口干、腹痛等现象出现,停药后可自行消失。用于各种出血,如消化道出血、呼吸道出血、妇科出血、眼鼻出血等。

（四）局部止血药——凝血酶

凝血酶（thrombin）为牛血或猪血中提取的凝血酶原。用于手术中不易结扎的小血管止血、消化道出血及外伤出血等;但本品严禁注射。

表 2-15 常用促凝血药的用法用量和注意事项

药名	用法用量	注意事项
氨甲苯酸 （止血芳酸,aminomethyl-benzoic acid,PAMBA）	1. 静脉注射:0.1～0.3g/次,用 5% 葡萄糖或 0.9% 氯化钠 10～20ml 稀释后缓慢注射,1 日最大用量为 0.6g。儿童 0.1g/次。 2. 口服:0.25～0.5g/次,每天 3 次	一日不超过 0.6g。用量过大可促进血栓形成
氨基己酸 （6-氨基己酸,aminocaproic acid）	1. 静脉滴注:初用量为 4～6g,用 5%～10% 葡萄糖或生理盐水 100ml 稀释,维持量为每小时 1g,维持时间依病情而定。 2. 口服:成人 2g/次,每天 3～4 次,小儿 0.1g/kg	1. 过量时可形成血栓,有血栓形成倾向或有血栓性血管疾病病史者禁用。 2. 肾功能不全者慎用
酚磺乙胺 （止血敏,止血定,羟苯磺乙胺,dicynone,etamsylate）	1. 口服:成人,0.5～1g/次;儿童,每次 10mg/kg,每天 3 次。 2. 肌内注射或静脉注射:可与 5% 葡萄糖或生理盐水混合静脉滴注,0.25～0.75 克/次,每天 2～3 次。必要时可根据病情增加剂量	本品毒性低,但有报道静脉注射时可发生休克

二、抗凝血药

抗凝血药（anticoagulants）是一类通过影响凝血过程不同环节,阻止血液凝固的药物,主要用于血栓栓塞性疾病的预防与治疗。

（一）肝素

肝素（heparin）是一种由葡萄糖胺、L-艾杜糖醛苷、N-乙酰葡萄糖胺和 D-葡糖醛酸交替组成的黏多糖硫酸脂。制剂分子量在 1200～40 000,抗血栓与抗凝血活性与分子量大小有关。肝素具有强酸性,并高度带负电荷。肝素是一种酸性黏多糖,主要是由肥大细胞和嗜碱性粒细胞产生。肺、心、肝、肌肉等组织中含量丰富,生理情况下血浆中含量甚微。无论在体内还是体外,肝素的抗凝作用都很强,故临床把它作为抗凝剂广泛使用。

(二)香豆素类

香豆素类是一类含有 4-羟基香豆素基本结构的物质,是维生素 K 拮抗剂,在肝脏抑制维生素 K 由环氧化物向氢醌型转化,从而阻止维生素 K 的反复利用,影响含有谷氨酸残基的凝血因子 Ⅱ、Ⅶ、Ⅸ、Ⅹ 的羧化作用,使这些因子停留于无凝血活性的前体阶段,从而影响凝血过程。

(三)水蛭素及其衍生物

对凝血酶的研究,促进了凝血酶直接抑制剂(direct thrombin inhibitors,DTIs)的发展,DTIs 药物主要有水蛭素(hirudin)及其衍生物、阿加曲班(argatroban)和希美加群(ximela-gatran)、DTIs 抑制循环和结合的凝血酶。与肝素依赖抗凝血酶抑制凝血酶和香豆素类维生素 K 拮抗剂通过降低凝血因子 Ⅱ、Ⅶ、Ⅸ 和 Ⅹ 减少凝血酶产生不同,DTIs 通过占据凝血酶的催化位点或(和)纤维蛋白结合位点直接抑制凝血酶的活性。

三、促进白细胞增生药

在临床治疗中根据白细胞减少症的发病机制不同,使用的促进白细胞增生的药物不同。对由于造血功能低下者,采用兴奋骨髓造血功能,促进白细胞增生的药物。对由于免疫抗体形成而破坏中性粒细胞者,采用糖皮质激素药物抑制抗体形成,减少白细胞破坏。

(一)兴奋骨髓造血功能药

兴奋骨髓造血功能药有肌苷、腺嘌呤、小檗胺等。

肌苷为人体的正常成分,能直接透过细胞膜进入人体细胞,参与体内核酸代谢、能量代谢和蛋白质合成,提高辅酶 A 的活性,使处于低能缺氧状态下的组织细胞继续进行代谢。用于治疗各种原因所致的白细胞减少、血小板减少等。口服一次 200～600mg,一日 3 次。静脉注射或静脉滴注一次 200～600mg,一日 1～2 次。

腺嘌呤也称为维生素 B4,为核酸组成成分,在体内参与 DNA 和 RNA 合成,当白细胞缺乏时可促进白细胞增生。一般用药 2～4 周,白细胞数目可增加。在临床用于各种原因如放射治疗、苯中毒、抗肿瘤药和抗甲状腺药引起的白细胞减少症,也用于粒细胞减少症。成人口服每次 10～20mg,一日 3 次。肌内注射或静脉注射,每日 20～30mg。

小檗胺可促进造血功能,增加末梢白细胞数量。成人口服每次 50mg,一日 3 次。

茴香脑也称茴香烯、生血宁,主要升高中性粒细胞。其作用是使骨髓细胞呈现活跃状态,促进白细胞成熟和释放入外周血液中。临床用于治疗因肿瘤化疗、放疗所致的白细胞减少症,以及其他原因所致的白细胞减少。成人口服,一次 450mg,一日 2～3 次。

千金藤碱(cepharanthine)是从金藤属植物中分离出的一种生物碱,可使外周白细胞增多,用于因肿瘤化疗、放疗引起的粒细胞缺乏症和其他原因引起的白细胞减少症。口服每次 20mg,一日 3 次,每疗程 1～2 个月。

苦参总碱适用于肿瘤放疗、化疗及其他原因引起的白细胞减少症,对再生障碍性贫血、慢性放疗病和慢性肝炎的升高白细胞有作用。肌内注射每次 0.2g,一日 2 次。

鲨肝醇可促进白细胞增生及抗放射作用,用于治疗各种原因的粒细胞减少。一日 50～

150mg，分 3 次口服。用药期间要经常检查白细胞数。

利可君能增强造血系统的功能，用于防治各种原因引起的白细胞减少、再生障碍性贫血。口服一次 20mg，一日 3 次。

这类药物的典型不良反应为偶见胃部不适、轻度腹泻、阵发性腹痛、腹胀、便秘、口干、肠鸣音亢进、皮疹。少见头痛、无力、发热。禁忌证是：①严重肝、肾、心、肺功能障碍者；②骨髓中幼稚细胞未显著减少或外周血中存在骨髓幼稚细胞的髓性白血病患者。

在临床的用药监护中要注意的是：①妊娠及哺乳期妇女慎用，妊娠期妇女、哺乳期妇女宜慎用，哺乳期妇女在开始使用本品前应停止哺乳；②避免使用可引起粒细胞减少的药品：粒细胞减少可有遗传性、家族性、获得性等，其中获得性占多数。药物、放射线、感染、毒素等均可使粒细胞减少，其中以药物引起者最为常见，包括磺胺药、非甾体抗炎药、抗生素、抗甲状腺药、免疫抑制剂、抗肿瘤药、组胺 H_2 受体拮抗剂和质子泵抑制剂。

（二）粒细胞集落刺激因子和粒细胞-巨噬细胞集落刺激因子

非格司亭肽链的 N 端含有甲硫氨酸，通过与粒系祖细胞及成熟中性粒细胞表面的特异性受体结合，促进粒系祖细胞的增殖、分化，并增强成熟中性粒细胞的趋化性、吞噬和杀伤功能，使外周中性粒细胞数量增多。临床用于骨髓移植时促进中性粒细胞增加，用于癌症化疗引起的中性粒细胞减少症；用于再生障碍性贫血伴随的中性粒细胞缺乏症；用于先天性、原发性粒细胞减少症。其用法用量为皮下注射或静脉滴注，开始剂量每日 $2\sim5\mu g/kg$，后为 $50\sim200\mu g/m^2$，以 5% 葡萄糖注射液稀释。根据中性粒细胞升高的情况增减剂量或停止用药，用药期间应定期检查血象。中性粒细胞回升大于 $5\times10^9/L$ 时，可以考虑停药。

沙格司亭可影响造血祖细胞的存活、克隆表达和分化，诱导定向祖细胞（包括中性粒细胞、单核细胞、巨噬细胞和骨髓来源的树突状细胞）向粒细胞-巨噬细胞分裂和分化。用于各种原因引起的白细胞或粒细胞减少症，包括肿瘤化疗引起的白细胞减少症、药物反应性引起的白细胞减少症、慢性周期性白细胞减少症、再生障碍性贫血。骨髓移植后造血功能的恢复和后期移植排斥反应的治疗，外周血造血干细胞移植前的干细胞动员。临床治疗的用法用量为：

1. 静脉滴注　推荐剂量为每日 $250\mu g/m^2$，连续给药 21 日，在自体骨髓移植后 $2\sim4$ 小时即可给药，约 2 小时滴注完成。或每日静脉滴注 $5\sim10\mu g/kg$，在 $4\sim6$ 小时内滴完。

2. 皮下注射　骨髓增生异常综合征、再生障碍性贫血，每日 $3\mu g/kg$，一般 $2\sim4$ 日白细胞开始升高，以后调节剂量，使白细胞升高至理性水平；肿瘤化疗，每日 $5\sim10\mu g/kg$，在化疗停止一日后，使用本品，持续 $7\sim10$ 日，停药后至少间隔 48 小时，方可进行下一疗程的化疗；治疗艾滋病可单独使用，可与齐多夫定（AZT）或 AZT/α-干扰素合用，也可与更昔洛韦合用，给药剂量为每日 $3\sim5\mu g/kg$，一般 $2\sim4$ 日后开始白细胞增多。

典型不良反应为偶见白细胞计数增多、幼稚细胞增加。少见肌肉痛、骨痛、腰痛、胸痛、皮疹、脱发、注射部位反应。罕见过敏性休克、间质性肺炎、急性呼吸窘迫综合征。

禁忌证有：

1. 对药品及对大肠杆菌表达的其他制剂过敏者。

2. 严重肝、肾、心、肺功能障碍者。

3. 自身免疫性血小板减少性紫癜者。

4. 骨髓中幼稚细胞未显著减少的髓性白血病及外周血中存在骨髓幼稚细胞的髓性白

血病患者。

药物相互作用有：

1. 对乙酰氨基酚或非甾体抗炎药治疗非格司亭所致的骨痛是有效的；用解热镇痛药治疗引起的发热、头痛、肌痛也有效。

2. 非格司亭不宜与抗肿瘤药联合应用，须在化疗停止后 1～3 日应用；与氟尿嘧啶合用可能加重中性粒细胞减少症。

3. 由于迅速增殖分化的造血细胞对化疗药敏感，有可能影响来格司亭的疗效，不宜与抗肿瘤药联合应用，须在停用化疗药 1～3 日后给予本品。

在临床的用药监护时要注意防范过敏性休克，对使用沙格司亭、非格司亭治疗期间若发生过敏性休克、血管神经性水肿、支气管哮喘或痉挛者，立即停药，并进行紧急处理。肿瘤化疗期避免应用，使用细胞毒性药前后 24 小时内不能使用沙格司亭和非格司亭。

（马满玲　李丹露）

参 考 文 献

［1］葛均波,徐永健.内科学.8 版.北京:人民卫生出版社,2014.

［2］杨宝峰.药理学.8 版.北京:人民卫生出版社,2014.

［3］卫生部合理用药专家委员会.MEDCX-中国医师药师临床用药指南.重庆:重庆出版社,2009.

［4］陈新谦,金有豫,汤光.新编药物学.17 版.北京:人民卫生出版社,2011.

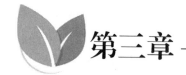

第三章

药源性血液病

第一节 造血系统与药物

一、药物对造血系统的影响

药物可通过口服、肌肉、皮下或静脉等进入体内，但无论何种方式给药，最终均需经过血液循环而作用于各组织器官，发挥治疗作用。因此，多种药物均可能影响造血系统，导致粒系、红系等损伤和功能异常，引起药源性血液疾病，主要包括药源性粒细胞减少症、药源性血小板减少症、药源性再生障碍性贫血、药源性溶血性贫血、药源性巨幼细胞性贫血、药源性凝血功能异常等。药源性血液病约占药物不良反应的 10%，较常见的为白细胞减少症、粒细胞缺乏、血小板减少症等，部分药源性血液病病情危重，可导致患者死亡。据英国药物安全委员会统计，药源性血液病的死亡率可达 32.5%。临床工作中，尤其是在使用易导致药源性血液病的药物时，需注意药源性血液病的发生，及时处理，避免出现严重后果。

药物对造血系统的影响主要包括以下几个方面：

（一）可逆性造血抑制

多数抗肿瘤药物如抗代谢药、烷化剂、抗肿瘤植物药等常规剂量治疗时，可引起不同程度的、可逆性的造血抑制，即骨髓抑制，表现为外周血白细胞、血小板或血红蛋白下降。严重骨髓抑制时，易出现感染、出血等并发症，需给予成分输血等支持治疗或细胞因子类药物刺激细胞生长。

抗肿瘤药物引起的骨髓抑制，主要机制是通过直接或间接作用于造血干细胞、各系祖细胞、成熟细胞及基质细胞的 DNA、RNA、蛋白质或细胞内结构等，引起细胞坏死或凋亡，从而使骨髓增殖受抑制。由于各类血细胞的半衰期不同（如，白细胞为 4~6 小时，血小板为 5~7 天，红细胞为 120 天），因此，骨髓抑制最初常表现为白细胞尤其是中性粒细胞的减少，其次为血小板减少，严重时出现血红蛋白降低。

抗肿瘤药物引起的骨髓抑制程度与患者个体骨髓储备能力密切相关。用药前有脾功能亢进、肝病、接受过放疗或化疗（尤其是曾有明显骨髓抑制史）、骨髓浸润等的患者更易引起严重的骨髓抑制。不同抗肿瘤药物导致的骨髓抑制，在发生时间、恢复时间及严重程度上存在差异。例如，异环磷酰胺多在用药后 1~2 周引起轻至中度骨髓抑制，2~3 周左右可恢复;尼莫司汀则可导致严重的延迟性骨髓抑制,多在用药后4～6周出现,一般需要6周以上恢复。

抗肿瘤药物引起的造血抑制多数为可逆性,但当用药剂量远远高于一般剂量时,也可能发生不可逆性造血抑制,威胁生命。例如,氯霉素对造血系统的毒性反应是该药最严重的不良反应。该药所致的可逆性骨髓抑制一般为剂量相关性,与应用剂量大小及疗程长短有关,常见于血药浓度超过25mg/L的患者,临床表现为贫血,并可伴白细胞和血小板减少。在接受大剂量氯霉素治疗的患者中,伴有网织红细胞减少和血清铁增多的铁利用障碍性贫血并不少见,一般停用药物后可完全恢复。因此,在氯霉素治疗过程中,尤其是大剂量使用时,应定期检查周围血象,长疗程者需检查网织细胞计数,以便及时发现与剂量相关的可逆性骨髓抑制。近年来,因毒副作用较大,氯霉素的应用已逐渐减少。

其他药物如磺胺类、苯妥英钠、秋水仙碱、硫氧嘧啶等,可通过抑制DNA合成、免疫反应等机制,引起粒细胞缺乏症、血小板减少症等可逆性骨髓抑制。

(二) 不可逆性造血抑制

不可逆性造血抑制是一种严重的毒性反应,分为两种情况,一种是剂量相关型,如超大剂量抗肿瘤药物引起的不可逆性骨髓抑制;另一种为非剂量相关型,如氯霉素引起的严重的、不可逆性的再生障碍性贫血,是不可预料的,与使用剂量或时间无关,常在用药后数周或数月发生,涉及的给药途径包括口服、静脉、滴眼等,其中口服给药途径较为常见,机制可能与药物损伤造血干细胞的DNA合成有关。

其他药物也可能引起此类严重的不良反应,如磺胺类、抗结核药、降糖药、抗甲状腺药物等,但具体机制多数尚不明确。

(三) 骨髓增生异常与恶性克隆形成

某些抗肿瘤药物(如氟尿嘧啶、羟基脲、阿糖胞苷等)可通过干扰核苷酸的生物合成,从而影响DNA的合成,引起骨髓造血细胞生成异常。烷化剂(如氮芥、苯丁酸氮芥、环磷酰胺、卡莫司汀、美法仑等)、氯霉素等可损伤骨髓各系干细胞引起DNA复制紊乱,发生病态造血及恶性克隆形成。在此基础上进一步发展,使造血干细胞或祖细胞发生突变,并呈克隆性增生,获得生长优势,逐渐形成一组较均一的异常细胞,即恶性克隆,从而可能逐渐进展为药源性恶性血液病。

(四) 细胞因子药物对造血系统的作用

骨髓造血细胞分化的各个阶段均受到多种细胞因子的调控,添加外源性细胞因子可能增强或抑制骨髓中某一系或多系造血细胞的分化成熟。细胞因子分为集落刺激因子(colony-stimulating factor,CSF)、生长因子(growth factor,GF)、白细胞介素(interleukin,IL)、干扰素(interferon,IFN)、趋化性细胞因子(chemokine)和肿瘤坏死因子(tumor necrosis factor,TNF),具有高亲和力、高效性等特点。CSF包括粒细胞集落刺激因子(G-CSF)、粒细胞-巨噬细胞集落刺激因子(GM-CSF)、促红细胞生成素(erythropoietin,EPO)、促血小板生成素(thrombopoietin,TPO)等,是血液系统疾病最常用的细胞因子之一。G-CSF、GM-CSF可刺激髓系细胞的分化成熟,主要用于放化疗引起的白细胞减少症、预防粒细胞缺乏所致的感染等;EPO可促进红系祖细胞的分化成熟,主要用于肾性贫血;TPO可促进巨核细胞的分化成熟,主要用于放化疗后所致的血小板减少症。

二、药物对血液系统的致病作用

（一）药源性血液病的发病机制

药物可通过多种机制引起药源性血液病,基本可归纳为以下几类:

1. 药物直接毒性作用　多数抗肿瘤药物(如烷化剂氮芥、尼莫司汀等)对骨髓造血干细胞有直接毒性作用,可导致外周血白细胞、血小板或血红蛋白减少,引起骨髓抑制。

2. 条件性血液毒性作用　患者本身的遗传学异常或原有基础疾病,可能导致血液学异常的概率增加。例如,葡糖-6-磷酸脱氢酶(glucose-6-phosphate dehydrogenase,G-6-PD)缺乏的患者服用伯氨喹时可引发溶血性贫血;肝脏疾病的患者服用氯霉素后较易发生再生障碍性贫血等。

3. 免疫学机制　部分药物可通过免疫介导的机制,使血液系统出现异常,可能诱发的血液系统疾病包括白细胞减少与粒细胞缺乏症、血小板减少症、再生障碍性贫血、溶血性贫血、嗜酸性粒细胞增多等。变态反应性血液学反应的发生机制主要有半抗原型、免疫复合物型和自身抗体型。

（二）药源性血液病的特点

1. 药源性血液病可分为剂量相关型(A 型反应)及非剂量相关型(B 型反应)。常见的 A 型反应包括抗肿瘤药物与免疫抑制剂引起的剂量依赖性骨髓抑制反应。例如,长期应用保泰松可引起再生障碍性贫血、大剂量青霉素可引起粒细胞缺乏症等,该反应多为预期性反应,经过适当的控制可以减少其危害性。某些药物的不良反应仅出现在特定人群身上,与剂量无关,为 B 型反应,其发生机制包括遗传性药理学反应或超敏反应。例如,G-6-PD 缺乏患者,在使用伯氨喹、呋喃唑酮等药物时,引起的药物性溶血,为遗传性药理学反应;而青霉素引起的溶血性贫血,则归因于药物的超敏反应。

有些药物既可以引起 A 型反应,也可以引起 B 型反应。例如,氯霉素所致的可逆性骨髓抑制为 A 型反应,而引起不可逆性再生障碍性贫血则属于 B 型反应。

2. 一种药物可以引起不同的药源性血液病。例如,氯霉素、保泰松等可损伤骨髓多能干细胞引起全血细胞减少的再生障碍性贫血,又可以损伤巨核细胞引起血小板减少性紫癜。

3. 同一种药源性血液病可由不同的药物引起。例如,再生障碍性贫血可以由氯霉素、阿司匹林、磺胺类等药物引起。

4. 药物之间存在交叉反应。例如,安乃近与氨基比林(已禁止单用)之间存在交叉反应,服用安乃近引起粒细胞缺乏症的患者,若服用氨基比林,可再次出现粒细胞缺乏症。

5. 药源性血液病的发病时间不同。多数药源性血液病在给药后立刻或数日后发病,但药源性自身免疫性溶血可于给药开始后几个月,甚至几年后才发病。药源性再生障碍性贫血也可有数周到数月的潜伏期。

（三）对造血系统有致病作用的药物

常见的对造血系统有致病作用的药物见表 3-1。

表 3-1 引起药源性血液病常见药物/化学制品

药源性血液病类型	引起药源性血液病常见药物/化学制品
药源性再生障碍性贫血	氯霉素、保泰松、杀虫剂、苯、磺胺类、氯喹、苯妥英钠、甲硫氧嘧啶、丙硫氧嘧啶、氯丙嗪等
药源性血小板减少	凡可引起再障的药物均可选择性作用于骨髓巨核细胞系统引起血小板减少
药源性溶血性贫血	青霉素、甲基多巴、奎尼丁、保泰松、氯丙嗪、苯妥英钠、氯磺苯脲、甲苯磺丁脲、氟达拉滨、卡铂、奎宁等
药源性粒细胞缺乏症	氯丙嗪、保泰松、吲哚美辛、甲巯咪唑、甲硫氧嘧啶、丙硫氧嘧啶、磺胺类等
药源性过敏性紫癜	青霉素、链霉素、氯霉素、四环素、头孢哌酮、水杨酸类、保泰松、奎宁、异烟肼等
药源性恶性血液病	苯丁酸氮芥、环磷酰胺、塞替派、乙双吗啉、白消安、氯霉素、四环素、磺胺类、保泰松、对乙酰氨基酚、苯妥英钠、氯氮平等

三、药源性血液病的预防和治疗原则

药源性血液病的发生包括多种因素,如遗传因素、免疫学因素等。在给药前,需重点了解患者的药物不良反应史、肝肾功能情况、遗传因素(如是否存在 G-6-PD 缺陷)等。在选择药物种类及剂量时,应权衡利弊,避免药物滥用,避免不必要的长疗程、大剂量用药,尤其需要考虑老年人、婴幼儿、孕产妇、肝肾功能不全等特殊人群的情况,做到个体化给药。对于某些易引起药源性血液病的药物,使用期间应定期监测血常规、凝血等指标,必要时考虑进行骨髓学检查,对于高危患者,可考虑动态监控各项指标变化情况。一旦出现可疑不良反应,应及时停药,对症处理,做到早期诊断,早期治疗。

第二节 常见药源性血液病

一、药物诱导溶血性贫血

药物诱导溶血性贫血是指药物直接或间接引起红细胞的破坏增加。红细胞的破坏可发生在血管内(血管内溶血)和血管外(血管外溶血),当溶血速度超过骨髓造血时,贫血出现。在药源性血液病中,溶血性贫血是比较少见的一种类型,约占全部药源性血液病的10%。

(一)发病机制

1. 药源性免疫性溶血性贫血 药源性免疫性溶血性贫血(drug-induced immune hemolytic anemia,DIHA)是指药物通过免疫机制使红细胞免疫性损伤而溶解,按照作用机制,主要分为以下四类:

(1)半抗原型:也称为抗原/药物吸附型。药物分子或其代谢产物具有潜在的抗原性,但常由于体积较小以至于本身不能诱导抗体生成,但可以作为半抗原,与某些大分子物质如细胞膜、循环蛋白结合而形成全抗原,获得免疫抗原性,刺激抗体生成。当产生的抗体与吸附在红细胞上的药物发生抗原-抗体反应时,即发生药源性免疫性溶血性贫血。该类型常呈现剂量依赖性,一般剂量大时引起溶血,而剂量小时仅有直接抗人球蛋白试验阳性而无溶血性贫血。代表药物为青霉素。

(2)免疫复合物型:某些药物与机体首次接触时,可与血清蛋白结合形成抗原,刺激机体产生抗体。当再次接触同种药物时,形成抗原-抗体免疫复合物,并在补体参与下,吸附于红细胞膜,发生血管内溶血。代表药物为奎尼丁。

(3)自身抗体型:药物与红细胞结合,改变红细胞的膜抗原性,激发自身抗体与自身或同质的红细胞在无药物情况下反应。用药后产生自身抗体需数月或更久,且可在无药时发病。代表药物为甲基多巴。

(4)非免疫性蛋白吸附型:又称非特异型。药物损伤红细胞膜,使红细胞膜的抗原决定簇发生变异,血浆中的免疫球蛋白、补体、白蛋白等蛋白质非特异性吸附到红细胞表面,引起直接抗人球蛋白试验阳性,但一般不易出现溶血性贫血。代表药物为头孢菌素类。

2. 药物氧化性溶血性贫血 药物氧化性溶血性贫血(drug-induced oxidative hemolysis,DIOH)是指药物通过非免疫性机制发生的溶血性贫血,主要分为以下几类:

(1)遗传性红细胞酶缺陷者:最常见的为遗传性红细胞 G-6-PD 缺陷患者使用本身或代谢物具有氧化性的药物时。G-6-PD 正常情况下,可以通过磷酸戊糖旁路产生大量的红细胞保护剂(NADPH),保持足够的还原型谷胱甘肽,使红细胞免受氧化剂损害。当 G-6-PD 缺陷时,还原型谷胱甘肽数量减少,血红蛋白在药物作用下氧化变性,变性的血红蛋白在红细胞内沉淀形成海因小体,使红细胞可塑性降低,红细胞变硬,导致溶血。溶血的程度与药物剂量及其氧化潜力有关。

(2)血红蛋白病者:不稳定的血红蛋白可对药物敏感,引起 G-6-PD 缺陷的药物,均可能破坏这种异常的血红蛋白,在红细胞内沉淀,形成变性珠蛋白小体,导致溶血性贫血。

(3)正常红细胞者:少数药物可在体内产生较多的过氧化物,超过正常红细胞抗氧化能力,而导致溶血性贫血。

(二)常见致病药物及临床表现

1. DIHA 常见致病药物及临床表现 常见的引起 DIHA 的药物、临床表现及致病特点见表 3-2。

表 3-2 DIHA 常见致病药物及临床表现

	机制			
	半抗原型	免疫复合物型	自身抗体型	非免疫性蛋白吸附型
常见致病药物	青霉素类、头孢菌素类、四环素、甲苯磺丁脲、非那西丁、磺胺类	奎尼丁、非那西丁、对氨基水杨酸、磺胺类、异烟肼、利福平	甲基多巴、左旋多巴、氯丙嗪、普鲁卡因胺	头孢菌素类
药物剂量	大	一般很小 须有既往用药史	长期用药	常规剂量

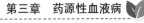

	机制			
	半抗原型	免疫复合物型	自身抗体型	非免疫性蛋白吸附型
起病	常于用药后7～10天发生 亚急性起病	急性起病	常于用药后3～6个月发生可在无药时发病 慢性起病	用药数日内
溶血方式	主要为血管外溶血	血管内溶血	主要为血管外	一般无溶血性贫血，仅表现为直接抗人球蛋白试验阳性
临床表现	贫血症状、黄疸、茶色尿	寒战、高热、呕吐、腰痛、严重者出现肾衰竭、休克、DIC	贫血症状、黄疸、茶色尿	贫血症状、黄疸、茶色尿
停药后溶血缓解时间	数日至数周	数日至数周	＞1个月	数日至数周

2. DIOH 常见致病药物及临床表现　引起 G-6-PD 缺陷患者发生溶血性贫血的常见药物见表 3-3。G-6-PD 缺陷患者常于用药后 1～3 天发生溶血性贫血，多数为口服药引起。患者表现为血红蛋白尿及其他血管内溶血征象。溶血程度与药物性质、药物剂量、G-6-PD 缺陷程度、种族等因素有关，轻者仅有酱油色尿，重者有腰痛、腹痛、虚弱、黄疸、不同程度发热等。溶血呈现自限性，衰老红细胞破坏，新生红细胞大量出现时，溶血逐渐停止。若增加药物剂量，可再次发生溶血。反复或持续用药，可呈现慢性溶血，持续 2 个月或更长。合并感染、酸中毒、糖尿病、肾功能不全时，可加重或诱发溶血。

表 3-3　G-6-PD 缺陷患者溶血性贫血常见致病药物

药物分类	常见药物	特点
解热镇痛药	阿司匹林、吲哚美辛等	该类药物主要对婴幼儿、合并感染的 G-6-PD 缺陷患者易导致溶血
抗疟药	伯氨喹、帕马喹（扑疟喹啉）等	伯氨喹剂量＞20mg/d 时易发生溶血，对于地中海变异型，＜10mg/d 时即可发生溶血
磺胺类	磺胺嘧啶、磺胺异噁唑、柳氮磺吡啶等	
砜类	氨苯砜	
硝基呋喃类	呋喃唑酮、呋喃妥因等	
其他	氯霉素、氢氯噻嗪、维生素 C、维生素 K、氯氮平等	

(三) 诊断

1. DIHA 的诊断 诊断主要为排除性。除外 G-6-PD 缺乏症;既往用药史,再次用药出现溶血,或用药过程中出现溶血;具有溶血临床表现,如贫血、脾大、发热、腰痛等;血象显示网织红细胞增多,伴有球形红细胞、血小板增多等;抗人球蛋白试验阳性等。停用怀疑药物后溶血很快停止一般可确诊。

2. DIOH 的诊断 可行 G-6-PD 筛查试验、G-6-PD 活力测定等相关化验。仔细询问直系亲属是否存在该缺陷,尤其是患者母亲,有助于诊断。

(四) 预防和治疗

1. 预防 对已知某种药物诱发的溶血性贫血患者,不应再使用相关药物;对于存在 G-6-PD 缺陷等遗传性红细胞酶缺陷患者,应加强宣传教育工作,注意合理用药,避免使用可能诱发药物氧化性溶血性贫血药物。

2. 治疗

(1)一般疗法:及时停用可疑药物为治疗的关键,一般轻症患者在停用药物后,溶血可逐渐缓解,无需特殊治疗。

(2)肾上腺皮质激素:溶血或贫血严重患者可使用肾上腺皮质激素。

(3)输血:免疫复合物型溶血往往较为严重,常需输血,但输血会提供补体,可能使溶血加重。因此,输血量不宜过多,速度应缓慢,一旦发现溶血加剧,应立即停止,并注意碱化尿液,预防急性肾衰竭。

(4)积极控制感染,纠正酸中毒,保持水、电解质平衡,及时处理急性肾衰竭、DIC 等并发症。

二、药物诱导血小板减少症

药源性血小板减少症(drug-induced thrombocytopenia,DITP)是因某些药物致使外周血中血小板计数减少(低于正常值)而导致的出血性疾病。当药物所致血小板计数 $<100\times10^9$/L 时可诊断为血小板减少症,重症可致血小板计数 $<5\times10^9$/L。凡可引起再障的药物均可以选择性作用于骨髓巨核细胞系统引起血小板减少。DITP 按药物作用机制分为骨髓抑制性血小板减少症(marrow suppression thrombocytopenia)、免疫性血小板减少症(immunological thrombocytopenia)和非免疫性血小板减少症(non-immunological thrombocytopenia)。

(一) 发病机制

1. 骨髓抑制性血小板减少症 某些药物可以抑制骨髓造血组织,使造血细胞(如巨核细胞)生长、发育、成熟过程受阻,引起造血抑制,导致血小板或全血细胞减少,一般是可逆的,停药后逐渐恢复,如抗肿瘤药所致的一般性骨髓抑制。但也有部分药物如保泰松等引起的非剂量相关性骨髓抑制,会导致血小板不可逆性持续下降。

2. 免疫性血小板减少症 某些药物可以通过免疫学机制引起血小板减少,主要方式有:

(1)半抗原型:某些药物为半抗原,与血小板蛋白质相结合形成全抗原,从而刺激机体产生相应的抗体,形成抗原抗体复合物,在血小板膜上与补体结合,于单核-吞噬细胞系统破坏,引起血小板减少。这种抗体是特异性抗体,在补体作用下只破坏有对应药物结合的血小板,而不破坏正常血小板。如青霉素、头孢菌素等。

(2)免疫复合物型:药物进入人体刺激抗体产生,与抗体结合成牢固的复合物,然后附着于血小板膜上,形成药物-血小板-抗药物抗体复合物,吸附于 C3 上使血小板遭到破坏。如磺胺类、奎尼丁、利福平等。

(3)自身免疫型:药物或其代谢产物与血小板膜蛋白结合,改变血小板表面结构,使血小板具有抗原性,激发自身抗体,破坏血小板,导致血小板减少。如甲基多巴、干扰素等。

3. 非免疫性血小板减少症 某些药物对血小板有直接破坏作用。如硫酸鱼精蛋白可与肝素形成复合物而对循环血小板起直接破坏作用,导致轻度的血小板减少。某些细胞因子如GM-CSF、TNF-α、IL-2 等可直接引发血小板破坏,致急性血小板减少,但其机制尚不明确。

(二)常见致病药物及临床表现

1. 常见的引起 DITP 的药物见表 3-4。

表 3-4 DITP 常见致病药物

药物分类	常见药物	特点
抗凝血药	肝素	肝素相关的血小板减少可分为Ⅰ型和Ⅱ型。Ⅰ型较轻,继续使用肝素血小板也可恢复正常。Ⅱ型严重,于首次用药后 5~14 天引起血小板减少,常发生血栓并发症
抗肿瘤药	环磷酰胺、氮芥、白消安、吉西他滨、氟达拉滨、依托泊苷、铂类等	主要为骨髓抑制性血小板减少症,与剂量相关,一般为可逆性
抗感染药	氯霉素、磺胺类、万古霉素、利奈唑胺、头孢菌素等	主要为免疫性血小板减少症
解热镇痛药	保泰松、对乙酰氨基酚、吲哚美辛、水杨酸钠等	主要为免疫性血小板减少症
血小板抑制剂	替罗非班、噻氯匹定、西洛他唑、氯吡格雷	可引起急性血小板减少症
降糖药	氯磺丙脲、格列本脲、甲苯磺丁脲等	有抑制骨髓作用
雌激素	己烯雌酚等	机制不明,停药后一般可逐渐恢复,再次给药,血小板减少又可再现
疫苗	甲肝疫苗、乙肝疫苗、狂犬病疫苗、百白破三联疫苗等	
其他	洋地黄毒苷、呋塞米、地高辛、地西泮、硫氧嘧啶类、有机砷类、西咪替丁、维拉帕米、甲硝唑、氯苯那敏、氯丙嗪、乙胺嘧啶、阿德福韦、辛伐他汀、卡托普利等	

2. 临床表现 患者常有数日、数周或数月的用药史,发病时间因药物及其作用机制不同而异,短者用药后数小时发病,长者数周甚至数月才发病,一般在用药后 1~2 周发病。多

数免疫性血小板减少症发生在用药 24 小时至 7 天以内,少数药物(如金盐)因可在体内长期滞留,可于数周至数月后引起血小板数减少。

DITP 最常见症状为出血倾向,轻者表现为皮肤瘀点、瘀斑和黏膜出血,有些患者同时伴有鼻出血、牙龈出血,严重者可有消化道出血、泌尿道出血或颅内出血。部分严重患者在出血症状的同时可有全身症状,主要有发热、寒战、乏力、关节酸痛、恶心、呕吐、头痛、腹痛、皮肤瘙痒等。这些症状既可单发也可多发,可能与血小板在循环血中的大量破坏有关。外周血中伴有血小板不同程度减少,多在$(10\sim50)\times10^9/L$。骨髓中有核细胞增生活跃,巨核细胞数多正常,也可增多或减少,常伴有巨核细胞成熟障碍。

(三)诊断

美国俄克拉荷马大学卫生科学中心(University of Oklahoma Health Sciences Center)采用以下标准,判断可疑药物与血小板减少的相关性:

1. 发生血小板减少前有确切应用某种可引起血小板减少症的药物史,且停用该药后血小板减少症状减轻或血小板计数恢复正常。

2. 起病前仅用了某一种药物,或同时使用了其他药物,但在停用该药后继续使用其他药物不影响血小板计数。

3. 排除其他可导致血小板减少症的原因。

4. 重新使用该药后血小板减少症又复发。

4 项都符合可确诊,符合前 3 项为很可能相关,符合第 1 项为有可能,不符合第 1 项为不可能。除以上用药史、较典型的临床表现外,还应做相应的实验室检查,如外周血检查血小板计数减少($<100\times10^9/L$),重症$<5\times10^9/L$。骨髓象分析,若为骨髓抑制性 DITP 则巨核细胞常减少,若为免疫性 DITP 则巨核细胞数正常或增多,常伴有巨核细胞成熟障碍。口腔黏膜出血性大疱、出血前或出血同时伴有寒战、发热、关节痛、皮肤瘙痒等全身症状、血小板抗体阳性等,有助于免疫性 DITP 的诊断。

(四)预防和治疗

1. 尽量选用对血小板影响小或无影响的药物,某些药物必须应用时,应定期监测血小板计数,以便及时发现和治疗 DITP。

2. 一旦发生 DITP,应立即停用可疑致病药物。

3. 应用可引起骨髓抑制性 DITP 的药物时,症状轻者于 1~7 天出血可逐渐停止,不需特殊治疗。

4. 金盐及有机砷引起的血小板减少,可用二巯丙醇、二巯丁二钠以加速重金属离子的排出。

5. 严重出血症状者可选用糖皮质激素治疗,有抑制单核-巨噬细胞系统的作用,利于血小板回升,如泼尼松 60mg/d。为减少糖皮质激素对下丘脑-垂体-肾上腺皮质轴的影响,早晨 1 次服药较分次服药更合理。出血停止后减量,疗程 7~10 天,或至血小板计数正常后停药。

6. 若血小板重度减少或出血严重,可输注血小板或免疫球蛋白,防止严重并发症。

7. 若患者有便秘、咳嗽等症状时,应及时治疗,以防止颅内压增高引起致命性的颅内出血。

三、药物诱发中性粒细胞减少症

中性粒细胞减少症是指中性粒细胞绝对计数（ANC）小于 $2.0\times10^9/L$（儿童小于 $1.5\times10^9/L$），粒细胞缺乏症是中性粒细胞减少症的严重形式，指 ANC 小于 $0.5\times10^9/L$。中性粒细胞占粒细胞的绝大多数，因此通常所指的粒细胞减少即中性粒细胞减少。药物诱发中性粒细胞减少症是药源性血液病中较为常见类型，是指特定药物通过不同机制引起 ANC 减少或缺乏的病症。粒细胞缺乏症是常见的致死性药物不良反应，临床工作中，需引起重视。

（一）发病机制

1. 免疫介导 一般有既往用药史，再次使用同一药物时，用药早期即可发生。主要为选择性、非剂量依赖性。免疫介导的方式主要有两种：一种为氨基比林型，药物作为半抗原进入机体，与蛋白质结合形成全抗原而具有抗原活性，刺激机体产生抗体，抗原抗体反应可引起粒细胞破坏，对粒细胞的破坏常需要药物的持续存在；另一种为奎宁型，免疫复合物一旦形成，对粒细胞的破坏不再需要药物的持续存在。

2. 骨髓抑制 粒细胞减少的程度与用药时间、剂量相关。如抗肿瘤药物为常见的引起粒细胞减少的药物，可以通过直接损伤造血干细胞及分裂期的早期细胞，或抑制这些细胞的分裂及增值，导致骨髓抑制，粒细胞减少。

（二）常见致病药物及临床表现

1. 常见引起粒细胞减少症的药物见表 3-5。

表 3-5 常见引起粒细胞减少症的药物

药物分类	常见药物	特点
抗肿瘤药物	烷化剂、蒽环类、铂类、抗代谢药等	抗肿瘤药物的剂量限制性毒性反应，发生率及严重程度与患者年龄、体质、用药种类、用药剂量等有关
抗风湿药	保泰松、羟基保泰松、吲哚美辛等	治疗第一个月时常先有皮疹，一般开始治疗 3 个月内出现粒细胞缺乏，年轻者较多见
抗甲状腺药	甲巯咪唑、甲硫氧嘧啶、丙硫氧嘧啶等	应用 3～8 周后即有可能引起粒细胞缺乏症，个别短至 10 天或长至 5 个月者，引起的粒细胞缺乏发病快，全身症状严重
抗精神病药、镇静安眠药及抗抑郁药	氯丙嗪、氯氮平、苯妥英钠、氟哌啶醇、奋乃静等	氯丙嗪、氯氮平最常见。氯丙嗪所致的粒细胞减少症很少发生在治疗 2 周内，一般发生在用药后 20～30 天，累积剂量大于 5g，较小剂量应用过长也可能发生，严重粒细胞缺乏症较少见
抗菌药物	磺胺类、氯霉素、链霉素、利福平、异烟肼、青霉素类、头孢菌素类、万古霉素等	磺胺类常见，可能为骨髓抑制及免疫介导的双机制
抗心律失常药	普鲁卡因胺、普萘洛尔、奎尼丁等	
抗高血压药	卡托普利、甲基多巴等	

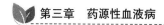

续表

药物分类	常见药物	特点
抗组胺药	西咪替丁、曲吡那敏等	
其他	干扰素、别嘌醇、青霉胺、左旋咪唑等	

2. 临床表现

（1）免疫介导：代表药物为氨基比林。急性起病，进展迅速，服药后 7～10 天发病，若有既往用药史，可立即发病。全身症状严重，可伴有发热、寒战、乏力、关节酸痛、恶心、水肿、头痛、心动过速等，严重时甚至出现轻微休克。若不停药，可出现喉部坏死、口腔脓肿、败血症等致命后果。若及时停药，粒细胞计数一般会在一周左右恢复正常。

（2）骨髓抑制：代表药物为抗肿瘤药、抗甲状腺药、氯丙嗪等。亚急性或隐匿性起病，一般无全身症状。如抗甲状腺药物引起的粒细胞缺乏症，一般需持续给药 3～8 周才会发病。常同时伴有贫血和血小板减少，有时伴有溶血性贫血。抗肿瘤药物所致的粒细胞缺乏，出现时间及粒细胞减少程度，与药物种类有关，严重粒细胞缺乏时会并发败血症等严重并发症。

（三）诊断

需排除其他可引起粒细胞减少的情况，如感染性疾病（尤其是病毒感染）、潜在的血液病、最近接受过放疗、先天性或免疫性中性粒细胞减少病史等。结合用药史、临床表现及实验室检查结果进行诊断。因患者常同时服用多种药物，较难确定特定药物与疾病的因果关系。因此，需了解常见的致病药物和详细的病史询问至关重要。血常规白细胞或粒细胞计数符合本病标准，骨髓象常表现为细胞总数轻度减少或正常，约 $65\%\sim67\%$ 患者有粒系增生减少，部分患者同时存在淋巴细胞减少，浆细胞增多。

（四）预防及治疗

1. 尽量避免使用对粒细胞影响较大药物，必须使用时，需定期监测血常规。

2. 出现粒细胞减少时，立即停药。部分无症状患者，无需特殊处理，停药后可逐渐恢复。对于有症状患者，或粒细胞缺乏易出现并发症患者，可使用糖皮质激素、G-CSF、GM-CSF 等；若出现感染，及时使用广谱抗菌药物，并行病原学检查，一旦明确病原菌，根据病原菌种类及药敏结果选择合适抗感染用药，并注意环境及个人卫生，预防真菌感染；对症支持治疗。

3. 一般免疫介导的粒细胞减少，及时处理，预后较好，多数可以恢复，而严重的骨髓抑制型，常因同时伴有血小板明显减少，易并发感染及出血，预后较差。

四、药物诱发再生障碍性贫血

药源性再生障碍性贫血（drug-induced aplastic anemia），简称药源性再障，是由药物或化学物质引起的骨髓造血功能衰竭，为继发性再生障碍性贫血的常见病因。常见引起药源性再障的药物及化学制品包括氯霉素、保泰松、杀虫剂、苯、磺胺等。药物诱导自身免疫性纯红细胞再生障碍性贫血为药源性再障的一种特殊类型。

（一）发病机制

1. **药物致造血干细胞衰竭** 造血干细胞异常是再障的主要机制之一。药物引起造血干细胞缺陷,在许多环境因素作用下引起再障。在药物引起的再障中,最常见的是氯霉素。氯霉素既可以引起与剂量相关的可逆性骨髓抑制,也可以损伤多能干细胞,使造血干细胞衰竭,导致不可逆性骨髓抑制。氯霉素所致的再障,与年龄、性别、用药剂量、给药方式无关,静脉滴注、口服甚至滴眼途径均可发病,发病时间可能出现在服药数天至停药后数月。

2. **药物致造血微环境缺陷** 某些药物可选择性的影响造血微环境,使造血组织微血管痉挛或使骨髓微血管壁发生功能性、器质性损害,导致骨髓微循环血液灌流障碍,进而引起继发性多能干细胞损伤,导致药源性再障。

3. **药物异常免疫反应** T 淋巴细胞数量和功能异常、细胞因子分泌失调与再障的发病相关,人异体骨髓移植后的移植物抗宿主病就是免疫系统反应对骨髓产生毁灭性打击的证明。有研究认为药物可能通过免疫反应造成造血干细胞及造血微环境缺陷,从而引起药源性再障。

（二）常见致病药物及临床表现

1. 常见引起药源性再障的药物见表 3-6。

表 3-6 可能引起再障的常见药物及化学制品

药物分类	常见药物	特点
抗肿瘤药	白消安、氟尿嘧啶、环磷酰胺、甲氨蝶呤、阿糖胞苷、柔红霉素、巯嘌呤、氮芥等	可迅速损伤增殖中的细胞,对多能干细胞损害较轻;主要为可逆性骨髓抑制,一般停药后可逐渐恢复,严重时引起不可逆性再障;产生的骨髓抑制作用、恢复时间与药物类型及存活的干细胞数量相关
抗微生物药	氯霉素、磺胺类、四环素、两性霉素 B 等	氯霉素为引起再障最常见药物,可分为剂量相关型及非剂量相关型
精神与神经系统用药	苯妥英钠、苯巴比妥、氯丙嗪、苯丙氨酯（非氨酯）等	苯妥英钠较常见,与个体特异性体质有关,患者对有毒性氧化中间产物的解毒作用存在缺陷,致使亲电性中间代谢产物堆积,以共价键与细胞大分子结合,进而对骨髓产生毒性作用,服药后数周至数年均可发病
非甾体抗炎药	保泰松、安乃近、阿司匹林等	保泰松常见,发病与年龄、性别、用药时间长短有关,老年妇女危险性最高
抗甲状腺药	硫脲嘧啶、甲巯咪唑等	最常见引起粒细胞减少,少见引起再障
抗贫血药	EPO	外源性 EPO 对机体具有一定的抗原性,可诱导免疫反应,产生相应抗体,使 EPO 被破坏后失去原有作用。α 型 EPO 所致的药物诱导自身免疫性纯红细胞再生障碍性贫血较为常见,原因除免疫反应外,可能还与皮下注射的给药方式及其对物理的应激敏感有关
降糖药	甲苯磺丁脲、氯磺苯脲等	机制不明

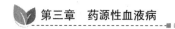

续表

药物分类	常见药物	特点
驱虫药	氯喹、乙胺嘧啶等	机制不明
杀虫剂	有机磷、DDT等	职业相关性
其他	金制剂、奎尼丁、利多卡因、四氯化碳等	金制剂所致再障,通常先出现血小板和粒细胞减少,继而出现再障

2. 临床表现　药源性再障与年龄无明显相关性,可发生在任何年龄组。起病时间不一,与药物种类有关,服药后数日至数月均可发生,常见的发生在长期持续用药期间,从最后1次剂量至贫血发生,多数有几周至几个月的间歇期,少数超过半年,可有既往类似用药史。有些药物在极少量、短疗程使用时也可能诱发药源性再障,表现为血细胞迅速下降。

起病可为急性或慢性,急性起病以出血、感染为主,慢性起病以贫血为主,临床表现、血象、骨髓象与原发型再生障碍性贫血类似。药源性再障发生时多无其他药物过敏表现,少见伴有皮疹、恶心等反应患者。一般无肝脾大,外周血呈现全血细胞减少,贫血多属正常细胞型,网织红细胞明显减少。急性型患者骨髓象呈现多部位增生减低,三系造血细胞明显减少,尤其是巨核细胞和幼红细胞,非造血细胞增多,尤其是淋巴细胞。慢性型患者不同部位穿刺所得骨髓象结果不一致,可有增生不良或增生象,但至少有一部位增生不良。

（三）诊断

多数药源性再障潜伏期较长,停药后恢复较慢,因此用药史及停药试验对诊断意义不大。判断是否为药源性再障,需确定患者所用药物是否为常见引起再障药物,判断症状出现时间与用药时间关系,排除其他再障原因后,若患者仅使用一种常见引起再障药物,且起病时间较为相符,较易诊断;若患者服用多种药物,不易确诊。

药源性再障的诊断标准与原发型再生障碍性贫血相同,参照我国《再生障碍性贫血诊断治疗专家共识2010年版》:

1. 血常规检查　全血细胞减少,校正后的网织红细胞比例$<1\%$,淋巴细胞比例增高。至少符合以下三项中两项:$Hb<100g/L$;$BPC<50\times10^9/L$;$ANC<1.5\times10^9/L$。

2. 骨髓穿刺　多部位(不同平面)骨髓增生减低或重度减低;小粒空虚,非造血细胞(淋巴细胞、网状细胞、浆细胞、肥大细胞等)比例增高;巨核细胞明显减少或缺如;红系、粒系细胞均明显减少。

3. 骨髓活检(髂骨)　全切片增生减低,造血组织减少,脂肪组织和(或)非造血细胞增多,网硬蛋白不增加,无异常细胞。

4. 除外检查　必须除外先天性和其他获得性、继发性骨髓衰竭性疾病。

对于药物诱导自身免疫性纯红细胞再生障碍性贫血诊断,临床上应有以贫血为主要表现的症状和体征,以及有可能诱发本疾病的用药史。血常规提示红细胞、网织红细胞计数减少,白细胞和血小板正常;骨髓象提示红系增生不良,粒系和巨核系正常。EPO抗体检测、细胞培养BFU-E及CFU-E集落减少有助于本病的诊断。

（四）预防与治疗

1. 预防　避免滥用易引起再障的药物,在使用对造血系统影响较大的药物过程中,定期监测血象,便于及时发现问题。

2. 治疗　停用可疑致病药物,避免使用其他可能引起骨髓损害的药物。其余治疗根据疾病严重程度,可包括防治感染与出血、雄激素、免疫抑制剂、造血干细胞移植等,与再生障碍性贫血相同。

诊断药物诱导自身免疫性纯红细胞再生障碍性贫血时,糖皮质激素为治疗本病的一线治疗用药,可使部分患者获得缓解。常用泼尼松,起始剂量 1mg/(kg·d),根据疗效反应调节剂量,贫血缓解后,还需长期小剂量维持。若连续使用 4~6 个月无效,应考虑更换或加用其他免疫抑制剂。对糖皮质激素无效或不能耐受患者可选择 CsA,推荐剂量为 2~4mg/(kg·d)疗程一般不少于 6 个月。ATG/ALG 治疗 PRCA 的剂量和疗程与治疗重型再生障碍性贫血相似。免疫抑制剂应做到足量足疗程,并逐渐减量,以免影响治疗效果。对免疫抑制剂治疗无效患者,可使用环磷酰胺、巯嘌呤、硫唑嘌呤等细胞毒性药物,但需注意毒副作用。常规剂量的 EPO 对药物诱导自身免疫性纯红细胞再生障碍性贫血的治疗无显著效果,大剂量 EPO 可能中和存在的 EPO 抗体而减少输血量,促进红系造血恢复。一般需联合其他药物治疗。

五、药物继发恶性血液病

药物继发恶性血液病是指长期应用某种药物治疗疾病从而导致的恶性血液病,其中最常见的为药源性白血病,以急性髓细胞白血病为主。本节主要介绍药源性白血病的相关情况。

(一) 发病机制

1. 基因突变　药物的强诱导性可引起人体染色体发生突变,导致白血病。常见的药物包括烷化剂、拓扑异构酶Ⅱ抑制剂等。烷化剂可与 DNA 交联引起基因突变,使 5 号和 7 号染色体长臂缺失,造成 IL-3、IL-4、CSF-1、CSF-2、PDGFR 等与细胞增殖有关的基因缺失,可能激活癌基因 RAS,使抑癌基因 p53 变异失去与致瘤蛋白结合能力,导致细胞增殖失控,分化受阻,从而引起药源性白血病。拓扑异构酶Ⅱ抑制剂,如依托泊苷等,DNA、拓扑异构酶Ⅱ形成三联体阻断该酶的连接活性,使 DNA 断裂,引起基因重排,导致白血病。

2. 免疫功能损伤　部分药物可以严重损害机体的免疫功能,抑制机体对肿瘤细胞的免疫监视作用,有利于恶性造血干细胞增殖,导致白血病发生,如环磷酰胺等。

(二) 常见致病药物及临床表现

1. 常见致病药物

(1)烷化剂:烷化剂为公认的可致白血病的抗肿瘤药物,如氮芥、苯丁酸氮芥、环磷酰胺、美法仑等的使用过程中,常继发骨髓增生异常综合征和急性粒细胞白血病。

(2)拓扑异构酶Ⅱ抑制剂(如鬼白毒素)、蒽环类、羟哌嗪衍生物,长期使用过程中,可能导致白血病。

(3)其他:包括磺胺类、氯霉素、保泰松、吲哚美辛、对乙酰氨基酚、苯妥英钠、卡马西平等药物。

2. 临床表现　药源性白血病好发于中老年人,以急性髓细胞白血病多见。在原发病开始用药治疗至白血病发病,有较长的潜伏期,一般拓扑异构酶Ⅱ抑制剂的潜伏期为 30~34 个月,而烷化剂的潜伏期多为 3~6 年。拓扑异构酶Ⅱ抑制剂所致白血病,一般无骨髓增生异常期,类型以急性髓细胞白血病 M_3 型多见;烷化剂所致白血病,常有白血病前期或 MDS 阶段,多出现在发病前几个月至 1 年,类型以急性髓细胞白血病 M_1 型和急性髓细胞白血病 M_2 型多见。

患者的临床表现与白血病类似,包括乏力、呼吸困难、出血、感染等,仅 5% 的患者有肝、脾、淋巴结肿大。

药源性白血病进展迅速,治疗反应差,完全缓解率远远低于原发性白血病,预后不佳。

(三) 诊断

使用烷化剂、拓扑异构酶Ⅱ抑制剂等易引起药源性白血病药物的患者,若治疗后出现贫血、出血、感染等疑似白血病临床表现,应行血象、骨髓象等检查。外周血常显示大细胞性贫血、血小板减少、单核细胞增多、嗜碱粒细胞增多,中性粒细胞减少较少见,部分患者可见幼稚粒细胞、幼稚红细胞或异形红细胞。必要时行染色体检查,多数患者染色体存在异常,且无规律性。诊断标准可参照各类型白血病。

(四) 预防和治疗

1. 严格掌握烷化剂、拓扑异构酶Ⅱ抑制剂等药物的用药指征和使用剂量,在保证治疗有效的前提下,减少用药剂量,缩短用药时间。

2. 临床用药时,同时使用抗诱变剂减少药源性白血病的发生。

3. 需要长期使用上述药物时,需监测血象变化,及时发现血象异常,停药并行相关治疗,必要时行骨髓穿刺。

4. 一旦确诊为药源性白血病,治疗方案同各类型原发性白血病。

(庞　露　刘立民　肇丽梅)

参 考 文 献

[1] 孙定人,齐平,靳颖华. 药物不良反应. 3 版. 北京:人民卫生出版社,2003.

[2] 王健民. 现代血液病药物治疗学. 上海:第二军医大学出版社,2008.

[3] 胡夕春. 肿瘤内科方案的药物不良反应及对策. 北京:人民卫生出版社,2009.

[4] 吴笑春. 药源性疾病诊治手册. 北京:人民军医出版社,2005.

[5] 林凤茹. 药源性溶血性贫血. 国际输血及血液学杂志,2009,32(6):490-493.

[6] 都丽萍,梅丹. 药源性血小板减少症的发病机制和临床表现及防治. 药物不良反应杂,2007,9(6):414-418.

[7] 周峰. 特殊药源性中性粒细胞缺乏症和急性中性粒细胞减少. 国际输血及血液学杂志,2010,33(5):418-421.

[8] 王秀兰,王昭,张淑文,译. 临床药物治疗学(血液病). 北京:人民卫生出版社,2007.

[9] 中华医学会血液学分会红细胞疾病(贫血)学组. 再生障碍性贫血诊断治疗专家共识. 中华血液学杂志. 2010,31(11):790-792.

[10] 陈勤奋. 免疫性纯红细胞再生障碍性贫血的诊断及治疗. 中国实用内科杂志,2006,26(7):496-499.

[11] 李建勇. 血液疾病诊断流程与治疗策略. 北京:科学出版社,2007.

[12] 阮长耿,吴德沛,李建勇,等. 现代血液病诊断治疗学. 合肥:安徽科学技术出版社,2007.

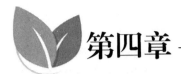

第四章

血液系统疾病药学监护技能与实践

第一节 概 述

一、药学监护的定义与目标

药学监护(pharmaceutical care,PC),也有称之为药学服务、药学保健或药疗保健。1990 年美国明尼苏达大学药学院的 Hepler 和 Strande 教授第一次全面阐述了药学监护的概念,即"为了得到改善患者生活质量的肯定结果而有责任地提供药物治疗",并在全世界引起医院药学界的广泛关注,标志着医院药学实践的发展已从传统的功能型向服务型方向转变。1993 年,美国医药卫生协会(ASHP)对 PC 又做出了统一定义:"PC 是直接地、负责地提供与药物治疗相关的监护,其目的是让患者达到明确的治疗目标,进一步提高患者的生活质量"。

1998 年,明尼苏达大学药学院的 Cipolle 和 Strande 等教授对药学监护进行了最新定义,即"药学监护是一种执业行为,其执业人员承诺满足患者药物治疗方面的各项需求,并对其承诺负责"。目的在于实现改善患者的生活质量,包括:①治愈疾病;②消除或减轻症状;③阻止或延缓疾病进程;④防止疾病或症状发生。

药学监护是一种过程,药师通过与患者和其他专业人员的合作,制订药学监护计划,其执行和监测将会对患者产生特殊的治疗效果,它具有三种功能:①发现潜在的或实际存在的用药问题,如未对症治疗、选择药品不当、治疗剂量不足、服药过量、药物不良反应、药物相互作用和药物滥用;②解决实际发生的用药问题;③防止潜在的用药问题发生。药师必须与医师、护士等医务工作人员形成一个工作团队,共同参与到患者的药物治疗过程中。

二、药学监护的内容

药学监护的内容应该贯穿于患者药物治疗的全过程,疗效监护和不良反应监护(即药物治疗有效性和安全性监护)是药学监护中最重要的两个方面,其他还包括药物治疗过程监护及患者依从性监护等。从宏观角度来说,药学监护的主要内容应包括:①把医疗、药学、护理有机结合在一起,让医师、药师、护士齐心协力,共同承担医疗责任;②既为患者个人服务,又为整个社会国民健康教育服务;③积极参与疾病的预防、检测、治疗和保健,满足与患者用药有关的需要;④指导、帮助患者和医护人员安全、有效、合理地使用药物,治愈疾病、恢复健康;⑤定期对药物的使用和管理进行科学评估。

药学监护中药师的具体职责包括:①与医生一起决定患者是否需要进行药物治疗;②根据患者的疾病种类、性质、发病时间、既往用药史,有无药物过敏史等情况,选择安全有效的药物,适当的剂型,恰当的给药途径和给药方法;③依据药动学和药效学知识提出剂量及疗程的建议;④对医生、护士和患者进行药学服务,提供有关药物的信息咨询;⑤监测患者用药过程,发现和报告药物相关不良事件,最大限度地降低药物不良反应及有害的药物相互作用的发生;⑥建立患者用药档案并对药物治疗作出综合评价。

第二节 药学监护的实践方法

对于一个住院患者,应如何开展药学监护工作? 一般来说,主要包括 4 个步骤:

一、确定需要药学监护的患者人群

药学监护的对象应当是所有患者,但目前我国临床药学的发展状况还不足以支撑对所有患者进行药学监护,因此,必须对患者及其药物治疗方案进行综合评估来确定监护对象。血液科的患者由于病程重、发病机制复杂、并发症多等因素,使得其药物治疗情况也相对复杂,在确定药学监护对象时,应结合自己的经验,将患者分成两组,一是非重点药学监护组,二是重点药学监护组。需要注意的是,应对"非重点药学监护组"随时进行动态评估,以确定患者是否需要进入重点药学监护组,具体见图 4-1。

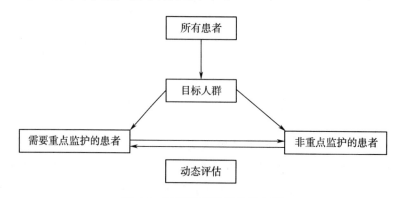

图 4-1 确定药学监护患者人群

 案例分析

患者,女,78 岁。

现病史:因"乏力、气促 2 月,发热 10 余天"入院。患者 2 个月前无明显诱因逐渐出现乏力,活动后气促、心慌,休息时减轻。10 余天前受凉后出现发热,鼻塞,咽痛,自服抗生素无明显缓解,为求进一步治疗入院。

既往史:既往有冠心病病史 21 年,肝硬化病史 13 年,高血压病史 25 年。

入院查体及辅助检查:急性病容,浅表淋巴结无肿大,咽部充血,右侧扁桃体 2 度肿大,腹平软,肝脾未触及,入院后查血常规:WBC 19×10^9/L,幼稚细胞占 50%,Hb 85g/L,PLT 70×10^9/L,肝肾功能无明显异常,骨髓涂片:增生明显活跃,粒系 87%,其中原粒 55%,早幼粒 17%,幼红细胞及巨核细胞可见。

诊断:1. 急性髓系白血病 M_2;2. 冠心病;3. 高血压;4. 肝硬化。

治疗方案:注射用盐酸柔红霉素($45mg/m^2$,静脉注射,第 1~3 天)＋ 阿糖胞苷($100mg/m^2$,静脉滴注,第 1~7 天)诱导化疗。

分析:该患者为需要药学监护的重点对象。原因在于该患者属于特殊人群:①年龄大,对接受治疗的耐受性较差。若接受化疗,发生不良反应的风险显著增高,需要充分评估患者接受化疗的治疗获益与治疗风险,在确定可以接受化疗后,通过评估患者的耐受性,确定化疗方案及药物剂量;②合并疾病多。患者合并有冠心病、高血压以及肝硬化,联合用药多,易发生药物相互作用;③存在影响药物体内过程的疾病。该患者有肝硬化病史,为常见的慢性肝病,由于肝功能损伤可能会影响很多经肝代谢药物的药动学。

二、个体患者的药学监护

确定了需要药学监护的人群后,应对个体患者展开药学监护,见图 4-2。

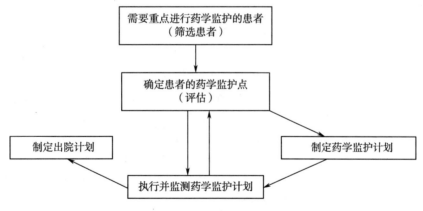

图 4-2　个体化药学监护流程

(一) 确定患者的药学监护点

药师在对患者的药物治疗方案给出建议之前,首先要收集患者主观和客观的信息,用以评估患者用药的危险因素。可通过药学问诊、查看患者病例资料、咨询患者的主治医师、询问患者家属等手段进行信息收集。主观性资料包括患者的主诉、病史、不良反应、药物过敏史、既往用药史、合并用药情况等;客观性资料包括患者的生命体征、临床各种生化指标、影像学检查、血药浓度监测值等。

在收集完患者的相关信息后,需要综合评估患者用药的危险因素,确定药物治疗相关问题,患者用药的常见危险因素见表 4-1。

表 4-1　患者用药的常见危险因素

患者因素	用药因素
1. 患者基本信息:年龄、性别、种族、身高和体重、怀孕或哺乳。 2. 患者疾病因素:住院原因、现病主诉、曾经主诉、医疗史、家族史、诊断(鉴别诊断)、疾病分级、预后、生化指标、血液学指标、微生物学指标、营养状况、免疫状况。 3. 功能和认知因素:患者活动性、平衡能力、卫生状况、肢体灵活性、听力情况、视力、吞咽能力、记忆力、注意力、定向力、理解力。 4. 社会和环境因素:职业、日常生活情况、家庭环境、宗教和文化信仰、烟酒嗜好、毒品使用情况。 5. 患者对药物治疗的理解	1. 对目前和原来药物治疗的反应情况。 2. 药物治疗的疗效:开始的疗效、起作用时间、期望效果。 3. 药物分布因素:肝脏功能、肾脏功能、心脏功能、呼吸系统功能、胃肠道功能、治疗药物监测。 4. 毒性因素:过敏史、禁忌证、注意事项、不良反应、相互作用。 5. 药品可供性:合法状况、处方集收集、处方制度、供应来源、发送情况、费用。 6. 药品应用:剂型、给药途径、用药复杂性、依从性、治疗疗程

　　通过评估患者用药的危险因素,结合当前患者的药物治疗方案,确定患者药物治疗相关问题。常见药物相关问题包括:①适应证与禁忌证问题;②用法用量问题;③有效性问题;④安全性问题;⑤患者用药依从性问题;⑥药物相互作用问题。

 案例分析

　　患者,女,71 岁。

　　现病史:因全身浅表淋巴结肿大入院。右颈淋巴结活检,病理结果示:T 细胞淋巴瘤。临床分期:Ⅲ期 B 组。血常规、肝肾功能、LDH、β_2 微球蛋白、骨髓穿刺及骨髓活检均正常。心电图:左束支传导阻滞,Ⅱ、Ⅲ AVF、T 波倒置。LVEF 52%。给予 6 个疗程 CHOP 方案(ADM 由脂质体多柔比星代替)治疗后达 CR,现为求进一步治疗入院。

　　既往史:患者既往有高血压病史 25 年,口服苯磺酸氨氯地平 5mg/d,血压控制在 130/80mmHg;冠心病史 7 年,已置支架 2 年;抑郁症史 10 年,间歇性发作。

　　入院查体:一般情况可,神清,对答切题,反应较迟钝。浅表淋巴结未及,肝脾肋下未及。

　　诊断:T 细胞淋巴瘤Ⅲ期 B 组化疗后。

　　治疗方案:拟给予 α 干扰素(300 万单位,皮下注射,隔天 1 次)维持治疗。

　　分析:该患者为 T 细胞淋巴瘤Ⅲ期 B 组,经 6 个疗程 CHOP 方案化疗后达 CR,入院后计划给予患者 α 干扰素维持治疗。α 干扰素的主要不良反应除了发热、感冒样症状、白细胞减少外,还有心脏毒性和情绪改变、抑郁和行为异常等,禁用于严重的心脏疾病者、癫痫及中枢神经系统功能损伤者。该患者既往有冠心病史 7 年,又经过 6 个疗程 CHOP 方案化疗,入院心电图结果显示:左束支传导阻滞,Ⅱ、Ⅲ、AVF T 波倒置,LVEF 52%,综合上述因素,评估该患者在使用 α 干扰素后,心脏毒性的发生风险将增高。同时患者既往有抑郁症 10 年,α 干扰素的应用可能加重原有精神疾病,因此该患者具有显著的用药安全性问题,应建议改用其他维持治疗方案,例如利妥昔单抗。

(二)制订药学监护计划

　　药学监护计划(pharmaceutical care plan)是药师为达到治疗目标或者预防和解决药物

治疗问题而制订的个体患者的详细计划。药学监护计划的基本内容包括药学监护点,期望结果和为达到期望结果而采取的药学措施等。药学监护点是指由药师从专业的观点阐述的患者的药学需求,包括药物治疗的安全性监护、有效性监护、药物治疗过程监护和患者依从性监护。期望结果是药师针对药学监护的问题所期望达到的临床结果。药学措施是药师为解决药学监护问题所采取的措施。实际结果是指医务人员或者患者对于药师所采取的措施的反应情况,以及临床的实际结果。

1. 安全性监护　在使用药物的过程中,药师需要对可能发生的药物不良反应进行预防和监测,监测目的是为了避免发生严重的药物不良反应或者一旦发生疑似药物不良反应能及时发现、判断并予以处置。不良反应监护的重点是那些治疗窗窄、不良反应严重或需要长期应用的药物。

血液科住院患者大多患有恶性血液系统疾病,在院期间需要接受化疗,而抗肿瘤药物普遍具有细胞毒作用,对体内不同系统和器官可造成不同的损害,药师应全面了解和重点掌握抗肿瘤药物常见的,尤其是严重的不良反应及其防治措施,协助医师有针对性地为患者选择适宜的化疗方案和给药剂量。

 案例分析

患者,女,45 岁。

主诉:颈部淋巴结肿痛 3 月。

现病史:患者 3 个月前开始无诱因出现双侧颈部淋巴结肿大,偶有胀痛,无触痛,无红肿,近期生长速度加快。患者自发病以来食欲欠佳伴乏力,睡眠可,二便无异常,无头痛、头晕,无恶心、呕吐,无咳嗽、咳痰,无尿频、尿急、尿痛,体重无明显变化,现为求进一步治疗入院。

既往史:既往史无特殊,否认药物、食物过敏史。

入院查体及辅助检查:胸部 CT 检查示纵隔无肿大淋巴结。颈部和腋下见肿大淋巴结。腹部 B 超示肝胆、脾脏正常,腹腔及腹膜后未见肿大淋巴结。颈部淋巴结活检结果:外周 T 细胞淋巴瘤。免疫组化:CD3(+),CD45(+),CD20(−)。

临床诊断:外周 T 细胞淋巴瘤(ⅡA 期)。

治疗方案:CHOP 方案化疗(表 4-2)。

表 4-2　CHOP 方案

药物	剂量	给药途径	给药时间	周期(天)
环磷酰胺	750mg/m²	静脉注射	qd,d1	28
长春新碱	2mg	静脉注射	qd,d1	28
柔红霉素	50mg/m²	静脉注射	qd,d1	28
醋酸泼尼松片	100mg	口服	d1～5	28

分析:患者化疗方案中的环磷酰胺、长春新碱、柔红霉素均为细胞毒药物,不良反应较大,需要密切监护,主要监护点见表 4-3。

表4-3 CHOP方案药学监护点

药物	主要不良反应	监护措施
环磷酰胺	骨髓抑制	监测血常规(每周1~2次);若化疗后白细胞低于$2.0\times10^9/L$时,给予G-CSF升高白细胞;密切监测血小板计数,预防出血;若中性粒细胞低于$0.5\times10^9/L$,警惕原有感染情况的加重
	胃肠道反应	确保止吐药物合理应用;若患者发生严重呕吐,需监测电解质;嘱患者清淡易消化饮食
	出血性膀胱炎	大量补充液体;应用膀胱保护剂(美司钠);监测患者尿量、尿中红细胞及尿蛋白水平
长春新碱	骨髓抑制	同上
	胃肠道反应	同上
	外周神经毒性	与累积剂量有关;若患者出现明显神经毒性表现时,及时停药
	局部刺激	潜在的刺激剂,可引起静脉炎,若发生外渗,应立即停止输注,可用利多卡因+地塞米松局部封闭,同时使用硫酸镁局部热敷,外渗肢体以平放的方式抬高;若经济许可,建议患者行PICC置管
柔红霉素	骨髓抑制	同上
	胃肠道反应	同上
	心脏毒性	治疗前应常规测定心功能,如心电图等,计算患者蒽环类药物累积剂量;化疗期间及化疗后可监测左室射血分数(LVEF),必要时给予心电监护

2. 有效性监护 是通过对患者症状、体征和实验室检查等结果的观察,判断药物治疗的效果。当药物疗效不佳时,药师应协助医生分析原因,并讨论重新调整给药方案。针对不同的疾病,疗效监护应当有不同的指标,例如不同红细胞疾病药物治疗的疗效评价指标及标准均不同,其疗效评价标准见表4-4。

表4-4 常见红细胞疾病药物治疗的疗效评价标准

疾病	疗效	评价标准	评价指标
缺铁性贫血	治愈	完全符合①、②、③、④	①临床症状完全消失;②血红蛋白恢复正常;③诊断缺铁的指标均恢复正常;④缺铁的病因消除
巨幼细胞性贫血	有效	完全符合①、②、③	①临床:贫血及消化道症状消失;②Hb恢复正常。WBC>$4\times10^9/L$,粒细胞核分叶过多及核肿胀等现象消失,PLT在$100\times10^9/L$左右;③骨髓象:粒细胞核肿胀、巨型变及红系巨型变消失,巨核细胞形态正常
慢性病贫血	有效	完全符合①、②	①Hb上升>30g/L;②临床贫血症状改善

续表

疾病	疗效	评价标准	评价指标
再生障碍性贫血	基本治愈	均需 3 个月内不输血	贫血和出血症状消失。Hb 恢复正常，WBC$>4\times10^9$/L,PLT$>100\times10^9$/L，随访 1 年以上未复发
高铁血红蛋白血症	近期明显进步		按观察期前后的病情分级，凡血红蛋白尿发作频度、贫血严重程度、骨髓增生状况中任何一项进步两级者为明显进步
卟啉病	完全缓解	①缓解或消失；②治愈；③缓解或恢复正常	①急性发作期出现的腹痛、神经-精神症状、光敏感皮肤损害等临床症状和体征；②并发症；③急性发作期出现的红细胞内、尿中和粪中的卟啉及其前体物质含量增加等实验室检查异常

3. 药物治疗过程的监护　是对药物治疗方案实施过程是否恰当、规范进行监护，主要针对护士给药的各个环节，例如药物的配置浓度、配置后储存时间、输注时间、给药顺序、给药途径、输液管道管理等事项，药师应该与护士进行多方面的交流、沟通，使护士了解一些相关的药学知识。

(1)药物配置过程及储存时间的监护：患者的治疗方案确定后，给药过程主要由护士实施，由于医师的医嘱对给药细节并不详细注明，药物配置方法及储存时间关系到患者的治疗效果，这就需要药师加以用药指导。其中科学的选用溶媒是药物正确配置的核心内容，其主要监护点见表4-5。

表 4-5　药物配置过程及储存时间的监护点

监护点	内容（举例）
适宜的 pH	注射液的 pH 是影响疗效的重要因素，不仅影响某些药物的溶解度，也影响其化学稳定性。如奥美拉唑在酸性环境中会迅速降解，液体颜色发生改变，随介质 pH 升高，其稳定性增加，在生理盐水中可稳定 12 小时，而在葡萄糖中仅稳定 6 小时，应避免使用 pH 偏酸的溶媒
关注药物的结构	同类药由于其药物的不同结构导致了对溶媒的要求不同，如蒽环类药物中的柔红霉素只能用 0.9% 的 NaCl 溶解；吡柔比星只能用 5% 的 GS 作为溶媒
配伍稳定性	如依托泊苷与 GS 混合会产生细微沉淀，只能用 0.9%NaCl 稀释后输注；盐酸多柔比星脂质体注射液等脂质体类注射液必须以 GS 为溶媒，若加入 0.9% 的 NaCl 中则脂质体会被破坏
适宜的溶媒量	溶媒量的取用，对某些药物的疗效或安全性有一定影响。如依托泊苷注射液稀释后浓度不能超过 0.25mg/ml，否则可能会导致药物晶体析出；利妥昔单抗的配制终浓度应控制在 1mg/ml

有些药物与输液混合后稳定性差,可放置时间较短,应根据配制后的储存要求放置以及溶解性和终浓度要求选用尽量小的溶媒量,以确保药物安全有效。例如地西他滨配制完成后如不能在15分钟内使用,应贮存在2～8℃,最多不超过7小时。羟喜树碱(羟基喜树碱)、依托泊苷、长春新碱等植物抗肿瘤药,其配制成品必须避光冷藏。

(2)输注时间:药物的输注时间,即给药速度取决于药物的有效血药浓度、局部组织浓度、药物不良反应、药物稳定性等因素。若滴注速度过慢可能达不到有效的血药浓度,则降低了药物的疗效,若滴注过快,则会增加药物不良反应的发生风险。例如血管刺激性强的药物长春瑞滨一般在10～20分钟内快速滴注完毕,若滴速过慢,会使局部药物浓度过高,引起血管损伤。因此,对给药过程进行监护时,应关注药物的输注时间是否合理,以保障药物使用的安全性和有效性。

(3)给药顺序:药物的给药顺序可直接影响药物的疗效,特别是恶性血液病患者常用的化疗药物,大部分采用多药联合的方案给药,主要根据药物作用于不同生化过程,药动学原理不同,通过不同途径对肿瘤细胞的大分子物质合成的不同阶段加以阻滞或抑制,从而达到协同效果、提高疗效、降低毒性的目的。例如长春新碱与环磷酰胺同时使用时,建议长春新碱用药后6～8小时后再使用环磷酰胺,原因为长春新碱能将细胞阻滞在M期,以用药后6～8小时最显著,此时再使用环磷酰胺可明显增效。

(4)给药途径:药物有多种给药途径,包括口服、静脉注射、皮下注射、肌内注射等,每种给药途径均有其特殊的目的,正确的给药途径是合理用药的一个重要方面,它能直接影响到药物的吸收快慢和药物在血中浓度的高低,从而决定药物作用出现的强弱、快慢和长短等。适当的用药途径是决定患者用药依从性的重要因素,特别是对一些特殊患者,简便的用药方式显得尤其重要。因此,药师对患者用药途径进行监护时应综合考虑用药目的、药物性质、患者身体状况以及安全、经济、简便等因素为患者选择合适的用药途径。

4. 患者用药依从性的监护　是对患者执行治疗方案的情况进行监护。患者是否按时、正确用药会直接影响药物治疗的效果和不良反应发生的概率,据报道,患者对于药物治疗的不依从率为13%～93%,平均为40%,涉及各年龄段和各民族人群,其中老人和儿童分别达到55%和54%,慢性患者一般需要长期甚至终身用药,不依从率更高。用药依从性差已被证明可增加发病率、就诊率、住院率以及死亡率,因此是药学监护的重点内容之一。

要提高患者的用药依从性,必须了解影响依从性的常见因素(表4-6),同时结合患者具体治疗方案、用药和生活习惯等制订相应的对策,例如:①制订合理的药物治疗方案,例如对于治疗方案复杂、给药种类多的患者应用复方制剂,对于给药次数频繁或需长期用药的患者采用长效制剂、缓释及控释制剂;②加强用药教育和指导;③加强医患沟通;④采取措施减轻不良反应等。

表4-6　影响患者用药依从性的常见因素

影响因素	内容
治疗方案复杂	多药联合应用时,患者往往会混淆各类药物不同的服用时间、剂量、方法等,从而降低依从性。治疗时间的长短也影响患者用药依从性,治疗时间越长依从性越差。患者在多科就诊,用药品种多,用药方案不一,使其难以遵循医嘱

续表

影响因素	内容
药物副作用	副作用的发生与患者中断药物治疗有着密切的关系,一是由于对副作用的不耐受,二是由于患者误认为不良反应是疾病进展的表现,从而对药物的疗效产生怀疑,进而停药
对患者缺乏用药指导	药师未能对患者具体解释和指导如何正确用药
患者的主观因素	根据自身的症状随意加药或停药、担心药物的成瘾性、经济因素、广告影响等

第三节 药学监护中的用药教育及药物咨询

患者用药教育(patient education)是指通过直接与患者及其家属、公众交流,解答其用药疑问,介绍药物和疾病知识,提供用药咨询服务,是保障患者用药安全性和有效性的重要措施。药师提供药物咨询和用药教育,帮助医师合理选择和使用药物,帮助患者正确认识和安全使用药物,可以最大程度地减少药物对患者的伤害,同时可使患者正确认识用药依从性的重要性,避免或减少药物相关性问题。

一、患者用药教育和药物咨询的方法

(一) 正确评估患者及其用药问题

在对患者进行用药教育时,首先需要评估患者目前对自身疾病及药物治疗的了解情况,以及他们在身体和精神上是否具有合理使用药物的能力,了解患者对正在使用的每种药物知情程度及用药目的、用药方法及对治疗的期望值,及时发现影响患者治疗结果的不合理用药问题和可能影响治疗的不确定因素。

(二) 建立和医护人员之间的合作关系,保持有效沟通与交流

临床药师应与医师、护士建立和谐的工作关系,在充分尊重医师用药治疗的基础上,针对药物治疗中可能存在的问题提供指导帮助和药物咨询,对于护士给药的各个环节应加以观察,以了解给药过程中实际存在的问题。例如对于使用万古霉素的患者进行药物谷浓度测定时,护士可能在患者用药后采血,此时临床药师应该承担起指导作用。

(三) 加强与患者及其家属间的沟通

药师在对患者进行用药教育前,应作必要的自我介绍,解释提供教育和咨询的目的,以便取得患者对工作的理解和配合。在沟通中,试图了解患者的用药需求以及是否对当前药物治疗存在疑惑,药师应给予耐心、细致的解释。对于老年人、儿童等自我用药管理能力不足的患者,应加强对患者家属的用药教育,让家属亲自参与教育过程并对患者院外用药进行管理与监督。

(四) 采用多种教育形式

可采用不同的形式对患者进行用药教育,包括口头教育、运用视觉效果、提供文字资料以及亲自操作演示过程。例如,对于出院患者进行用药教育时,可待患者拿到所有药品后逐一进行讲解,此方法可使患者熟悉药品包装,更好的记住每种药物的使用方法。对于鼻腔或口腔用的吸入器,应亲自向患者演示如何正确使用。

临床药师可总结所在病区患者的疾病特点、用药特点等，对于一些需要经常使用却又具有较多注意事项的药物可制作成纸质宣教材料，放于病区供患者取阅。

二、用药教育和药物咨询的内容

（一）药物的基本信息资料

主要包括药物的名称（商品名和通用名）、治疗类别和临床效果；药物的给药途径、剂型、剂量和疗程；药物的使用方法、贮藏方法以及预期效果与作用。例如盐酸羟考酮控释片由于剂型特别不得掰开服用，当止痛疗效不佳时应增加剂量而不是增加用药频率，以上信息应分别与患者及医师沟通，例如奥美拉唑肠溶片应空腹服用，罗红霉素有较明显的胃肠道反应，建议饭后服用。

（二）药物治疗过程中的潜在风险

应告知患者及其家属药物治疗过程中可能发生的不良反应以及需要采取的防治措施，对于出院患者的用药教育内容应包括对于不良反应的自我监测与管理。例如对于使用蒽环类药物的患者，需向患者解释心脏毒性发生的风险，为此采取的预防措施是每次滴注蒽环类药物前使用右丙亚胺，同时告知护士右丙亚胺的配制方法和给药方法：右丙亚胺用专用溶媒乳酸钠配制后，再用 0.9%氯化钠或 5%葡萄糖注射液稀释至 200ml 后，快速静脉输注，30分钟内滴完，滴完后即刻给予蒽环类药物。多发性骨髓瘤患者常常在院外服用沙利度胺用以维持治疗，周围神经病变是该药物的常见不良反应，表现为四肢的麻木，严重时影响患者行动，应告知患者密切注意服药期间是否出现相关临床症状，当麻木感日益加重或无法耐受时，需及时调整药物剂量甚至停药。

（三）药物治疗结果的评价及相关问题的处理方法

掌握药物治疗的预期效果、监测方法以及疗效不佳时的处理方法。例如对于使用伊马替尼治疗费城染色体阳性的慢性髓性白血病患者，应告知其治疗期间定期监测血液学、细胞及分子遗传学反应的重要性，特别是治疗 3 个月的 BCR-ABL 融合基因水平，以评估治疗效果，对于疗效不佳的患者应建议其进行伊马替尼耐药性检测，以便及时更换第二代酪氨酸激酶抑制剂。良好的服药依从性教育以及严密监测对于获得最佳临床疗效非常重要。

（夏　凡　缪丽燕）

参 考 文 献

［1］王衍洪,李海燕,陈平,等.影响患者用药依从性的因素及对策.中国当代医药,2012,19(21):15-17.

［2］高凤霞,张琳静.药学监护.医学信息,2010,23(4):874.

［3］张之南,沈悌.血液病诊断及疗效标准.3 版.北京:科学出版社,2007:6-92.

［4］叶晓芬,蔡映云,吕迁洲.临床药师对住院病人如何开展药学监护.中国执业药师,2009,6:8.

［5］Johnson JA,Bootman JL. Drug-related morbidity and mortality and the economic impact on pharmaceutical care. Am J Health Syst Pharm,1997,54:554.

［6］陈秋潮.药学监护是临床药学的重要内容.中国医院药学杂志,1996,16(9):393.

［7］马志明,董亚莉.合理用药与药学监护.医学信息,2005,18(9):1183.

［8］王育琴,李玉珍,甄健存.医院药师基本技能与实践.北京:人民卫生出版社,2013:205-208.

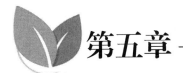

第五章

血液系统疾病个体化药物治疗技术的应用

第一节 概 述

在19世纪以前,由于对药物的本质特征、机体的功能、疾病的发展过程均缺乏科学的认识,药物治疗长期处于经验式治疗阶段。随着19世纪药理学的建立和发展,许多传统药物的药理作用相继被证实或发现,大量新药不断出现,药物治疗开始逐步向科学化方向发展。

循证医学是在药物治疗向科学化治疗发展中而产生的。循证医学(evidence based medicine,EBM)是寻求、应用证据的医学,它要求自觉、明确、审慎地将现有的最佳证据应用于治疗患者的决策之中,同时结合临床医生的个人专业技能和多年的临床经验,又能考虑到患者的利益、权利和希望,将三者结合起来,制订对患者最佳的治疗措施。多年来临床实践证明:通过循证医学得到的结果制订疾病治疗指南,从而制订疾病药物治疗方案,大大提高了药物治疗的水平。

而随着人们生活水平的提高,对药物治疗的安全性、有效性、经济性和适宜性提出了更高的要求。目前虽然通过药理学、病理学、分子生物学以及现有的循证医学证据进行指导用药,临床药物治疗的合理性有所提高,但在治疗过程中仍然存在着这样的现象:两个患者诊断相同,一般症状相同,同一种药物治疗,疗效却大相径庭,这用传统的药理学及药物动力学是无法解释的。由于生理、病理和遗传等多因素的影响,同一药物在不同患者体内的药动学及药效学过程各不相同,这是药物反应个体差异的表现。人们在药物治疗过程中已逐渐意识到药物反应个体差异的临床现状,因此,针对不同患者采用个体化用药方案的研究已经成为临床药物治疗的关注热点。

2004年11月成立的美国个体化医疗联盟(personalized medicine coalition,PMC)将个体化医疗(personalized medicine)定义为根据每个患者独特的个体特征提供量体裁衣式的医学诊疗服务。目前人们对个体化用药的认识则是运用遗传药理学和药物基因组学知识和技术,根据患者的遗传信息,在合适的时间,选择合适的药物和剂量给予合适的患者。而更为广义的个体化药物治疗则可以理解为根据患者的个体因素选择最佳的药物治疗方案,个体因素包括了患者的生理病理特点、合并用药、环境因素以及遗传特点。个体化药物治疗应该是针对患者个体因素,在正确的时间选择合适剂量的正确药物。

血液系统疾病范围广,种类多,发病机制较为复杂。以白血病为例,同样是某一种亚型,发病机制不同就会导致治疗结果的差异,每一个患者都要根据组织层面、分子层面以及患者状态多方面进行评估,选择适合该患者最佳的治疗方案和药物。急性淋巴细胞白血病(ALL)是儿童时期发病率较高的恶性肿瘤,而随着以危险度分层为指导的治疗方案的应用,其治疗效果已显著改善。不同危险程度的 ALL 亚型有不同的预后,为了改善高度危险程度 ALL 的疗效和减轻低度危险程度 ALL 的治疗副作用,应按不同危险程度采用不同强度的化疗方案。这就是个体化治疗的典型,无论是根据基因检测还是相关检查指标将患者分为亚组,不同的亚组有自身最佳的治疗方案,保障最佳的治疗有效性和安全性,这就是个体化药物治疗的核心。本章节将介绍血液系统常用药物的个体化药物治疗的研究和临床转化。

第二节　治疗药物监测的应用

一、概述

治疗药物监测(therapeutic drug monitoring,TDM)是目前临床药学开展工作的有效手段,也是临床药学工作的重要内容之一。它是以药物动力学与药效动力学理论为指导,采用现代先进的分析技术与计算机手段,通过对患者血液或其他体液中的药物浓度进行监测,期望制订个体化给药方案,以提高疗效、避免或减少不良反应,达到最佳治疗效果。大量的数据表明,同样的剂量给予不同的患者可能获得不同的血药浓度,而对大多数药物而言,与给药剂量相比,血药浓度与药物效应之间有着更好的相关性,能避免一些不良反应的发生,尤其是对于以下情况需要进行药物浓度的测定:应用治疗指数窄,副作用强的药物;个体差异大药物;一些具有非线性动力学特征的药物;患者肝肾功能损伤而影响药物代谢与排泄的药物;某些药物不明原因疗效变化;怀疑药物中毒等。

TDM 的兴起依赖于现代分析技术的发展,应用较多的是高效液相色谱、液质联用、气质联用、荧光偏振免疫分析法、均相酶免疫分析法等。目前临床检测常常采用免疫分析法。该方法灵敏度较高;可满足大多数药物的 TDM 工作;所需样本量少,操作简单,通量高;有相应的自动化仪器和商品化试剂,可以满足临床检测的需求。但是免疫分析法的特异性较低,干扰因素较多,除了内源性物质外,抗原抗体反应非特异性结合包括代谢物或具有相同相似抗原性的药物及代谢物。色谱法特异性高,可同时完成定性和定量工作,准确检测待测物的量,可以区分代谢物或者结构类似物,也可以检测同一样本中的不同组分。色谱法的缺点就是一般均要求对样品进行预处理,通量低,大样本量分析时耗时较长,同时所用液质联用等仪器比较昂贵。进行 TDM 的方法正在不断地发展完善和提高,一些自动化、高灵敏度、高特异性的方法不断应用到临床,为临床给药方案的制订提供了可靠的依据,但需要指出的是,多数需进行 TDM 的药物,都有不只一种方法可供选用,应根据测定药物的有效血药浓度水平所决定的灵敏度要求、是否需同时检测多种药物或活性代谢物、可供选用的仪器设备条件及检测经济成本等综合考虑,确定能满足临床要求的可行方法。不同实验室之间的 TDM 数据对比时也要考虑到不同检测方法带来的数值上的差异。

血药浓度结果如何服务于临床也是一个极具挑战的工作,群体药动学(population pharmacokinetics,PPK)的发展给 TDM 带来了结果转化的手段。群体药物动力学是实现个体化药物治疗临床转化的手段之一,它主要研究目标患者群体中药物浓度个体差异的来源及相关性,是将经典药物动力学基本原理和统计学方法相结合,研究药物体内过程的群体规律的药物动力学分支科学。它有两大优势:分析变异的能力与分析稀疏数据的能力。个体之间由于生理、病理及其他一些因素的不同,导致药物在体内的处置方式存在差异,而群体药物动力学可以估算这些因素对药物处置的影响。非线性混合效应模型(NONMEM法)是 1977 年由 Sheiner 正式提出,并应用于临床常规监测稀疏数据群体分析的数学方法与模型,它能处理非均匀的临床常规监测数据,易为患者接受,适用于临床开展,得到的参数也更符合临床患者的群体特征。群体药动学因其取样点少、可以分析稀疏数据等优点利于特殊患者群体的研究,如老年人、新生儿、癌症患者、危重患者等等。群体药代动力学可应用于特殊人群,如孕妇、老人、婴儿、危重患者等,应用 NONMEM 软件获得较为理想的群体参数;生物利用度的研究,利用临床监测收集的数据估算药物在患者中的生物利用度;合并用药的研究,可以定量研究药物相互作用的影响。

血液系统用药众多,并非所有药物都需进行血药浓度监测。常见的血药浓度监测的药物品种有免疫抑制剂(环孢素、他克莫司、吗替麦考酚酯等)和甲氨蝶呤,血液系统疾病常用的万古霉素等抗细菌药物和伏立康唑、泊沙康唑等抗真菌药物也进入了常规 TDM。同时目前的研究证实某些细胞毒药物也需要进行 TDM,以提高治疗效果和避免严重的不良反应。

二、常用治疗药物的监测

(一) 免疫抑制剂

环孢素是临床常用的免疫抑制剂,并在再生障碍性贫血及异基因造血干细胞移植预防急性移植物抗宿主病中获得较确切的疗效。2010 年中国再生障碍性贫血诊断治疗专家共识提出,针对再生障碍性贫血一般控制环孢素目标血药浓度(谷浓度)为 150～250ng/ml(成人)、100～150ng/ml(儿童),鉴于肾毒性和高血压的风险,建议老年再障患者的谷浓度在 100～150ng/ml。而对于造血干细胞移植后确切的环孢素有效血药浓度范围并不明确,目前大多参考肾移植患者的有效血药浓度范围,依靠临床医生的经验和患者临床反应来进行控制。研究显示环孢素谷浓度(C_0)与移植物抗宿主病(graft versus host disease,GVHD)的发生率及严重程度有关,可以作为预测环孢素副作用的检测指标。儿童造血干细胞移植后,没有发生 GVHD 患者的 C_0 为(101 ± 10)ng/ml,轻度 GVHD 的 C_0 为(77 ± 11)ng/ml,重度 GVHD 的 C_0 为(56 ± 15)ng/ml。国内针对异基因造血干细胞移植患者研究显示 C_0 大于 200ng/ml 时,GVHD 发生率可显著降低,当 C_0 大于 250ng/ml 时,高血压发生率显著升高,大于 300ng/ml 时导致了严重的肝肾毒性,因此建议维持环孢素谷浓度在 200～250ng/ml。对于持续输注环孢素,研究显示目标浓度控制在 500(450～550)ng/ml 相比于 300(250～350)ng/ml 范围,GVHD 发生率明显降低。目前存在一些观点,采用峰浓度(C_2)与 AUC 的相关性更好,作为监测点可以更好的预测 GVHD 和毒性作用。因此关于环孢素用于异基因造血干细胞移植后的有效剂量,监测点的选择,控制的血药浓度范围等疑问还需要大量的临床试验进行研究。

他克莫司也属于钙调磷酸酶抑制剂,目前已批准用于各种器官移植和骨髓移植。目前在实体器官移植中,他克莫司应用的临床数据较为丰富,针对肾移植患者使用他克莫司,中华医学会器官移植学分会肾移植学组提出了免疫抑制剂目标浓度调整范围。根据目前国内肾移植术后常用的含有他克莫司的方案,即他克莫司+吗替麦考酚酯+糖皮质激素,建议术后各时间段血他克莫司目标谷浓度为：术后 1 个月内维持在 6～15ng/ml，1～3 个月维持在 8～15ng/ml，4～6 个月维持在 7～12ng/ml，7～12 个月维持在 5～10ng/ml，12 个月以后维持在 7～9ng/ml。但是在造血干细胞移植当中的研究和数据相对较少。早期在骨髓移植患者群体的研究显示，他克莫司谷浓度大于 20ng/ml 时，肾功能损害发生率会显著增加，并未减少急性 GVHD 发生率。骨髓移植患者控制在更低的血药浓度范围 5～15ng/ml 时，可以减少肾损害等不良反应，也没有增加 GVHD 的风险。这些数据与肾移植控制的血药浓度范围大体一致，提示在没有造血干细胞移植免疫抑制剂应用指导原则的情况下，临床可以借鉴参考肾移植的目标浓度范围，但是不能完全照搬，根据患者的其他检查指标和临床反应谨慎调整剂量。

（二）甲氨蝶呤

大剂量甲氨蝶呤（HD-MTX）对多种恶性肿瘤疗效显著，如非霍奇金淋巴瘤、急性淋巴细胞白血病、骨肉瘤等。较大剂量的用药可通过增加 MTX 血药浓度，使 MTX 向细胞内的转运增加，克服耐药性，增强疗效。由于使用大剂量 MTX 后，部分患者可发生皮肤黏膜损害、肝肾功能损害、骨髓抑制和继发感染等严重不良反应。在使用 HD-MTX 后应用四氢叶酸钙进行解救，从而减轻 MTX 的不良反应。在常规解救下，部分患者仍会发生严重不良反应，因此需要对使用 HD-MTX 的患者进行 TDM。目前还没有一个公认的最佳治疗浓度范围，一般认为 MTX 的血浆血药浓度持续过高会造成不可逆的不良反应，主张 HD-MTX 使用后 24 小时≥10μmol/L，48 小时≥1μmol/L，72 小时≥0.1μmol/L 需要加大解毒剂解救。临床决策同时要考虑患者临床反应，有文献采用如下方案进行 ALL 患儿的解救：①MTX 治疗开始后 24 小时，血药浓度>50μmol/L 或者是 24 小时内血清肌酐浓度上升 100%，呈现急性肾损害；②48 小时血药浓度>5μmol/L，呈现早期清除减慢；③72 小时血药浓度>1μmol/L。因此在 HD-MTX 使用过程中需要结合血药浓度的检测结果和临床治疗反应以及不良反应监测的情况合理采取解毒措施。

（三）伊马替尼

伊马替尼作为小分子靶向药物，可以选择性地抑制 BCR-ABL 融合蛋白的高酪氨酸激酶活性。IRIS 研究显示慢性髓性白血病（chronic myelogenous leukemia，CML）慢性期患者使用伊马替尼治疗后，8 年总体生存率可以达到 85%，无事件生存率达 81%。然而目前仍然有 15%～25% 的患者发生伊马替尼原发或者继发耐药。引起耐药的机制复杂，血药浓度的差异、BCR-ABL 基因突变、肿瘤细胞的外排基因的表达等都会造成耐药，其中血药浓度过低也是一个重要的原因。伊马替尼血浆药物浓度个体差异很大，一项关于伊马替尼治疗 Ph$^+$ CML 患者的药代动力学和药效动力学的 I 期临床研究结果显示，64 例 CML 患者伊马替尼血药浓度的变异系数达到了 40%～60%。IRIS 有关伊马替尼血药浓度的研究评价了 CML 慢性期患者在服用伊马替尼第 29 天时的稳态血浆 C_{min}，结果显示 C_{min} 范围为 153～3910μg/L，变异系数达到了 54.1%。我国 416 例接受伊马替尼治疗的 CML 患者进行血浆伊马替尼 C_{min} 检测发现，中国 CML 患者群体的浓度范围也较大，中位浓度为 1280（109～4329）μg/L。研究也显示伊马替尼 C_{min} 与其临床疗效具有相关性，有学者报道，在 CML 慢性期患者中接受标准剂量伊马替尼治疗后稳态 C_{min} 水平与患者获得的细胞遗传学和分子遗传学疗效有关，获得完全细胞遗传学反应（CCyR）患者和获得主要分子遗传学反应（MMR）患者的血浆稳态 C_{min} 明显高于那些未获得 CCyR 和 MMR 的患者，并认为伊马替尼血浆 C_{min} 为 1002μg/L 可以作为 MMR 的有效血浆浓度界值。随后 IRIS 研究也进一步证实了这个结论。并提出伊马替尼 C_{min} 是 CCyR 独立预后因素，维持伊马替尼 C_{min} 至少 $1000\mu g/L$ 有助于患者获得 CCyR。但各研究结果并不一致，沈志祥教授评述中提到其团队的研究发现，伊马替尼血浆 C_{min} 与其获得 CCyR 之间无明显相关性。因此目前的研究提示伊马替尼血浆 C_{min} 与疗效的相关性尚有争议，同样伊马替尼血药浓度预示不良反应的作用仍不明确。IRIS 研究提示不同血药浓度组别中不良反应发生率相似，由不良反应引起的伊马替尼治疗中断率也相似。如果 CML 患者在接受伊马替尼治疗过程中出现以下情况，可考虑进行 TDM：①患者未达到最佳疗效或治疗失败；②出现不能耐受不良反应；③怀疑患者依从性；④有合并用药，怀疑存在药物间相互作用。

（四）白消安

白消安联合环磷酰胺广泛应用于造血干细胞移植的预处理。临床上白消安有静脉给药方式和口服给药方式，相比于口服制剂，白消安静脉制剂毒性相对较小，更为安全。有学者研究造血干细胞移植患者静脉输注白消安的群体药动学特征，结果表明患者的体重是静脉用白消安清除率和分布容积的决定因素，参数的个体间变异和个体内变异均较小，说明白消安静脉给药的药动学特征在个体内和个体间有较高的一致性，因此根据体重静脉输注白消安可以不进行 TDM。但是口服制剂胃肠道吸收不稳定，而且由于存在肝脏首过效应，个体间和个体内变异均较大，毒副作用较多，常见的有黏膜炎、肝小静脉闭塞症（hepatic veno-occlusive disease，HVOD）及肝脏毒性、腹泻、成人呼吸窘迫综合征、中枢神经系统毒性等，其中 HVOD 和成人呼吸窘迫综合征是发生严重毒性反应患者中最常见的致死原因。由于静脉制剂和口服制剂在价格上存在较大的差距，考虑经济因素，仍有部分患者使用口服制剂。因此对白消安进行 TDM 要关注口服制剂。对于白消安血药浓度与造血干细胞移植（hematopoietic stem cell transplantation，HSCT）临床疗效的关系，国外有一些研究报道。对采用 BuCy 预处理方案的 HSCT 患者进行研究发现，白消安 AUC 与 HVOD 存在明显的相关性，当 $AUC>1500\mu mol/(L\cdot min)$ 时，HVOD 发生率增加。有学者将白消安 C_{ss} 控制在 $600\sim900\mu g/L$ [相当于 AUC 在 $875\sim1315\mu mol/(L\cdot min)$]作为目标浓度调整白消安剂量，结果表明达到此浓度范围的 HSCT 患者的造血干细胞成功植入率明显提高（从 74% 提高到 96%）。但是对于 CML 患者采用 Bu/CY 预处理方案时白消安 C_{ss} 应大于 $900\mu g/L$，低于此目标值则白血病复发率明显增加，这可能是因为 CML 患者很少发生 HVOD，因此可以增加白消安的浓度。综合文献，国外对于口服白消安治疗窗建议为 C_{ss} $600\sim900\mu g/L$，相当于 $0\sim6$ 小时的 AUC 在 $875\sim1315\mu mol/(L\cdot min)$。

在治疗过程中，TDM 可以提供给医生和患者非常有用的信息。对药物进行 TDM 之前，首先必须有确切的数据证实，药物的血药浓度与药理效应有显著的相关性。否则，进行 TDM 没有实际意义。同样，一种药物的有效血药浓度范围未建立，TDM 的意义也有限。药物安全有效的血药浓度范围的确定需要建立在大样本、详细周密的临床观察及有效的疗效判定的基础上，对正常人群、适应证人群及特殊人群进行分类研究，得到临床数据，并对数据进行统计分析从而得到药物有效浓度范围，不同的人群和地域、环境、用药习惯等均可能对浓度范围产生影响，必须结合临床实际进行有限度的参考。临床制订用药方案时，不能单纯根据血药浓度确定，而应兼顾患者的年龄、并发症、联合用药、临床症状等多方面因素综合分析，正确判断患者用药剂量是否达到最佳疗效，并及时调整方案。所以，必须根据实际情况，全面、合理地看待和应用 TDM 结果。

第三节 基因检测技术的应用

一、药物体内过程基因多态性的测定

随着人类基因组计划的完成,以及分子生物学和生物信息学的发展和临床应用,推进了遗传药理学的发展。影响药物反应个体差异的遗传因素主要涉及药物作用靶点、药物代谢酶、转运体等的遗传变异。近20年来遗传药理学的研究证明药物代谢酶、转运体和药物作用靶点的基因多态性是药物反应个体差异的重要原因。遗传多态性在药物反应个体差异中的作用,主要体现在相关基因和蛋白质变异、相关基因表达变异两个层面上,在表型上体现出药动学及药效学有差异。从药动学方面,转运蛋白的多态性可影响药物的吸收、分布等,如跨膜转运蛋白P-糖蛋白(P-glycoprotein,P-gp)的过量表达可降低某些药物的口服生物利用度,同时也与肿瘤细胞的多药耐药有关;血浆蛋白可因其遗传多态性而致功能异常,进而影响游离血药浓度和药物的分布;某些转运载体和金属结合蛋白的变异也是引起机体对药物或金属离子吸收分布异常的主要因素;药物代谢酶的多态性主要影响药物的代谢,有些研究给予健康同卵和异卵双生子统一剂量的同一药物后,发现同卵双生子对药物消除的差异远小于异卵双生子对药物的消除差异,说明遗传多态性是影响药物消除的重要因素。从药效学方面,多数药物的作用靶点是蛋白质(包括受体、靶酶、离子通道等),他们都是相应基因表达的产物。人群中表达蛋白的结构基因或调控基因表达的调节基因在序列上通常呈遗传多态性,表现为受体数量、结构、功能等方面的变异,从而在各类疾病的发病机制、药物与靶蛋白亲和力及药物活性发挥等方面出现差异,并可能影响药物的药理效应。现在针对药物反应个体差异的研究主要集中在药物相关基因的遗传多态性方面,其结果也证实了遗传变异确实在某些药物疗效及不良反应的发生上有着决定性的意义,因此在临床药物治疗过程中,可根据遗传药理学原理,针对患者的生理病理因素和基因型选择合适的药物和个体化剂量,增加药物的有效性,避免药物毒副作用。本节阐述应用于临床治疗的遗传标记物与相应药物的关系。

(一) 硫嘌呤

硫嘌呤甲基转移酶(thiopurine methyltransferase,TPMT)为胞浆酶,广泛存在于肝脏、肾脏及血细胞等组织中,主要催化芳香及杂环类巯基化合物的 S-甲基化反应,在硫嘌呤、咪唑硫嘌呤和硫鸟嘌呤的体内代谢中起重要作用。TPMT 在多数人群中呈现多态分布并存在一定的种族差异。在欧美白人种 TPMT 活性呈三态分布,89%～94%为高酶活性个体,6%～11%为中等酶活性个体,0.3%为低酶活性个体;中国人群中则为正态分布。TPMT 酶活性的降低或缺乏与其等位基因的突变密切相关,在 TPMT 基因的编码区有多个突变位点,构成了 TPMT 遗传多态性的分子基础。TPMT *3A 是白种人中最常见的等位基因,TPMT *3C 则是中国人群中最常见的等位基因。

硫嘌呤(6-MP)用于治疗急性淋巴细胞白血病已 40 多年,至今仍然是 ALL 治疗方案中不可缺少的药物。TPMT 可以使硫嘌呤转化为甲基硫嘌呤而失活,一旦 TPMT 酶活性降低或缺失,硫嘌呤会被其他酶代谢成具有骨髓抑制的硫鸟嘌呤代谢物,TPMT 突变的患者会积累高浓度的硫鸟嘌呤代谢物而导致致死性的骨髓毒性。因此遗传所致的 TPMT 缺陷患者在使用常规剂量的巯嘌呤、咪唑硫嘌呤和硫鸟嘌呤时,会出现骨髓抑制等严重造血系统毒性。对于存在遗传变异的患者,巯嘌呤仅需 10%～50% 的剂量则可以发挥疗效并较少出现不良反应。相反,如果患者的 TPMT 活性很高,则患者对巯嘌呤类药物的代谢清除加快,疗效也会相应的下降。

将 TPMT 基因多态性与 6-MP 不良反应的联系用于指导儿童 ALL 个体化治疗是药物基因组学研究中的最佳范例之一。为了减少不良反应,对 TPMT 缺陷型患者予以小于常规剂量[60mg/(m² · d)]的 6-MP 治疗 ALL 的临床试验中,2 周后检测微小残留病,发现其水平低于同期治疗的 TPMT 基因野生型患者。因此 6-MP 的剂量调整能够降低毒性且不影响疗效。2004 年 FDA 咨询专家委员会将 TPMT 检测及 6-MP 的推荐剂量方案添加到其说明书上。然而 TPMT 基因多态性存在种族差异,故临床试验应对不同人群进行分层分析总结"基因型-表现型-药物剂量"的关系,提高个体化药物治疗的准确性和实用性。

(二) 甲氨蝶呤

MTX 是抗叶酸代谢药物,HD-MTX 广泛用于多种血液肿瘤,使用大剂量 MTX 后需要应用四氢叶酸钙进行解救,四氢叶酸钙需要经过亚甲基四氢叶酸还原酶(methylenetrahydrofolate reductase,MTHFR)还原为 5-甲基四氢叶酸。MTHFR 存在基因多态性,C677T 和 A1298C 突变均可导致 MTHFR 活性不同程度降低,影响四氢叶酸钙代谢成 5-甲基四氢叶酸发挥解毒作用。近来,这些基因突变与成人和儿童 ALL 治疗反应和预后的关系逐渐被阐述。有国内学者对儿童 ALL 患者的研究发现,MTHFR 基因 677 位点 CC、CT 及 TT 基因型对于 MTX 的总不良反应发生率分别为 40%、81% 和 100%,提示具有 MTHFR 基因 677 位突变的白血病患儿对于 MTX 的不良反应风险为未突变者的 11 倍,MTHFR 677 位基因型有可能成为预测 MTX 不良反应的一个有效遗传学标志。国外学者在 CLL 患者中的研究发现,在携带 MTHFR 677CC 和 1298AC 或 CC 基因型的患者中,无进展生存时间显著性延长;多因素分析发现,MTHFR 677CC 联合 1298CC 或 AC 是影响 PFS 的独立预后因素。除了 MTHFR 基因多态性,细胞膜转运基因 SLC19A1 和谷胱甘肽转移酶等基因突变也会影响 MTX 的血药浓度,其和不良反应相关。因此使用 HD-MTX 后通过测定相关基因型与 MTX 血药浓度,可以为患者的解救和预后提供信息。

(三) 他克莫司

他克莫司是一种新型免疫抑制剂,临床疗效显著,但存在很大的个体差异。即使同种剂量下,有的患者药物浓度过低,导致免疫抑制效率低下而容易发生排斥反应;有的患者药物浓度过高增加了感染、肾毒性等的发生率,这些均严重影响移植后生存率。因此,预测个体维持治疗目标浓度所需的最佳药物剂量以尽快达到治疗目标浓度,成为解决他克莫司用药安全有效的关键。

他克莫司体内主要经肝脏及小肠被 CYP3A 代谢,随后可被多药耐药基因 1(MDR1)编码的 P-糖蛋白外排到肠腔。近 97% 的代谢产物通过胆汁排泄,仅有不足 3% 从尿中排出体外。作为他克莫司体内处置过程的关键酶,CYP3A5 的遗传多态性已被证实为影响他克莫司药动学个体差异的重要遗传因素。只有携带 CYP3A5*1 基因的人群才能表达正常功能的 CYP3A5 蛋白,而携带 CYP3A5 *3/*3 纯合子的人群被认为是 CYP3A5 不表达者。在不同种族、地区 CYP3A5*1 基因频率存在很大差异,在高加索人中为 5%～15%,在非洲裔美国人中为 45%～73%,而在亚洲和墨西哥人中分别为 15%～35% 及 25%。国内外研究一致认为,不管是在健康志愿者中,还是在肝、肾、心脏、血液等移植患者中,CYP3A5*3 基因多态性均与他克莫司的药代动力学个体差异相关。Birdwell 等人分析了 2205 种 SNP 与他克莫司维持剂量的相关性,结果显示在矫正患者人口统计学及临床因素后,CYP3A5*3 的基因突变与他克莫司的剂量需求相关性最大,能够解释 39％的他克莫司剂量矫正浓度的个体差异。若维持有效治疗的药物治疗浓度,CYP3A5*1 等位基因携带者(CYP3A5 表达者)需要的他克莫司平均剂量比 CYP3A5 不表达的患者高 50％。一项针对肾移植患者的随机对照研究显示,根据 CYP3A5 基因型进行基因导向的他克莫司治疗,使得更多的患者能够更早的达到目标治疗浓度。除 CYP3A5*3 基因多态性外,CYP3A4*22 及 POR*28 是他克莫司药动学个体差异研究中存在意义的两个基因多态性。携带 CYP3A4*22T 等位基因的肾移植患者需要较低的他克莫司剂量即能维持有效治疗浓度,而且该基因突变的影响独立于 CYP3A5。然而,CYP3A4*22 基因突变与他克莫司个体差异的相关性并不存在于所有人群。近年来,对于 POR*28 基因多态性与他克莫司药动学个体差异相关性研究越来越多,至今研究人群已涉及健康志愿者以及多种实体器官移植术患者(包括肾移植、心脏移植等)。针对 298 例肾移植患者的临床研究结果显示,在 CYP3A5 表达者中,POR*28T 等位基因携带者他克莫司的剂量需求较 POR*28CC 型患者高 25％。同样,对中国健康志愿者研究中证实 CYP3A5 表达者中 POR*28T 等位基因的志愿者口服他克莫司后暴露量(AUC)较 POR*28CC 型志愿者低 40％。然而,所有研究结果均显示 POR*28 的基因突变不影响 CYP3A5 不表达者他克莫司的药动学参数。

至今针对造血干细胞移植术后他克莫司的个体差异与患者基因遗传多态性相关性研究并不多,为数不多的研究中提及造血干细胞移植术后患者神经毒性以及肾损伤的发生率可能与患者 CYP3A5 及 ABCB1 的基因多态性相关,但毕竟样本量有限,证据仍然不足。至今,不管是针对实体器官移植还是血液移植术后,并没有充分证据显示基因导向他克莫司治疗的安全性和有效性。

二、药物靶向基因的测定

除了药物药动学和药效学途径相关基因变异检测以外,血液系统疾病个体化药物治疗也有其采用的特有分子标记物。随着对白血病细胞的分子特征和发生机制了解的日益深入,人们认识了越来越多的白血病所特有的并对白血病的发生起着关键作用的基因和蛋白质分子。在此基础上,靶向治疗可以针对白血病细胞所特有的基因或分子,针对性更强地杀灭或抑制白血病细胞。血液系统恶性克隆性疾病,常伴有获得性细胞遗传学异常。细胞遗传学检测已广泛应用于血液系统疾病的诊断分型、疗效评估、预后判断及个体化治疗的各个领域。根据基因和蛋白的表达选择合适的靶向药物充分体现了白血病的个体化治疗。目前临床应用最为广泛,也是最为成功的是伊马替尼。慢性髓性白血病检测 BCR-ABL 融合基因,伊马替尼发生耐药时检测 ABL 激酶区的基因突变。这些融合基因和基因突变检测对治疗方案的选择和调整提供了重要的依据。随着对血液肿瘤的认识,血液肿瘤的诊断逐渐进入到精细化分层诊断,治疗趋势逐渐演化成靶向药物整合到传统的化疗、放疗、造血干细胞移植治疗中,因此根据标记物进行靶向治疗也是个体化药物治疗的重要内容。

(一)伊马替尼

CML 是首个被识别的发病与特定染色体或基因相关的肿瘤性疾病,其标志性特征是

Ph 染色体，即 t(9;22)(q34;q11)，致病基础为位于 9q34 的 c-ABL 易位于 22q11 上 BCR 基因 3'端，形成 BCR-ABL 融合基因。此融合基因的恶性转化作用主要是通过分子中的 ABL 部分固有的强烈酪氨酸激酶活性抑制正常凋亡来实现。因此 BCR-ABL 为 95% 的具有此融合基因的 CML 提供了靶分子，针对 ABL 高酪氨酸激酶活性的抑制剂必然会成为对 CML 有效的靶向治疗药物。伊马替尼最早是针对 PDGF 受体的酪氨酸激酶活性而设计的，研究表明它能在体内和体外抑制表达 BCR-ABL 的造血细胞的增殖，很快成为了 Ph⁺ CML 的靶向治疗药物。通过取代 BCR-ABL 融合基因中的 ATP 结合位点阻断 ABL 酪氨酸激酶的持续磷酸化，从而抑制 Ph 染色体阳性白血病的增殖。

IRIS 研究显示伊马替尼治疗的 CML 慢性期患者 8 年无事件生存率、无疾病进展生存率、总生存率分别达到 81%，92%，85%，远远超过传统治疗。同样国内研究对比了初发 CML 慢性期患者接受伊马替尼治疗或接受 HLA 全相合异基因造血干细胞移植，结果显示伊马替尼组无疾病进展生存率为 96%，而移植组只有 78%，6 年总生存率为 99% 和 79%。国内国外人群的数据也证实了伊马替尼是 CML 慢性期的首选方案。尽管伊马替尼治疗 CML 有显著的临床疗效，但仍有部分患者发生耐药。因此，二代酪氨酸激酶抑制剂（TKI，厄洛替尼和达沙替尼）的研发应运而生，针对伊马替尼耐药的 CML 急变期患者使用二代 TKI 后，研究显示仍有部分患者可以获益。如何早期预测伊马替尼耐药和选择合适的 TKI，BCR-ABL 酪氨酸激酶域点突变类型对酪氨酸激酶抑制剂药物选择具有指导意义，BCR-ABL 激酶域突变时发生耐药的主要原因，突变类型繁多，目前已超过 80 种。伊马替尼、厄洛替尼和达沙替尼对部分 BCR-ABL 激酶区突变类型有不同的敏感性。目前已发现的突变类型中，T135I 对三种 TKI 均耐药，超过一半的突变型对伊马替尼耐药，V299L、F317L/V/I/C 和 T315A 对达沙替尼耐药，Y253F/H、E255K/V 和 F359V/I/C 对厄洛替尼耐药。针对一代和二代 TKI 耐药开发的三代 TKI（博舒替尼和博纳替尼）也将提供 CML 患者更为精细和个体化的治疗。

（二）利妥昔单抗

血液疾病中的另一个重要的靶向药物是利妥昔单抗，用于靶向治疗弥漫大 B 细胞淋巴瘤（diffuse large B-cell lymphoma，DLBCL）。DLBCL 是最常见的 B 细胞非霍奇金淋巴瘤，占到 40%～50%。DLBCL 的经典治疗方案是 CHOP（环磷酰胺、阿霉素、长春新碱、泼尼松）方案，利妥昔单抗的问世和应用使 DLBCL 的治疗进入了另一个时代。DLBCL 的一个病理特点是肿瘤细胞会高度表达 CD20，利妥昔单抗则是一种嵌合鼠/人的 CD20 单克隆抗体，可以与纵贯细胞膜的 CD20 抗原特异性结合，靶向清除 CD20 阳性的细胞。法国成人淋巴瘤研究组对 60～80 岁的老年初治 DLBCL 患者进行了 8 个周期的经典 CHOP 方案和联合使用利妥昔单抗的 R-CHOP 方案的随机对照临床试验，R-CHOP 组与 CHOP 组相比，CR 率明显提高（76% vs. 63%），5 年生存率也明显提高（58% vs. 45%），随访至 10 年，R-CHOP 组 10 年生存率达 43.5%，而 CHOP 组仅 27.6%，R-CHOP 组中位 PFS 期为 4.8 年，而 CHOP 组仅为 1.2 年。因此，随着利妥昔单抗联合化疗临床试验的不断扩大，R-CHOP 方案已成为了各年龄层 DLBCL 的标准治疗方案，而且除了 DLBCL 外，目前利妥昔单抗联合化疗也正逐渐成为了其他 CD20 阳性的 B 细胞淋巴瘤的治疗方案。

个体化药物治疗逐渐向精细化发展，药物基因组学和系统生物学的发展加速了个体化药物治疗的进程，随着药物基因组学、转录组学、蛋白组学和代谢组学的发展，最终可以定位于导致药物个体差异的候选蛋白及表达谱、相关基因多态性和小分子化合物的代谢谱,阐述有临床意义的分子标记物。分子标记物的发现是实现个体化药物治疗的关键点,而分子标记物的应用则借助于生物信息学和定量药理学等技术手段将分子标记物和其他相关因素进行量化,为临床治疗药物的选择及剂量调整提供依据。同时准确快速的分子诊断技术也为临床应用提供了保障,高通量测序技术、芯片技术、高分辨质谱技术的发展和应用为分子标记物的发现和应用提供了技术支持。血液恶性肿瘤的分子分型对治疗决策和预后都有着非常大的提示作用,同时也决定了何种化疗药物可以实现最大的获益,靶向药物使用前知晓相关基因表达情况可以保障治疗的有效性、安全性和经济型。免疫抑制剂等个体差异大、毒副作用强的药物可以在 TDM、基因检测、群体药动学模型的指导下采用个体化的剂量,从而实现更安全有效的治疗。个体化治疗是现在临床治疗的主流,是未来发展的方向。个体化药物治疗要在循证医学发展的基础上,实现有证可依的个体化。

(丁肖梁　缪丽燕)

参 考 文 献

[1] 周宏灏,张伟. 新编遗传药理学. 北京:人民军医出版社,2011.

[2] 丁健. 高等药理学. 北京:科学出版社,2013.

[3] Swen JJ, Nijenhuis M, de Boer A, et al. Pharmacogenetics:from bench to byte-an update of guidelines. Clin Pharmacol Ther,2011,89:662-673.

[4] Teng JFT, Mabasa VH, Ensom MHH, et al. The role of therapeutic drug monitoring of Imatinib in patients with Chronic Myeloid Leukemia and Metastatic or Unresectable Gastrointestinal Stromal tumors. Ther Drug Monit,2012,34:85-97.

[5] 彭倩雯,陈冰,杨婉花. 白消安在造血干细胞移植中的应用及治疗药物监测进展. 中国药房,2013,24:944-947.

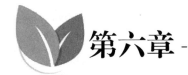

第六章

红细胞疾病的药物治疗

第一节 缺铁性贫血的药物治疗

一、概述

(一)定义

缺铁性贫血是体内储存铁缺乏,不能满足正常红细胞生成需要而发生的贫血,是临床上最常见的贫血。常见原因有铁摄入量不足、吸收量减少、需要量增加、铁利用障碍或丢失过多等。形态学表现为小细胞低色素性贫血,特点是骨髓、肝、脾及其他组织中缺乏可染色铁。缺铁性贫血可分为三个阶段:贮存铁缺乏期(iron deficiency,ID)、缺铁性红细胞生成期(iron deficiency erythropoiesis,IDE)及缺铁性贫血期(iron deficiency anemia,IDA),IDA 是缺铁的最终阶段。

(二)流行病学

铁缺乏是引起儿童和成人贫血的主要原因。据世界卫生组织 2007 年公布的资料,全球 30% 的人口存在贫血,并且绝大部分为缺铁性贫血。我国 2004 年调查显示,我国人口中育龄期女性缺铁性贫血的患病率接近 1/3,在其他人群中亦有很高的发病率。

(三)铁的代谢

铁是人体必需的微量元素,存在于所有细胞内。在体内除主要参与血红蛋白的合成和氧的输送外,还参加体内的一些生物化学过程,包括线粒体的电子传递、儿茶酚胺代谢及 DNA 的合成。此外,约半数参加三羧酸循环的酶和辅酶均含有铁或需要铁的存在。

正常人体内铁的总量为 $3\sim5g$(男性约为 50mg/kg,女性约为 40mg/kg)。其中近 2/3 为血红素铁,其他还有肌红蛋白、各种酶和辅酶因子中含的铁和血浆中运输的铁、可变池铁、贮存铁等。

正常情况下,人体铁主要来源于食物。多数食物中都含有铁,以海带、木耳、香菇、肝、肉类、血制品及豆类中较丰富。成年人每天从食物中摄取 $1\sim2mg$ 铁。铁的吸收部位主要在十二指肠和空肠上段的黏膜。当缺铁时,空肠远端也可以吸收。

食物进入肠道后,肠道黏膜细胞内的转铁蛋白分泌至肠腔内与食物中的铁结合。铁与转铁蛋白结合后,再与肠黏膜微绒毛上的受体结合而进入肠黏膜细胞。在黏膜细胞内,被铜蓝蛋白及其他亚铁氧化酶氧化后,与细胞内的转铁蛋白结合,越过细胞膜进入毛细血管网,剩余部分铁与细胞内的去铁蛋白结合形成铁蛋白存留于细胞中,3～5天后随肠黏膜细胞的更新脱落而排出体外。

进入血浆中的铁,与转铁蛋白结合后被带到骨髓及其他组织中去。带高价铁的转铁蛋白在幼红细胞表面与转铁蛋白受体(transferrin receptor,TFR)结合,通过胞饮作用进入细胞内。在pH条件改变成酸性(pH5)时,再度还原成二价铁,与转铁蛋白分离,在线粒体上与原卟啉、珠蛋白合成血红蛋白,多余的铁以铁蛋白形式存于细胞内。与铁分离后的转铁蛋白及转铁蛋白受体接着被排出细胞外,转铁蛋白回到血浆后可再度行使转运铁的功能。

转铁蛋白受体(TFR)是一种细胞膜受体,在调节细胞铁的摄取中发挥着关键的作用。当细胞内铁过多时,通过胞质内的铁调节因子(iron regulatory factor,IRF)的作用,TFR mRNA的降解增加,TFR合成减少,使细胞摄取铁减少;当细胞处于铁缺乏时,TFR mRNA数量增加,TFR合成增多,细胞摄取铁增加。当红细胞衰老后,从红细胞中释放出来的铁,80%以上可被重新再利用。

正常成年人每天因生成红细胞所需要的铁量大于20mg。每天从肠道吸收的铁仅1～2mg,远不能满足需要。产生红细胞所需要的铁主要来源于单核-巨噬细胞吞噬的衰老红细胞。铁调素为肝细胞产生的肽类激素,是机体铁储备及循环可利用铁的生理调控因子。铁调素可通过调整肠道膜铁转运蛋白的降解,控制铁的吸收而影响体内的铁量,并通过影响巨噬细胞内铁的供给以促进红细胞的生成。

铁以铁蛋白和含铁血黄素的形式贮存在骨髓、肝和脾的单核巨噬细胞中。在铁代谢平衡的情况下,每天进入和离开贮存池的铁量很少。当机体需要时,铁蛋白的三价铁离子先还原成二价铁离子,从铁蛋白中释放出来。当体内铁负荷过多时,则以含铁血黄素的形式存在。

正常情况下,铁每天主要随胃肠道上皮细胞、胆汁等排出,泌尿生殖道及皮肤、汗液、脱落细胞亦可丢失极少量的铁,总量约为1mg。生育年龄妇女平均每天排出的铁约为1.5～2mg。

(四) 缺铁的病因

人体内的铁是呈封闭式循环的。正常情况下,铁的吸收和排泄保持着动态的平衡。人体一般不会缺铁,只有在机体对铁的需求增加、铁的摄入不足及慢性失血等情况下造成长期铁的负平衡才导致缺铁。造成缺铁的病因可分为铁摄入不足和丢失过多两大类。

1. 铁摄入不足　最常见的原因是食物中铁的含量不足、偏食或吸收不良。成年人每天铁的需要量约为1～2mg。男性1mg/d即够,生育年龄的妇女及生长发育的青少年铁的需要增多,应为1.5mg/d,如膳食中铁含量丰富而体内贮存铁量充足,一般极少会发生缺铁。

造成铁摄入不足的其他原因是药物或胃肠疾病影响了铁的吸收,某些金属如钙、镁的摄入,制酸剂中的碳酸钙和硫酸镁,溃疡病时服用的H_2受体拮抗剂等,均可抑制铁的吸收。萎缩性胃炎、胃及十二指肠手术后胃酸减少影响铁的吸收等,均是造成铁摄入不足的原因。

2. 铁丢失过多　正常人每天从胃肠道、泌尿道及皮肤上皮细胞中丢失的铁约为1mg。妇女在月经期、分娩和哺乳时有较多的铁丢失。临床上铁丢失过多在男性常是由于胃肠道出血,而女性则常是由于月经过多。

胃肠道出血常见原因是由于食管静脉曲张、胃炎(药物及毒素引起)、溃疡病、溃疡性结肠炎、痔、动静脉畸形、息肉、憩室炎、肿瘤及钩虫感染。酗酒、服用阿司匹林、糖皮质激素和非甾体类抗炎药者,以及少见的血管性紫癜、遗传性毛细血管扩张症及坏血病等,也常会有胃肠道的小量慢性失血。

其他系统的出血,见于泌尿系肿瘤、子宫肌瘤、反复发作的阵发性睡眠性血红蛋白尿症和咯血、止血凝血障碍性疾病或服用抗凝剂等。

此外,妊娠期平均失血 1300ml(约 680mg 铁)需每天补铁 2.5mg。在妊娠的后 6 个月,每天需要补铁 3~7mg/d。哺乳期铁的需要量增加 0.5~1mg/d,如补充不足均会导致铁的负平衡。如多次妊娠则铁的需要量更要增加。

献血员每次献血 400ml 约相当于丢失铁 200mg。约 8%的男性献血员及 23%女性献血员的血清铁蛋白降低。如在短期内多次献血,情况会加重。

(五)发病机制

铁是人体必需的微量元素,存在于所有生存的细胞内。铁除参与血红蛋白合成外,还参加体内的一些生物化学过程,包括线粒体的电子传递、儿茶酚胺代谢及 DNA 的合成。已知多种酶需要铁,如过氧化物酶、细胞色素 C 还原酶、琥珀酸脱氢酶、核糖核酸还原酶及黄嘌呤氧化酶等蛋白酶及氧化还原酶中都有铁。如缺乏,将影响细胞的氧化还原功能,造成多方面的功能紊乱。

含铁酶的活性下降,可使更新代谢快的上皮细胞角化变性,消化系统黏膜萎缩,胃酸分泌减少,肌肉功能及体力下降。含铁的单胺氧化酶对一些神经传导剂(如多巴胺、去甲肾上腺素及 5-羟色胺等)的合成、分解起着重要的作用。缺铁时,单胺氧化酶的活性降低,可使神经的发育及智力受到影响。缺铁时过氧化氢酶和谷胱甘肽过氧化物酶活性降低,易致细胞膜氧化损伤,红细胞的变形性差,寿命缩短。此外,缺铁时血小板的黏附功能降低,抗凝血酶Ⅲ和纤维蛋白裂解物增加,严重时可影响止血功能。

发育中的红细胞需要铁、原卟啉和珠蛋白以合成血红蛋白。缺铁时由于合成血红蛋白的原料不足,导致血红蛋白合成不足,造成低色素性贫血。

二、临床表现和辅助检查

(一)临床表现

缺铁性贫血的临床表现是由贫血、缺铁的本病表现及造成缺铁的基础疾病所组成。

1. 症状

(1)常见症状:贫血常为隐匿起病。症状进展缓慢,患者常能很好地适应,并能继续从事工作。贫血的常见症状是头晕、头痛、乏力、易倦、心悸、活动后气短、眼花、耳鸣等。

(2)特殊表现:缺铁的特殊表现有口角炎、舌乳头萎缩、舌炎,严重的缺铁可有匙状指甲(反甲)、食欲减退、恶心及便秘。欧洲的患者常有吞咽困难、口角炎和舌异常。

(3)非贫血症状:缺铁的非贫血症状表现:儿童生长发育迟缓或行为异常,表现为烦躁、易怒、上课注意力不集中及学习成绩下降。异食癖是缺铁的特殊表现,也可能是缺铁的原因,其发生的机制不清楚,患者常控制不住地仅进食一种"食物",如冰块、黏土、淀粉等,铁剂治疗后可消失。

2. 体征 体征除皮肤黏膜苍白、毛发干枯、口唇角化、指甲扁平、失光泽、易碎裂,约 18%的患者有反甲,约 10%缺铁性贫血患者轻度脾大,其原因不清楚,患者脾内未发现特殊的病理改变,在缺铁纠正后可消退。少数严重贫血患者可见视网膜出血及渗出。

（二）实验室检查

1. 血象

（1）血常规：除 Hb、RBC 和 Hct 的改变外，还出现小细胞低色素性贫血的指标变化，包括平均红细胞体积（MCV）小于 80fl，平均红细胞血红蛋白含量（MCH）小于 27pg，平均红细胞血红蛋白浓度（MCHC）小于 32%；反映红细胞大小不等的指标，如红细胞分布宽度（RDW）增加，网织红细胞内平均血红蛋白浓度（CHr）降低，网织红细胞正常或轻度增加。白细胞计数正常或轻度减少，分类正常。血小板计数在有出血者常偏高，在婴儿及儿童中多偏低。

（2）血涂片：呈小细胞低色素性贫血，镜下可见红细胞大小不等，以小细胞为主，可出现少量形状不规则的红细胞，中心淡染区扩大，嗜多色及嗜碱性点彩红细胞增多，见图 6-1。

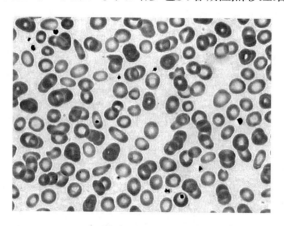

图 6-1　缺铁性贫血外周血红细胞形态

2. 铁代谢指标

（1）血清铁测定：血清铁降低，总铁结合力增高，故转铁蛋白饱和度降低。由于血清铁的测定波动大，影响因素较多，在判断结果时，应结合临床考虑。在妇女月经前 2～3 天和妊娠的后 3 个月，血清铁和总铁结合力均会降低，但不一定表示缺铁。

（2）血清铁蛋白测定：血清铁蛋白低于 14μg/L。但在伴有炎症、肿瘤及感染时可以增高，应结合临床或骨髓铁染色加以判断。缺铁性贫血患者骨髓红系细胞内及细胞外铁染色均减少或缺如。

3. 骨髓铁染色　细胞内外铁均减少，尤以细胞外铁减少明显，显示骨髓小粒可染铁消失，铁粒幼红细胞小于 15%。

4. 骨髓象　骨髓增生活跃，主要以红系增生为主，粒红比例降低。中幼红细胞比例增多，体积较正常减小，边缘不整齐，胞浆少，染色偏蓝，核固缩似晚幼红细胞，表现为"核老浆幼"的发育不平衡表现，粒系细胞和巨核细胞数量和形态均正常。

5. 可溶性转铁蛋白受体测定　缺铁早期和红系造血增生时，血清可溶性转铁蛋白受体可增高。

6. 红细胞游离原卟啉　由于铁缺乏导致血红蛋白合成减少，造成红细胞内红细胞游离原卟啉蓄积，红细胞游离原卟啉增高，红细胞游离原卟啉/血红蛋白比值升高，由此反映了缺铁性红细胞生成增多。但在非缺铁的情况如铅中毒及铁粒幼细胞贫血时，红细胞游离原卟啉亦会增高,应结合临床及其他生化检查考虑。

7. 其他检查 为明确贫血病因,需要多次进行粪便的隐血和虫卵、尿常规、肝肾功能及胃镜等多方面相关检查。

三、诊断和鉴别诊断

(一) 诊断要点

诊断缺铁的实验室指标较多,常采用多种指标联合检查以提高诊断准确率。其中,血清铁蛋白降低或骨髓铁染色显示细胞内外可染铁减少是诊断 IDA 的可靠指标,而单有血清铁减低不能诊断为缺铁。可溶性转铁蛋白受体是反映组织水平铁供应减少的一项指标,是提示缺铁性红细胞生成期的敏感指标。

根据病史、体检和实验室检查,缺铁并不难诊断,一旦诊断缺铁后,还应进一步查找病因和原发病。ID 主要表现为血清铁蛋白(serum ferritin,SF)降低,其他指标变化不明显;IDE除 SF 降低外,血清铁代谢也发生了异常,而血红蛋白含量(Hb)变化不明显;ID 的 Hb 开始降低。其诊断标准分别如下:

1. 缺铁或称潜在缺铁 此时仅有体内贮存铁的消耗。符合(1)再加上(2)或(3)中任何一条即可诊断。

(1)有明确的缺铁病因和临床表现。

(2)血清铁蛋白小于 $14\mu g/L$。

(3)骨髓铁染色显示铁粒幼细胞小于 10%或消失,细胞外铁缺如。

2. 缺铁性红细胞生成 指红细胞摄入铁较正常时减少,但细胞内血红蛋白的减少尚不明显。符合缺铁的诊断标准,同时有以下任何一条者即可诊断。

(1)转铁蛋白饱和度小于 15%。

(2)红细胞游离原卟啉大于 $0.9\mu mol/L$。

3. 缺铁性贫血 红细胞内血红蛋白减少明显,呈现小细胞低色素性贫血。诊断依据是:

(1)符合缺铁及缺铁性红细胞生成的诊断。

(2)小细胞低色素性贫血。

(3)铁剂治疗有效。

(二) 鉴别诊断

主要与其他小细胞低色素性贫血相鉴别。

1. 珠蛋白生成障碍性贫血 常有家族史,血片中可见多数靶形红细胞,血红蛋白电泳中可见胎儿血红蛋白或血红蛋白 A_2 增加。患者的血清铁及转铁蛋白饱和度、骨髓可染铁均增多。

2. 慢性病贫血 血清铁虽然降低,但总铁结合力不会增加或有降低,故转铁蛋白饱和度正常或稍增加。血清铁蛋白常有增高。骨髓中铁粒幼细胞数量减少,巨噬细胞内铁粒及含铁血黄素颗粒明显增多。缺铁性贫血尤其需要与慢性病贫血进行鉴别,见表 6-1。

3. 铁粒幼细胞贫血 临床上不多见,好发于老年人,主要是由于铁利用障碍,常为小细胞正色素性贫血。血清铁增高而总铁结合力正常,故转铁蛋白饱和度增高。骨髓中铁颗粒及铁粒幼细胞明显增多,可见到多数环状铁粒幼细胞。血清铁蛋白的水平也增高。

表 6-1 缺铁性贫血与慢性贫血的实验室指标

	SI	TIBC	TS	ST	骨髓铁
缺铁性贫血	↓	↑	↓	↓	缺如
慢性病贫血	↓	↓	正常或↓	↑	↑

四、治疗计划

(一) 治疗策略

应尽可能地去除导致缺铁的病因。单纯的铁剂补充只能使血象恢复。如对原发病忽视,不能使贫血得到彻底的治疗。

铁剂的补充治疗以口服为宜,每天有元素铁 150~200mg 即可。患者服铁剂后,自觉症状可以很快地恢复。在血红蛋白恢复正常后,铁剂治疗仍需继续服用,以补充体内应有的贮存铁量。如果患者对口服铁剂不能耐受、不能吸收或失血速度快须及时补充者,可改用胃肠外给药。

(二) 预防

缺铁性贫血大多是可以预防的。主要是重视营养知识教育及妇幼保健工作,如改进婴儿的喂养,提倡母乳喂养和及时添加辅食,妊娠及哺乳期妇女适当补充铁剂等;在钩虫流行区应进行大规模的寄生虫防治工作;及时根治各种慢性消化道出血的疾病等。

(三) 预期治疗效果

缺铁性贫血的预后取决于原发病是否能治疗。治疗原发病、纠正饮食习惯及制止出血后,补充铁剂治疗可使血红蛋白较快地恢复正常。如治疗不满意,失败的原因常为:①诊断错误,贫血不是由缺铁所致;②合并慢性疾病(如感染、炎症、肿瘤或尿毒症等)干扰了铁剂的治疗;③造成缺铁的病因未消除,铁剂的治疗未能补偿丢失的铁量;④同时合并有叶酸或维生素缺乏影响血红蛋白的恢复;⑤铁剂治疗中的不恰当(包括每天剂量不足、疗程不够、未注意食物或其他药物对铁吸收的影响等)。

五、药物治疗方案

(一) 口服铁剂

1. 口服铁剂的选择 治疗缺铁性贫血优先选择口服铁剂,给药剂量是元素铁 150~200mg/d,或者 2~3mg/(kg·d),不超过 15mg/(kg·d)。无机铁以硫酸亚铁(ferrous sulfate)为代表,而有机铁应用较多,有富马酸亚铁(ferrous fumarate)、琥珀酸亚铁(ferrous succinate)、右旋糖酐铁(iron dextran)、葡萄糖酸亚铁(ferrous gluconate)等(表 6-2)。

早期广泛应用的是硫酸亚铁或富马酸亚铁,胃肠道刺激比较严重。目前广泛应用的口服补铁制剂如琥珀酸亚铁(每片含元素铁 33mg),硫酸亚铁控释片(每片含元素铁 194mg)和多糖铁复合物(每粒含元素铁 150mg),其胃肠道刺激均显著减弱,且依次减轻,可根据胃肠道状态、经济情况和需要的补铁量选择,建议进餐时或餐后服用。

铁在二价状态下吸收最完全,二价铁离子比三价铁离子易于吸收 3 倍,在碱性环境下易氧化成三价铁而难于吸收。

表 6-2　常用口服铁制剂的比较

成分	元素铁含量(%)	铁状态	胃肠道刺激性
琥珀酸亚铁	33	Fe^{2+}	强
多糖铁复合物	46	Fe^{3+} 复合物	弱
右旋糖酐铁	25	Fe^{3+}	较弱
乳酸亚铁	19	Fe^{2+}	强
硫酸亚铁缓释片	37	Fe^{2+}	较强

2. 药物或食物的影响　口服铁剂与维生素 C、食醋和肉类同服时会加强吸收,1g 维生素 C 增加 10％铁剂的吸收,而 0.1g 维生素 C 的作用不显著。奶制品可降低 40％～50％铁剂的吸收。胃动力药物,如多潘立酮、莫沙比利等可减轻铁剂的胃肠道不适,但会影响铁剂的吸收,饭前给予胃动力药物而饭后给予铁剂可避免该影响。铁剂与鞣酸结合形成不溶性沉淀,不易吸收,因此忌与浓茶、咖啡同服。另外,铁剂和四环素类药物如米诺环素合并用药时,两者的吸收都会下降,给药时间应间隔开 1～2 小时。

钙盐及镁盐亦可抑制铁的吸收,因此同时服用钙剂和抑酸药的患者应间隔开给药时间。抑酸药可以改变铁剂的吸收环境,对其影响比单纯钙剂更大。研究发现,500mg 碳酸钙可使 2 小时后铁水平与对照组比较下降约 1/3,进一步联合应用维生素 C 时并没有显著影响铁吸收;碳酸氢钠与铁剂同时服用,2 小时后铁水平比对照组下降 95％。因此铁剂应在服用碳酸氢钠等有抑酸作用的药物之前 1 小时或之后 3 小时给药。

(二) 注射铁剂

1. 肌内注射铁剂　注射铁剂的给药指征是患者对口服铁剂不能耐受、不能吸收或必须及时给药者。常用的有右旋糖酐铁,此药不推荐静脉给药。

口服铁剂不能吸收的判断标准是:口服硫酸亚铁之后 2 小时内血浆中的铁水平增加小于 50％。治疗总补铁量的计算方法有两个公式:①所需补充铁量(mg)＝[150－Hb 实际值(g/L)]×体重(kg)×0.24＋贮备铁量(注:0.24＝0.0034×0.065×1000,血红蛋白中铁含量大约为 0.34％,血容量约占体重的 6.5％,体重＞80kg 时贮备铁量＝1000mg,体重在 35～80kg 之间时贮备铁量＝500mg,体重≤35kg 贮备铁量＝15mg/kg)。②对于出血或出血体质而造成贫血的患者,需要的铁量根据丢失的铁量来计算,补充铁量(mg)＝丢失的血液(ml)×HCT(患者的红细胞比容)。

首次给注射量应为 50mg,如无不良反应,第 2 次可增加到 100mg,以后每周注射 2～3 次,直到总剂量用完。注射铁剂的局部反应比较大,不适合长期给药。右旋糖酐铁肌内注射时推注速度应该小于 50mg/min,建议日剂量不超过 100mg,给药间隔 2～6 小时以上。注射前先将皮肤向两侧绷紧,注射结束后再放松皮肤,以防止右旋糖酐铁回漏到真皮层。肌内注射右旋糖酐铁之后的吸收过程分为两个阶段,最初 72 小时可吸收 60％,剩下的药物需要数周甚至数月逐渐吸收。

2. 静脉给药的注意事项　当肌内注射铁剂受限,如肌肉损伤(外伤或严重水肿)、严重出血倾向(血友病、血小板减少症、应用抗凝药物)或者需要大剂量补铁(接受血液透析或红细胞生成素治疗的患者)时,静脉给药成为了优先选择。常用的药物有葡萄糖酸亚铁和蔗糖铁(iron sucrose)，这两种药物均可直接静脉推注给药。葡萄糖酸亚铁推注速度小于12.5mg/min，蔗糖铁推注速度小于20mg/min。静脉输注100mg最多溶于100ml生理盐水中，输注时间大于15分钟，注射剂中的三价铁离子具有还原性，稳定性不佳，建议药液稀释浓度不要低于1mg/ml。对于肾功能减退的患者，应用蔗糖铁的剂量0.5mg/kg，每4周给药剂量不超过100mg，连续12周。

六、药学监护与药学服务

（一）药物治疗的安全性监护

1. 口服铁剂的一般不良反应　铁离子可损伤消化道黏膜，口服铁剂常见胃肠道不良反应(发生率5%～20%)，表现为恶心、上腹胀痛、食欲减退等，还可能引起黑便，造成便隐血(十)。口服铁剂宜从小剂量起始，减少胃肠道不耐受的发生，活动性胃溃疡的患者建议选择注射途径补铁。

复合铁剂对胃肠道的刺激以及消化障碍可能引起腹泻，而铁离子与多种物质螯合形成不溶物又可能造成便秘。铁剂可能在口腔留下金属异味甚至牙齿染色。

2. 注射铁剂的一般不良反应　注射铁剂之后约有5%～13%的患者可发生注射局部肌肉疼痛、红肿、色素沉积、硬结，约有7.2%出现胃肠道反应，以恶心为主。

全身性不良反应可有即刻反应(头痛、头晕、发热及荨麻疹等)和延迟反应(淋巴结肿大、关节痛等)。这些不良反应多为轻度及暂时的，也有出现过敏性休克的报道，故给药时应做好急救准备(肾上腺素、氧气及复苏设备等)。

应用静脉铁剂的患者，约3.8%出现高血压，6%出现一过性血压升高，建议在静脉铁剂给药过程中至给药后至少30分钟内监测血压，特别是对于具有高血压基础疾病和高血压高危因素的缺铁性贫血患者。

3. 过敏反应的应对措施　在应用注射铁剂的患者当中，过敏反应的发生率约1.5%，曾有发生致死性过敏性休克的报道，发生率约0.1%。右旋糖酐铁的过敏反应比葡萄糖酸亚铁和蔗糖铁更为常见，约1%患者肌内注射右旋糖酐铁之后24～48小时会发生迟发过敏反应，症状可持续3～7天。

广泛应用的静脉铁剂为蔗糖铁注射液，应先以少剂量(如25mg)作为试验剂量，以5～10分钟缓慢推注，对铁剂过敏的患者可能出现胸闷、头痛、冷汗、气促、喘息、焦虑，随即出现血压下降甚至意识丧失。对于出现过敏性休克的患者立即给予0.1%肾上腺素0.5ml，静脉给予糖皮质激素。给予试验剂量之后观察1小时未出现过敏反应则可足量输注，右旋糖酐铁不推荐静脉给药，若静脉给药建议第1天给予50mg，以后每日或隔日给予100mg，直至给予足量。

（二）药物治疗的有效性监护

通常患者服铁剂后，1周左右自觉症状可以恢复。实验室指标方面，网织红细胞一般于服药后3～4天上升，约7天达高峰，约为5%～10%，而两周逐渐下降至正常水平，以上是判断补铁量是否足够、红细胞是否有效生成的初步指标。血红蛋白是门诊判断疗效最方便的指标，治疗2周后明显上升，通常第3周可以判断疗效，血红蛋白上升2g/dl，红细胞比容上升6%，可以预测能否在1～2个月后达正常水平。在血红蛋白恢复正常后，仍需继续服用铁剂以补充贮备铁，待血清铁蛋白恢复到50μg/L再停药(女性患者至少达到30μg/L)，或在血红蛋白恢复正常后,继续服用铁剂 3～6 个月,以补充体内应有的贮存铁量。随着治疗时间的延长,每天可以吸收的铁量逐渐减少。在治疗初期每天可吸收约 35mg,治疗 3 个月以后每天可以吸收的铁量下降至 3～5mg。因为铁与血红蛋白结合的速度不发生变化,注射铁剂的起效时间与口服铁剂相同。

(三) 儿科患者的用药监护

婴幼儿从母体获得足够的铁,6 个月内无需补充,6 个月之后开始消耗铁贮备,6 个月至 3 岁之间儿童的血容量增加 3 倍,是缺铁性贫血高发的年龄段,可补充元素铁 10～15mg/d 或 1～2mg/(kg·d),不超过 20mg/d,连续服用 1 年。儿童发生缺铁性贫血补铁量为 3～6mg/(kg·d),分 2～3 次口服。

(四) 饮食补铁

铁含量比较高的食物有动物肝脏、瘦肉、蛋黄、鱼虾,素菜当中含铁量比较高的有菠菜、芹菜、油菜、苋菜、荠菜、黄花菜、螺旋藻等,其他食物如海带、木耳、核桃、红糖及芝麻酱当中含铁较多,另外西兰花、西红柿和橘子可促进铁的吸收,而红酒、大豆、浓茶和咖啡会抑制铁的吸收。动物性食物中的铁较植物性食物易于吸收和利用。在治疗缺铁性贫血的过程中,除了补充铁剂之外,饮食补铁也需要提醒患者加以注意,以促进药物发挥疗效。

 案例分析

患者,男,57 岁。

主诉:乏力、纳差、消瘦 3 个月。

现病史:3 个月前出现乏力,体力活动受限,纳差,间断恶心呕吐,无发热,无腹痛、腹泻,偶有黑便,近 3 个月体重下降约 5kg。

既往史:20 年前诊断萎缩性胃炎,未治疗。无慢性病及传染病史。

过敏史:无药物和食物过敏史。

个人史:无毒物及放射性物质接触史,无烟酒嗜好。

家族史:否认家族遗传病史。

入院查体:T 37.2℃,P 78 次/分,R 20 次/分,BP 115/78mmHg。一般情况较弱,消瘦,贫血貌,浅表淋巴结未及。两肺听诊呼吸音清,未及明显干湿性啰音,心音清。腹软无压痛及反跳痛,肝脾肋下未及。四肢无明显异常,双下肢不肿,病理反射未引出。

辅助检查:血常规提示 WBC $5.3×10^9$/L,NEU%:65%,LY%:33%,EOS%:2%,Hb 80g/L,MCV 62.1 fl,MCH 14.8pg,MCHC 239g/L,Ret 1.5%,PLT $308×10^9$/L;尿 Pro(＋/－);血沉 50mm/h;SCr 56μmol/L,肝功正常,RF、CRP 均(－);大便常规(－),寄生虫检查(－),OB(－)。外周血涂片提示红细胞大小不等,以小细胞为主,中央淡染区扩大,红细胞游离原卟啉 1.1mmol/L,血清铁 73μg/dl,总铁结合力 542μg/dl,转铁蛋白饱和度 14%,血清铁蛋白 8ng/ml。血清叶酸 5.4ng/ml,维生素 B_{12} 198pg/ml。骨穿提示增生活跃,红细胞体积较小,中心淡染区扩大;粒系细胞比例形态正常,淋巴细胞及单核细胞比例形态正常;全片巨核细胞共 145 个,形态正常,未见其他异常细胞及寄生虫。骨髓铁染色提示 0 型 90%,Ⅰ型 10%,外铁(＋)。

入院诊断:缺铁性贫血。

诊疗经过：

1. 为进一步明确病因，完善CT及消化道造影。检查结果回报：胃壁增厚，胃周淋巴结肿大，不除外胃癌。行手术切除，术后病理提示低分化腺癌。

2. 住院期间治疗方案如下：蔗糖铁注射剂100mg＋生理盐水100ml，静脉滴注，隔天1次，第1～15天。

出院诊断：胃低分化腺癌、消化道出血、缺铁性贫血。

出院带药：1个月后改为琥珀酸亚铁缓释片每次0.1g，口服，每天3次，同时服用维生素C 0.1g，口服，每天3次。

病例特点与诊断要点：

1. 患者因乏力、消瘦、纳差入院，符合缺铁性贫血的症状特点。

2. 患者为中老年男性，便隐血阳性，在补铁治疗前需要明确病因，特别是消化道肿瘤造成胃肠道慢性失血的可能性。

3. 患者胃大部切除术造成吸收障碍，铁剂的选择首先以注射铁剂为首选，胃吸收功能恢复之后再选择口服制剂。

4. 随访时除了复查血清铁蛋白和血红蛋白等缺铁性贫血指标之后，还应该复查大便隐血，以明确病因是否消除。

用药分析与监护要点：

1. 蔗糖铁注射液的剂量确定　根据补铁量的公式，患者所需总剂量(mg)＝[150－Hb实际值(g/L)]×体重(kg)×0.24＋贮备铁量＝1491.2mg。

若是急性失血造成的缺铁性贫血，静脉滴注给药的单次最大剂量是500mg，本例患者不属于这种情况，建议单次最大剂量不超过200mg，将200mg(2支)蔗糖铁注射液稀释于100ml生理盐水中，静脉滴注时间大于30分钟。第一次给药时50mg(25ml)用20ml生理盐水稀释后静脉滴注10分钟，观察15分钟，无过敏反应则输入剩余剂量。

2. 口服铁剂的选择　静脉补铁后患者的自觉症状迅速消除，但仍需给予铁剂以恢复贮备铁量，目标为血清铁蛋白大于50μg/L，维持治疗以口服铁剂为首选。该患者为胃癌术后，宜选择对胃黏膜刺激小、易于吸收的药物，琥珀酸亚铁、硫酸亚铁缓释片和多糖铁复合物均为可选药物。琥珀酸亚铁为二价铁，吸收效率更高，多糖铁复合物的胃黏膜刺激更小，硫酸亚铁缓释片的铁含量更高。患者住院期间多次复查便隐血阴性，结合患者的经济情况和个人意愿，选择性价比较高的琥珀酸亚铁，给予常规剂量，但需要防止胃肠道不良反应的发生。

用药指导：

1. 嘱患者按时按量服药，餐中或餐后给药，以减轻胃肠道的刺激性，宜以多量水或果汁送服。避免浓茶、红酒、咖啡、鸡蛋、全麦面包、牛奶、酸奶和奶酪等抑制铁吸收的食物。患者无其他合并用药，若服用抑酸药则应与琥珀酸亚铁间隔3小时左右，以保证药物的疗效。将药品存放在室温，避免阳光直射、受潮、远离热源。将药瓶放在儿童不易拿到的地方。每次就诊时均需要告知医生正在服用铁剂。

2. 嘱患者选择高铁膳食，不吃妨碍铁吸收的食物。遵医嘱服药，不要自行增减剂量，如果漏服药物，在想起来时尽快补服，如果时间已经接近下一次服药时间，则等到下一次服药时间再服药，跳过漏服的剂量，不要一次服用双倍的剂量来补。

3. 服药期间可能粪便的颜色会加深甚至出现黑便，属于正常现象，无需停药。但如果出现持续或剧烈的上腹疼痛、呕吐或血便，则应该暂停服药，去医院就诊。

（韩　冰　邹羽真　梅　丹）

第二节　铁粒幼细胞贫血的药物治疗

一、概述

（一）定义

铁粒幼细胞性贫血（sideroblastic anemia，SA）是由不同病因引起的血红素合成障碍及铁利用障碍性疾病。其特征为骨髓中出现大量环形铁粒幼细胞，伴红细胞无效生成，血清铁和组织铁储量过多，外周血呈小细胞低色素性贫血。可分为遗传性及获得性铁粒幼细胞贫血，获得性铁粒幼细胞贫血又可分为原发性铁粒幼细胞贫血及继发性铁粒幼细胞性贫血。

（二）病因和发病机制

1. 遗传性铁粒幼细胞贫血　包括 X 染色体连锁伴性遗传、常染色体隐性或显性遗传、线粒体病伴发遗传（骨髓-胰腺综合征）。血红素合成障碍、ABCB7 基因异常表达等为主要的发病机制。

2. 获得性铁粒幼细胞贫血　包括原发性铁粒幼细胞贫血和继发性铁粒幼细胞贫血。原发性铁粒幼细胞贫血包括：①骨髓增生异常综合征（myelodysplastic syndrome，MDS）性，即难治性贫血伴环状铁粒幼细胞增多（refractory anemia with ring sideroblast，RARS）及伴有多系发育异常的环形铁粒幼细胞（refractory cytopenia with multilineage dysplasia and ringed sideroblasts，RCMD-RS），是由于多能造血干细胞线粒体酶功能缺陷或线粒体 DNA 突变，导致骨髓红系祖细胞未成熟即被破坏；②非 MDS 性，为多能造血干细胞中编码 δ-氨基乙酸丙酸合成酶的基因等发生突变，导致线粒体内铁负荷过重及红系无效造血。继发性铁粒幼细胞贫血主要由药物或毒物抑制血红素合成而引起。

二、临床表现和辅助检查

（一）临床表现

1. 遗传性铁粒幼细胞贫血

（1）乏力、苍白与小细胞低色素贫血：常见早期症状为面色苍白、乏力，贫血多为中度。家族中成员贫血程度可不一致，轻度贫血可能漏诊，严重贫血可导致幼儿及少儿生长发育迟缓。

（2）铁负荷过载：常可见肝脾轻度至中度肿大，肝功能正常或轻度异常。约有 1/3 的患者出现糖尿病，偶见皮肤色素沉着。铁过多最危险的表现是心律失常，常出现在疾病的晚期。

（3）共济失调相关的 X-连锁铁粒幼细胞贫血：可在婴儿或儿童时期出现神经系统症状，表现为小脑共济失调、轻度小细胞低色素性贫血和骨髓铁粒幼细胞增多。

（4）骨髓-胰腺综合征：伴胰腺外分泌功能不全，晚期发生肝肾衰竭。

2. 获得性铁粒幼细胞贫血

(1)原发性铁粒幼细胞贫血:50岁以上发病多见,以小细胞低色素贫血为主,伴有铁负荷过重及轻度肝大。约50%以上RARS患者存在染色体核型异常,如8、11、20号染色体异常、Ph染色体异常等。

(2)继发性铁粒幼细胞贫血:主要表现为贫血。由药物引起的贫血较为严重,甚至需要输血,但停药或(和)用维生素B_6后症状迅速改善。慢性酒精中毒者停止饮酒后贫血也能逐渐减轻。铜缺乏的贫血常较明显,血红蛋白甚至可降至30~40g/L,且进行性加重。医源性的长期补锌可使体内锌超过正常2~3倍,造成明显的铁粒幼细胞贫血,补充铜或停用锌后可逐渐恢复。

(二)辅助检查

1. 血常规及外周血涂片 贫血多为小细胞低色素性,一般为中度贫血,少数可表现为重度贫血。红细胞形态常呈双向,即可见形态正常和不正常的两类细胞。红细胞大小不均,异形、靶形、椭圆形和点彩红细胞增多。网织红细胞正常,偶见增高。白细胞及血小板数正常。红细胞的渗透脆性呈明显不一致性,可增高亦可降低。

2. 骨髓象 骨髓中红系增生明显活跃,呈病态造血,铁染色显示含铁血黄素显著增多,铁粒幼细胞增至80%~90%,并可见到约10%~40%的环形铁粒幼细胞,后者大多为中晚幼红细胞。血涂片中亦可发现铁粒幼细胞。偶尔出现巨幼样红细胞,可能为伴有叶酸缺乏。

3. 其他 血清铁大多增高,铁饱和度常显著增加,铁动力学研究通常显示血浆铁清除率加快,为正常的1/4~1/2;铁利用率减低,约为正常的1/5~1/3。肝活检显示铁质沉积,不输血者的肝脏也可有同样的改变,常伴无症状的细小结节状肝硬化,与遗传性血色病的肝脏病变很相似。

三、诊断和鉴别诊断

(一)诊断

结合本病的病史特点及实验室检查,一般不难作出铁粒幼细胞贫血的诊断。诊断要点包括:发病缓慢,贫血为主要症状;可有肝脾大;小细胞低色素性贫血,网织红细胞正常或轻度升高,白细胞和血小板正常;红细胞明显大小不均;骨髓象显示红系过度增生;血清铁大多增高,铁饱和度常显著增加等。

(二)鉴别诊断

注意与缺铁性贫血、特发性肺含铁血黄素沉着症、地中海贫血、慢性病贫血等相鉴别,根据家族史、既往史、临床表现等,结合实验室检查,可做出诊断。

四、治疗计划

(一)治疗目标

改善临床症状,减轻贫血,减少并发症。

(二)总体治疗原则

1. 去除病因 如药物或慢性乙醇中毒所致的铁粒幼细胞贫血,停药或戒酒后,贫血可恢复。

2. 补充维生素B_6。

3. 必要时去铁治疗，减少并发症。

4. 症状严重时输血治疗。

5. 遗传性铁粒幼细胞性贫血，药物治疗不佳后，可考虑骨髓移植。

(三) 预后

对维生素 B_6 治疗有效者能较好地生存许多年，而无效者常因骨髓衰竭、严重贫血、心律失常、肝功能衰竭或继发感染而死亡。骨髓-胰腺综合征缺乏有效治疗方法，预后差。原发性铁粒幼细胞贫血，若未行有效的去铁治疗，多数患者进展合并血色病，并死于心功能不全、糖尿病等并发症，部分患者有转化为急性髓细胞性白血病（acute myelogenous leukemia，AML）风险。继发性铁粒幼细胞贫血一旦停药、戒酒、脱离化学毒物或控制原发病并经积极治疗后，症状基本可消失。

五、药物治疗方案

(一) 遗传性铁粒幼细胞贫血

1. 维生素 B_6　凡诊断为本病患者均应使用大剂量维生素 B_6 100～200mg/d，约有不到半数的病例可以减轻症状。有效者应给予维持治疗，停药后几个月内即可复发。复发后再用维生素 B_6 治疗有时仍有效，但往往疗效不如第一次，有的则可能无效。加用左旋色氨酸有时可使维生素 B_6 治疗再有效。

2. 去铁治疗　血红蛋白低于 70g/L 输血治疗依赖者，以及 10 次输血以上其血清铁蛋白大于 1000g/L 者应行去铁治疗，以减少出现肝硬化、糖尿病、心功能不全等并发症。对于血红蛋白无明显下降者，可选择放血治疗。若贫血严重，可选择去铁胺治疗，肌内注射不如静脉给药效果好。为获得最大的排铁效应，可选择皮下持续缓慢泵入或静脉缓慢泵入。

3. 骨髓移植　可根治本病，移植前应充分去铁治疗。

4. 目前对骨髓-胰腺综合征尚缺乏有效治疗手段。

(二) 获得性铁粒幼细胞贫血

1. 原发性铁粒幼细胞贫血　部分患者对维生素 B_6 有效，可辅以叶酸促进维生素 B_6 吸收。红细胞生成素（erythropoietin，EPO）水平低于 200mU/ml 者可应用 EPO 20 000～40 000U，每周 1 次。输血及去铁治疗同遗传性铁粒幼细胞贫血。

2. 继发性铁粒幼细胞贫血　贫血严重时可以输血，若药物或毒物引起者，应立即停用致病药物，同时使用大剂量维生素 B_6 直至症状完全消失。慢性酒精中毒者停止饮酒后贫血也能逐渐减轻。医源性的长期补锌可使体内锌超过正常 2～3 倍，造成明显的铁粒幼细胞贫血，补充铜或停用锌后可逐渐恢复。

六、药学监护与药学服务

(一) 药物治疗的安全性监护

1. 维生素 B_6　肾功能正常时，应用维生素 B_6 几乎不产生毒性，罕见有过敏反应。大剂量应用可见转氨酶升高。口服给药可能引起便秘、嗜睡、食欲缺乏等。与口服避孕药合用，可促进本药的代谢灭活，同时可对抗后者所致的精神抑郁。

2. 去铁胺

(1)心血管系统：可见低血压，静脉给药过快可致心动过速。

（2）精神神经系统：常见头痛，个别患者可出现头晕、抽搐、感觉异常等。

（3）局部表现：常见注射部位疼痛、肿胀、浸润、红斑、瘙痒与结痂等，水泡、局部水肿与烧灼较不常见。

（4）全身性反应：局部表现可能伴随全身性反应，如关节痛、肌痛、头痛、风疹、斑丘疹、恶心、发热等，及时应用抗组胺药或抗休克药可使病情好转。

（5）其他：可引起罕见的视物模糊、视力下降、色觉障碍等，以及少见的耳鸣、听力丧失等，眼和耳的损害，停药后可获得部分或完全恢复；罕见可引起哮喘、成人呼吸窘迫综合征。

（二）药物治疗的有效性监护

1. 维生素 B_6　使用大剂量维生素 B_6 有效者，网织红细胞增高，血红蛋白上升至正常或接近正常，或稳定在一个低于正常的水平，血清铁减少，但红细胞的形态异常、低色素和环形铁粒幼细胞仍可存在。

2. 去铁胺　如果血清铁蛋白低于 1000g/L，会有增加本品毒性的危险。治疗过程中根据其铁负荷的严重程度而进行调整，应使用最小有效剂量。

（三）治疗方案执行情况的监护

去铁胺的给药方式应执行个体化原则，使用时应注意：①可使用轻便的手提输液泵作缓慢皮下输注，对可以走动的患者来说更加方便；②不推荐本品皮下冲击式注射使用。因为浓度大于 10% 会造成局部皮肤反应的增加，因此不能使用 10% 以上浓度输注；③皮下输注更有效，只有在不适合皮下输注时才进行肌内注射；④皮下输注时，注射针头不能离真皮层太近；⑤不能进行连续皮下输注，继发于铁过载导致的心脏病变的患者建议连续静脉输注；⑥采用静脉注射本品治疗时应缓慢注射，快速静脉注射可能会引起低血压和休克（如潮红、心动过速、虚脱、循环衰竭和皮疹）；⑦本品溶液不能直接加入血袋，但可以通过靠近注射部位的"Y"型连接器加入输血管。一般情况，患者应用输液泵来输注本品。由于在输血过程中可通过静脉输注的药物量有限，因此这种给药途径的临床受益也是有限的。

（四）用药依从性的监护

维生素 B_6 治疗生效后，若停药过早，多数患者可在短期内复发，复发后再用维生素 B_6 治疗虽有时仍有效，但往往疗效不如第一次，因此应教育患者长期维持治疗。

（五）用药指导

1. 补充维生素 C　铁过载患者通常会有维生素 C 缺乏，可能是由于铁氧化了维生素 C。维生素 C 可用作螯合治疗的辅助治疗，使铁更易被螯合。一般来说，10 岁以下儿童 50mg，10 岁以上儿童 100mg。最大剂量为每日 200mg，分次服用。在去铁胺正规治疗 1 个月以后开始服用。再增加剂量并不能增加铁的排出，且可能使心功能受损，因此心衰患者不宜使用维生素 C。建议在使用这种联合疗法中监测心功能。

2. 使用去铁胺时，铁复合物的排泄可能会导致尿液变色，出现红褐色尿。

3. 铁负荷过载患者尤其易被感染。已有报道去铁胺可能促进感染（包括败血症）的发生，如果患者在使用去铁胺治疗中引起发热，并伴有急性肠炎、结肠炎、弥漫性腹痛或咽炎，应暂时停止治疗，行相关的细菌学试验，并立即给予适当的抗感染药物治疗。当感染消失后，可再次应用。少数应用去铁胺的患者发生毛霉菌病，如果有任何可疑体征或症状发生，应停用本品，进行真菌学试验，立即采取合适的治疗。

4. 高剂量去铁胺，尤其对血浆铁蛋白水平低的患者可引起视力、听力障碍。低剂量可降低不良反应的危险。建议在使用本品治疗前以及治疗期间每3个月做一次视力和听力的检查,特别是铁蛋白水平低的情况。如有视力和(或)听力障碍应立即停止治疗;如其后减少剂量再用,应在密切监护视力和(或)听力下进行并权衡利弊。

5.高剂量去铁胺导致的生长迟缓应与铁过载所致的生长迟缓进行区分,剂量低于40mg/kg的患者很少引起生长迟缓。对于高于此剂量引起的生长迟缓,减低剂量后,一些患者的生长速度可恢复到治疗前水平,但无法达到预计的成年高度。使用本品的患儿应每3个月监测一次体重和身高。

 案例分析

患者,男,68岁。

主诉:乏力半年。

现病史:患者半年前无明显诱因出现乏力,伴活动后心悸、气短。乏力呈进行性加重。影响日常活动。患病以来无发热,无头晕头痛,无咳嗽咳痰,无胸闷,偶有活动后气短,无腹痛腹胀,饮食睡眠可,二便如常。近期体重无明显变化。

既往史:既往体健,无"高血压、糖尿病"等慢性病史,无传染病史,否认外伤及输血史。

入院查体:T 36.8℃,P 110次/分,R 16次/分,BP 110/78mmHg。神志清,精神差,中度贫血貌,皮肤黏膜未见明显出血点,浅表淋巴结未及明显肿大,胸骨无压痛。两肺听诊呼吸音清,未及明显干湿性啰音。腹软无压痛,肝脾肋下未及。四肢未及明显异常。

辅助检查:血常规:WBC $6.7×10^9$/L,Hb 55g/L,PLT $190×10^9$/L。

入院诊断:贫血待查。

诊疗经过:

1.完善血、尿、便常规、血凝常规、贫血系列、生化全套等检查。

2.完善骨髓穿刺及外周血涂片形态学检查。

入院后予对症输注红细胞悬液治疗后患者乏力、活动后心悸气短症状较前缓解。骨髓及外周血涂片检查提示为小细胞低色素性贫血。红细胞大小不均,可见异形、靶形、椭圆形红细胞,巨幼样红细胞偶见。网织红细胞正常。骨髓象髓系及巨核系未见异常,红系增生明显活跃,可见病态造血表现,铁染色显示含铁血黄素显著增多,铁粒幼细胞增多,约占80%～90%,约10%～40%呈环形铁粒幼细胞。

贫血系列检查示EPO升高,血清铁、铁蛋白、转铁蛋白饱和度升高。

骨髓穿刺考虑为铁粒幼细胞贫血,予患者维生素B_6 100mg,每日一次静脉注射。患者铁超载未达到去铁治疗指征,暂不予去铁治疗。

患者应用维生素B_6后贫血好转,不需要依赖输血。予口服维生素C 100mg,每日一次,补充维生素C。

出院诊断:铁粒幼细胞贫血。

出院带药:维生素C 100mg,每日一次,口服。维生素B_6 20mg,每日一次,口服。

病例特点与诊断要点:

结合病史及骨髓外周血细胞形态学检查,不难得出铁粒幼细胞贫血的诊断。诊断铁粒幼细胞贫血需要检查到典型铁粒幼细胞增多,并需要除外其他小细胞低色素贫血。

用药分析与监护要点:

1. 用药分析与监护要点 维生素 B_6 在本病患者中应用较安全,罕有严重不良反应。注意监测过敏反应和肝脏损害。维生素 B_6 应长期应用。

铁粒幼细胞贫血患者存在不同程度的铁超载,但本例患者未到达去铁治疗指标,暂不进行该项治疗,注意监测血清铁等指标变化。当铁超载常导致维生素 C 缺乏,因此给予口服补充。

2. 用药指导 该剂量的维生素 B_6、维生素 C 安全性较好,一般很少出现不良反应。嘱患者按照医嘱剂量及疗程长期用药,不得自行停药或减量,以免引起疾病复发。

(张国君 庞 露 肇丽梅)

第三节 巨幼细胞性贫血的药物治疗

一、概述

(一) 定义

巨幼细胞性贫血(megaloblastic anemia,MA)系 DNA 合成的生物化学障碍所引起的一种贫血,主要系体内缺乏维生素 B_{12} 或叶酸所致。本病特点是细胞核发育障碍,细胞分裂减慢,与胞质的发育不同步,呈现形态与功能均不正常的典型巨幼样变。这种巨幼样改变可涉及红细胞、粒细胞及巨核细胞三系。该巨幼红细胞易在骨髓内破坏,出现无效性红细胞生成。临床上,巨幼细胞性贫血可表现为全血细胞减少、黄疸及胃肠道症状。

(二) 流行病学

在中国由于叶酸缺乏所致的巨幼细胞贫血散发在各地,以晋、陕、豫、鲁等省较多见,多与膳食质量不佳、偏食或烹调时间过长有关,也可由于酗酒以及药物所致。维生素 B_{12} 缺乏者较少,多见于素食者、老年人及萎缩性胃炎,由于内因子缺乏所致的恶性贫血在我国极为罕见。在西方国家恶性贫血为维生素 B_{12} 缺乏的主要疾患。据估计,美国约有 1% 的人患恶性贫血,而 70 岁以上者约 10% 可有维生素 B_{12} 缺乏的表现。

(三) 病因和发病机制

1. 病因 巨幼细胞性贫血的发病原因主要是由于叶酸和(或)维生素 B_{12} 缺乏。

(1)叶酸缺乏的病因:

1)摄入不足:是叶酸缺乏的最主要原因。叶酸每天的需要量为 $200\sim400\mu g$。人体内叶酸的储存量仅够 4 个月之需。食物中缺少新鲜蔬菜可导致叶酸摄入减少,不当的烹饪方式如过度烹煮或腌制均可使叶酸丢失。

2)吸收不良:乙醇可干扰叶酸的代谢,酗酒者常会有叶酸缺乏。叶酸摄入后主要在空肠近端被吸收,小肠炎症、肿瘤、手术切除及热带性口炎性腹泻均可造成叶酸吸收不足。

3)需要增加:妊娠期妇女、生长快速的婴幼儿以及慢性溶血、恶性肿瘤、白血病、甲状腺功能亢进及长期慢性肾衰竭使用血液透析治疗的患者,叶酸的需要都会增加,如补充不足就可发生叶酸缺乏。

4)药物的影响:某些药物如甲氨蝶呤、氨苯蝶啶、乙胺嘧啶、口服避孕药、苯妥英钠及苯巴比妥等可阻滞叶酸的吸收,影响叶酸的代谢和利用。

(2)维生素 B_{12} 缺乏的病因：

1)摄入减少：人体内维生素 B_{12} 的储存量约为 $2\sim5mg$，每天的需要量仅为 $3\mu g$，由于储备量较大，因此缺乏数年才会导致贫血。严格的素食者和老年人一般为维生素 B_{12} 缺乏群体，小儿及哺乳期妇女需要量增多，如未及时补充，也可发生维生素 B_{12} 缺乏。

2)内因子缺乏：主要见于萎缩性胃炎、全胃切除术后和恶性贫血患者。恶性贫血患者体内存在内因子抗体，导致食物中维生素 B_{12} 的吸收和胆汁中维生素 B_{12} 的重吸收均有障碍。

3)肠道疾病：如肠道广泛炎症、回肠切除、吸收不良综合征等。

4)小肠内存在异常高浓度的细菌和寄生虫：它们也可影响维生素 B_{12} 的吸收，因为这些有机物可大量摄取和截留维生素 B_{12}。小肠憩室或手术后的盲袢中常会有细菌过度增殖，或是感染了阔节裂头绦虫，都会与人体竞争维生素 B_{12}，从而引起维生素 B_{12} 缺乏。

5)其他：严重胰蛋白酶缺乏、先天性转钴蛋白Ⅱ（transcobalamin Ⅱ，TCⅡ）缺乏及药物等也可影响维生素 B_{12} 的利用，造成维生素 B_{12} 缺乏。

2. 发病机制　巨幼细胞贫血的发病机制主要是细胞内 DNA 合成障碍。叶酸和维生素 B_{12} 都是 DNA 合成过程中的重要辅酶，叶酸主要在人体内一碳基团转运中起重要作用，当叶酸缺乏时，细胞内脱氧尿嘧啶核苷（dUMP）转为脱氧胸腺嘧啶核苷（dTMP）的生化反应受阻，进而影响 DNA 的合成。促使染色体断裂、细胞染色质出现疏松、断裂等改变。细胞核的发育停滞，而胞质仍在继续发育成熟。细胞呈现核浆发育不平衡，细胞体积较正常为大的巨幼型改变称为巨幼细胞。这些巨幼细胞均有成熟障碍，表现出无效应生成。维生素 B_{12} 是多种细胞代谢过程中的辅酶成分，在使高半胱氨酸转变为甲硫氨酸的过程中，促使甲基四氢叶酸去甲基，转变为四氢叶酸和亚甲基四氢叶酸，并促使四氢叶酸进入细胞内。因此，维生素 B_{12} 缺乏可影响叶酸进入细胞内并影响一系列生化反应的发生。同时，维生素 B_{12} 可使甲基丙二酰辅酶 A 转变为琥珀酰辅酶 A，维生素 B_{12} 缺乏时，该反应不能进行，大量甲基丙二酰辅酶 A 堆积，影响神经鞘的形成，导致神经系统症状的出现。

叶酸和维生素 B_{12} 缺乏也可导致粒细胞和血小板减少，与骨髓内粒系及巨核系细胞亦有类似的 DNA 合成障碍和成熟障碍有关。叶酸和维生素 B_{12} 缺乏对非造血组织的细胞 DNA 合成亦会造成影响，对更新代谢较快的各种上皮细胞（如胃肠黏膜、口腔和阴道的黏膜细胞）影响较明显，临床上会出现相应的一些症状。

二、临床表现和辅助检查

（一）临床表现

1. 贫血表现　如乏力、头晕、心悸等，如同时伴有白细胞及血小板减少，可有感染及出血倾向。

2. 消化系统表现　食欲减退、腹胀、腹泻或便秘、黄疸、舌痛、舌质色红和表面光滑（俗称"牛肉舌"）。

3. 神经系统症状　维生素 B_{12} 缺乏时，患者可有神经系统表现，如周围神经病变，亚急性或慢性脊髓后侧索联合变性。小儿和老年患者常表现为精神症状，如无欲、抑郁、嗜睡或精神错乱。

（二）辅助检查

1. 血象　大细胞性贫血，MCV 常大于 100fl，可表现为全血细胞减少。网织红细胞计数正常或轻度增高。外周血涂片表现为大卵圆形红细胞增多,中性粒细胞分叶过多,可有 5 叶或 6 叶以上的分叶。

2. 骨髓检查　骨髓增生活跃,以红系细胞为主,红系各阶段细胞较正常增大,核浆发育不平衡,核染色质呈分散的颗粒状浓缩,出现"核幼浆老"现象。粒系及巨核系也可发生巨幼变。巨幼红细胞容易在骨髓内破坏,有无效红细胞生成。

3. 生化检查

(1)血清叶酸和维生素 B_{12} 测定:血清叶酸参考值为 $6\sim20ng/ml$,血清维生素 B_{12} 参考值为 $200\sim900pg/ml$。

(2)红细胞叶酸测定:参考值为 $140\sim250ng/ml$,红细胞叶酸能较准确地反映体内叶酸的储备情况,诊断价值较大。小于 $100ng/ml$ 时表示叶酸缺乏。

4. 其他　内因子抗体测定、维生素 B_{12} 吸收试验、脱氧尿嘧啶核苷抑制试验等,发生原位溶血时,血清间接胆红素可升高。

三、诊断和鉴别诊断

(一) 诊断

1. 符合巨幼细胞性贫血的临床表现。

2. 实验室检查　大细胞性贫血,MCV>100fl,大多红细胞呈大卵圆形,中性粒细胞核分叶过多,5 叶以上>5％或有 6 叶者出现。骨髓呈现典型的巨幼样改变,巨幼红细胞>10％,粒细胞系及巨核细胞系统亦有巨型改变,无其他病态造血表现。血清叶酸水平降低<3ng/ml,红细胞叶酸水平<227nmol/L,维生素 B_{12} 水平降低<100ng/ml。

(二) 鉴别诊断

1. 全血细胞减少的疾病　如再生障碍性贫血,脾功能亢进,阵发性睡眠性血红蛋白尿等,叶酸、维生素 B_{12} 水平减低,骨髓检查有典型的巨幼变可鉴别。

2. 有巨幼样变的其他疾病　红白血病及骨髓增生异常综合征患者骨髓可出现类似巨幼细胞贫血的变化,但红白血病有原始细胞增多,骨髓增生异常综合征有病态造血,二者叶酸、维生素 B_{12} 水平不低且补充无效。

3. 其他原因引起的大细胞性贫血　如肝脏疾病,骨髓增生性疾病及部分骨髓增生异常综合征患者,非叶酸或维生素 B_{12} 缺乏所致,没有典型的骨髓细胞巨幼变。

4. 病情评估

(1)了解贫血发生的时间、程度,是否伴有神经系统症状。

(2)对巨幼细胞性贫血病因的确认:了解患者的饮食结构及生活习惯,有无慢性疾病及特殊用药史。

四、治疗计划

(一) 治疗目标

通过积极治疗基础疾病,补充足量的叶酸和维生素 B_{12},使疾病得到良好的缓解甚至治愈。

(二) 治疗原则

有诱因或基础疾病者应去除病因或治疗基础疾病,本着"缺什么补什么"的原则,补充叶

酸和维生素 B_{12}。

（三）治疗措施的选择和安排

有明确病因者要积极进行病因治疗，补充叶酸和（或）维生素 B_{12}，如不能确定是何种缺乏，不允许单用叶酸，因为会加重神经系统症状。如患者同时伴有缺铁，应联合补充铁剂。

（四）预期治疗结果

与原发疾病相关，通常经及时治疗可得到很快的反应，临床症状改善明显，大部分患者可痊愈。

五、药物治疗方案

（一）药物的选择

根据缺乏的相应的物质补充叶酸或维生素 B_{12}。

（二）药物的用法用量及使用疗程

1. 叶酸治疗　口服叶酸 5～10mg，每日 3 次，胃肠道吸收障碍者可肌内注射甲酰四氢叶酸钙 3～6mg，每日 1 次，应用至贫血和病因纠正。因严重肝病或抗叶酸制剂如甲氨蝶呤所致的营养性贫血可直接应用四氢叶酸治疗。对于单纯维生素 B_{12} 缺乏的患者，不宜单用叶酸治疗，否则可导致维生素 B_{12} 的含量进一步降低，产生或加重神经系统症状。

2. 维生素 B_{12} 治疗　肌内注射维生素 B_{12} 100μg，每日 1 次（或 200μg 隔日 1 次），有神经系统受累者可给予每日 500～1000μg 的较大剂量长时间（半年以上）治疗。维生素 B_{12} 初始剂量连续应用两周后可改为每周 1 次，直至血象完全恢复。对全胃切除或恶性贫血患者，维生素 B_{12} 100μg，每月 1 次肌内注射，终生维持治疗。

3. 其他辅助治疗　上述治疗后如贫血改善不明显，要注意是否合并缺铁，重症病例因大量红细胞新生，可出现相对性缺铁，需及时补充铁剂。

六、药学监护与药学服务

（一）药物治疗的安全性监护

长期大剂量服用叶酸，可能出现胃肠道反应，如畏食、恶心、腹胀等；肾功能正常患者使用叶酸很少发生中毒反应，偶有过敏反应。肌内注射维生素 B_{12} 偶可引起皮疹、瘙痒、腹泻及过敏性哮喘，发生概率较低，极少患者可出现过敏性休克。

（二）药物治疗的有效性监护

应用叶酸和（或）维生素 B_{12} 24～48 小时后，骨髓幼红细胞的形态就恢复正常，3 天后网织红细胞开始上升，7 天左右达高峰。同时血小板和白细胞计数也开始恢复正常，患者食欲恢复。血红蛋白往往在 3～6 周后恢复正常。

（三）治疗方案执行情况的监护

1. 维生素 B_{12}　不能静脉给药，避免同一部位反复肌内给药，尤其是早产儿、婴幼儿。

2. 叶酸　若口服给药后出现剧烈恶心、呕吐等，可考虑使用叶酸钠或亚叶酸钙等肌内注射。

（四）用药依从性的监护

按医生建议足量、足疗程用药。因维生素 B_{12} 为肌内注射给药，对于长期使用患者，易出现抵抗心理。尤其是对全胃切除或恶性贫血患者，需终身给药，因此要做好患者教育。

（五）用药指导

1. 营养知识教育　纠正偏食及不良的烹饪习惯,婴儿用母乳喂养,及时添加辅食,孕妇及老年人应多进食新鲜蔬菜和动物蛋白质,戒酒。

2. 养成良好的卫生习惯,保持口腔及皮肤的清洁,预防感染。

3. 低钾血症　严重病例补充治疗后,大量的新生红细胞形成,血钾大量进入新生的红细胞内,血钾可能突然降低。开始治疗巨幼细胞贫血的48小时内,严重低血钾的概率发生较高。对老年患者、有心血管疾病患者,低钾可能引起严重后果,应特别注意并及时补充钾盐。

4. 神经损害　叶酸口服可迅速改善巨幼细胞贫血,但不能阻止因维生素 B_{12} 缺乏而导致的神经损害的进展,使用本药治疗恶性贫血前,需明确排除维生素 B_{12} 缺乏。

5. 大剂量服用叶酸时,可使尿液呈黄色,为正常现象。

6. 痛风患者用药后,由于核酸降解加速,血尿酸升高,可诱发痛风发作,较罕见,必要时碱化尿液。

（六）出院随访

血红蛋白恢复正常后,复查叶酸、维生素 B_{12} 水平是否达到正常。一般营养性巨幼细胞贫血患者在进行适当的治疗后可得到很快的反应,贫血症状迅速改善,神经系统症状恢复较慢或不恢复。由于胃肠道等其他疾病引起者,治疗原发病后贫血也可很快缓解及治愈。

 案例分析

患者,女,67岁。

主诉:乏力1年,加重10天。

现病史:患者1年前逐渐出现乏力症状,偶有胸闷、气短,未在意,未行血常规检查。10天前患者乏力症状明显加重,活动后胸闷、气短,偶有头晕。血常规＋RC:白细胞计数 1.7×10^9/L,血红蛋白60g/L,血小板计数 17×10^9/L,网织红细胞百分比1.24％,网织红细胞计数 20.1×10^9/L,MCV 104.9fl。对症输血后,乏力症状略改善,现为求进一步诊治入院。

既往史:否认"高血压病、糖尿病"等慢性病史,否认"肝炎、结核"等传染病病史,否认外伤史,有输血史。

过敏史:否认食物及药物过敏史。

个人史:平素素食,否认烟酒等不良嗜好。

入院查体:T 36.4℃,P 78次/分,R 16次/分,BP 110/70mmHg。神清语明,自主体位,查体合作。贫血貌,全身皮肤及黏膜无黄染及出血点,浅表淋巴结未及肿大,扁桃体无肿大,胸骨无压痛。双肺呼吸音清,未闻及干湿啰音,心音钝,律齐,各瓣膜区听诊未闻及病理性杂音。腹软,全腹无压痛、反跳痛及肌紧张,未触及包块。肝脾肋下未触及,四肢无异常。

辅助检查:血常规＋RC:WBC 1.7×10^9/L,Hb 60g/L,Plt 17×10^9/L,网织红细胞百分比1.24％,网织红细胞计数 20.1×10^9/L,MCV 104.9fl。

入院诊断:全血细胞减少。

诊疗经过:

1. 完善血常规、骨髓象、贫血系列、肝肾功能、肿瘤系列等检查。检查结果:①贫血系列:促红细胞生成素 325.30mIU/ml,铁蛋白 142.7ng/ml,维生素 B_{12} 小于 50pg/ml,叶酸 4.40ng/ml;②骨髓象:粒系增生明显活跃,各阶段比值示成熟迟缓,部分粒细胞胞体增大,胞浆颗粒分布不均匀,可见空泡变性,可见双核杆、巨大杆及巨大晚幼粒细胞,可见分裂象;红系增生活跃,以中、晚幼红细胞为主,幼红细胞核质呈巨幼变,可见直、间接分裂红细胞。初步诊断:巨幼细胞性贫血。

2. 患者给予维生素 B_{12} 后网织红细胞很快上升,第 7 日网织红细胞计数升至 317.3× 10^9/L,白细胞、血小板等因时间较短,变化不明显。患者食欲增加,出院继续治疗。出院后注意休息,避免劳累感染,1 周后复查血常规及血钾,根据情况决定是否补钾,并制订复查计划。住院期间治疗方案如下:

维生素 B_{12} 0.1mg,肌内注射,每天 1 次;

复方硫酸亚铁叶酸片 200mg,口服,每天 3 次;

酚磺乙胺注射液 0.75g+NS 100ml,静脉滴注,每 12 小时 1 次。

出院诊断:巨幼细胞性贫血。

出院带药:复方硫酸亚铁叶酸片 200mg,口服,每天 3 次;维生素 B_{12} 0.1mg,肌内注射,每天 1 次;1 周后改为每周 1 次,根据血红蛋白恢复情况决定是否停药。

病例特点与诊断要点:

1. 患者常年素食,造血原料来源不足,存在贫血的诱因。

2. 骨髓穿刺、贫血系列提示为巨幼细胞性贫血,叶酸、维生素 B_{12} 治疗有效。

用药分析与监护要点:

1. 用药方案分析与监护要点

(1)补充维生素 B_{12}:患者病情较重,血象显示为全血细胞减少。贫血系列显示维生素 B_{12} 小于 50pg/ml,提示维生素 B_{12} 明显缺乏,可引起恶性贫血。该患者多年素食,摄入不足为维生素 B_{12} 缺乏的主要病因。出现头晕、乏力等贫血表现。该患者暂无明显神经系统症状,给予维生素 B_{12} 0.1mg/d 肌内注射,连续应用 2 周后改为每周 1 次,补充至血红蛋白恢复正常后可停药。

(2)补充铁剂及叶酸:患者叶酸、铁蛋白水平正常偏低,且重症病例补充维生素 B_{12} 后红细胞大量新生,对叶酸及铁的需求量增加,因此应及时补充,给予复方硫酸亚铁叶酸片。该药物为铁剂与叶酸的复方制剂,每片含硫酸亚铁 50mg,叶酸 1mg。

(3)预防出血:患者目前已出现全血细胞减少,血小板严重降低,有出血风险,予酚磺乙胺预防出血。嘱患者减少下床活动,注意是否有便秘情况,及时通便,以免诱发致命性的脑出血。

2. 用药指导:

(1)维生素 B_{12}:注意避免同一部位反复注射。

(2)复方硫酸亚铁叶酸片:为减少消化道症状,应餐后服用;需注意本药不宜与制酸药如碳酸氢钠、磷酸盐、四环素类及含鞣酸等药物合用,会影响铁剂吸收;服用时如饮用含鞣酸(如浓茶)的饮料,易产生沉淀,因此服药后 2 小时内应避免饮用此类饮料;该药物可能导致大便隐血阳性,需注意与上消化道出血相区别。

(3)纠正不良饮食习惯。

(朱 珂 庞 露 肇丽梅)

第四节 再生障碍性贫血的药物治疗

一、概述

(一) 定义

再生障碍性贫血(aplastic anemia,AA)简称"再障",是一种由于物理、化学、生物或不明原因引起的骨髓造血干细胞及骨髓微环境受损的骨髓衰竭综合征,以全血细胞减少及其所致的贫血、感染和出血为特征。根据病因分为原发性再障和继发性再障,根据病情轻重和进展情况分为重型(急性)再障和非重型(慢性或轻型)再障。

(二) 流行病学

再生障碍性贫血的发病率有地区性倾向,总体趋势是东方国家的发病率高于西方国家。我国曾于 1986~1988 年组织全国 21 个省(含直辖市、自治区)共 44 个调查点进行全国再障发病情况调查,年发病率为 7.4/10^6,其中急性再障发病率为 1.4/10^6,慢性再障为 6.0/10^6。再生障碍性贫血的发病也存在性别差异,据我国调查统计显示,男性发病高于女性,男女之比为 1.18∶1。再障的发病年龄存在一定的规律性,我国再障男性发病率在中年期有较明显的下降,女性在青春期有较明显上升,男女慢性再障发病率在老年期均存在明显高峰,男性高峰在 60 岁以后,而女性高峰在 50~59 岁年龄段。

(三) 病因和发病机制

1. 病因 根据有无病因可分为原发性再障和继发性再障两大类。继发性再障由化学、生物、物理等因素引起。

(1)化学因素:包括多种化学物质和药物。氯霉素和苯是引起再障最为常见的化学因素。前者可通过损伤细胞的 DNA 合成而导致造血干细胞及微环境缺陷,后者通过其代谢产物环氧化苯抑制细胞的 DNA 合成导致发病。化学物质引起的骨髓增生不良可分为剂量相关性和非剂量相关性(与个体敏感性相关)。常见引起再障的药物还有解热镇痛药、抗肿瘤药、镇静催眠药和抗甲状腺药物等。

(2)生物因素:再障的发病可能与多种病毒感染有关。如肝炎病毒、EB 病毒、微小病毒 B19、巨细胞病毒、登革热病毒及 HIV 病毒等。其中病毒性肝炎相关性再障最为多见。肝炎相关性再障多继发于非甲非乙型肝炎,发病机制可能与病毒抑制造血细胞或免疫因素有关,多见于青少年,病情凶险,疗效不佳,预后较差。其他病毒也可直接对红系、粒系祖细胞产生毒性而引起再障。

(3)物理因素:各种放射性物质通过影响 DNA 的合成,抑制或延缓细胞的增生,从而使造血干细胞和前体细胞减少而导致再障发生。不同组织对电离辐射的敏感性不同,骨髓细胞中红系细胞对照射最为敏感,其次为粒系细胞,再次为巨核细胞。

2. 发病机制

(1)造血干细胞缺陷:再生障碍性贫血患者存在造血干细胞质和量的异常,其造血干、祖细胞不仅数目减少,其克隆形成能力也减低。再障患者 CD34$^+$ 细胞和长期培养起始细胞(long-term culture-initiating cell,LTC-IC)明显减少,一般少于正常的 10%,如结合骨髓增生程度,少于正常人 10% 的再障患者,其 LTC-IC 细胞数仅为正常人的 1% 以下。干细胞数量的减少部分与干细胞的凋亡异常有关,再障患者的 CD34$^+$ 细胞中 Fas 抗原表达增加,对凋亡的敏感性增加,也有人认为致病因素可通过下调抗凋亡基因使 CD34$^+$ 细胞凋亡增加,最终导致全血细胞减少。

(2)造血微环境的改变:造血微环境包括骨髓中的基质细胞、细胞外间质和血管神经系统,它们通过直接作用、分泌细胞外基质及释放正性造血生长因子支持和调节造血细胞生长和发育。目前造血微环境对再障的影响仍存在争议,尽管有一些支持再障微环境异常的资料,但不少证据表明,再障造血微环境的功能并无明显受损,造血生长因子在再障患者骨髓及外周血中往往并不缺乏,甚至高于正常人。造血微环境在再障发病中的确切作用仍需进一步研究。

(3)免疫功能紊乱:再障患者可以有细胞免疫及体液免疫异常。再障患者经免疫抑制治疗后其自身造血功能可能得到改善,此为异常免疫反应损伤造血干细胞最直接的证据。再障患者杀伤性 T 细胞及 NK 细胞活性明显增加,CD4、CD8 比例倒置,骨髓中有 T 细胞浸润,这种 T 细胞可直接抑制造血祖细胞的增殖与分化,参与再障的发生。

二、临床表现和辅助检查

(一) 临床表现

由于红系、粒系和巨核系细胞减少,患者可出现出血、贫血和感染,再障的临床表现与受累细胞系的减少及其程度有关。

1. 出血 患者的出血倾向主要因血小板减少所致。常见皮肤黏膜出血,如出血点、鼻出血、齿龈出血、血尿等,年轻女性可出现月经过多和不规则阴道出血。严重者可发生内脏出血,颅内出血是主要的死亡原因。

2. 贫血 红细胞减少所致贫血常为进行性,患者可出现乏力、活动后气短、心悸、头晕、面色苍白、耳鸣等症状。

3. 感染 感染的危险程度与粒细胞减少的程度相关,常见口腔、呼吸道、胃肠道和皮肤软组织感染,严重者可因败血症而死亡。

(二) 辅助检查

1. 血象 全血细胞减少。少数患者早期可仅有一系或两系减少,网织红细胞计数降低,贫血一般为正细胞正色素性,细胞形态正常,淋巴细胞比例相对升高。

2. 骨髓象 多部位穿刺涂片增生减低或重度减低,非造血细胞增多,偶见红系轻度病态造血,如多系病态造血则提示骨髓增生异常综合征。骨髓活检的主要特点是有效造血面积减少,脂肪组织、网状细胞、组织嗜碱细胞和浆细胞增多,骨髓间质水肿和出血,无纤维化表现。

3. 其他 ①细胞遗传学检查异常提示 MDS 可能性大;②T 细胞亚群分析显示 CD4$^+$/CD8$^+$ 倒置,Th1/Th2 倒置;③血浆造血生长因子水平显示促红细胞生成素、粒细胞集落刺激因子、促血小板生成素增高;④核素检查可对残存的造血灶、造血组织分布情况及造血抑制程度进行评估,可直接或间接判断骨髓的整体造血功能。

三、诊断和鉴别诊断

(一) 诊断

根据《再生障碍性贫血诊断与治疗中国专家共识(2017 年版)》,诊断标准如下:①血常规检查：全血细胞（包括网织红细胞）减少，淋巴细胞比例增高。至少符合以下三项中的两项：血红蛋白＜100g/L；血小板计数＜$50×10^9$/L；中性粒细胞绝对值＜$1.5×10^9$/L。②骨髓穿刺：多部位（不同平面）骨髓增生减低或重度减低；小粒空虚，非造血细胞（淋巴细胞、网状细胞、浆细胞、肥大细胞等）比例增高；巨核细胞明显减少或缺如；红系、粒系细胞均明显减少。③骨髓活检（髂骨）：全切片增生减低，造血组织减少，脂肪组织和（或）非造血细胞增多，网硬蛋白不增加，无异常细胞。④除外检查：必须除外先天性和其他获得性、继发性骨髓衰竭综合征。

1. 重型再障

(1) 临床表现：发病急，贫血呈进行性加剧，常伴严重感染，内脏出血。

(2) 血象：除血红蛋白下降较快外，须具备以下 3 项中之 2 项：①网织红细胞占比＜1%，绝对值＜$0.015×10^{12}$/L；②白细胞明显减少，中性粒细胞绝对值＜$0.5×10^9$/L；③血小板＜$20×10^9$/L。

(3) 骨髓象：①多部位增生减低，三系造血细胞明显减少，非造血细胞增多，如增生活跃须有淋巴细胞增多；②骨髓小粒中非造血细胞及脂肪细胞增多。

2. 非重型再障

(1) 临床表现：发病慢，贫血、感染、出血较轻。

(2) 血象：血红蛋白下降速度较慢，网织红细胞、白细胞、中性粒细胞及血小板值常较急性再障为高。

(3) 骨髓象：①三系或二系减少，至少一个部位增生减低，如增生活跃红系中常有炭核晚幼红比例增多，巨核细胞明显减少；②骨髓小粒中脂肪细胞及非造血细胞增多。

(二) 鉴别诊断

1. 阵发性睡眠性血红蛋白尿症（paroxysmal nocturnal hemoglobinuria，PNH）　是一种慢性后天获得性造血干细胞疾病，临床表现以间歇性发作的血红蛋白尿为特征，可伴全血细胞减少。其 Ham 试验、尿含铁血黄素试验均阳性，CD55 和 CD59 阴性表达细胞增多（大于 10%）有助于诊断。

2. 骨髓增生异常综合征（myelodysplastic syndrome，MDS）　以凋亡过度、无效造血为特征，可引起外周血全血细胞减少。MDS 骨髓形态学表现为病态造血，骨髓活检显示幼稚前体细胞异常定位，可有染色体核型异常，有助于与再障鉴别。

3. 低增生性白血病　本病表现为外周血全血细胞减少，可与再障混淆，但骨髓穿刺可见原始细胞增多，易于鉴别。

4. 脾功能亢进　表现为脾大，一系或多系血细胞减少，骨髓组织造血细胞增生活跃，脾切除后外周血象可恢复或接近正常。

5. 恶性组织细胞病　进行性的全血细胞减少，多有非感染性发热、进行性衰竭、肝脾淋巴结肿大、黄疸，多部位骨髓检查可以发现异常的组织细胞，常伴噬血现象。

6. 急性造血功能停滞　骨髓突然停止造血，常发生于溶血性贫血或正常骨髓伴感染发热的患者。发病急，血象以贫血为主，也可有三系减少，类似急性再障表现，病程早期骨髓中出现巨大原始红细胞。本病呈自限性，多在 1 个月内恢复。

7. 骨髓纤维化　可有三系减少，常有脾大，外周血可见幼稚粒细胞和有核红细胞，骨髓"干抽"，骨髓活检可见胶原纤维及网状纤维显著增生。

8. 其他　还需与 Fanconi 贫血、多毛细胞白血病、骨髓转移癌、免疫性全血细胞减少、慢性疾病伴骨髓增生低下等疾病相鉴别。

四、治疗计划

(一) 治疗目标

通过及时和正规的治疗，降低重型再障患者的病死率，运用综合疗法，提高非重型再障患者生存质量，改善患者预后。

(二) 总体治疗原则

早期诊断，早期治疗，综合治疗，坚持治疗，缓解后维持治疗。

(三) 治疗措施的选择和安排

1. 去除病因及支持治疗　尽早寻找病因，避免与有害因素进一步接触。贫血患者予输注红细胞悬液治疗，维持血红蛋白大于 60g/L，老年患者血红蛋白大于 80g/L。血小板小于 $(10\sim20)\times10^9$/L 或有明显出血倾向者应预防性输注血小板。感染是再障常见和严重的并发症，严重时可威胁生命，死亡率较高。感染的风险取决于患者中性粒细胞、单核细胞的数量，以及患者自身的个体差异。再障患者可发生细菌及真菌感染，严重者可发生致命性的曲霉菌感染。重型再障患者应予以保护性隔离，有条件者应入住层流病房；避免出血，防止外伤及剧烈活动；杜绝接触危险因素，包括对骨髓有损伤作用和抑制血小板功能的药物；必要时给予心理护理。欲进行移植及抗胸腺细胞球蛋白(antithymocyte globulin，ATG)/抗淋巴细胞球蛋白(antilymphocyte globulin，ALG)治疗者建议给予预防性抗病毒治疗，如予以阿昔洛韦。骨髓移植后需预防卡氏肺孢菌感染，如用复方磺胺甲噁唑片，但 ATG/ALG 治疗者不必常规应用。

2. 非重型再障的治疗

(1)雄激素(androgen，Adr)：在体内还原为 5-α 和 5-β 双氧睾酮(dihydrotestosterone，DHT)，可以起到促进肾脏分泌促红细胞生成素(erythropoietin，EPO)，并增加红系祖细胞对 EPO 反应的作用。雄激素须在有一定数目造血干细胞基础上才能发挥作用，因此重型再障效果不佳，主要用于治疗慢性再障。剂量宜大，疗程宜长，4 个月无效者，说明该项治疗无效。对于雄激素的使用，国内外情况有所不同。目前国内非重型再障一般采用雄激素和(或)环孢素(cyclosporine，CsA)早期干预治疗，而国外一般仅给予密切观察，只有疾病进展患者需要血制品输注支持，或进展为重型再障时才开始免疫抑制治疗或造血干细胞移植。哪种方法处理更为合理，尚缺乏大规模临床试验证明。

(2)环孢素：是一种特异性较强的免疫抑制剂，疗效及不良反应均与血药浓度有关，因此需根据血清药物浓度调整药物剂量。

(3)造血生长因子：常用的造血生长因子有 EPO、粒细胞集落刺激因子(granulocyte colony stimulating factor，G-CSF)、粒细胞-巨噬细胞集落刺激因子(granulocyte-macrophage colony stimulating factor，GM-CSF)、血小板生成素(thrombopoietin，TPO)和白介素-11(interleukin 11，IL-11)，造血生长因子的作用有限，多强调联合应用。

(4)中医中药：多采用补脾、补肾为主，补气为辅，起效较慢。

3. 重型再障的治疗

(1)异基因造血干细胞移植(allogeneic hematopoietic stem cell transplantation，allo-HSCT)：年龄小于 40 岁的重型再障患者该方法可作为一线治疗。allo-HSCT 针对造血干

细胞质和量的异常,是可以治愈再障的方法。移植物抗宿主病(graft-versus-host disease, GVHD)是 allo-HSCT 的主要并发症,也是主要致死原因。HLA 相合亲缘供者移植准备时间短,并发症少,成功率及治愈率较高,因此推荐采用。HLA 位点不全相合及无关供者移植对于强化免疫抑制治疗失败的患者可以考虑。

(2)强化免疫抑制治疗(intensive immunosuppressive therapy,IIST):对于不能采用 allo-HSCT 的患者,ATG/ALG 联合环孢素为一线治疗方案。在强化免疫抑制治疗时要给予强力的支持措施,包括隔离措施、积极的成分输血和控制感染等。

(3)大剂量免疫球蛋白(high dose immunoglobulin,HDIG):多联合上述治疗方法,其作用机制与抗体中和作用等有关。

4. 预期治疗结果 与再障分型、患者年龄、骨髓衰竭程度、治疗方法等因素有关。重型再障患者预后不良,近年来由于 allo-HSCT 及联合免疫抑制治疗的应用,重型再障患者的预后得到明显改善,远期生存率可达 60% 以上。非重型再障的治疗效果较好,治疗后约有 80% 的患者病情缓解,但仍有不少患者病情迁延不愈,也有部分患者因转变为重型再障而死亡。

五、药物治疗方案

(一) 药物的选择

1. 非重型再障 雄激素、环孢素、造血生长因子及中药治疗。

2. 重型再障 ATG/ALG、环孢素、大剂量免疫球蛋白。

(二) 药物的用法用量及使用疗程

1. 雄激素 司坦唑醇每次 2mg,每日 3 次,口服;十一酸睾酮每次 40mg,每日 3 次,口服。雄激素需用药 6 个月才能判断疗效,病情缓解后不宜突然停药,需维持治疗,总疗程在 2 年以上,以减少复发。

2. 环孢素 3~5mg/(kg·d)分 2 次口服。治疗宜维持 1 年以上,待达到最大疗效后再缓慢逐渐减量,直至停药。环孢素治疗再障的效果与血药浓度具有相关性。目前确切有效血药浓度并不明确,有效血药浓度窗较大,一般目标血药浓度(谷浓度)为成人 150~250ng/ml,儿童 100~150ng/ml。鉴于肾毒性和高血压的风险,建议老年再障患者的环孢素治疗血药谷浓度在 100~150ng/ml。环孢素起效较慢,一般需要 3 个月甚至更长时间才会出现疗效;疗程较长,减量过快会显著增加复发风险,因此推荐达到最大疗效后,在减药之前继续服用至少 12 个月,再缓慢减量,如每 3 个月减少 25mg。缓解常为持续性,但部分患者停药后可复发,复发后再度应用环孢素大多数仍有效。

3. ATG/ALG 用量根据厂家和免疫动物来源不同,一般来源于马和猪的 ATG 用量 12~20mg/(kg·d),来源于兔的用量为 3~5mg/(kg·d),连用 5 天。免疫抑制治疗后可能出现复发。ATG/ALG 第一次治疗无效或是复发患者推荐第二次使用,多数患者 3 个月以上才显示疗效,因此两次给药间隔一般应至少 3 个月,30%~60% 的患者第二次治疗后有效。

4. 其他 ①G-CSF:5~10μg/(kg·d),皮下注射;②EPO:100~150U/(kg·d),皮下注射;③免疫球蛋白:0.4~1g/(kg·d)静脉点滴,连用 3~5 天。

六、药学监护与药学服务

（一）药物治疗的安全性监护

1. 雄激素　常用药物司坦唑醇、十一酸睾酮的不良反应包括恶心、呕吐、消化不良、腹泻、痤疮、皮疹、多毛、水钠潴留和血脂改变等。长期用药可能引起肝功能异常、黄疸等。女性长期用药可能引起闭经、阴蒂肥大、乳房缩小等。男性长期用药可能引起精子减少、精液缺乏、睾丸缩小等。儿童长期用药可能加速骨成熟及副性征早熟。多数不良反应随着药物减量或停用可逐渐减弱或消失。使用期间要特殊注意肝脏毒性，司坦唑醇的肝脏毒性较为常见，应定期检测肝功能和给予保肝药物。

2. 环孢素　主要不良反应为消化道症状、齿龈增生、多毛、色素沉着、肌肉震颤、肝肾功能损害、头痛和血压变化等，多数患者症状轻微或对症处理后可减轻。环孢素所致的肾损伤，其特点主要为肾间质纤维化和肾小管萎缩，血清肌酐水平上升是减少剂量的指征。肾功能变化多数为可逆性，停药后可恢复，但不除外引起不可逆性的肾损伤。老龄、大剂量、长疗程、合并使用其他具有肾毒性的药物等是引起肾损伤的危险因素。

3. ATG/ALG　ATG/ALG 的急性不良反应有过敏反应和其他症状，如寒战、发热、僵直、皮疹、高血压或低血压、体液潴留等，严重过敏反应罕见，但可威胁生命。迟发性不良反应包括血小板下降、血清病等。用药前应进行过敏性试验，试敏阴性者方可用药，每天使用 ATG/ALG 之前给予糖皮质激素及抗组胺药预防过敏反应。ATG/ALG 有抗血小板活性，不能在输注 ATG/ALG 的同时输注血小板，因此使用 ATG/ALG 之前应该保证血小板足够数量，用药期间维持血小板计数大于 $10×10^9$/L（英国指南推荐血小板计数大于 $30×10^9$/L）。患者应该被单独隔离护理，任何发热，包括考虑可能与输注 ATG 有关的发热都应该应用广谱抗菌药物治疗。血清病一般出现在开始 ATG/ALG 治疗后的 1 周左右，症状包括关节痛、肌痛、皮疹、轻度蛋白尿和血小板减少等。如果出现血清病则静脉给予肾上腺皮质激素冲击治疗，每日总量以泼尼松 $1mg/(kg·d)$ 换算为氢化可的松或甲泼尼龙，根据患者情况调整剂量和疗程。可以通过更换不同动物来源的 ATG/ALG 来减少发生过敏反应和严重血清病的发生风险。ATG/ALG 可使感染和出血加重，使用前应控制感染和出血。

4. 其他　因再障常需要反复输血，可能会引起铁过载，导致重要脏器（尤其是心脏、肝脏、垂体、关节等）结构和功能障碍。目前认为当血清铁蛋白大于 $1000μg$/L 时开始皮下注射去铁胺。同时也要考虑皮下注射去铁胺会给不同患者带来局部出血及感染的危险，如果患者不能耐受皮下注射去铁胺则可以考虑静脉注射。鉴于口服铁螯合剂可以引起严重的粒细胞缺乏，因此再障患者不常规推荐使用口服铁螯合剂。对于 ATG 或成功骨髓移植再障患者出现的铁过载，静脉放血是去除铁的标准疗法。

（二）药物治疗的有效性监护

再障的疗效评价可分为以下几类：①基本治愈：贫血和出血症状消失，血红蛋白男性达 120g/L，女性达 110g/L，白细胞达 $4×10^9$/L，血小板达 $100×10^9$/L，随访 1 年以上未复发；②缓解：贫血和出血症状消失，血红蛋白男性达 120g/L，女性达 100g/L，白细胞达 $3.5×10^9$/L，血小板也有一定程度增加，随访 3 个月病情稳定或继续进步；③明显进步：贫血和出血症状明显好转，不输血，血红蛋白较治疗前 1 个月内常见值增长 30g/L 以上，并能维持 3 个月。判定以上 3 项疗效标准者，均应 3 个月内不输血；④无效：经充分治疗后，症状、血常规未达明显进步。疗效评价应根据 2 次或 2 次以上至少间隔 4 周的外周血细胞计数检查,并且在患者停用细胞因子治疗时进行。

雄激素单独用药,有效率低,复发率高,一般需与环孢素联合用药。联合 ATG 和环孢素的免疫抑制治疗有效率在 60%~80%,5 年生存率大约为 75%~85%。重症再障患者单用 ATG 的无病生存及有效率明显低于 ATG 和环孢素联合治疗,非重症患者 ATG 和环孢素联合治疗生存率及有效率明显高于单用环孢素者。

（三）治疗方案执行情况的监护

1. ATG/ALG　ATG/ALG 用药前应进行试敏,先将单支 ATG/ALG 的 1/10 量(法国产兔源 ATG 2.5mg,德国产兔源 ALG 10mg,中国产猪源 ALG 25mg)加到 100ml 生理盐水中,静脉滴注 1 小时行静脉试验,观察是否发生严重全身反应或过敏反应,若发生则停止 ATG/ALG 输注并及时抗过敏治疗,同时判定 ATG/ALG 静脉试验阳性,禁用 ATG/ALG;若静脉试验阴性则行正规 ATG/ALG 治疗,或可以按照说明书推荐试敏方式进行过敏试验。严重不良反应可能与滴速相关,因此需严格执行药品说明书中的滴速要求,并且在滴注过程中密切观察患者,如有不良反应,需减慢或暂停滴注直至症状缓解。

2. 环孢素、雄激素等口服药的用药时间应固定,如早 9 时晚 9 时服用,以保证有效的血药浓度。

（四）用药依从性的监护

再障的治疗反应慢是造成患者及家属压力大的主要原因,几个月内病情未明显缓解,会导致患者失去坚持治疗的信心。因此详细的用药教育及心理支持尤为重要,需要医护人员、家人、朋友及患者本人的共同努力。应详细告知患者该疾病早期规范化治疗的重要性,以及治疗周期长、反应慢的特点。用药期间应按照医生及药师指导定时服药,定期监测血常规、肝肾功能、环孢素血药浓度等指标。同时需提醒患者不宜因治疗有效而过早停药,避免疾病复发。

（五）用药指导

1. 环孢素　环孢素血药浓度与疗效、不良反应密切相关,因此,服药时间相对固定是保证有效性和安全性的前提,一般早晚各服药 1 次,间隔 12 小时。环孢素为脂溶性药物,吸收慢且不完全,当与某些脂溶性食物如牛奶、果汁同服时,会促进环孢素吸收,从而提高其生物利用度。因此,建议患者在服药时尽可能与牛奶或果汁同服;若为溶液剂,可用牛奶或果汁将其稀释后服用。但需注意葡萄柚及葡萄柚汁为肝药酶抑制剂,与环孢素同服可影响环孢素代谢,使环孢素血药浓度明显升高,增加中毒风险,因此需避免同时服用。

环孢素用药一般从小剂量开始,根据血药浓度逐渐增加剂量,直至达到稳定的有效血药浓度。环孢素的血药浓度监控点为谷浓度和峰浓度,采血时间分别为服药前及服药后 2 小时。目前多数参考书及指南主要依据谷浓度进行判断,因此,采血时间可在清晨服药前。固定的采血时间有利于稳定的、有效的血药浓度的判断,而任意时间采血所获得的血药浓度,较难判断其是否已稳定在目标浓度范围内。

建议患者固定使用同一剂型、同一商品名的环孢素。环孢素在治疗剂量下,其生物利用度的个体差异较大,而环孢素的生物利用度与其制剂的工艺密切相关。药师在观察到患者环孢素浓度出现波动时,除注意药物相互作用等因素外,还需注意近期内是否更换过不同商品名的环孢素。在未进行血药浓度监测的情况下,应避免更换不同商品名或制剂的环孢素。

由于不可抗拒原因需更换时,应重新进行血药浓度监测并关注不良反应,直至血药浓度稳定在目标范围且无严重不良反应发生。

环孢素主要经肝微粒体 P-450 酶系统代谢,可与多种同样经该酶系统代谢的药物发生相互作用,导致血药浓度发生变化,进而影响药物不良反应发生的风险及药物的疗效,因此,在环孢素使用期间需注意合并用药情况。应告知患者不宜自行增加或减少用药品种,若因疾病情况不得不进行调整时,需将目前使用环孢素的情况告知医生或药师,尽量选择无相互作用或相互作用较小的药物。

2. **雄激素**　由于其男性化的不良反应,一般较少用于女性患者。该药可能导致肝功能异常,多数为可逆性,出院后需定期监测肝功能,避免出现严重的肝损伤。

3. **ATG/ALG**　ATG/ALG 的治疗需住院后在有经验的专科医生指导下进行,不得在门诊应用。

4. **接种疫苗**　有报道提示接种疫苗可能导致再障的复发,因此,除非绝对必要,否则不宜接种疫苗,尤其是减毒活疫苗。

(六) 出院随访

治疗后 6 个月内血常规至少每 1~2 周检查一次,治疗 6 个月后血常规至少每月检查 1 次,肝肾功能至少每月 1 次。一些轻型再障患者可在病程中逐渐转成重型,因此对于初次发病的非重型再障要进行随诊观察。接受 ATG/ALG 和环孢素治疗的患者应密切随访,定期检查以便及时评价疗效和不良反应(包括演变为克隆性疾病,如 PNH、MDS 和 AML 等)。建议随访观察点为 ATG/ALG 用药后 3 个月、6 个月、9 个月、1 年、1.5 年、2 年、2.5 年、3 年、3.5 年、4 年、5 年、10 年。儿童患者达到成人阶段后转入成人管理模式继续随访。

(七) 感染控制不足

再障患者感染风险高,且易并发真菌感染,尤其是重型再障患者可能发生致命性的曲霉菌感染。因此,对于再障患者发热时需提高警惕,不宜从抗菌谱窄、级别低的抗菌药物开始,应按"中性粒细胞减少伴发热"的治疗原则来处理。初始抗菌药物的使用应遵循"重锤出击"原则,有细菌学依据后,根据药敏情况再选择针对性抗菌药物。抗细菌治疗无效或最初有效而再次发热者应给予抗真菌治疗。

 案例分析

患者,男,19 岁。

主诉:周身皮肤散在出血点 2 天。

现病史:患者 2 天前无明显诱因出现周身皮肤散在出血点,起始于颈部后逐渐向下蔓延至胸背部、双上肢及双下肢,分布对称,压之不退色,未治疗,今日为求进一步诊治来看门诊。

既往史:否认"糖尿病、高血压病、冠心病"病史,否认"肝炎、结核"等传染病史,否认外伤及手术史,否认输血史。

过敏史:粉尘过敏,否认药物过敏史。

个人史:否认烟酒嗜好。

家族史:否认家族中遗传病史。

入院查体:T 36.3℃,P 80 次/分,R 16 次/分,BP 115/75mmHg。神清语明,步入病房,查体合作,颈部、胸背部及四肢皮肤可见散在出血点,浅表淋巴结无肿大,巩膜无黄染,咽充血,扁桃体不大,胸骨无压痛。双肺呼吸音粗,双肺下野多可闻及细湿啰音,心音有力,节律整齐,各瓣膜区未闻及杂音。腹软,无压痛,肝脾肋下未及,肝区无叩痛。双下肢无水肿。

辅助检查:血常规 WBC 3.0×10^9/L,Hb 146g/L,Plt 10×10^9/L。

入院诊断:血小板减少。

诊疗经过:

1. 完善血尿便常规、生化系列、凝血、抗核抗体系列、风湿三项、血清补体、甲功系列、细菌抗体、肝胆脾彩超、骨髓穿刺等相关检查。

2. 经上述检查后,结合患者病史、血象、骨髓象,诊断为再生障碍性贫血。主要治疗方案包括:

环孢素胶囊每次 75mg,口服,每 12 小时 1 次(初始剂量,根据血药浓度调整剂量);

十一酸睾酮胶丸每次 40mg,口服,每天 3 次;

复方二氯醋酸二异丙胺注射液 80mg+NS 100ml,静脉滴注,每天 1 次。

治疗期间监测环孢素血药浓度分别为 67.1ng/ml、120.6ng/ml、314.4ng/ml 和 204.6ng/ml,根据监测结果调整环孢素单次剂量分别为 100mg、125mg、100mg、100mg,最终维持剂量为每次 100mg,口服,每 12 小时 1 次。

在此期间,患者出现反复发热,多次病原学培养阴性,先后给予美罗培南 1.0g+NS 100ml,静脉滴注,每 8 小时 1 次;万古霉素 1.0g+注射用水 10ml+NS 250ml,静脉滴注,每 12 小时 1 次;米卡芬净 150mg+NS 100ml,静脉滴注,每天 1 次等药物抗感染治疗,效果均不佳,后调整为:

注射用伏立康唑每次 400mg+NS 250ml,静脉滴注,每 12 小时 1 次(第 1 天,共 2 剂);

注射用伏立康唑每次 250mg+NS 250ml,静脉滴注,每 12 小时 1 次(第 2 天起);

症状逐渐控制,结合肺部影像学的明显空洞形成,临床诊断为肺部真菌感染,遂改为口服伏立康唑片 200mg,口服,每 12 小时 1 次。

联合用药 4 月余,血象仍未见明显改善,行异基因造血干细胞移植(异基因无关供者 9/10 相合,男供男,O 供 B)。移植后继续使用环孢素每次 100mg 口服,每 12 小时 1 次,控制免疫反应,监测血药浓度 216.8ng/ml。患者出现血压逐渐升高,最高值达 150/100mmHg,给予非洛地平缓释片每次 5mg,口服,每天 1 次;肌酐逐渐升高,最高值达 242.8μmol/L。停用环孢素,更换为他克莫司胶囊每次 0.5mg,口服,每 12 小时 1 次(根据血药浓度调整剂量)抗排斥,加用海昆肾喜胶囊每次 0.44g,口服,每天 3 次,百令胶囊每次 2.0g,口服,每天 3 次,肌酐逐渐下降,维持在 160μmol/L 左右。治疗期间监测他克莫司血药浓度分别为 9.2ng/ml、15.1ng/ml、10.6ng/ml 和 10.8ng/ml,根据监测结果调整他克莫司剂量分别为 0.5mg,口服,每 12 小时 1 次;0.5mg,口服,每天 1 次。最终维持剂量为 0.5mg,口服,每天 1 次。行肾穿刺活检,活检结果显示穿刺组织见 15 个肾小球,其中 1 个小球全球硬化,其余小球改变较轻,大片状肾小管上皮细胞等立方空泡变性,灶性小管萎缩,灶性间质纤维化,多灶性间质水肿,小动脉壁增厚。病理诊断为"环孢素肾毒性"。考虑已出现不可逆性肾损伤,继续给予改善肾功能药物,最终肌酐降至 100μmol/L 左右,并长期维持在该水平。

患者排斥反应主要表现为带状疱疹、皮疹、腹泻等,在经过环孢素、他克莫司、激素等治疗后,逐渐好转。患者现一般状态良好,血象恢复正常,继续口服他克莫司抗排斥,海昆肾喜胶囊、百令胶囊改善肾功能,伏立康唑片治疗真菌感染。

出院诊断:再生障碍性贫血、异基因造血干细胞移植术后、肺部真菌感染。

出院带药:伏立康唑片每次 200mg,口服,每 12 小时 1 次(餐前 1 小时或餐后 1 小时温水送服);他克莫司胶囊每次 0.5mg,口服,每 12 小时 1 次(餐前 1 小时或餐后 2~3 小时服用);百令胶囊每次 2.0g,口服,每天 3 次;海昆肾喜胶囊每次 0.44g,口服,每天 3 次。

病例特点与诊断要点:

1. 患者病史、血象、骨髓象等检查支持再生障碍性贫血诊断。

2. 经雄激素联合环孢素治疗多月后,血象无明显变化,提示效果不佳,结合患者年龄,行异基因造血干细胞移植术。

3. 环孢素治疗期间,因出现明显肾损伤、血压升高等不良反应,移植后更换为他克莫司抗排斥反应。

4. 治疗期间出现反复发热,多种药物治疗效果不佳,肺部 CT 提示肺部空洞明显形成,最终伏立康唑治疗后症状改善,临床确诊肺部真菌感染。

用药分析与监护要点:

1. 用药分析及监护要点

(1)治疗方案选择:该患者为青年男性,无 HLA 相合亲缘供者,因此初始治疗给予雄激素联合环孢素。环孢素从 75mg,每 12 小时 1 次开始给药,监测血药浓度调整用量。环孢素治疗再障时推荐成人谷浓度为 150~250ng/ml,患者在 100mg,每 12 小时 1 次时监测血药浓度为 204.6ng/ml,因此按照该剂量长期使用。二者治疗再障时起效较慢,短期内无效不宜立即更换用药方案,但该患者治疗 4 个月后,血象仍未上升,给予异基因造血干细胞移植。

(2)感染的治疗:再障患者感染风险高,且易并发真菌感染,尤其是重型再障患者可能发生致命性的曲霉菌感染,治疗不及时,死亡率较高。因此,对于再障患者发热时需提高警惕,不宜从抗菌谱窄、级别低的药物开始,初始抗菌药物的使用应遵循"重锤出击"原则,有细菌学依据后,根据药敏情况再选择针对性抗菌药物。抗细菌治疗无效或最初有效而再次发热者应给予抗真菌治疗。

该患者出现发热后给予美罗培南、万古霉素等可覆盖常见致病菌的药物治疗,效果不佳,给予抗真菌药物经验性治疗后发热逐渐控制。肺部 CT 显示明显空洞形成,与真菌感染影像学特征相似,诊断为"肺部真菌感染"。在接受伏立康唑后,患者临床症状消失。目前对于抗真菌的治疗疗程无明确限定,伏立康唑服药已超过 6 个月,肺部空洞逐渐减小,但仍明显存在,且每次复查均较上次有所改变,因此继续使用,定期复查肺部 CT,待病变无改变时,再考虑停药。

(3)不良反应监测

1)雄激素:雄激素的常见不良反应为肝功能异常、消化道症状等,该患者同时使用保肝药物,治疗期间未见肝功能异常。

2)环孢素:环孢素的常见不良反应为肝肾毒性、多毛、高血压、齿龈增生等。该患者随环孢素使用时间延长,出现高血压及肾功能异常两种明显不良反应。使用降压药物控制情况下,血压未再继续升高,且后期停用环孢素后血压逐渐降至正常。环孢素引起肾功能变化多数为可逆性,停药后可恢复,但不除外引起不可逆性的肾损伤。该患者肾毒性表现较为突出,肌酐明显升高,停药后虽略有下降,但仍维持在较高水平。肾穿刺活检显示存在肾小球硬化、肾小管萎缩等改变,提示肾毒性已出现不可逆性改变。停药并使用改善肾功能药物后,肌酐有所下降,目前维持在 $100\mu mol/L$ 左右。

3)伏立康唑:伏立康唑常见的不良反应为肝功能异常、头痛、头晕、震颤、视觉异常、水肿等,多数较轻微,停药后可逐渐减轻或消失。该患者治疗期间耐受性较好,未见明显不良反应。

4)他克莫司:他克莫司常见的不良反应为神经毒性、糖尿病、肾毒性等。该患者的环孢素毒性反应明显,出现明确的环孢素肾毒性,但因移植后抗排斥反应需要,必须使用免疫抑制剂,因此选择他克莫司替代治疗,监测肾功能。更换用药后,肾毒性未见进展。定期监测血糖、血钾、肾功能等指标,注意视力模糊、畏光等眼部异常,震颤、头痛等神经系统症状以及心动过速、耳鸣等其他不良反应。

2. 用药指导

(1)环孢素、雄激素:参见本章正文部分。

(2)伏立康唑:静脉滴注时首次用药第 1 天按负荷剂量 6mg/kg 给药,每天 2 次;第 2 天开始按维持剂量 4mg/kg 给药,每天 2 次。从静脉转换为口服用药时,无需再给予负荷剂量,按照体重≥40kg 时给药 200mg,每 12 小时 1 次,体重小于 40kg 时给药 100mg,每 12 小时 1 次给药。静脉滴注时浓度不可超过 5mg/ml,滴注速度最快不超过 3mg/(kg·h),滴注时间为 1~2 小时。口服用药时间为餐前 1 小时或餐后 1 小时,避免与食物同服影响药物吸收。用药期间应避免强烈的、直接的阳光照射以避免光敏反应。长期用药应监测肝肾功能、电解质、视觉功能等。

(3)他克莫司:空腹或至少餐前 1 小时或餐后 2~3 小时服用,避免食物同服以防生物利用度降低。用药期间避免食用葡萄柚或葡萄柚汁,若出现口渴、尿频、饥饿感加重等症状,需注意糖尿病可能;用药时间宜固定,以便维持稳定的血药浓度;避免与减毒活疫苗合用。用药期间监测肝肾功能、凝血、血糖、电解质等指标。

(4)效果评价及随访:患者移植 6 个月后血常规提示白细胞 $4.8\times10^9/L$,血红蛋白 97g/L,血小板 $117\times10^9/L$,血象明显改善,继续每月复查血常规、肝肾功能、肺部 CT 等,以评价治疗效果及是否具备停用抗真菌药物指征。

(朱　珂　庞　露　肇丽梅)

第五节　自身免疫性溶血性贫血的药物治疗

一、概述

(一)定义

溶血性贫血可按不同方式分类,按病因可分为红细胞内在缺陷与红细胞外在因素或分为先天性和后天获得性,也可按红细胞破坏场所分为血管内溶血和血管外溶血等。常见的溶血性贫血包括自身免疫性溶血性贫血(autoimmune hemolytic anemia,AIHA)和阵发性睡眠性血红蛋白尿症(paroxysmal nocturnal hemoglobinuria,PNH)。AIHA 是体内 B 淋巴细胞免疫调节紊乱,产生自身抗体和(或)补体,并结合于红细胞膜上,致红细胞破坏加速而引起的一组溶血性贫血。AIHA 的自身抗体根据其作用于红细胞所需温度可分为温抗体型和冷抗体型。温抗体型相对常见，约占 70%。冷抗体型相对少见，包括冷凝集素病（cold agglutinin disease，CAS）、阵发性冷性血红蛋白尿症（paroxysmal cold hemoglobinuria，PCH）。

（二）流行病学

AIHA 是获得性溶血性贫血中最常见的一种，据统计，在人群中每年发病率为 1/8 万，各年龄段均可发病，以成人为多。

（三）病因和发病机制

温抗体型 AIHA 常可继发于淋巴增殖性疾病（慢性淋巴细胞白血病、淋巴瘤）、其他自身免疫性疾病（系统性红斑狼疮、类风湿关节炎、硬皮病、炎性肠病）等，相对少见的病因包括肿瘤和感染。CAS 可继发于淋巴细胞增殖性疾病，如华氏巨球蛋白血症等，但也常继发于支原体感染、病毒性肺炎、传染性单核细胞增多症和其他感染。PCH 可继发于梅毒感染。尽管药物引发溶血并不常见，仍有部分药物可诱发 AIHA，最常见的包括甲基多巴和青霉素，其诱发溶血的机制通常认为是一种 Ⅱ 型超敏反应。

（四）病理生理

目前 AIHA 病理生理过程尚不明确。本病可由多种自身抗体导致，以 IgG 和 IgM 为多。IgG 抗体激活补体的能力较差，通常以红细胞在单核巨噬细胞系统中被吞噬为主要破坏途径，而 IgM 诱发经典途径补体激活的能力较强。因此，IgM 导致的溶血经常表现为补体介导的红细胞破坏。然而因为吞噬细胞表面也表达 IgM-Fc 受体，IgM 也可导致红细胞异常吞噬。不同的是，IgG 诱发的吞噬作用多发生于脾脏，而 IgM 诱发的吞噬作用常发生于 Kupffer 细胞——肝脏的吞噬细胞。吞噬细胞系统导致的溶血属于血管外溶血，而补体介导的溶血属于血管内溶血。

二、临床表现和辅助检查

（一）临床表现

1. 温抗体型 AIHA　可见于任何年龄，以中青年为主，病情程度变化大。多数患者起病隐袭，表现为乏力、头晕、活动后气短等贫血伴发症状及不明原因发热。体格检查约 1/3 患者有黄疸和肝大，半数以上有轻中度脾大。继发性患者有原发病的临床表现。病毒感染可导致病情加重，尤其在儿童患者可诱发危及生命的溶血。本病如伴发免疫性血小板减少称为"Evans 综合征"。

2. CAS　具有三大临床表现：①发绀症：在寒冷条件下，多数患者耳廓、鼻尖、手指、足趾发绀，加温后消失；②溶血综合征：急性型可有发热、寒战、血红蛋白尿、急性肾功能不全等，慢性型可有贫血、黄疸、轻度肝脾大等；③继发性 CAS 可有原发病表现。

3. PCH　PCH 患者在寒冷环境下可急性发作，表现为寒战、高热、乏力、腰背及下肢疼痛，随后出现血红蛋白尿，上述表现可持续数小时至数天。反复发作者可出现面色苍白、轻度黄疸、肝脾大等。由梅毒引起者可伴有雷诺现象。

（二）辅助检查

1. 血常规　呈正细胞正色素性贫血；可见较多的球形红细胞及幼红细胞；红细胞大小不等；网织红细胞增多，粒细胞基本正常。血小板计数多正常，部分患者伴有明显血小板减少则为 Evans 综合征。

2. 骨髓象　骨髓增生显著活跃，以中、晚幼红细胞增生为主，粒红比例下降或倒置。

3. 血生化学　血清胆红素增多，以间接胆红素升高为主。

4. 抗人球蛋白试验（Coombs' test，Coombs 试验）　直接 Coombs 试验阳性是确诊温抗体型 AIHA 的重要依据，注意排除假阳性、假阴性情况。

三、诊断和鉴别诊断

具有发病的诱因、临床溶血表现和实验室检查证实有溶血性贫血，Coombs 试验或 D-L 试验阳性患者诊断一般较易。Coombs 试验阴性患者需除外其他原因所致的溶血性贫血，且肾上腺皮质激素治疗有效，可考虑 AIHA 诊断。原发性 AIHA 患者应进行长期随诊观察，便于及时发现潜伏的原发性疾病。继发性 AIHA，应进一步检查发现诱因或基础疾病。

四、治疗计划

（一）治疗目标

改善贫血，提高生活质量，防治并发症。

（二）治疗原则

去除诱因，消除自身抗体形成的病因，阻断抗体产生，对症治疗，防治并发症。

（三）治疗措施的选择和安排

1. 去除病因　积极寻找病因，治疗潜在的原发疾病为首要措施。

2. 输血　因输入全血血浆可提供补体，有时可加重溶血，因此，输血应严格控制，仅限于急性溶血及溶血危象需要迅速纠正贫血时，最好选用经严格交叉配血的洗涤红细胞，缓慢输入，冷抗体型 AIHA 注意保暖，密切观察输血后的临床症状和体征。

3. 肾上腺皮质激素　是治疗温抗体型 AIHA 的一线用药，可明显减轻溶血发作。约 2/3 的患者对肾上腺皮质激素治疗反应良好，继发于系统性红斑狼疮的溶血对肾上腺皮质激素治疗反应更佳。少部分患者仅应用肾上腺皮质激素即可达到临床治愈。对 CAS 及 PCH 无效。

4. 免疫抑制剂　肾上腺皮质激素无效或需大剂量维持者，以及脾切除有禁忌或无效者，可选用免疫抑制剂治疗，但对 PCH 患者无效，不宜滥用。

5. 脾切除　仅在多种药物治疗无效时才选择，对 CAS 及 PCH 无效。

6. 其他　保暖为急性 CAS 及 PCH 主要治疗手段。单克隆抗体治疗效果还有待于进一步研究评价。

（四）预期治疗结果

少数急性感染后的温抗体型 AIHA 病程呈一过性。多数原发性温抗体型 AIHA 病程迁徙，绝大多数患者经积极治疗，必要时辅以脾切除后血象可恢复正常，但需维持治疗数月至数年。继发性者预后取决于原发病，继发感染者控制感染后即可治愈，继发于结缔组织病或恶性肿瘤者则预后不良，Evans 综合征也难以治愈。

五、药物治疗方案

（一）肾上腺皮质激素

为治疗温抗体型 AIHA 的首选药物，初始治疗应足量，常用剂量以泼尼松为例 60mg/d

或 1～1.5mg/(kg·d)，一般 1 周左右即可见效。有效后待血红蛋白和网织红细胞百分数接近正常时可逐渐减量，减量的速度取决于患者对药物的反应，一般在 4～6 周内减至初始剂量的一半，在 20mg/d 以下剂量时减量速度更需缓慢，避免病情复发。维持治疗的时间需根据病因及减量过程中患者的反应而定，一般维持剂量至少 3～6 个月，最后停药。若皮质激素治疗 3 周无效，或疗效依赖于较大剂量糖皮质激素，应考虑更换其他治疗方法。急性溶血发生时应给予静脉用皮质激素，病情稳定后过渡为口服，再逐渐减量。静脉激素应用 3 天不能控制的急性溶血，应及早加用其他药物治疗。

（二）免疫抑制剂

1. 温抗体型 AIHA　常用硫唑嘌呤 2～2.5mg/(kg·d)或环磷酰胺 1.5～2mg/(kg·d)，起效后逐渐减至维持剂量 6 个月以上。与肾上腺皮质激素合用可能提高疗效，治疗 3 个月无效者应更换其他疗法。严重患者可联合使用肾上腺皮质激素与达那唑 0.2g，口服，每天 3 次，有协同作用，贫血纠正后激素可逐渐减量直至停药，单用达那唑维持，疗程一般不少于 1 年。此外，对肾上腺皮质激素和达那唑联合治疗无效患者，可使用环孢素 4～6mg/(kg·d)，或大剂量丙种球蛋白 0.4g/(kg·d)，共 5 天，以及吗替麦考酚酯，起始 500mg/d 之后 1000mg/d。

2. 冷抗体型 AIHA　有报道苯丁酸氮芥治疗慢性 CAS 获得较好疗效，剂量为 2～4mg/d，疗程不短于 3 个月。也可使用环磷酰胺，每日 250mg，连用 4 天，2～3 周后重复 1 次。

六、药学监护与药学服务

（一）药物治疗的安全性监护

1. 肾上腺皮质激素　需注意其感染、消化性溃疡、水钠潴留、糖尿病、高血压、骨质疏松等不良反应，对症处理。

2. 免疫抑制剂　使用细胞毒药物如硫唑嘌呤、环磷酰胺等药物时，需注意骨髓抑制反应，定期监测血象；使用环孢素时，需注意其肝肾毒性等不良反应。

3. 达那唑　注意肝脏损伤和男性化，如转氨酶升高、肌痛、多毛、脱发等。

（二）药物治疗的有效性监护

药物治疗进行时需要检测血常规、血红蛋白及网织红细胞水平，通常血红蛋白回升，网织红细胞水平下降即代表治疗有效。

（三）用药指导

冷抗体型 AIHA 应注意保暖。

 案例分析

患者，女，42 岁。

主诉：乏力 3 个月，加重 1 周。

现病史：患者 3 个月前无明显诱因出现乏力、头晕，伴心悸、气短，影响日常活动，当时未在意。1 周前患者上述症状加重，门诊就诊查血常规示血红蛋白 57g/L。患者病程中无发热、寒战，无头痛，无胸闷，无腹痛腹泻，无恶心呕吐。饮食睡眠可，二便如常，近期体重无明显变化。

既往史:既往体健,否认"肝炎、结核"等传染病史,否认外伤手术史,否认输血史。

过敏史:否认食物药物过敏史。

个人史:生于本地,无疫区久居史,无烟酒不良嗜好。

婚育史:平素月经规律,量不大。初潮 14 岁,周期 28 日,每次经期 4～7 天,末次月经 10 日前。适龄婚育,育 1 子 1 女,配偶及子女均体健。

家族史:否认家族内部传染病或遗传病史。

入院查体:T 36.9℃,R 16 次/分,P 70 次/分,BP 128/85mmHg。神志清,营养中等,贫血貌,周身皮肤轻度黄染,结膜苍白,巩膜轻度黄染,其余查体无阳性指征。

辅助检查:血常规 WBC $6.7×10^9$/L,Hb 57g/L,PLT $189×10^9$/L。

入院诊断:贫血原因待查。

诊疗经过:入院后完善相关检查,全血细胞计数示网织红细胞增高,生化检查示间接胆红素明显升高。骨髓穿刺示红系增生明显活跃。直接 Coomb 试验阳性。完善风湿指标及肿瘤标志物未见明确异常。诊断为原发性温抗体型自身免疫性溶血性贫血,给予激素治疗,具体治疗方案为:

注射用甲泼尼龙琥珀酸钠 100mg＋NS 100ml,静脉滴注,每天 1 次;

注射用奥美拉唑钠 40mg＋NS 100ml,静脉滴注,每天 1 次;

碳酸钙 D_3 片 600mg,口服,每天 1 次;

叶酸片每次 10mg,口服,每天 3 次。

患者激素治疗后血红蛋白明显上升,予改用醋酸泼尼松片 50mg 口服,每天 1 次,治疗并逐渐减量,病情好转出院。

出院诊断:原发性温抗体型自身免疫性溶血性贫血。

出院带药:醋酸泼尼松片 50mg,口服,每天 1 次(每周减量 5mg,根据血象确定维持剂量);碳酸钙 D_3 片 600mg,口服,每天 1 次;叶酸片每次 10mg,口服,每天 3 次。

病例特点与诊疗要点:

1. 中年女性,以重度贫血入院,辅助检查示红系增生活跃。

2. 完善各项检查,明确溶血存在,Coomb 试验证实存在 AIHA。

3. 排除导致免疫性溶血性贫血的其他病因,包括肿瘤、其他自身免疫病等。

4. 明确诊断后,结合患者病情,给予激素治疗,期间注意激素不良反应。

用药分析与监护要点:

1. 用药分析与监护要点 患者经各项检查后,诊断为温抗体型 AIHA,首选糖皮质激素治疗,治疗期间监测血象,提示激素治疗有效。需关注激素产生的不良反应,包括水钠潴留、高血压、高血糖、骨质疏松、消化道溃疡等。

2. 用药指导

(1)醋酸泼尼松片:应采用晨起服药方式,模仿生理性激素分泌的昼夜节律,以免干扰人体正常糖皮质激素分泌规律。用药期间应监测体重、血压、血糖、等,补充钙质,并多晒太阳以促进钙质吸收,饮食上应注意低钠、高钾、高蛋白饮食。长时间用药需注意不应突然停药,以免发生病情反复或医源性肾上腺皮质功能不全。使用期间注意相关不良反应,如骨质疏松等,并给予对症处理。

(2)奥美拉唑钠注射剂:奥美拉唑稳定性较差,易受溶液的 pH、光线、金属离子、温度等多种因素的影响。特别是在酸性条件时,奥美拉唑化学结构发生变化,出现聚合和变色现象。溶媒种类及溶媒量均可能影响该药稳定性,不同厂家的制剂因给药方式、辅料等不同,对于溶媒种类及体积、溶解后的放置时间等均有相关要求,因此需按照说明书要求进行配制,避免破坏药物稳定性。

(张国君　庞　露　肇丽梅)

第六节　阵发性睡眠性血红蛋白尿症的药物治疗

一、概述

(一) 定义

阵发性睡眠性血红蛋白尿症(paroxysmal nocturnal hemoglobinuria,PNH)是一种后天获得性溶血性疾病。该病源于造血干细胞 PIG-A 基因突变引起一组通过糖肌醇磷脂(glycosylphosphatidylinositol,GPI)锚连在细胞表面的膜蛋白的缺失,导致细胞性能发生变化。正常造血细胞减少,使异常造血细胞得以取得相对优势。异常细胞缺乏 GPI 连接蛋白,从而对补体敏感,也因而引起相应的临床现象表现。临床上主要表现为血管内溶血发作,溶血重时则有血红蛋白尿、全血细胞减少和血栓形成倾向等三大特征。患者常以反复的血红蛋白尿或持久的贫血为主,约有 30% 患者在 PNH 诊断前有明确再生障碍性贫血病史,另有30% 在病程中向造血功能低下发展,与再障有相互转化的表现。特异抗体结合流式细胞技术是最特异、最敏感的确诊方法。异基因造血干细胞移植可取得根治。近年来,新型药物重组人源型抗补体蛋白 C5 单克隆抗体依库珠单抗(eculizumab)为治疗带来了新的希望。

(二) 流行病学

PNH 是一种获得性疾病,1999 年 Rosse WF 和 Young NS 等粗估 PNH 发病率为1/100 万人。我国由于再生障碍性贫血的发病率远高于西方国家,与之密切相关的 PNH 在我国也比西方国家多见。2010 年开始的全国多中心 PNH 登记试验,在开始试验的前 3 年已登记了近 600 例初发患者,据此推测我国 PNH 的发病率约为 3000 例/年,约为 2.1/100万人口,属于罕见疾病。发病年龄在各年龄组均有报道,从 2 岁至 80 岁以上,但无论国内外均以青壮年患者居多,20~40 岁约占 77%。男女均可发病,欧美女性患者比男性稍多,男女比例为 0.6~1.1:1,而亚洲则男性患者明显比女性多,印度男女患者比例为 1.8:1,泰国为 2.7:1。我国与其他亚洲国家相似,综合国内 14 个不同地区报告的 651 例中男女比例为 2.4:1。

(三) 病因和发病机制

PNH 患者病态血细胞与正常血细胞同时存在,其后天获得的基因突变发生在造血干细胞水平。同一 PNH 患者的异常细胞缺失膜蛋白的程度可有不同,还有一些患者的 PIG-A基因突变类型可不止一种,因此推测有的 PNH 可能有一个以上异常克隆。

PNH 患者的异常细胞数量上扩增,可成为占大多数的造血细胞,但又不能完全替代原有的正常造血细胞,并无向白血病发展的趋势。然而,许多患者向骨髓造血衰竭发展。同时PNH 经常与再生障碍性贫血(aplastic anemia,AA)相互转化或同时存在。目前证实两者在病因上也有关联,PNH 是在致骨髓衰竭的背景下,PIG-A 突变产生的 PNH 克隆得到扩增,从而占据了优势而形成疾病。因此,除致突变原外,还要有引起 AA 的诸多病因,如病毒、药物、自身免疫机制等。这就是 PNH 的双重打击或二步发病的观点。

(四) 发病机制

1. 基因突变引起异常细胞克隆的出现　PNH 异常血细胞的共同特点是细胞膜表面缺乏一组膜蛋白,这种膜蛋白都通过 GPI 连接在膜上,统称 GPI 连接蛋白。缺乏 GPI 是由于生成 GPI 的第一步,即 N-乙酰葡糖胺不能加到磷酸肌醇(phosphatidyl inositol)上去,因而不能再加入 3 个甘露糖和 1 个乙醇胺最后形成完整的 GPI 去连接蛋白。这种蛋白的 cDNA 和基因核苷酸序列已经弄清,称 PIG-A 基因。用荧光原位杂交技术证明位于 X 染色体 p22.1 部位。目前的研究表明,在所有已检测的 PNH 患者血细胞中都发现有 PIG-A 基因突变而导致 GPI 连接蛋白的部分或全部缺失,说明 PIG-A 基因突变在 PNH 发病中有重要作用。

2. 异常细胞克隆的维持和扩增　异常细胞克隆生成之后何以保持并能继续扩增,在数量上增长到足以引起疾病表现的程度。经过多年的研究,目前国内外大多数学者认为,PNH 异常克隆是在骨髓正常造血功能衰减的基础上才取得相对的生长优势。PNH 的出现是机体在发生骨髓衰竭因素的背景下发生基因突变,以机体发生溶血为代价,避免了更为严重的骨髓衰竭,是一种自然的"基因治疗",而且这种突变及突变克隆的增殖是在疾病的早期进行的。

(五) 病理生理

PNH 是发生在造血干细胞的异常,所以累及多种血细胞。由于不同种类的血细胞原来具有的 GPI 连接蛋白不同,所以 PNH 患者的各种不同血细胞所缺少的膜蛋白有些是一样的,有些是不同的。GPI 连接蛋白中有的功能明确,有些还不甚清楚,但各种血细胞缺少 GPI 连接蛋白后一定会对细胞功能产生影响。现将已知的事实分述如下:最重要的是红细胞表面有 C3 转化酶衰变加速因子(C3 convertase decaying accelerating factor,CD55),CD55 可与 C3b 或 C4b 结合,防止补体的继续激活和放大。还有膜攻击复合物抑制因子(membrane attack complex inhibition factor,MACIF)或称为反应性溶血膜抑制物(membrane inhibitor of reactive lysis,MIRL),亦称保护素(protectin,CD59),可防止 C9 的聚合和膜攻击复合物 C5b-9 的构成。以上皆为 GPI 连接蛋白,都属补体调节蛋白。PNH 异常细胞缺乏这些蛋白,因此对补体敏感,目前认为是溶血和溶血发作的主要原因。

经典途径、植物凝集素途径和替代途径最终激活 C3,开始后续的级联反应,最终形成膜攻击复合物(C5b-9),攻击红细胞膜(图 6-2)。CD55(DAF)和 MIRL(CD59)作用于不同的补体裂解片段,防止补体的激活。PNH 患者由于红细胞膜上缺乏这些蛋白,容易受到补体攻击而溶血。

早在 1972 年,Rosse 等首先提出根据红细胞对补体敏感性的不同,可分为 PNH Ⅰ型红细胞(指对补体敏感度正常)、PNH Ⅱ型红细胞(对补体中度敏感,只需正常细胞的 1/4～1/3 量血清即发生溶血反应)和 PNH Ⅲ型红细胞(对补体高度敏感,只需正常细胞的 1/25～1/5 量血清即发生溶血反应),PNH Ⅰ、Ⅱ、Ⅲ 型细胞在不同患者中所占的比例有很大的不同。Holguin 等用流式细胞仪测定 GPI 连接蛋白 CD55、CD59 的表达,发现 PNH Ⅲ型红细胞 CD55、CD59 完全缺失,而 PNH Ⅱ型红细胞部分缺失,PNH Ⅰ型红细胞有正常量 CD55、CD59 的表达。因此,红细胞对补体溶解敏感度的不同可以用 CD55、CD59 表达数量的不同

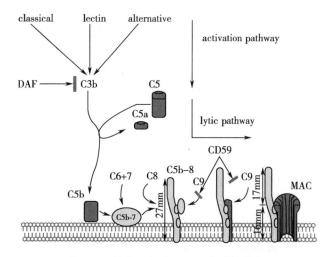

图 6-2　补体活化攻击红细胞膜示意图

来解释。PIG-A 基因分析表明,正常表达 CD55、CD59 的细胞无 PIG-A 基因突变,而 CD55、CD59 部分缺失或完全缺失的细胞有不同的 PIG-A 基因突变。

PNH 是易栓性疾病,血栓的主要原因是溶血。溶血可通过红细胞膜的改变和微粒体、红细胞与内皮细胞相互作用导致一氧化氮(nitric oxide,NO)缺乏等机制增加血栓的形成。NO 是平滑肌紧张度的调节剂,血小板的激活和血浆 NO 水平的降低导致平滑肌张力松弛,其后果除了导致血栓形成外,还可以引起胃肠道收缩、高血压和勃起障碍等。有学者提出,NO 的消耗可能是溶血性疾病血栓倾向的主要原因。不仅如此,观察表明 PNH 患者在溶血危象中的许多症状可能与血红蛋白释放和 NO 清除相关的平滑肌功能紊乱相关。PNH 患者的异常血小板也缺乏 CD59,因此有更多的含 C9 聚合物的复合体附着在膜上,引起囊泡化,而这种囊泡又不能维持酸性磷脂在内层的状况,使较多的酸性磷脂暴露在外表面,增加了因子 Va、Xa 的作用面,遂有较多凝血酶原变为凝血酶,这是 PNH 患者容易发生栓塞的一个原因。另外,PNH 患者的单核细胞缺乏尿激酶型纤溶酶原激活物受体(urokinase-type plasminogen activator receptor,uPAR)使局部产生的纤溶酶不足,血凝块稳固,增加栓塞倾向。

PNH 患者常有一定程度的骨髓造血功能低下的表现,临床表现类似再生障碍性贫血。骨髓的正常造血功能衰竭或在先或在后或同时出现。

二、临床表现和辅助检查

(一) 临床表现

1. 贫血及全血细胞减少　绝大多数患者有不同程度的贫血,常为中重度。由于贫血大都是缓慢发生的,患者常有较好的适应能力,所以往往血红蛋白虽低但仍能活动,甚至工作。在病程中大部分患者贫血的同时,出现白细胞或血小板减少。向全血细胞减少发展是中国人 PNH 死亡的主要原因。

2. 血红蛋白尿　典型的血红蛋白尿呈酱油或浓茶色。一般持续 2～3 天,不加处理自行消退,重者 1～2 周,甚至持续更长时间。有些患者的血红蛋白尿频繁发作,也有些患者偶然发作或数月发作 1 次,另有一些患者虽然尿色不深,但尿隐血持续阳性。部分患者在很长的病程或观察期内始终无明确血红蛋白尿发作。能引起血红蛋白尿发作的因素有感冒、感染、劳累,误服药物等。血红蛋白尿发作时可有发冷、发热、腰痛、腹痛等症状。

3. 血栓形成 不同部位的血栓形成在欧美的 PNH 病例中占 23%～50%,是这些地区 PNH 患者的主要死亡原因。我国最近登记试验显示血栓发生率为 14%,显示中国人栓塞发生率低于西方人,这是东西方之间的另一个差异。但在中国近 10 年里,栓塞发生率较以往报道有增多,栓塞的部位也与欧美人类似,以深部血栓为主。

4. 出血 约 1/3 的 PNH 患者有轻度出血表现,如皮肤、牙龈出血,女性患者也可月经过多,个别人有大量鼻出血、眼底出血、术后大出血等。长期贫血可发生个别患者有致死的严重出血,如脑出血、消化道出血。

5. 肝脾大 多数患者没有肝脾大,约 1/4 的 PNH 患者只有轻度肝大,不到 15% 有轻度脾大。

6. 常见的并发症

(1)感染:PNH 患者容易遭受各种感染,特别是呼吸道和泌尿道感染,感染又可诱发血红蛋白尿发作。在我国,严重的感染往往是 PNH 患者死亡的主要原因。

(2)贫血性心脏病:严重者可致心力衰竭。

(3)黄疸与胆石症:不到一半的 PNH 患者有轻度黄疸。PNH 作为长期溶血病合并胆石症者并不像想象的那么多。国内报告不到 4%,可能由于无症状,实际病例会更多些。

(4)肾衰竭:由于长期血管内溶血,PNH 患者肾内有含铁血黄素沉着,临床上有 10% 患者出现肾损伤,但发生肾功能损伤者并不多见。小部分病例有轻度蛋白尿和(或)血中尿素氮增高。有人认为若长期仔细观察可发现本病患者的肾功能逐渐减低。感染或严重的溶血可引起急性肾衰竭,但经处理往往可以恢复。

(5)其他:长期血管内溶血及贫血常常导致患者面容水肿、黏膜苍白和皮肤黄染。此外,因长期应用肾上腺皮质激素发生继发性糖尿病者也不少见。

(二)实验室检查

1. 外周血 绝大多数患者有不同程度的贫血,只有很少数血红蛋白正常。很多患者都出现全血细胞减少,网织红细胞常增高,合并再障者升高不明显。

2. 骨髓涂片 大都增生活跃或明显活跃,红系增生旺盛,粒红比值倒置。部分增生低下,为再障表现。极个别患者有轻度的病态造血。

3. 骨髓活检 部分患者可有造血组织减少,脂肪组织增多的表现。

4. Hams 试验(酸化溶血试验)阳性,有部分假阳性和假阴性患者。本病患者中约 79% 本试验阳性。

5. 糖水溶血试验(蔗糖溶血试验)阳性,本试验敏感性高,PNH 患者约 88% 阳性,易出现假阳性反应。

6. 蛇毒因子(CoF)溶血试验阳性,本试验也有较强的特异性,敏感性比 Hams 试验强,比糖水试验略差。PNH 患者约 81% 阳性。

7. 流式细胞术检测外周血成熟红细胞和成熟粒细胞 CD55 和 CD59 有无缺失 应用流式细胞术检测 GPI 锚定蛋白缺失细胞数量是诊断 PNH 最直接、最敏感的方法。对 PNH 克隆锚定蛋白的不同缺失程度进行量化,可以对 PNH 进行分型,以便进一步了解并监测病情进展及疗效。例如将 PNH 红细胞根据 CD55、CD59 的缺乏程度可以分为三型:Ⅰ型(补体敏感度正常)、Ⅱ型(中度敏感)、Ⅲ型(高度敏感),临床溶血程度主要取决于Ⅲ型红细胞多少。

8. 流式细胞术检测气单胞菌溶素前体变异体（FLAER） FLAER 是诊断 PNH 更敏感、特异的方法,同传统的检测 CD55、CD59 相比,FLAER 对检测微小 PNH 克隆非常敏感,且不受输血和溶血的影响,对一些临床上高度怀疑,而 CD55、CD59 检测不能确诊的病例,可以结合 FLAER 检查,获得明确诊断。应用 FLAER 分析方法诊断并监测 PNH 患者,可精确分出 Ⅱ、Ⅲ 型细胞,为判断病情轻重提供依据,有助于 PNH 患者疾病进展和疗效的判断(表 6-3)。

表 6-3 用于检测白细胞 PNH 克隆的抗体组合

检测方式	细胞	抗体					
		1	2	3	4	5	6
3 色	G	FLAERa	CD24a	CD15			
3 色	M	FLAERa	CD14a	CD33			
4 色	G	FLAERa	CD24a	CD15	CD45		
4 色	M	FLAERa	CD14a	CD33	CD45		
4 色	G+M	FLAERa	CD24a	CD14a	CD33		
5 色	G+M	FLAERa	CD24a	CD14a	CD15/33	CD45	
5 色	G+M	FLAERa	CD24a	CD14a	CD15	CD33	
6 色	G+M	FLAERa	CD24a	CD14a	CD15	CD33	CD45

注:G:粒细胞;M:单核细胞;a 分子标志用于检测 GPI 锚定蛋白缺乏的细胞,其余分子标志用于设门。具体荧光选择可以不同,不同试剂荧光颜色也可以不同。4 色、5 色、6 色的检测方式敏感性高,效果良好,如 FLAER/CD24/CD15/CD45。如对单核及粒细胞进行 5 色分析,则需要准备 2 个试管。如以 CD45/CD15/SSC 标记通常可区分粒细胞与单核细胞,但若更好在分选单核细胞则需要准备另一支试管进行 CD33 设门。PNH:阵发性睡眠性血红蛋白尿症

三、诊断和鉴别诊断

(一) 国内 PNH 诊断标准

1. 临床表现符合 PNH。

2. 实验室检查

(1)Hams 试验、糖水试验、蛇毒因子溶血试验、尿隐血(或尿含铁血黄素)等试验中两项以上阳性或一项阳性但具备下列条件即可诊断。

1)两次以上阳性,或一次阳性,但操作正规、有阴性对照、结果可靠,即时重复仍阳性者。

2)有溶血的其他直接或间接证据,或有肯定的血红蛋白尿出现。

3)能除外其他溶血,特别是遗传性球形红细胞增多症、自身免疫性溶血性贫血、葡糖-6-磷酸脱氢酶(G-6-PD)缺乏症所致的溶血和阵发性冷性血红蛋白尿症(PCH)等。

(2)流式细胞术检测发现:外周血中 CD55 或 CD59 阴性中性粒细胞或红细胞大于 10%(5%~10% 为可疑)。

临床表现符合,实验室检查具备(1)项或(2)项者皆可诊断,(1)、(2)两项可以相互佐证。

对确定 PNH 的试验检查结果要有正确的判断。试验检查阳性取决于异常血细胞的多少,刚刚发生溶血后立即化验,可能由于异常红细胞已被完全破坏而使实验结果呈阴性。大量输血后正常细胞增多,异常细胞相对减少,也会影响结果。所以不能因一次结果阴性而否

定诊断,应该多次检查并同时作多种检查。近年来应用特异的抗体和流式细胞仪技术有可能发现一些早期或行将发展为 PNH 的病例,并且可以检测异常中性粒细胞等,从而减少输血带来的影响。但是所有这些检查都只是提示有异常细胞存在,是否主症就是 PNH 还需综合分析和密切追踪观察才能下结论,因为在其他某些病症如骨髓增生异常综合征等也可出现少量类似 PNH 的异常红细胞,再障过程中出现少量异常细胞也可能是一过性的而不一定必然发展为 PNH。

3. 再障—PNH 综合征的诊断 凡再障转化为 PNH,或同时兼有两病特征而以某病为主,可将本综合征再分为四种情况:

(1)再障→PNH:指原有肯定的再障(或未能诊断的 PNH 早期表现)转化为确定的 PNH,再障的表现已不明显。

(2)PNH→再障:指原有肯定的 PNH(而非下述的第 4 类)转为明确的再障,PNH 的表现已不明显。

(3)PNH 伴有再障特征:指临床及实验室检查所见均说明情况仍以 PNH 为主,但伴有一个或一个以上部位骨髓增生低下、有核细胞减少、网织红细胞不增高等再障表现者。

(4)再障伴有 PNH 特征:指临床及实验室检查所见均说明病情仍以再障为主,但具有 PNH 的实验室诊断结果阳性者。

(二) 国际工作组 PNH 临床分类

国际 PNH 工作组(I-PIG)将 PNH 患者分为如下几类:

(1)经典型 PNH:该类患者有典型的溶血和血栓形成。

(2)合并其他骨髓衰竭性疾病:如再生障碍性贫血(AA)或骨髓增生异常综合征(MDS)。

(3)亚临床型 PNH:患者有微量 PNH 克隆,但没有溶血和血栓的实验室和临床证据(表 6-4)。

表 6-4 PNH 临床分类的主要证据

分类	血管内溶血的速率	骨髓	流式细胞术
经典型	LDH 显著增高伴阵发性的血红蛋白尿	骨髓增生活跃伴红系造血旺盛或出现轻微形态异常	GPI⁻ 中性粒细胞大于 50%
合并其他骨髓衰竭性疾病	轻度(常伴溶血的生化指标的微量异常)	同时伴有骨髓衰竭证据(再障或低危 MDS)	GPI⁻ 中性粒细胞小于 10%
亚临床型	没有血管内溶血的临床或生化指标的异常	同时伴有骨髓衰竭的证据(再障或低危 MDS)	使用高敏感的流式细胞检测手段可见小于 1% 的 GPI⁻ 中性粒细胞

(三) 鉴别诊断

后天获得的具有血管内溶血表现的患者,结合 Hams、糖水试验以及流式细胞仪检测 GPI-细胞检测结果可以诊断。PNH 常与再障伴发,或在再障治疗过程中出现,有些 PNH 有 MDS 的病史,提示这几种疾病之间的密切联系。还需要与其他溶血性疾病鉴别,如遗传性球形红细胞增多症、自身免疫溶血性贫血、G-6-PD 缺乏等,需与本病鉴别的疾病主要有:

1. 再障 PNH 容易与之混淆的原因是很多病例也有全血细胞减少。两者的主要鉴别点是再障骨髓增生减低,而 PNH 是骨髓增生活跃(特别是红系)。若骨髓增生减低而又能查出类似 PNH 的异常红细胞,或是有 PNH 的临床及实验室所见但骨髓增生低下者,应怀疑是否有疾病的转化或是兼有两病(属再障—PNH 综合征)。

2. **缺铁性贫血** PNH 因长期反复血红蛋白尿而失铁,可伴有缺铁现象,但与缺铁性贫血不同的是补铁后不能使贫血得到彻底纠正。

3. **营养性巨幼细胞贫血** 因溶血促使骨髓代偿性过度增生,叶酸可能相对不足,造成巨幼细胞贫血,但补充叶酸后并不能彻底纠正本病所致贫血。

4. **骨髓增生异常综合征(MDS)** 个别 PNH 患者骨髓象可看到病态造血现象,甚至原始粒细胞轻度增高或在外周血中看到少量原始粒细胞。另一方面,一些 MDS 患者也可具有类似 PNH 的异常血细胞,但其基本特点和疾病的发展仍以 MDS 为主,很少发生典型的血红蛋白尿或 PNH 的表现。

5. **自身免疫溶血性贫血** 个别 PNH 患者直接抗人球蛋白试验可阳性,另一方面,个别自身免疫溶血性贫血患者的糖水溶血试验可阳性,但经过追查这些试验都可转为阴性,更重要的是这两种疾病各有自己的临床和实验检查特点,鉴别不困难。此外,在大多数情况下肾上腺皮质激素对自身免疫溶血性贫血的治疗效果远比对 PNH 好。

四、治疗计划

(一) 治疗策略

在开始治疗前,判断 PNH 患者为典型 PNH 还是低增生 PNH。典型 PNH 有轻中度血细胞减少,骨髓增生活跃,网织红细胞计数升高,LDH 水平明显升高,大于 60% 的 GPI-AP 粒细胞缺乏。低增生 PNH 则有类似 AA 的骨髓衰竭证据,表现为中重度血细胞减少,网织红细胞计数减少,LDH 正常或轻度升高。

造血功能衰竭是低增生 PNH 的病情进展甚至致死的主要因素,纠正血细胞减少为主要治疗手段,符合 SAA 标准的患者可选择环磷酰胺(cyclophosphamide,CTX)、环孢素(cyclosporin,CsA)、抗胸腺细胞球蛋白(antithymocyte globulin,ATG),符合治疗条件的患者可行异基因骨髓移植。而典型 PNH 的血栓形成、血管内溶血等并发症风险增加,目前广泛应用的治疗手段依然以对症为主,或可采用小剂量联合化疗的方案,但缺乏研究数据,可根据各中心的情况进行。唯一有效的根治手段是异基因骨髓移植。依库珠单抗的出现为 PNH 的治疗带来新思路,为不进行骨髓移植而长期无症状生存带来了可能性。

(二) 预后

本病属良性慢性病。多数患者长期有中重度贫血,但半数仍可从事日常活动或参加适当工作。约 10% 的患者经长时期反复后获得缓解或达到痊愈。PNH 本身很少致命,主要死于并发症,在国内首位是感染,其次是血管栓塞,还有少数死于贫血性心脏病、脑出血等。在欧美本病的首位死因是重要器官的静脉栓塞,其次是中枢神经系统或胃肠道的出血;另有 15% 的患者死于心肌梗死或脑血管意外,认为与本病无关。

PNH 合并妊娠者易使病情加重及胎儿死亡、流产等,国外大多主张早期终止妊娠。但根据笔者的经验,经谨慎处理可以继续妊娠,不一定妊娠失败或给患者带来重大的影响。

五、药物治疗方案

（一）一线治疗

目前国内 PNH 的传统治疗手段仍然是以对症支持、减轻溶血为目的。糖皮质激素可抑制补体与红细胞上抗原结合，还可阻断补体 C3 活化前的启动环节，从而有抑制溶血的作用。PNH 急性发作者，如无禁忌可尝试肾上腺糖皮质激素如泼尼松 20～40mg[0.25～1mg/（kg•d）]短期给药至尿隐血转阴，维持治疗可给予泼尼松减量后每天或隔天给药，持续 1～3 个月，辅以细胞膜稳定剂（维生素 E 300～600mg/d 或硒剂）、叶酸（为防止加重溶血不常规给予铁剂）及碳酸氢钠治疗，对多数初诊患者能减轻溶血发作，稳定病情。

若为再障—PNH 综合征可辅助雄激素、免疫抑制剂等治疗。PNH 患者是否应给予抗凝药物预防血栓的发生存有争议，对于已发生血栓者应给予抗凝治疗。

（二）二线治疗

重组人源型抗补体蛋白 C5 单克隆抗体-依库珠单抗于 2007 年 3 月 16 日被美国 FDA 批准用于治疗 PNH，推荐剂量，每周一次，600mg，连续给药 4 次，第 5 周给药 900mg，以后隔周 900mg。此药目前国内尚没有上市。

PNH 是由于补体在红细胞外激活形成 C5b-7，然后结合到红细胞膜上再与 C8 及 C9 作用形成 C5b-9（即膜攻击复合体），由于红细胞表面缺乏某些锚蛋白，如 C3 转化酶衰变加速因子（DAF）（可阻止 C3 转化酶的形成），因而大量 C3 转化为 C3b 进而形成 C5b，以致 C5b-9 破坏红细胞膜导致溶血。

依库珠单抗是抑制末端补体成分活化的 IgGk 型抗体，分子量约 148kDa，其作用机制是特异性地结合到人末端补体蛋白 C5，通过抑制人补体 C5 向 C5a 和 C5b 的裂解以阻断炎症因子 C5a 的释放及 5b-9 的形成。研究表明该抗体对 C5 有高度亲和力，保持结合直至补体复合物从循环中被清除，从而阻断 C5a 和 C5b-9 的形成，并保护哺乳动物细胞不受 C5b-9 介导的损伤。阻断补体末端增加了患者对某些严重感染的易感性，特别是脑膜炎奈瑟菌感染而引起脑膜炎，患者在给药前两周应接种疫苗进行预防。临床试验证实依库珠单抗治疗 PNH 可显著减轻血管内溶血，减少红细胞输注，明显改善 PNH 患者贫血，减少血栓形成，延长生存期。输血依赖性 PNH 用药后可脱离输血并达到稳定血红蛋白水平。由于依库珠单抗可减少游离血红蛋白，因此可减轻常与 PNH 伴随的平滑肌张力障碍。临床试验过程中最多见的不良反应是鼻咽炎、头痛、背痛和上呼吸道感染。

（三）骨髓移植（bone marrow transplantation，BMT）

在补体蛋白 C5 单克隆抗体应用之前，BMT 治疗一般限于那些难治性、耐肾上腺皮质激素或有激素禁忌证的 PNH 患者，适应证为有 HLA 相合的同胞供者，且满足以下条件：①合并骨髓衰竭；②难治性 PNH，输血依赖性溶血性贫血；③反复出现危及生命的血栓栓塞事件；④年龄小于 40 岁的患者。目前，上述这些情况均可通过补体蛋白 C5 单克隆抗体得以全部或部分控制，故最合适的移植适应证目前仍无定论，通常低增生 PNH 患者收益更大。

预处理采用的药物以抑制免疫为主，如环磷酰胺（160mg/kg）＋全身照射或环磷酰胺（160mg/kg）＋左旋苯丙氨酸氮芥（10～14mg/kg）；克拉屈滨（0.11mg/kg）联合其他药物。

（四）治疗贫血

低增生 PNH 以血细胞计数恢复为主要治疗目标，对于低增生 PNH 以及再障—PNH

综合征的患者,可以选择治疗 SAA 的药物如环孢素[5mg/(kg·d)]、司坦唑醇 6～8mg/d、达那唑 600mg/d 等,连续应用 3～4 个月,治疗 8 周无明显疗效可停用,甚至可考虑应用 ATG[如猪抗 20mg/(kg·d),4～10 天]。因铁剂会增加敏感红细胞,可能加重溶血,不常规进行补充,若有缺铁的实验室证据可给予小剂量铁剂(常规剂量的 1/3 以下),并考虑增加糖皮质激素剂量(如泼尼松 60mg/d)以抑制溶血反应加重。有缺乏叶酸的实验室证据者应及时予以补充叶酸 10～30mg/d。严重或发展较快的贫血可输注红细胞,须输注洗涤红细胞以减少输血后溶血反应。

(五) 防治并发症

感染、血管栓塞、急性肾衰竭等均应给予相应的处理。体外试验显示低分子量肝素可抑制红细胞由补体介导的破坏,抑制溶血反应。避免食用酸性食物及其他可能诱发溶血的食物。并发其他疾病需要外科治疗的患者,手术可能诱发溶血,手术前后矫正贫血,避免发生脱水,避免应用有肝毒性或能激活补体的麻醉剂如苯巴比妥、硫喷妥钠、戊炔巴比妥等。

(六) 生物工程

应用细胞工程方法将正常细胞上的 CD59 转给缺失 CD59 的异常细胞,可纠正其对补体的敏感性。另外由于所有 PNH 患者均存在 PIG-A 基因突变导致 GPI 锚定蛋白的缺乏,使采用基因工程技术治疗本病成为可能,目前已实现将 PIG-A 的 cDNA 导入 PNH 患者的淋巴细胞系,经培养恢复表达 GPI 锚定蛋白。另有学者构建 PIG-A 基因的反转录病毒载体,使其传染 B 淋巴母细胞系,使之稳定地恢复表达 GPI 锚定蛋白。采用基因工程或细胞工程的手段治疗 PNH 是未来的研究方向。

六、药学监护与药学服务

(一) 药物治疗的安全性监护

1. 糖皮质激素的不良反应　对于激素敏感的 PNH 患者需要长时间应用糖皮质激素,常见相关不良反应,需要进行不良反应监护及患者教育。

(1)对于高血压、糖尿病患者需要注意糖皮质激素导致血压升高、血糖升高的不良反应,注意酌情调整药物剂量。

(2)糖皮质激素可导致水钠潴留,合用雄激素时不良反应有叠加作用。

(3)糖皮质激素可能导致胃溃疡及便隐血阳性,对于有胃黏膜基础疾病的患者应给予小剂量或选择其他治疗药物。

(4)糖皮质激素可能诱发或加重感染,对于合并感染的 PNH 患者应慎重使用。

2. 依库珠单抗的安全性监护　依库珠单抗的上市基于两项随机、安慰剂对照、双盲、多中心临床试验,TRIUMPH 评估依库珠单抗对于输血依赖 PNH 的疗效,而 SHEPHERD 评估其安全性。TRIUMPH 试验给药方案为 600mg,静脉输注,每周 1 次,连续 4 周,第 5 周起每次 900mg,每 2 周给药 1 次,连续 26 周。试验结果证明 48.8% 患者可脱离输血。依库珠单抗最大的风险是继发细菌性脑膜炎,在给药至少 2 周之前建议接受脑膜炎奈瑟菌疫苗注射,但未证实疫苗可以有效地预防脑膜炎奈瑟菌感染。SHEPHERD 试验得到依库珠单抗的药物不良反应及其发生率:高血压 35%,外周性水肿 11%,心动过速 21%;上腹痛 11%,便秘 7%,腹泻 32%,恶心 16%～19%,呕吐 21%～22%;单纯疱疹 7%,病毒感染 2%;背痛 19%,肌痛 7%,臂痛 7%～11%;头痛 2%～44%,失眠 14%;泌尿道感染 16%;呼吸道感染 7%~35%,鼻炎 23%;发热 2%~47%,全身性感染 14%;在临床试验过程中($n=196$),3 例发生脑膜炎奈瑟菌感染,其中 2 例注射了脑膜炎奈瑟菌疫苗,1 例未注射。FDA 认为依库珠单抗对于经典型 PNH 有效且安全,对于低增生型 PNH 的疗效不确定。在给药期间至停药至少 12 周以后应监测患者的 PLT 计数、血清 LDL 水平及血清肌酐水平;在给药期间至停药至少 8 周以后应监测患者的血清 LDH 水平;密切观察患者有无脑膜炎及其他感染的早期症状。

给药前将依库珠单抗配制为 5mg/ml 的溶液,可调节至室温以单独输液管道静脉输注,但不可采取任何手段加热。配制好的依库珠单抗溶液可于室温或 2~8℃保持稳定 24 小时,对于成人患者理想的输注时间在 35 分钟~2 小时之间,而对于儿童患者输注时间可延长至 1~4 小时。

3. 肝功能损伤 雄激素、环孢素均具有肝损性,而雄激素如司坦唑醇更为显著,对于肝功能减退的患者选药应慎重选药,出现肝损伤时应考虑为其不良反应并考虑停用雄激素。

4. 肾功能损伤 血红蛋白尿反复发作及溶血反应本身会引起肾功能下降,急性发作时应注意口服或静脉给予碳酸氢钠碱化,及时纠正溶血反应。平时注意饮水量充足,避免脱水。选择药物时需要关注到药物的肾损性,若长期应用环孢素注意监测血药浓度。

(二) 药物治疗的有效性监护

PNH 的治疗效果取决于几个因素:对补体敏感的红细胞数量,骨髓增生不良的程度,血栓形成的频率和严重程度。

确诊 PNH 的患者须定期随访,当血红蛋白小于 60g/L 及患者一般情况较差时考虑输注洗涤红细胞 1~2U。观察期 1 年以上更为妥当。评价疗效标准:①近期基本痊愈:随访大于 1 年未输血,未复发血红蛋白尿,贫血症状消失,血红蛋白稳定在正常水平;②近期缓解:随访大于 3 个月未输血,未复发血红蛋白尿,贫血症状消失,血红蛋白稳定在正常水平;③近期明显进步:血红蛋白较 1 个月前增加大于 30g/L,并维持大于 3 个月;④无效:经过充分治疗症状、血象未达到明显进步或不能维持大于 3 个月者。随访大于 5 年可去掉"近期"两字。达到以上标准则认为是临床缓解,流式细胞术检验提示 PNH 异常细胞消失才能称为真正的痊愈。

从血红蛋白、血红蛋白尿发作频率和骨髓增生程度三个方面评估 PNH 的严重程度,PNH 的病情分级:①贫血分级:极重度为 Hb 小于等于 30g/L,重度为 Hb 31~60g/L,中度为 Hb 61~90g/L,轻度为 Hb 大于 90g/L;②血红蛋白尿分级:频发为小于等于 2 个月发作 1 次,偶发为大于 2 个月发作 1 次,不发为观察 2 年无发作(观察不足 2 年未发为暂不发);③根据骨髓增生度:极度活跃为粒/红小于 1,明显活跃为粒/红≈1,活跃为粒/红≈2~3 或存在增生低下。

(三) 妊娠 PNH 患者的处理

妊娠会加重 PNH 症状,出现并发症风险高,致死率较高。治疗方案主要以输注红细胞和血小板改善贫血和预防出血为主,必要时给予低分子肝素预防血栓直至婴儿出生后 6 周,酌情予 PNH 相关治疗。依库珠单抗尚未批准用于妊娠期妇女。

(四) 可能诱发溶血反应的药物和食物

PNH 患者须注意避免可能诱发溶血反应的诱因,每次就诊前须交代 PNH 病史,药物中的铁剂、磺胺类、阿司匹林等以及食物中的酒、醋、浓茶可能诱发和加重溶血反应,建议避免或在医生指导下应用。

案例分析————————————————————————————————————

患者,女,30 岁。

主诉:全血细胞减少 10 年,腹胀 1 年,头痛、呕吐 2 周。

现病史:患者 10 年前诊断为"再生障碍性贫血",予环孢素治疗 1 年(剂量不详),血象好转而停药。近 1 年出现腹胀,偶有酱油色尿,外院检查提示腹水,未正规治疗。近 2 周出现头痛,剧烈呕吐,视物稍有模糊,无肢体瘫痪及二便失禁。

既往史:既往体健,无"高血压病、糖尿病"等慢性病史,无传染病史,无输血史。

过敏史:无药物过敏史。

个人史:生长于原籍,无毒物及放射性物质接触史,无烟酒嗜好。

婚育史:未婚。

家族史:无特殊,有一弟,父母及弟弟体健。

入院查体:T 36.0℃,R 20 次/分,P 100 次/分,BP 100/60mmHg。神志清,一般情况可,无端坐呼吸。贫血貌,有牙龈渗血,全身浅表淋巴结未及。颈项强直,布氏征(+)。双肺听诊呼吸音清,未闻及干湿性啰音,未闻及胸膜摩擦音。心界不大,心率 100 次/分,律齐,各瓣膜听诊区未闻及杂音。腹壁柔软,无压痛,无反跳痛,肝肋下未触及,脾大肋下 2cm,肠鸣音正常,移动性浊音(+),双下肢无水肿。

辅助检查:血常规 WBC $2.7\times10^9/L$,淋巴细胞 52%,Hb 53g/L,MCV 92.8 fl,PLT $80\times10^9/L$,网织红细胞 7.2%。生化指标:SGPT 87U/L,TBIL 45μmol/L,DBIL 18μmol/L,ALB 26/L,LDH 1084U/L,Cr 67μmol/L,BUN 19μmol/L,其余各项正常。ANA、ENA 等自身抗体(-)。

入院诊断:阵发性睡眠性血红蛋白尿症,再生障碍性贫血。

诊疗经过:

1. 完善血尿粪常规、骨穿、腰穿、流式细胞数检测等检查,明确诊断;

2. 完善铁四项、维生素 B_{12}、叶酸,监测肝肾功能相关指标;

3. 完善腹部 B 超、头颅磁共振、超声心动等检查,筛查并发疾病。

入院后行腰穿提示患者 CSF 压力 330mmH$_2$O,细胞总数 10/μl,WBC 2/μl,PRO 0.45g/L,糖和氯化物正常。骨髓涂片提示增生尚可,粒红比例倒置,余正常。骨髓活检提示造血组织减少,脂肪组织增多。流式检测提示 CD55$^+$ 中性粒细胞为 15%,CD59$^+$ 中性粒细胞为 13%,FLAER(+)中性粒细胞为 11%。尿隐血(+)。

完善头颅磁共振成像静脉造影显示多发缺损。完善腹部 B 超提示肝弥漫病变,门静脉略增宽,胰腺正常,门静脉血栓形成,脾大,腹水。主要治疗药物如下:

甘露醇注射液每次 250ml,静脉滴注,每 8 小时 1 次(第 1~5 天);

人血白蛋白注射液每次 20mg,静脉滴注,每天 1 次(第 1~10 天);

呋塞米注射液每次 10mg,静脉注射,每天 1 次(第 1~5 天);

依诺肝素钠注射液每次 6000 AxaIU,皮下注射,每天 2 次(第 1~10 天);

环孢素胶囊每次 100mg,口服,每天 2 次(第 1~10 天);

泼尼松片每次 40mg,口服,每天 1 次(第 1~7 天),30mg 每次口服,每天 1 次(第 8~10 天)。

住院期间患者环孢素血药浓度 90~170ng/ml,肝肾功能相关指标基本正常。针对溶血第 2 天予输注洗涤红细胞 2U,第 5 天患者症状显著缓解,尿色转浅,头痛减轻,视物偶有模糊,连续 3 天未再呕吐。第 8 天激素予以减量后无复发,复查尿隐血转阴,症状进一步好转。

出院诊断:阵发性睡眠性血红蛋白尿症/再生障碍性贫血,腹腔静脉及脑静脉血栓。

出院 1 个月后泼尼松已减量至 20mg/d,期间未再复发血红蛋白血尿,复查 Hb 102g/L,复查骨穿提示骨髓粒/红比为 2:1,提示患者疗效达到近期进步。维持目前剂量,随访 3 个月,若病情控制平稳则进一步减量至 10mg/d,继续服用 3 个月或更长时间。

出院带药:环孢素胶囊每次 100mg,口服,每天 2 次;泼尼松片每次 30mg,口服,每天 1 次(7 天后减量至 20mg/d);依诺肝素钠注射液每次 6000 AxaIU,皮下注射,每天 2 次。

病例特点与诊断要点:

1. 患者有 AA 病史,有酱油色尿症状,具有 PNH 易发因素和症状特点。

2. 患者为青年女性,尿隐血阳性,为使结果有意义,注意避开月经期。患者流式检测回报 CD55$^-$ 和 CD59$^-$ 中性粒细胞均≥10%,FLAER(+),诊断 PNH 明确。

3. 患者因全血细胞减少、腹痛、头痛、呕吐入院,需重视合并疾病的筛查及治疗。

4. 合并 AA 应用环孢素治疗,应监测血药浓度和肝肾功能,注意药物不良反应的监护。

用药分析与监护要点:

1. 治疗方案分析与监护要点

(1)患者的疾病分型和病情分级:该患者属于 AA→PNH 的再障—PNH 综合征,为初治患者,给药方案确定为以糖皮质激素控制溶血反应的急性发作,同时对症支持治疗,并给予免疫抑制剂。

病情分级:Hb 80g/L 分级属于中度;血红蛋白尿为近期新发;粒红比倒置,提示骨髓增生度分级属于极度活跃。治疗方案采用中剂量激素控制急性溶血反应,再酌情减量维持治疗。

(2)糖皮质激素的监护:对于初治 PNH 患者,糖皮质激素是首选药物之一,有效率大于 50%。急性发作时根据病情给予泼尼松 0.25~1mg/(kg·d),初始给药剂量 40mg/d,连续用药至尿隐血转阴后再减量,通常 1 周,期间监测尿液颜色,观测尿色转浅后复查尿隐血,患者第 5 天尿隐血转阴,第 8 天泼尼松减量至 30mg/d,若症状持续缓解,出院 1 周后减量为 20mg/d,并维持这个剂量至 1 个月后随访。人体肾上腺皮质激素的生理正常分泌时间是早晨,因此为了降低药物对下丘脑-垂体-肾上腺皮质(HPA)轴的抑制,建议早晨服药。

随访时关注患者的激素相关不良反应,监测血糖、血压、体重,检测便隐血,通过问诊明确患者有无骨痛、上腹痛、心悸和失眠等症状发生。

(3)环孢素的监护:治疗 AA 时环孢素的目标浓度约为 100~250ng/ml。本例患者宜采用较小剂量,初始给予每次 100mg,每天 2 次,根据血药浓度调整剂量。首次监测血药浓度在第 5 次给药前,也就是第 3 天清晨,为稳态血药浓度谷浓度。第 3 天血药浓度回报 92ng/ml,稍低于目标范围,未调整给药剂量。第 4 天复测 162ng/ml,维持当前给药剂量。住院期间每 3 天监测 1 次血药浓度。第 7 天 151ng/ml,第 10 天 169ng/ml,提示该患者环孢素血药浓度在目标范围内,且基本平稳,出院带药给药剂量仍为每次 100mg,每天 2 次。随访时监测患者的血药浓度,监测患者的肝肾功能指标,关注环孢素可能引起的齿龈增生、肝肾功能损伤等不良反应。

环孢素是肝药酶 CYP 3A4 的底物,也是其抑制剂,因此药物相互作用比较复杂。在用药过程中需要特别注意合并用药的影响。本例患者目前合并疾病较少,合并用药不多,但环孢素需长期服用,每次就诊时均需告知医生正在服用环孢素,并规律监测血药浓度。几类与环孢素具有显著相互作用的药物应给予特别关注,并告知患者不得自行加用,包括降脂药物(如辛伐他汀等)、抗真菌药物(如伊曲康唑等)、抗病毒药物(如蛋白酶抑制剂)、雌激素/孕激素、大环内酯类抗生素(如克拉霉素等)、抗结核药物等,每次患者随访时均不能忽视用药史的探查,以及合并用药的监护。

(4)抗凝治疗的监护:患者存在腹腔肝门静脉血栓和脑血栓,应进行抗凝治疗。可选择低分子量肝素皮下注射或华法林口服治疗至少3个月,目标 INR 2.0~3.0。患者有 AA 病史,PLT 计数低于正常范围,已有牙龈出血,采用低分子量肝素治疗安全性优于华法林。

随访时检测患者凝血指标,关注皮肤出血点、牙龈出血、眼底出血、鼻出血等症状的自查与随访,以调整低分子量肝素的剂量。

2. 用药指导

(1)泼尼松:每天 1 次,晨起服药,以减少对皮质轴的抑制作用,即使症状好转也不可骤停,而应在医生的指导下逐渐减停,以防止病情反跳。告知患者泼尼松常见的不良反应,鼓励其自查,必要时随访,避免感冒、接触感染源。

(2)环孢素:随餐服用可以一定程度上促进环孢素的利用,因食物中的油脂可促进环孢素吸收,但这个作用在一般性饮食以及目前的制剂工艺之下并不明显,高油脂饮食影响较为显著,应注意食谱中油脂水平的相对恒定。随诊时需要监测血药浓度,注意在抽血之后再服用当天的药物,若已经服药需要告知医生。环孢素可能引起齿龈增生、牙龈出血、多毛、胃肠不适、血压升高、骨痛等不良反应,也可能影响肝肾功能指标。在血药浓度适宜时不良反应多轻微可耐受。

(3)依诺肝素钠(enoxaparin sodium,商品名克赛):注射部位出现轻度瘀斑是正常现象,无需停药,但若皮肤出现紫癜、炎性渗液或疼痛,则可能发生感染导致皮肤坏疽,须停药就诊。皮下注射时需要注意以下几点:①注射器内的小气泡属于正常现象,注射前无需排出;②可于左右腹壁前外侧或后外侧皮下组织内给药,应交替进行,不可仅在一个部位反复给药;③用拇指和食指将皮肤捏起,将针头垂直于皮肤,全部刺入皮肤的皱褶内给药。

(韩 冰 邹羽真 梅 丹)

第七节 慢性病贫血的药物治疗

一、概述

(一) 定义

慢性病贫血(anemia of chronic disease,ACD)是临床上继缺铁性贫血之后的第二大常见的贫血,常继发于慢性感染、炎症和恶性肿瘤等疾病,一般在原发疾病控制不良的 1~2 个月后发生,因为其发病与炎症细胞因子增多密切相关,所以亦常称为炎症性贫血(anemia of inflammation)。这是一组综合征,广义的慢性病贫血也包括慢性肾功能不全后期导致的肾性贫血。ACD 特点是体内并不缺铁,但铁利用障碍。发病机制与炎症性细胞因子增多、EPO 反应迟钝、骨髓红系生成受抑等因素相关。

（二）流行病学

ACD 在不同疾病中的发生率不同，住院的类风湿关节炎的患者约 58％合并 ACD，门诊类风湿关节炎患者约 28％合并 ACD，肿瘤患者约 52％有 ACD。肾功能不全的患者 ACD 发生率与肾功能密切相关，当内生肌酐清除率＜40ml/min 时，90％以上患者出现程度不等的贫血。

（三）病因和发病机制

1. 病因　各种慢性疾病状态下均可以发生贫血，常见于自身免疫性疾病、慢性感染、肿瘤等，上述三种疾病占慢性病贫血病因的 70％以上。具体如类风湿关节炎、系统性红斑狼疮、血管炎、肺脓肿、肺气肿、结核、亚急性感染性心内膜炎、骨髓炎、慢性泌尿道感染、慢性真菌感染和实体瘤等均是常见的病因。

肿瘤相关性贫血（cancer-related anemia）是指由于肿瘤本身所致或由于肿瘤患者经治疗，如放、化疗后引起的贫血。肿瘤相关性贫血的病因相当复杂，有慢性病贫血的原因，但又往往并非是单纯的慢性病贫血，常常是多因素的，其病因有骨髓病性贫血、放化疗后再生障碍性贫血、营养性贫血、失血性贫血以及微血管病性溶血性贫血等。

2. 发病机制　ACD 的发病机制是复杂的、多因素的，现在还有许多机制未明。发病主要与免疫激活有关，目前比较公认的机制有细胞因子和单核吞噬细胞系统激活使铁稳态失调、红系祖细胞增生受抑、EPO 功能减弱和红细胞寿命缩短。

（1）铁稳态失调，红细胞铁利用障碍：各种炎症细胞因子，如白介素、干扰素-γ、TNF-α 等作用下，铁调素（hepcidin，肝脏合成的一种负性铁调节激素）增加，使单核吞噬细胞系统吸收铁增多，增加铁蛋白的储存。同时使单核吞噬细胞系统储存铁释放减少，导致铁稳态失去平衡，单核吞噬细胞系统吸收铁增加，但释放铁减少，红系祖细胞生产红细胞需要的铁不足。

（2）骨髓红系祖细胞增生受抑：干扰素-γ、白介素-1 和 TNF-α、干扰素-α 和干扰素-β 是红系生长的重要抑制因子。这些炎症介质影响红系爆炸式形成单位和红系集落形成单位的生长，也加速红系祖细胞凋亡、下调 EPO 受体、拮抗造血生长因子。细胞因子可以通过产生一氧化氮或过氧化物直接对红系祖细胞有毒性作用。这些均使红系祖细胞的造血功能收到损伤和抑制。

（3）骨髓红系祖细胞对 EPO 反应迟钝：一般情况下，组织缺氧或 Hb 水平降低时，体内 EPO 合成数量增多，反应能力增强，并与贫血的严重程度成正比，但 ACD 时 EPO 的反应能力却下降。基础的慢性疾病越严重，血循环中炎症细胞因子数量越多，骨髓红系祖细胞对 EPO 的反应能力越差。

（4）红细胞寿命缩短：炎症发生时，噬血细胞增多，以吞噬红系细胞为主，使幼红细胞和红细胞寿命缩短；炎症细胞因子和自由基增多，也直接损伤幼红细胞。在 ACD 患者红细胞寿命约缩短 20％～30％，即只有 80～90 天，正常为 120 天。

二、临床表现和辅助检查

（一）临床表现

由于导致贫血的基础疾病各不相同，临床症状和体征也千差万别。多数情况下，因为 ACD 的贫血往往是轻中度的，症状不明显，基础疾病的临床表现和体征掩盖了贫血的症状和体征。少数情况下,特别是诊断困难的疾病,如颞动脉炎,贫血是首发的表现,往往是 发现贫血之后进一步寻找原因时才发现基础疾病的存在。

贫血的严重程度与基础疾病的严重程度成正比,持续高热、寒战、化脓的感染比没有这些症状的感染贫血要严重;类风湿关节炎控制不佳,多个关节肿胀和血沉增快的患者,比控制良好的患者贫血要严重;有肿瘤转移的患者比局部肿瘤的患者贫血要严重。

(二)辅助检查

1. 血常规和外周血涂片 ACD 的贫血一般为轻中度贫血,多数为正细胞正色素性贫血,也有表现为小细胞低色素性贫血。低色素性改变早于小细胞性改变,而在缺铁性贫血中却是先出现小细胞性贫血,再出现低色素性贫血。可以有轻度的红细胞大小不一。红细胞分布宽度(RDW)中度增大,网织红细胞正常或轻度减低,偶有轻度升高。外周血涂片可以发现小细胞低色素性改变,红细胞轻度大小不一,一般没有其他形态学异常。

2. 铁代谢指标 典型的、单纯的 ACD 患者,反映体内铁储存量的指标如血清铁蛋白和骨髓巨噬细胞内铁增多,但血清铁、总铁结合力和转铁蛋白饱和度下降,是 ACD 特征性的表现。

ACD 合并缺铁并不少见,在类风湿关节炎性贫血中约 27% 患者合并缺铁,要注意鉴别(表 6-5),当血清铁蛋白小于 60~100μg/L 时往往提示合并缺铁。如果血清铁蛋白小于 30μg/L 则可以肯定存在缺铁,大于 200μg/L 则可以排除缺铁。血清可溶性转铁蛋白受体(sTfR)在铁缺乏时会异常升高,ACD 时 sTfR 正常而铁蛋白升高,所以应用 sTfR/Log 血清铁蛋白比值可以帮助区分慢性病贫血和铁缺乏症,比值大于 2 时提示有缺铁存在。

表 6-5 慢性病贫血与缺铁性贫血的实验室鉴别指标

指标	慢性病贫血	缺铁性贫血	慢性病贫血合并缺铁
血清铁	↓	↓	↓
转铁蛋白	↓~正常	↑	↓
转铁蛋白饱和度	↓	↓	↓
铁蛋白	正常~↑	↓	↓~正常
sTfR	正常	↑	正常~↑
sTfR/Log 血清铁蛋白	↓(小于 1)	↑(大于 2)	↑(大于 2)
细胞因子水平	↑	正常	
骨髓铁染色	铁粒幼红细胞↓,巨噬细胞铁↑	铁粒幼红细胞↓,巨噬细胞铁↓	铁粒幼红细胞↓,巨噬细胞铁↓

3. 血清 EPO 水平 只有当 Hb 小于 100g/L 时,检测 EPO 水平才有意义,当 Hb 处于高水平时,EPO 往往是正常的。而且解释 EPO 的水平必须与贫血的程度结合,一般 Hb 越低,EPO 的水平反馈性越高。如果贫血患者,EPO 处于正常水平,说明反馈能力不足,EPO还是属于相对缺乏。

三、诊断和鉴别诊断

(一)诊断标准

1. 临床表现 有明显感染、炎症或肿瘤等基础疾病;贫血多为轻度、中度。

2. 实验室检查 ①多为正细胞正色素性贫血,也可以为小细胞低色素性贫血,但 MCV 很少小于 72fl;②网织红细胞正常或轻度升高;③骨髓铁染色示幼红细胞中铁颗粒减少,但巨噬细胞中铁颗粒增多;④血清铁和总铁结合力下降,转铁蛋白饱和度正常或轻度减少;⑤血清铁蛋白增高;⑥血清 EPO 水平低于不同程度贫血时相对应的 EPO 水平。

以上诊断标准中,较重要的是有基础疾病,血清铁和总铁结合力下降,血清铁蛋白升高,骨髓铁染色示细胞内铁低而细胞外铁高,提示铁再利用障碍。

(二)鉴别诊断

1. 缺铁性贫血 单纯性 ACD 与缺铁性贫血容易鉴别,根据血清铁、转铁蛋白饱和度和血清铁蛋白均降低、总铁结合力升高、骨髓铁染色示铁粒幼红细胞内铁和巨噬细胞铁均减少等方面可以诊断缺铁性贫血,排除 ACD。较易混淆的是 ACD 合并缺铁与单纯 ACD 的鉴别,因为诊断对治疗有指导作用,所以需要明确诊断 ACD 是否合并有缺铁。实验室指标的鉴别要点参见表 6-5。在单纯 ACD 中,血清铁蛋白升高、sTfR/Log 血清铁蛋白小于 1、骨髓巨噬细胞铁增多等方面支持 ACD 的诊断,而血清铁蛋白减少、sTfR/Log 血清铁蛋白大于 2、骨髓巨噬细胞铁减少等均支持 ACD 合并缺铁的存在。

2. 肾性贫血 有肾脏疾病的基础,最主要的鉴别方法是测定 EPO 水平,肾性贫血中 EPO 绝对减少,而慢性病贫血 EPO 属于相对减少。

3. 其他类型的贫血 恶性肿瘤除慢性病贫血外,还可有因恶性肿瘤细胞骨髓转移引起的骨髓病性贫血,外周血涂片见幼粒幼红细胞,骨髓中见肿瘤细胞浸润;有抗肿瘤药物引起的药物性巨幼细胞贫血和再生障碍性贫血,通过红细胞形态和骨髓检查可以明确诊断;结缔组织病可合并自身免疫性溶血性贫血等,均可通过相应的实验室检查进行鉴别。

四、治疗计划

(一)治疗原则

慢性病贫血最有效的治疗是治疗基础疾病,基础疾病纠正后,贫血可以得到改善。如果为轻度贫血,一般不需要治疗,中重度贫血需要治疗。

(二)治疗目标

纠正贫血,改善生活质量,一般把血红蛋白大于 100g/L 作为治疗的目标。

(三)治疗措施

1. 输血 一般慢性病贫血为轻中度的贫血,不建议长期输血治疗,否则会导致铁负荷过多,以后肾移植时易对人类白细胞抗原(HLA)致敏和出现其他输血不良反应。仅在某些致命的情况下,如合并大量失血的慢性病贫血或 Hb 小于 65g/L 时需要输血。

2. EPO 及其类似物 慢性病贫血治疗中 EPO 的作用已得到公认,特别在自身免疫疾病、慢性肾脏疾病、HIV 感染患者或肿瘤相关贫血患者。在多发性骨髓瘤中 EPO 治疗有效率为 80%,类风湿关节炎和慢性肾脏疾病中有效率约 95%。

3. 静脉补铁治疗 在慢性病贫血中补铁需慎重,只有在慢性病贫血合并明确的缺铁,或 EPO 治疗时造成功能性缺铁时,才需要补铁治疗。补铁时首选肠道外补铁。血透患者接受 EPO 治疗,同时静脉补铁有协同作用。铁蛋白大于 500μg/L 的患者不主张给予铁剂治疗。

五、药物治疗方案

(一) EPO 及其类似物

常用重组人 EPO(recombinant human EPO, rhEPO)制剂有三种，EPO-α、EPO-β 及达依泊汀(darbepoetin)。三种 EPO 中后两种亦可称为 EPO 类似物，均含有人内源性 EPO 相同氨基酸序列，均安全有效。达依泊汀是长效制剂，半衰期是普通 EPO 的 3 倍。

肿瘤化疗引起的贫血应用 EPO 剂量可参照美国 NCCN 提出的建议(表 6-6)，其他疾病引起的慢性病贫血可参照执行。rhEPO 常用剂量为 100～150U/kg，每周 3 次，或 20 000～40 000U，每周 1 次。EPO 的类似物达依泊汀 α 在 2002 年上市，已被美国 FDA 批准用于非髓系的肿瘤患者由于化疗引起的贫血，不推荐用于营养元素缺乏、溶血、失血等引起的贫血。因为其半衰期长、生物活性高，每 2～3 周用 1 次，可以极大提高患者的依从性，初始剂量为每周 2.25μg/kg，也可以 200μg，每 2 周 1 次，或 500μg，每 3 周 1 次。

应用 EPO 后，如果 4 周内 Hb 提高 10g/L 或 Hb 大于 110g/L，剂量减少 25%～50% 继续应用，如果 Hb 大于 120g/L 则停止使用。如果基础疾病不能根治，预计贫血不能很快纠正，则 EPO 减量后应用最低维持量，维持时间取决于原发病的轻重、时间和贫血的程度，希望 Hb 能够维持在 110～120g/L 左右，不希望持续 Hb 大于 130g/L。如果 EPO 正规剂量应用 8～10 周后，Hb 无明显提高则认为 EPO 治疗无效，应停止应用(图 6-3)。

肾性贫血 EPO 的剂量与慢性病贫血类似，100～150U/kg 为起始剂量，每周 3 次，4～6 周起效。但要注意有无缺铁，静脉补铁有协同作用(图 6-4)。达依泊汀 α 起始剂量低于肿瘤贫血患者，为 0.45μg/kg，皮下注射，每周 1 次，或 0.75μg/kg，皮下注射，每 2 周 1 次。

表 6-6　美国 NCCN 关于肿瘤相关性贫血应用 EPO 治疗建议

初始剂量	治疗无效时剂量的调整	治疗有效时剂量的调整
EPO-α 150U/kg，皮下注射，每周 3 次	如果使用 4 周后，Hb 上升小于 10g/L，加大剂量到 300U/kg，皮下注射，每周 1 次	用最低剂量维持 Hb 水平，使患者不需要输血。如果 Hb 在 2 周内上升大于 10g/L，则减少 25%～50% 的剂量。如果 Hb 大于 120g/L，停止 EPO 治疗。停止治疗后，如果 Hb 又下降小于 120g/L，以初始剂量的 40% 重新开始治疗
或 EPO-α 40 000U，皮下注射，每周 1 次	如果使用 4 周后，Hb 上升小于 10g/L，加大剂量到 60 000U，每周 1 次	
或达依泊汀 α 2.25μg/kg，皮下注射，每周 1 次	如果使用 6 周后，Hb 上升小于 10g/L，加大剂量到 4.5μg/kg，每周 1 次	
或达依泊汀 α 500μg，皮下注射，每 3 周 1 次		

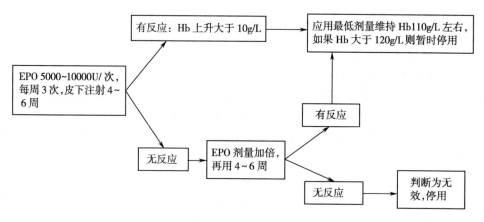

图 6-3 慢性病贫血 EPO 治疗和随访

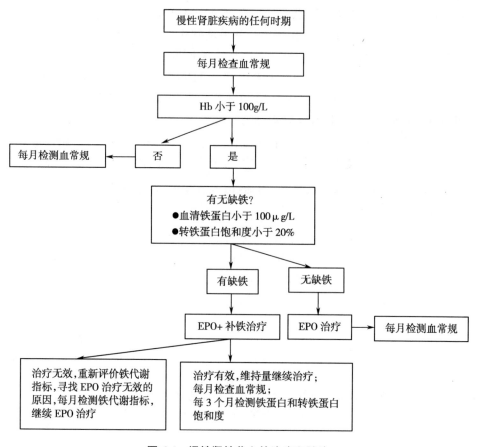

图 6-4 慢性肾性贫血的治疗和随访

（二）铁剂

慢性病贫血如合并缺铁，以及肾性贫血在缺铁或血透的状态下等情况，可以同时补铁，与 EPO 有相同作用。一般当铁蛋白小于 $100\mu g/L$ 时需要补充铁剂。补充铁剂有口服和静脉两种途径。口服比较方便，但由于在慢性病贫血时，炎症因子和铁调素作用下肠道铁吸收存在障碍，所以静脉补铁效果较好。补铁的目标为血清铁蛋白大于 $100\mu g/L$，但小于

$500\mu g/L$。

常用的口服铁剂包括琥珀酸亚铁(0.1g/片)和硫酸亚铁(0.3g/片)。琥珀酸亚铁(铁含量 35mg)每天 3 次,每次 0.2g(2 片);硫酸亚铁(铁含量 60mg)每天 3 次,每次 0.3g(1 片)。

静脉铁剂国内常用低分子量右旋糖酐铁(每支 100mg/2ml)和蔗糖铁(每支 100mg/5ml)。蔗糖铁过敏反应少见,安全性较好,推荐用法:每周 200mg,静脉滴注 1 小时,或每 2 周 400mg,静脉滴注 2.5 小时。低分子量右旋糖酐铁为低分子右旋糖酐氢氧化铁复合物注射液,用前先 0.5ml(相当于 25mg 铁)做过敏试验,如 60 分钟后无不良反应,即可静脉滴注,100~200mg/d,约 30 分钟~1 小时,每周 2 次。

六、药学监护与药学服务

(一)药物治疗的安全性监护

1. EPO 治疗的安全性监护

EPO 常见的不良反应

1)少数患者 EPO 用药初期可出现头痛、低热、乏力等,个别患者可出现肌痛、关节痛等,绝大多数经对症处理后可以好转,不影响继续用药,极个别病例上述症状持续存在,应考虑停药。

2)EPO 治疗后红细胞增加,可增加血黏度,会轻度增加血栓栓塞事件发生危险性,所以治疗贫血的目的是使 Hb 达到 110~120g/L,不要求 Hb 达到很高水平。临床上也需要密切观察血栓形成的可能。血栓高危患者,可以同时用低分子量肝素 2000~4000IU,皮下注射,每天 1 次。

3)EPO 长期治疗的副作用是高血压,应用抗高血压药物或 EPO 减量后可以控制血压,如果高血压不能控制,则需要停止应用 EPO。

4)EPO 受体存在于许多肿瘤细胞中,包括头颈部肿瘤、乳腺癌、卵巢癌、前列腺癌和肾癌等。有一些研究认为应用 EPO 于乳腺癌和头颈部肿瘤中,可引起肿瘤细胞增殖,产生不良的临床效果,如增加肿瘤复发、增加病死率。但一项包括 3287 例患者的 Meta 分析认为应用 EPO 不会有不良效果。考虑到应用 EPO 对有症状贫血患者的益处,现在还是推荐应用于除乳腺癌和头颈部肿瘤外的其他肿瘤患者,但要密切观察随访,不要大剂量长期应用,特别是 Hb 不要超过 120g/L。

5)长期应用 EPO 的一个罕见并发症是发生纯红细胞再生障碍性贫血,是由于产生了 EPO 抗体而导致的。应用 EPO 患者中突然出现严重贫血,而白细胞和血小板正常,要怀疑此诊断。

6)EPO 使用的禁忌证包括:①未控制的重度高血压患者;②对本品及其他哺乳动物细胞衍生物过敏者,对人血白蛋白过敏者;③合并感染者,宜控制感染后再使用本品;④儿童、孕妇、哺乳、年龄大于 80 岁、心肌梗死、脑梗死患者要慎用。

2. 铁剂治疗时的安全性监护

(1)口服铁剂:饭后服用可以减少消化道不良反应,和维生素 C 同服可以增加铁剂的吸收。

(2)蔗糖铁:只能用 NS 稀释,首次试验剂量 1~2.5ml(20~50mg 铁)5~10 分钟静脉注射,如 15 分钟无反应即可静脉滴注。100mg 用 NS 100ml 稀释,或 200～300mg 用 NS 250ml 稀释,滴注时间 100mg(15 分钟),200mg(30 分钟),300mg(1.5 小时),400mg(2.5 小时),最大剂量 400mg/d。蔗糖铁可不经稀释缓慢静脉注射,推荐速度为每分钟 1ml(5ml 5 分钟),每次的最大注射剂量为 10ml(200mg)。

(3)右旋糖酐铁:用 NS 或 5%GS 稀释至 100ml,30 分钟内滴注完毕,开始要慢。一周 2～3 次,可根据补铁总量决定。如采用一次性滴注给药方法,应稀释至 250～1000ml,静脉滴注 4～6 小时。

(4)静脉补铁的不良反应:注射后可能会出现金属味、头痛、恶心、呕吐、腹泻、低血压、肝酶升高、肌肉痛、腿部痉挛、发热、风疹、面部潮红、胸痛、嗜睡、呼吸困难、咳嗽、瘙痒等。

2. 药物治疗的有效性监护 贫血的疗效主要根据血常规 Hb 含量来判断。EPO 治疗后 2 周检测血常规,观察 Hb 含量和网织红细胞数,Hb 有轻度上升,网织红细胞有明显的升高,说明有效。4～6 周 Hb 上升大于 10g/L,说明 EPO 治疗有效。

如果 EPO 治疗无效,可能与炎症细胞因子水平过高或缺铁有关。所以在用 EPO 治疗之前均要测定血清铁蛋白,评价有无缺铁,应用 2 周后 Hb 上升小于 10g/L,则要重新评价测定铁蛋白,或同时给予口服或静脉补铁,以静脉补铁效果更佳。

(二) 出院随访

慢性病贫血的基础疾病控制是否良好决定了其治疗效果。除了 EPO 治疗外,积极治疗原发病是根本。至少每月随访 1 次血常规,3 个月随访 1 次铁蛋白。

 案例分析

案例 1:

患者,女,45 岁。

主诉:类风湿关节炎 10 年,发现贫血 1 年。

现病史:诊断"类风湿关节炎"10 年,未正规治疗,控制不佳,时常有关节疼痛、晨僵等表现,血沉增快。发现贫血 1 年,现有乏力、头昏等症状。

既往史和个人史:无特殊。

过敏史:无药物过敏史。

婚育史:已婚已育,育有一子,体健。

家族史:无家族遗传史。

入院查体:T 36.9℃,R 16 次/分,P 70 次/分,BP 125/85mmHg。神清,皮肤、巩膜苍白,无黄染。心肺(一)。手指关节轻度变形,下肢关节无变形,下肢无水肿。肝脾肋下未及。神经系统(一)。

辅助检查:

1. 血常规 WBC $3.6×10^9$/L,Hb 78g/L,PLT $120×10^9$/L,网织红细胞 1.5%,平均红细胞体积(MCV)76fl。

2. 铁代谢检查 铁蛋白 300μg/L,血清铁 10μmol/L,总铁结合力 40μmol/L,铁饱和度 25%。

3. 骨髓穿刺 骨髓增生轻度活跃,粒系、红系、巨核系无异常。铁染色发现细胞外铁(＋＋＋),细胞内铁 5%(＋)。

入院诊断：类风湿关节炎,慢性病贫血。

诊疗经过：

1. 请风湿科会诊,积极治疗控制类风湿关节炎。

2. EPO 5000U,皮下注射,每周 3 次。

3. 2 周后查血常规和网织红细胞,观察疗效,发现网织红细胞有上升。

4. 4 周后显示 EPO 治疗有效,Hb 上升到 100g/L,继续 EPO 治疗,减量为 5000U,每周 2 次。

5. 每 2 周随访血常规,根据血常规结果调整 EPO 剂量。

出院诊断：类风湿关节炎,慢性病贫血。

出院带药：EPO 5000U,皮下注射,每周 2 次。

病例特点和诊断要点：

1. 该患者有类风湿关节炎的病史,血沉增快、关节疼痛、变形等提示疾病控制不佳,有发生慢性病贫血的基础。

2. 血常规发现小细胞低色素性贫血。

3. 铁代谢发现铁蛋白升高,但血清铁和总铁结合力下降,说明有铁利用障碍。骨髓铁染色也发现细胞外铁正常,而细胞内铁减少,提示铁利用障碍。

4. 基于病史、血常规、铁代谢、铁染色结果,可以诊断为慢性病贫血。

用药分析与监护要点：

1. 用药分析　积极治疗原发病是治疗慢性病贫血的重要基础和措施。控制类风湿关节炎的活动对贫血治疗是不可缺少的,如果基础疾病控制不良,慢性病贫血往往也很难达到疗效。

慢性病贫血中 EPO 是相对不足的,所以采用 EPO 治疗慢性病贫血疗效较好。当 Hb 小于 100g/L 时,需要应用 EPO。起始剂量为 100U/kg,每周 3 次,每 2 周随访血常规,观察疗效,根据 Hb 调整剂量。维持剂量为每周 1 次,保持 Hb 在 110～120g/L 左右。维持阶段一般每月检测 1 次血常规。

育龄期妇女因为月经过多,可能会存在慢性病贫血合并缺铁性贫血的情况,要注意鉴别和随访。本例患者铁蛋白正常偏高,骨髓铁染色：骨髓小粒中巨噬细胞铁(＋＋＋),说明无缺铁；红细胞内铁减少,说明是铁利用障碍。如果出现铁蛋白小于 60μg/L 就可能同时存在缺铁,在 EPO 治疗的同时可以补铁。一般铁蛋白小于 14μg/L 可以诊断单纯性缺铁,但是在炎症状态下诊断缺铁的标准要上升,一般以小于 60μg/L 为标准。

2. 监护要点

(1)EPO 不良反应：EPO 不良反应较少,极少数患者有流感样症状,但要关注长期不良反应,如高血压、血栓形成、EPO 抗体产生等。如果出现流感样症状,可以用非甾体类解热镇痛药物处理,多数患者注射 1～2 周后就可以耐受,如果还是不能耐受,则需要换 EPO 制剂或停用 EPO。应避免血红蛋白浓度超过 120g/L,在整个治疗过程中,应严密监测血压,出现高血压的不良反应,可以减少 EPO 剂量、增加抗高血压药物。出现血栓或 EPO 抗体,需要停用 EPO。

(2)患者如果原发病得到很好的控制或 Hb 大于 120g/L,可以暂停 EPO 治疗,每月检查血常规,如果 Hb 能够保持在 100g/L 以上则不需要 EPO 治疗,如不能保持再继续用

EPO 治疗。

（3）少数患者对于 EPO 治疗不敏感，其中多数不仅因为铁缺乏，也可能由于铝中毒或继发性甲状旁腺功能亢进的骨髓纤维化或其他疾病。

案例 2：

患者，男，65 岁。

主诉：发现肾功能不全和贫血 1 年，贫血加重 1 个月。

现病史：1 年前被诊断为慢性肾衰竭（CKD）和轻度贫血，Hb 90～100g/L。每周 3 次血液透析治疗。近 1 月贫血加重，Hb 65～70g/L。为纠正贫血而必须进行输血治疗。患者经常感到疲乏，没有食欲。

既往史：糖尿病史 10 余年。

过敏史：无药物过敏史。

婚育史：已婚已育，育有一女，体健。

家族史：无家族遗传史。

入院查体：体温 36.8℃，呼吸 15 次/分，心率 78 次/分，血压 135/85mmHg。神清，贫血貌，皮肤巩膜无黄染、无出血点。心肺（一）。肝脾肋下未及。下肢轻度凹陷性水肿。神经系统（一）。

辅助检查：

1. 血常规　血红蛋白 70g/L，红细胞比容 26%，红细胞平均体积（MCV）75fl，白细胞和血小板正常。

2. 铁代谢　铁蛋白 360g/L，血清铁 17.55μmol/L，总铁结合力 35μmol/L。

3. 肾功能　肾小球滤过率 14ml/min。

4. 血清 EPO 水平　150U/L。

入院诊断：2 型糖尿病，慢性肾功能不全（CKD 5 期），肾性贫血。

诊疗经过：

1. 控制血糖。

2. 积极进行肾脏替代治疗　血液透析，保证充分的透析疗效。

3. EPO 治疗　起始剂量为 10 000U，每周 2 次，皮下注射，每 2 周检查 1 次血常规，根据 Hb 调节 EPO 剂量。Hb 上升到 110g/L 后，以 5000～10 000U 每周 1 次作为维持剂量。

4. 患者目前无缺铁，不需要补铁治疗。随访铁蛋白，如果有缺铁则同时进行补铁治疗。

出院诊断：2 型糖尿病，慢性肾功能不全（CKD 5 期），肾性贫血。

出院带药：EPO 10 000U，每周 1 次，皮下注射。

病例特点和诊断要点：

1. 有糖尿病和 CKD 的基础疾病。

2. 血清 EPO 水平相对于贫血而言偏低。贫血时 EPO 会反馈性增高，但是在肾性贫血时，因为 EPO 分泌不足，肾性贫血患者 EPO 水平绝对下降，这是诊断肾性贫血的重要依据。

3. 血常规发现小细胞性贫血。

4. 依据肾功能不全病史、EPO 水平偏低、小细胞性贫血，可以诊断为肾性贫血。

用药分析与监护要点：

1. 用药分析　肾性贫血的处理方法与大多数慢性疾病相关的贫血不同，慢性肾衰竭患者的红细胞比容是显著降低的。造成贫血的原因很复杂，但是肯定包括红细胞生成素生成的减少和红细胞寿命周期的缩短。过去，治疗这些患者的方法是输血和雄激素，虽然很有效，但反复输血会导致铁过量、感染、白细胞抗原反应或产生细胞毒性抗原。只有很有限的患者对雄性激素有反应，而且反应是剂量依赖性的。不良反应包括肝功能损伤、多毛症，常常需要中止治疗。

EPO是在缺氧反应下在肾脏中分泌，在干细胞向红细胞的分化过程中发挥重要作用。EPO应用于需要血液透析治疗的慢性肾衰竭患者，该患者具有EPO的使用指征。

2. 药学监护

(1)EPO治疗指征：①成人非透析患者，Hb大于100g/L不建议启动EPO治疗；②成人非透析患者，Hb小于100g/L需根据患者Hb下降程度、需要输血的需求、EPO治疗的风险和贫血导致的症状，决定是否开始EPO治疗；③成人CKD透析依赖性患者，为避免Hb小于90g/L，建议Hb在90～100g/L时启动EPO治疗；④部分患者需要更高的Hb浓度以改善生活质量，Hb大于100g/L也可启动EPO治疗，因此EPO初始治疗需个体化。

(2)EPO的剂量：根据患者Hb浓度、体重和临床情况决定EPO初始治疗的剂量；根据患者Hb浓度、Hb浓度变化速度、目前EPO剂量和临床情况调节EPO剂量，必须控制Hb浓度时建议减少EPO剂量而非停EPO。出现EPO相关不良反应或低反应(EPO抵抗)时需重新评估EPO剂量或检测是否出现EPO抗体。

首选EPO皮下注射，血液透析患者可静脉注射，但需在血液透析结束时用药，否则血液透析膜会吸附部分EPO。EPO 100～150IU/kg，每周2次；达依泊汀0.45μg/kg，每周1次或0.75μg/kg，每2周1次。当Hb>110g/L后可以减少50%剂量，作为维持剂量。

对于CKD血液透析依赖性患者和血滤患者，建议选择静脉或皮下注射EPO；CKD非透析和CKD腹膜透析依赖性患者，建议皮下注射EPO；建议根据CKD分期、治疗策略、有效性、患者耐受性和喜好、EPO类型，决定EPO治疗的频率。

(3)监测频率：EPO治疗初始阶段，至少每月监测Hb浓度；CKD非透析患者，EPO治疗持续阶段至少每3月监测1次Hb浓度；CKD透析依赖性患者，EPO治疗维持阶段至少每月监测1次Hb浓度；EPO治疗阶段每3个月评估1次铁状态(铁蛋白和铁饱和度)，包括已接受铁剂治疗的患者是否继续铁剂治疗。

(4)EPO治疗注意事项：①推荐在初始EPO治疗前，应处理各种导致贫血的可纠正因素(包括铁缺乏和炎症)；②在初始和维持EPO治疗时，推荐权衡利弊，评估患者个体减少输血和贫血相关症状的潜在优势和风险(如脑卒中、血管通路狭窄、高血压)；③CKD合并活动性恶性肿瘤患者，应用EPO治疗时应提高警惕，尤其是预期可治愈的恶性肿瘤患者或脑卒中患者。

(5)有关输血问题：对于肾性贫血不推荐长期输血疗法，因为长期输血有相关危险，如输血相关性感染、骨髓红系受抑制、存在铁超负荷、可能在接受肾移植前发生HLA抗原致敏等。但对于无条件使用EPO者，如果Hb小于60g/L则应小量多次输洗涤红细胞。

（王小钦　颜明明）

第八节 高铁血红蛋白血症的药物治疗

一、概述

(一) 定义

高铁血红蛋白(methemoglobin,Met Hb)即三价铁的血红蛋白,正常人血液中 Met Hb 仅占血红蛋白总量的 1%,如果血液中 Met Hb 超过 1%,就称为高铁血红蛋白血症(methemoglobinemia),包括中毒性(获得性)和先天性两大类。中毒性 Met Hb 血症常见,先天性罕见。

(二) 发病机制

正常血红蛋白分子主要含二价铁,与氧结合为氧合血红蛋白,当血红蛋白中铁丧失一个电子,被氧化为三价铁时,即成为 Met Hb。正常人 Met Hb 含量低于 1%,Met Hb 与二价铁血红蛋白保持在一个平衡的水平,体内主要有三条途径可以使 Met Hb 还原为二价铁血红蛋白:第一条途径是在红细胞无氧糖酵解过程中产生还原型辅酶 I (NADH),利用 NADH 细胞色素 b5 还原酶,使细胞色素 b5 氧化型转化为还原型,从 NADH 转移一个电子到正常血红蛋白,这是红细胞内 Met Hb 还原为正常 Hb 的最重要途径,约占总还原力的 95% 以上。第二条途径是磷酸戊糖旁路中形成的还原型辅酶 II (NADPH),与 Met Hb 还原酶结合,也可使 Met Hb 还原为正常 Hb,但在生理情况下,NADPH 依赖的 Met Hb 还原酶缺乏内电子受体,一般处于惰性状态,但在外来电子传递物如亚甲蓝或核黄素存在时可以激活该还原酶。第三条途径是直接从维生素 C 或谷胱甘肽转移一个电子到正常 Hb,这也是亚甲蓝、核黄素、维生素 C 可以治疗 Met Hb 血症的原理。

接触某些氧化剂如亚硝酸盐、遗传性 NADH 高铁血红蛋白还原酶缺乏、遗传性血红蛋白病 M 或细胞色素 b5 缺乏等均可引起高 Met Hb 血症。Met Hb 产生后,与氧的结合能力丧失,氧合血红蛋白的比例明显下降,临床上出现明显的发绀和其他缺氧的症状和体征。一般而言,血液中 Met Hb 超过 20% 就可以出现十分明显的发绀。服用某些药物或接触毒物引起的获得性(中毒性)高铁血红蛋白血症是临床上常见的引起发绀的原因。

(三) 中毒性 Met Hb 的病因

各种化学物质和某些治疗药物可使血红蛋白的氧化作用超过了细胞内抗氧化作用的 100 倍以上,血中 Met Hb 迅速增多,引起高 Met Hb 血症。婴儿更容易发生,特别是 1 个月内的婴儿更敏感,因为胎儿 Hb 比成人 Hb 更易被氧化,NADPH 细胞色素 b5 还原酶活力低,6 个月后的婴幼儿逐步与成人抗氧化能力接近。

有许多物质(表 6-7)可以直接使 Hb 被氧化,称为直接氧化剂,包括亚硝酸盐、硝酸盐、氯酸盐和苯醌等。硝酸盐口服后在肠道内还原为亚硝酸盐,有强力氧化作用。间接氧化剂大多为硝基或氨基的化合物,包括止痛剂、非那西汀、磺胺类药物、非那吡啶和苯胺染料。这些物质在体内不直接产生 Met Hb,必须在体内转变为某些中间化合物才会产生 Met Hb。

表 6-7 导致中毒性高铁血红蛋白血症的常见物质

局部麻醉药:苯佐卡因、利多卡因、普鲁卡因、丙胺卡因
某些染料:地毯、鞋子、蜡笔等物品中的染料
氯酸盐类
氯苯砜
磺氯苯脲
伯氨喹
硝酸盐类
硝化甘油(炸药)
硝酸戊酯
硝基苯
硝基呋喃类药物
磺胺类药物
对乙酰氨基酚/非那西汀

二、临床表现和辅助检查

(一) 临床表现

1. 中毒性 Met Hb 血症 有服用某些药物或接触毒物、饮用不洁井水、食用不新鲜蔬菜的病史,或有腹泻史。患者有皮肤、黏膜、甲床青灰色发绀的表现。不同程度的 Met Hb 水平决定了不同的临床表现,一般临床表现较轻或无临床表现。Met Hb 浓度在 10%～25%虽有发绀表现,但一般都能耐受;Met Hb 浓度在 35%～40%表现为轻度的呼吸困难和头痛,伴乏力、心动过速、头晕;Met Hb 浓度接近 60%时可出现昏睡和昏迷;Met Hb 浓度大于 70%时有生命危险。中毒性 Met Hb 血症可以伴发溶血性贫血,可见海因小体(heinz body)。

2. 先天性 Met Hb 血症 先天性 Met Hb 血症属于遗传性代谢缺陷病,基因突变使高铁血红蛋白还原酶系统受损所致,主要有 NADH-细胞色素 b5 还原酶缺乏、细胞色素 b5 缺乏等原因。先天性 NADH-细胞色素 b5 还原酶缺乏症相对较多见,其主要表现是发绀。发绀的特点是全身均可有发绀表现,尤其在唇、口腔黏膜、舌、鼻、颧骨、耳朵、甲床特别明显,皮肤黏膜呈灰蓝色、灰褐色或紫色。

(二) 辅助检查

1. 取肝素抗凝血于试管中,可见血液呈巧克力棕褐色,空气中摇荡 1 分钟后颜色不能变红。以上试验可以排除因呼吸衰竭和循环衰竭引起的缺氧性发绀,缺氧性发绀的血暴露于空气中可以转变为红色。

2. 血液用蒸馏水稀释 5～20 倍,在分光镜下观察红色区有一暗带,加入 10%氰化钾 1 滴,高铁血红蛋白转化为氰化血红蛋白,此带消失,血液转为红色。此方法也可用于鉴别硫化血红蛋白,硫化血红蛋白血症患者加入氰化钾后此带不消失。或用分光光度计扫描波长,观察加入氰化物前后在 630nm 附近吸收光谱的变化,可以计算高铁血红蛋白的含量。

3. Evelyn 和 Malloy 分光光度计法测定 Met Hb 含量,大于 3%可以确诊。

4. 血液中加入亚甲蓝，置 37℃ 水浴 30～60 分钟，Met Hb 消失，颜色变红。如将患者或正常人红细胞经亚硝酸盐处理，造成人为的 Met Hb 血症，此时血液颜色为巧克力色，红细胞洗涤后，于乳酸－磷酸盐缓冲液中 37℃ 温育过夜，正常人和中毒性 Met Hb 血症的患者血液颜色变为红色，Met Hb 消失，而先天性 Met Hb 血症仍为巧克力色，不变红。

5. 血气分析和 CO-Oximeter 检测仪　血气分析时发现动脉血氧分压正常而出现发绀症状，即要怀疑高铁血红蛋白血症。血气分析仪的附件 CO-Oximeter 可以利用多波长校正法测定 Hb 衍生物，同时计算血氧饱和度。可以得出 Met Hb 的含量，但往往也包含了硫化血红蛋白的量，所以仅可供参考，不能精确定量。

三、诊断和鉴别诊断

（一）诊断

有服用药物、接触毒物、引用不洁井水、食物的病史；有发绀症状；符合上述实验室检查；排除下列疾病即可诊断中毒性 Met Hb 血症。静脉缓慢推注亚甲蓝后发绀明显好转也可帮助诊断。

（二）鉴别诊断

1. 呼吸循环系统疾病引起的发绀　许多心、肺疾病，如呼吸道阻塞、肺水肿、肺炎、肺气肿、先天性心脏病等都可以导致动脉血氧饱和度降低，引起中心性发绀，一般有呼吸困难、杵状指（趾）等表现，而 Met Hb 血症一般无呼吸困难。

2. 周围性发绀　周围循环障碍，周围组织氧耗量增加（右心功能不全、慢性缩窄性心包炎）或动脉缺氧（休克、雷诺症、结缔组织病引起的血管舒缩障碍）所引起。此类发绀的特点是肢体末梢与下垂部分发绀明显，加温或局部按摩后发绀可消失。中心性和周围性发绀采用分光镜检查均无特殊吸收带出现。

3. 异常血红蛋白病　如血红蛋白 M 病、不稳定血红蛋白病和低氧亲和力血红蛋白病。

4. 硫化血红蛋白血症　也有药物、毒物接触史，皮肤黏膜呈蓝灰色。血液呈蓝褐色，空气中振荡后颜色不变，加入亚甲蓝温育后仍不能转为红色，可与 Met Hb 血症鉴别。亚甲蓝治疗无效。

四、治疗计划

（一）中毒性 Met Hb 血症

视临床症状而定，如没有临床症状不需要治疗，如有发绀、头痛、呼吸困难、昏迷等症状则需要治疗。首选亚甲蓝，多数治疗效果良好，可以很快缓解症状，没有生命危险，预后良好。如果 Met Hb 大于 70％，红细胞置换可以迅速缓解症状，恢复红细胞供氧能力。

（二）先天性 Met Hb 血症

一般不需要治疗。为了美容，可以应用亚甲蓝或维生素 C 改善皮肤颜色。

五、药物治疗方案

（一）中毒性 Met Hb 血症

如果没有临床症状，只要不再接触氧化剂就可以自行恢复。如患者有临床症状或 Met

Hb 浓度迅速上升,静脉推注亚甲蓝是最好的方法。初始剂量是 1～2mg/kg,5～10 分钟内静脉推注。如 1 小时内发绀症状未消失,再用 2mg/kg 静脉推注,直至发绀消失,症状好转。

亚甲蓝为 1‰溶液,应用时需用 25‰GS 20～40ml 稀释,静脉缓慢注射(5 ～10 分钟注射完毕)。

亚甲蓝转变为白色的过程需要正常的磷酸戊糖旁路,所以在葡萄糖-6-磷酸脱氢酶(G-6-PD)缺乏的患者,亚甲蓝无效,反而容易诱发溶血性贫血,所以应用亚甲蓝时要首先排除 G-6-PD 缺乏症的患者。在 G-6-PD 缺乏症同时发生 Met Hb 血症的患者,红细胞置换是最好的治疗方法。

由于维生素 C 还原 Met Hb 的速度非常慢,所以不宜用于急性中毒性 Met Hb 血症的治疗。

(二) 先天性 Met Hb 血症

一般不需要治疗。如从美容(使皮肤颜色恢复正常)的角度出发,可以口服亚甲蓝100～300mg/d 或维生素 C 500mg/d,使 Met Hb 水平小于 10‰。口服核黄素(维生素 B_2)20～60mg/d 也与口服维生素 C 有同样的作用。应用亚甲蓝 1mg/kg 静脉注射可以很快降低 Met Hb 水平,但在使用 10～14 天后又逐渐恢复到治疗前水平。

长期应用亚甲蓝会产生泌尿道刺激症状。由于长期高草酸尿,过量维生素 C 会产生尿道结石。核黄素应用过多,可能引起瘙痒、麻痹、灼热感、刺痛等,尿呈黄绿色。

六、药学监护与药学服务

(一) 药物治疗的安全性监护

1. 亚甲蓝静脉注射速度过快,可引起头晕、恶心、呕吐、胸闷、腹痛。剂量过大,累积剂量超过 7mg/kg,可以引起呼吸困难、心前区疼痛、烦躁不安、震颤、神志模糊、溶血性贫血等。用药后尿呈蓝色,排尿时可有尿道口刺痛。

2. 亚甲蓝治疗的合适剂量为 1～2mg/kg,高剂量的亚甲蓝(5～10mg/kg)反而导致 Met Hb 的产生,症状加重。如患者治疗后症状无改善,要考虑是否合并其他疾病或并发症,如有无遗传性异常血红蛋白病或酶的缺陷,或是硫化血红蛋白血症。

3. 亚甲蓝只能静脉注射或口服,不能皮下和肌内注射,前者引起坏死,后者引起瘫痪。对肾功能不全患者应慎用或减量应用。

(二) 药物治疗的有效性监护

观察发绀等临床症状,发绀消失,头痛、乏力、呼吸困难、心慌等症状消失,均提示疾病好转。

(三) 出院随访

急性中毒患者预后一般良好,但需告诉患者哪些物质可以引起中毒,嘱咐患者不再接触引起中毒的物质。

(四) 用药指导

亚甲蓝应用前需排除 G-6-PD 缺乏的患者。核黄素宜在进食时或进食后立即服用,不宜与甲氧氯普胺合用。

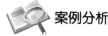
案例分析

患者,男,40 岁。

主诉:头痛、恶心、口唇发紫、胸闷半小时。

现病史:患者晚饭后约半小时,感觉乏力、恶心、头痛、心慌,皮肤、口唇、指甲发紫,送至医院急诊。晚饭时食用了较多的腌制蔬菜。

既往史:既往体健,无心肺疾病。

过敏史:无药物过敏史。

个人史:出生于本地,无疫水接触史。

婚育史:已婚已育,有一女儿,体健。

家族史:无遗传病家族史。

体格检查:T 37℃,R 18 次/分,P 90 次/分,BP 135/88mmHg。神清,心肺(一)。皮肤、口唇、手指甲、脚趾甲发绀。肝脾肋下未及。下肢无水肿。神经系统检查无异常。

辅助检查:

1. 血常规、血糖、电解质、肝肾功能均正常。

2. 经皮手指血氧饱和度(SpO_2)为 80%。血气分析中血氧饱和度(SaO_2)为 98%。

3. 抽取 2ml 静脉血,肝素抗凝,呈巧克力棕褐色,放置空气中震荡 1~2 分钟观察,仍为巧克力色。加入 10% 氰化钾,震荡后变为鲜红色。加入亚甲蓝,颜色变红色。

4. 肺 CT　无异常。

5. 心电图　正常。

入院诊断:高铁血红蛋白血症(食物亚硝酸盐中毒)。

诊疗经过:

1. 吸氧。

2. 5%GS 40ml+1% 亚甲蓝 10ml(0.1g),静脉注射,即刻(10 分钟)。

3. 5%GS 500ml+维生素 C 注射液 4g,静脉滴注,即刻。

4. 呋塞米注射液 20mg,静脉注射,即刻。

5. 观察 1 小时发绀未完全消退,再次用 1% 亚甲蓝 10ml(0.1g)+5% GS 40ml 静脉注射,即刻(10 分钟)。

6. 再观察 30 分钟,发绀、恶心、头昏等症状均消失,出院回家。

出院诊断:高铁血红蛋白血症(食物亚硝酸盐中毒)。

出院带药:无带药。医嘱患者不要食用腌制食品,不要接触含硝酸类药物和化学品,慎用退热药物。

病例特点和诊断要点:

1. 起病急。

2. 服用了腌制的蔬菜,其中亚硝酸盐含量较高。

3. 有口唇、皮肤发绀的表现,血氧饱和度下降。

4. 血液接触空气后不能变为红色,没有心肺疾病病史,肺 CT、心电图无异常,可以初步排除心源性发绀。

5. 血液经过氰化钾或亚甲蓝还原实验后,可以变为鲜红色。

6. 依据起病急、食用腌制蔬菜史、氰化钾还原试验、排除心肺疾病,所以可以诊断为 Met Hb 血症。

用药分析与监护要点:

1. 用药分析 临床上,许多药物都会导致医源性 Met Hb 血症,如麻醉药、退热药、抗生素。麻醉药利多卡因、普鲁卡因、罗哌卡因、苯佐卡因、丙胺卡因等都有报道。阿司匹林、对乙酰氨基酚等均有报道。抗生素中复方新诺明、环丙沙星也有报道。在手术麻醉时,看到血液呈现咖啡色,一定要想到是否有药物性 Met Hb 血症。只要想到这个诊断,确诊和治疗并不困难。

因为急诊往往无时间或仪器检测 Met Hb 浓度,而亚甲蓝不良反应少,可以采用诊断性治疗。先用亚甲蓝,如效果显著,可帮助诊断;如无效,再寻找其他原因后对因治疗。Met Hb 血症患者手指 SpO_2 值与血气分析中的 SaO_2 值往往严重不符,$SaO_2 > SpO_2$。这是因为两者测定方法不同,这个特点也是诊断 Met Hb 血症的一个重要依据。

2. 药学监护 需要询问有无遗传性 G-6-PD 缺乏病史,如果有该酶缺乏,则不宜用亚甲蓝,否则容易诱发溶血。该类患者症状严重者,可行红细胞置换。

3. 用药指导 亚甲蓝的应用:亚甲蓝剂量1~2mg/kg,用 5%GS 20~40ml 稀释,时间5~10 分钟内静脉推注,不宜推注过快。在注射亚甲蓝过程中,经皮手指血氧饱和度会有一过性下降,这是亚甲蓝的蓝色影响了氧饱和度分光比色的结果所致,其后随亚甲蓝的排出及高铁血红蛋白血症的纠正,饱和度会逐渐升高至正常。

(王小钦 颜明明)

第九节 血色病的药物治疗

一、概述

(一) 定义

铁负荷过多(iron overload)是指由于铁的供给超过铁的需要,而引起体内总铁量过多,广泛沉积于人体一些器官和组织的实质细胞,常伴有纤维组织显著增生,导致多脏器功能损害。按发病原因的不同,铁负荷过多分为以下三类:①原发性:如遗传性血色病、青少年血色病、婴幼儿血色病、非洲血色病等;②继发性:如铁剂的慢性摄取、输血铁过载、镰状铁粒幼细胞难治性贫血、重型地中海贫血、遗传性铁粒幼红细胞贫血、某些遗传性溶血性贫血、丙酮酸酶缺乏、葡糖-6-磷酸缺乏、先天性红细胞生成障碍性贫血、尿粪卟啉症、先天性无转铁蛋白血症、先天性无血浆铜蓝蛋白血症等;③局限性:如特发性肺含铁血黄素沉着症、阵发性睡眠性血红蛋白尿症等。继发性和局限性血色病除去铁治疗外,针对病因的治疗更为关键,本节内容以遗传性血色病为主。

遗传性血色病(hereditary hemochromatosis,HH)系常染色体隐性或显性遗传性疾病,由于血色病蛋白(HFE)基因突变,转铁蛋白-转铁蛋白受体机制紊乱,多种细胞缺乏了从血浆中限制铁摄取的正常调控机制,导致肠道铁吸收过多,体内铁负荷增多。

目前根据突变蛋白种类不同将遗传性血色病分为 5 种类型,最常见的 1 型是由于第 6

号染色体短臂上 HFE 基因突变，包括 Cys282Tyr 和 His63Asp 两种突变。其余四型均是非HFE 相关性，其中 2 型为 HJV 和 HAMP 突变导致的幼年型血色病；3 型由转铁蛋白受体 2 基因（TfR2）突变所致；4 型由铁转运蛋白基因（FPN）突变所致；5 型由血浆铜蓝蛋白基因突变引发。

（二）流行病学

遗传性血色病的发病情况呈地理差异性分布，发病率高低依次为法国、西欧、北欧，南非的班图族发病率亦较高，在亚洲人群中较少见，本病发病情况呈现明显种族差异性。

（三）病因和发病机制

目前研究表明多种蛋白参与铁代谢，如转铁蛋白、转铁蛋白受体（TfR）、铁蛋白、HFE、铁转运蛋白（ferroportin）、铁调素以及血幼素（hemojuvelin）等，其中铁调素为铁蛋白代谢的中心调控因子，是影响巨噬细胞及肠上皮细胞铁输出蛋白表达的负性调控激素，其表达限制了肠道的铁吸收以及巨噬细胞的铁代谢，导致机体铁储备的减少及降低红细胞生成的铁供给。由于上述基因突变导致的相关蛋白的异常可导致铁调素转录下降，细胞缺乏从血浆中限制铁摄取的正常调控机制，导致铁吸收增加并积聚于脏器器官的实质细胞。

本病的特点是过多的铁在体内缓慢地逐渐积累，主要储积于肝脏、胰腺、心肌和肾上腺等脏器的实质细胞中，其次是皮肤、关节滑膜、肾脏、脾脏及其他器官。铁在肝脏、胰腺的实质细胞浓度超过正常约 50～100 倍，心肌约 10～15 倍，脾脏、肾脏和皮肤约 5 倍，致受累器官呈深棕色。肝大可达 2500g，常并发门静脉性肝硬化。含铁血黄素主要蓄积于门静脉周围的肝细胞内，于中央静脉附近较少，而肝硬化后铁主要沉积于再生结节周围，纤维化始于小叶周围，进而纤维隔膜横贯小叶，并有特征性的明显铁沉积。脾脏可有广泛的纤维化，白髓消失及大量含铁血黄素沉积；可有心肌增厚、心脏增大；常出现睾丸萎缩。

二、临床表现和辅助检查

（一）临床表现

本病为隐袭性疾病，铁的积累长达几十年，组织损害证据很长时间才表现出来。由于多数血色病突变为隐性遗传，许多血色病等位基因纯合子患者仅有轻度的铁过载。最常见的表现有皮肤色素沉着、肝硬化、性功能不全、心力衰竭、糖尿病及关节痛等。

1. 皮肤改变　全身性皮肤色素沉着，由于黑色素与含铁血黄素沉积，皮肤外观呈古铜色或青褐色或蓝灰色，腋窝、腹股沟及会阴区尤为明显，部分患者可出现秃头、皮肤萎缩等表现。

2. 肝脾大　肝脾质硬伴有压痛，后期出现肝功能损害、黄疸及肝硬化，晚期可因食管静脉曲张发生胃肠道出血。血色病所致的肝硬化中约 1/3 发展为肝细胞癌。

3. 性功能减退　约 50% 的患者因促性腺激素分泌不足而致性腺功能减退，10% 的男性患者睾丸萎缩、性欲减退、阳痿、无精子症。女性患者常见症状表现为闭经。

4. 心功能不全和（或）心律失常　见于约 15% 的患者，主要表现为心力衰竭和（或）室上性心律不齐，室性期前收缩及室性心动过速等心律不齐亦较常见，严重者可表现为呼吸困难、水肿或限制性心肌病或扩张型心肌病等难治性心功能不全。

5. 内分泌功能失衡　糖耐量降低，血糖升高，可伴周围神经炎，其他内分泌疾病如甲状腺功能减退亦较常见。

6. 关节疼痛 多见于在第二、三掌指关节,指间关节和大关节,表现为关节肿胀、触痛。

7. 其他 虚弱、嗜睡、体重降低,约 1/3 的患者有衰弱、疲劳和精神失常等症状。部分患者合并细菌性腹膜炎时可出现严重腹痛、腹胀、甚至休克。

(二)辅助检查

1. 血常规 血象多正常,晚期合并严重肝硬化时可出现贫血、白细胞和(或)血小板减少。

2. 铁四项 血清铁(SI)、铁蛋白、总铁结合力和转铁蛋白饱和度。早期病例血清铁超过 $180\mu g/dl$,转铁蛋白饱和度超过 60%(男)或 50%(女),血清总铁结合力(TIBC)正常,肝硬化时 TIBC 可降低。血清铁蛋白大于 500ng/ml,常超过 1000ng/ml,经过治疗后血清铁蛋白下降较血清铁快。

3. 组织活检 骨髓涂片或切片中含铁血黄素颗粒增多,尿沉渣中亦可见含铁血黄素颗粒。皮肤活检可见黑色素和含铁血黄素颗粒,多数患者表皮基底细胞及汗腺中可见有继发于铁沉积的灰色素。肝活体组织检查可观察到肝组织纤维化与肝硬化的程度,并测定肝铁浓度,此为诊断血色病的"金标准",而用普鲁士蓝染色观察可染的含铁血黄素,应作为肝活检的常规方法。

4. 激素水平 糖耐量试验多异常,血糖升高,转氨酶常增高,尿促卵泡素和睾酮均降低。

5. 影像学检查 关节 X 线拍片检查可发现软组织肿胀、关节间隙狭窄、关节面不整和骨密度减低,骨质疏松及骨皮质囊肿较常见。软骨钙化和关节周围韧带钙化为关节病的晚期表现。胸部 X 线拍片检查可发现肺血管纹理增加、胸膜渗出、心脏扩大。心电图或动态心电图检查可发现室上性及室性心律失常、低电压或 ST-T 改变。心脏超声波扫描可发现限制性或扩张性心肌病的表现。

三、诊断和鉴别诊断

(一)诊断要点

当出现遗传性血色病典型症状时诊断应无困难,但临床上不应当等待直至出现器官损伤的证据(如肝硬化、糖尿病或关节炎)才作出诊断,因为上述并发症常常难以逆转,及早做出本病诊断对于预防严重并发症,尤其是预防肝癌的发生至关重要。最简单实用的筛选方法是血清铁(SI)、铁蛋白、总铁结合力和转铁蛋白饱和度测定。SI 大于 $180\mu g/dl$,转铁蛋白饱和度大于 60%,排除其他原因即应考虑血色病纯合子的可能性。血清铁蛋白为评估体内铁储备最简单无创方法,而转铁蛋白饱和度则是确定脏器实质细胞有无铁沉积的最实用指标,后者有助于区别单核-吞噬细胞系统铁负荷过多与实质器官铁负荷过多(转铁蛋白饱和度升高提示实质脏器铁负荷过大)。

肝活检是诊断本病更直接的方法,通过质谱法测量肝活检标本的铁干重是检测肝铁浓度(LIC)的"金标准"。磁共振成像(MRI)检查可精确地评价血色病患者肝脏及心肌铁负荷定量,为目前诊断血色病无创检测的最可靠手段,通过 MRI 定量检测不同脏器铁负荷的情况,可以协助诊断并判断治疗的疗效。遗传性血色病突变基因未完全明了,遗传学与分子生物学的检查目前尚不能用于早期诊断。根据现行的检验技术,具备下述条件者即可确诊:

1. 两项或两项以上的临床表现,并伴有两项以上的下述铁代谢异常的实验室参数:

①血清铁大于 $180\mu g/dl$；②转铁蛋白饱和度大于 60%；③血清铁蛋白大于 $1000ng/ml$；④去铁胺试验：肌内注射去铁胺 $10mg/kg$ 后 24 小时尿排铁大于 $2mg$。

2. 脏器活组织检查有含铁血黄素沉积。

（二）鉴别诊断

1. 遗传性血色病易被误诊为糖尿病、特发性心肌炎、风湿性关节炎、退行性关节炎、酒精性肝硬化、甲状腺功能低下等疾病。行 SI、血清铁蛋白及转铁蛋白饱和度等筛选检查可作鉴别。

2. 遗传性血色病还应注意与继发性铁负荷过重，如铁剂的慢性摄取、输血性铁超载等相鉴别。

四、治疗计划

（一）治疗策略与治疗原则

治疗本病的原则是尽快尽早减少体内铁负荷，使体内铁含量达到或接近正常水平是减轻组织损害、逆转的最佳措施。对于继发性血色病应针对原发病进行治疗，尽可能减少输血量。各类血色病均需关注并发疾病和受累器官的治疗。

（二）预后

遗传性血色病预后取决于能否早期诊断与及时治疗以及合并症的严重程度，体内过度铁负荷持续的时间越长，器官受累逆转的可能性越小。影响预后的主要因素有肝实质铁沉积量与速度、治疗手段选择、静脉放血早晚与次数等。血色病基因纯合子的预后比杂合子差。早期诊断并得到适宜治疗，患者长期($15\sim20$ 年)生存率可高达 70% 左右。致死性最高的继发疾病是继发性肿瘤(如肝癌)、肝硬化、心肌梗死及糖尿病，感染已不是致死性最高的并发症。

五、药物治疗方案

输血依赖的血色病患者，下调目标为血红蛋白至 $80g/L$，积极治疗原发疾病，有切脾适应证的患者，应择期手术，以期减少或终止输血。

（一）去铁治疗(deferrization therapy)

1. **静脉放血疗法** 若没有放血禁忌证，对于遗传性血色病，减轻体内铁负荷的最有效的措施是静脉放血疗法。一般每次可放血 $400\sim500ml$($7ml/kg$)，不超过 $550ml$，根据铁负荷量每周 $1\sim2$ 次。一般每放血 $100ml$ 可排出 $50mg$ 铁，每次排铁量因血中血红蛋白水平而异，每排出 $1g$ 血红蛋白等于排 $3.4mg$ 铁，同时可以促使骨髓从组织中吸取更多的铁。一年中可放血 100 个单位(每单位 $200ml$)，连续放血治疗 2 年左右才能达到疗效。具体应视患者一般状况及体内铁负荷程度个体化地执行。

每次放血前后应监测血清铁、血清铁蛋白与转铁蛋白饱和度。高铁负荷一般随着放血次数增多，血清铁蛋白会随之下降，而转铁蛋白饱和度仍维持高水平。当 Hb 小于 $100g/L$，血清铁蛋白小于 $1000ng/ml$ 时应暂停静脉放血，治疗的第二个阶段是每 $3\sim4$ 个月放血 $500ml$ 维持治疗。

放血后临床症状的改善，包括心功能不全、肝功能不全、肝脾大、门静脉高压、皮肤色素沉着、内分泌功能等均可显著好转甚至消失，约 $1/3$ 的患者可获得关节症状的缓解，但胰岛素依赖性糖尿病、肝硬化及性功能低下不易恢复。

2. 铁螯合剂 铁螯合剂是一种药物性防止或去除铁积聚的治疗方法,现已有多种铁螯合剂,其中临床上最常用的是去铁胺(deferoxamine,DFO),静脉或皮下输注使用,适用于治疗前已有贫血或低蛋白血症的患者,也可与静脉放血同用增强疗效。

(1)皮下或静脉输注 DFO:治疗血色病的标准途径是使用便携式输注泵缓慢皮下输注 DFO 溶液 8～12 小时,每周输注不少于 5 次,儿童患者起始剂量 25～35mg/(kg·d),5 岁时应用最大量 40mg/(kg·d),停止生长时可增至 50mg/(kg·d)。当铁沉积引起铁蛋白水平持续增高和(或)肝铁浓度大于 15mg/g 肝重时,需治疗 7 天,高危患者需 24 小时持续治疗。对于伴有严重心肌病或局部皮肤出现药物不良反应的患者,可以采用静脉输注方式,以 500mg 起始,逐渐增量至 20～40mg/(kg·d),输注 8～12 小时。

(2)持续静脉输注 DFO:持续静脉输注适用于下列情况:①严重血色病性铁负荷过多:铁蛋白持续大于 2500ng/ml;②严重心脏病变:明显心律不齐,心室功能下降;③顺应性差,不能定时使用输注方式;④计划怀孕的妇女;⑤计划骨髓移植的患者;⑥伴有急性丙型肝炎的患者。持续静脉输注能清除大量铁剂,推荐剂量 50mg/(kg·d),持续治疗(如 7 天)。

(3)口服铁螯合剂:自 20 世纪 80 年代出现口服活性铁螯合剂,常用去铁酮(deferiprone,CP20 或 Ferriprox®),每日口服 50～75mg/kg,分 3～4 次。此药吸收快,在服药后 5～6 小时已排出。价格较去铁胺便宜,可作为不能耐受 DFO 治疗患者的二线药物,偶见中性粒细胞缺乏的不良反应。另有地拉罗司(deferasirox、ICL670 或 Exjade®),CFDA 已经批准,上市后远期不良反应研究正在进行中。

（二）并发症的治疗

1. 糖尿病 部分患者通过放血治疗可减轻症状。通过控制饮食、口服降糖药物及用胰岛素等综合降糖治疗,可取得部分或较好的疗效,但有时疗效较差,多数患者需采用胰岛素替代治疗。

2. 心脏病变 有报告部分伴有左心功能不全和快速心律失常者,去铁后可得到改善,但充血性心力衰竭和心律失常,特别是室性心动过速将是致命的。治疗方法与标准治疗方法相同。

3. 性腺功能低下 仅少数幸运者经彻底放血治疗后垂体—睾丸功能(或月经)恢复正常。多数由于垂体前叶纤维化,所导致的性功能低下为不可逆性,即使去铁治疗后也难改善。男性性功能不全用睾酮治疗可减轻症状,少数伴有贫血的男性患者用睾酮替代治疗尚有改善贫血的效果;女性患者则应补充雌激素和孕激素。其他内分泌异常可视病情给予替代治疗。

4. 关节病变 用静脉放血治疗后,也可合并 NSAIDs 类药物。约 1/3 的患者关节痛好转,无变化或恶化者各占 1/3。关节炎性改变仍持续存在。一些患者关节功能退化持续进展,需行全膝关节或全腰关节成形术以再造完整的功能。

5. 其他治疗 血色病患者会有肝功能减退,应尽量避免使用具有肝毒性的药物。细菌在铁过多的环境中侵袭性和致瘤力大大提高,加上铁过多时可导致机体免疫功能低下,因此注意保暖和卫生的洁净,避免感染也是重要的,一旦发生感染应积极治疗。

六、药学监护与药学服务

（一）药物治疗的安全性监护

1. **去铁胺的监护**　去铁胺是含有羟胺酸基团的小分子药物,可与三价铁牢固结合,柠檬酸和维生素 C 可从运铁蛋白中解离出铁原子,以增强去铁效果。去铁胺在血中的滞留时间短暂,$t_{1/2}$ 只有 10~15 分钟,经尿排泄,胃肠道不能摄取去铁胺。

去铁胺可能诱发感染,全身性感染期间应停用。静脉滴注给药时,输注过快可能导致虚脱。给药部位可能出现局部不良反应,如皮肤红肿、疼痛、水疱及皮肤溃疡等,可以应用弱效糖皮质激素软膏涂抹于用药部位或在给药前给予小剂量激素来减轻输液反应。

维生素 C 可以增强去铁胺的疗效,但大剂量维生素 C 会加重心肌病变,因此以 150~200mg/d 为宜,不建议超过 200mg/d,不可超过 500mg/d 以避免心律失常等不良反应的发生。

2. **铁螯合剂不良反应**　DFO 可能发生的不良反应包括局部皮肤反应、胃肠道功能障碍、感染、严重过敏反应,大剂量时引起听力障碍、眼毒性作用、生长迟缓、骨骼改变、肾功能障碍和间质性肺炎、血小板减少等。因此,在 DFO 治疗期间应监测血清铁蛋白和肝铁含量。一般而言,血清铁蛋白持续低于 2500ng/ml,心脏并发症的危险性减少,血清铁蛋白低于 1000ng/ml 时,DFO 相关不良反应的危险性增加。最严重的副作用是粒细胞减少,主要发生在年轻人和未行脾脏切除的患者,其他不良反应包括关节病、一过性血清谷丙转氨酶升高和胃肠道不适症状。某些患者,尤其是糖尿病患者,治疗期间可出现锌缺乏。静脉给药应缓慢输注,输注过快可引起低血压和休克。本药可能引起生长迟缓,使用本品的患儿应监测生长速度,建议每 3 个月测量 1 次身高体重。

（二）放血治疗的有效性监护

一般来讲,遗传性血色病的铁负荷大于 20g。放血几周后一般情况会有所改善,转氨酶下降、色素沉着症状减轻、关节痛缓解。持续放血治疗约两年后,高铁负荷开始恢复的指征是发生轻度贫血,特点符合低色素小细胞性贫血,HCT 32%~35%,MCV 小于 75fl,此时往往 SF 小于 25ng/ml,提示铁已经成为限制红细胞生成的因素,此时可进入治疗的第二个阶段,调节放血的频率 2~6 个月 1 次,治疗目标是维持正常的 HCT,而控制 SF 小于 50ng/ml,也就是血清铁能满足正常铁代谢的需要,而又不会有过多的铁在器官内积聚。维持转铁蛋白饱和度水平小于 75%,低于这个水平提示没有潜在有毒的铁物质生成。

（三）患者教育

1. **饮食调整**　询问患者用药史的过程中关注"补品"的应用情况。一般来说,"补血品"中均含有铁剂,因此无论是否贫血都不建议自行应用"补血品",只有明确缺铁的患者在医嘱的指导下才需要补铁。另外,饮食应加以注意,因为部分食物可影响体内铁的摄取,酒精可增加肠道摄取铁的能力,而鞣酸、植物酸可抑制铁的摄取。因此,血色病患者应多饮茶水,多吃蔬菜,避免酒精的摄取。

2. **家族检测**　对诊断遗传性血色病的患者进行遗传咨询,其直系家属应接受血清铁代谢参数检测(转铁蛋白饱和度、血清铁蛋白)和 HFE 谱检测。

案例分析

患者,女,50岁。

主诉:胸闷气短1年。

现病史:患者1年前因胸闷气短、双下肢水肿、伴双侧胸腔积液、糖尿病、闭经就诊,当时查血常规 Hb 136g/L,WBC 4.07×10^9/L,PLT 115×10^9/L,SGPT 16U/L,AST 39IU/L,胆红素水平正常,Cr 43mmol/L,空腹血糖(FBG)11mmol/L。骨髓增生活跃,未见异常。超声心动提示心脏扩大,EF 23%,考虑为急性左心衰,给予对症治疗。进一步检查发现 SI 316μg/dl,TS 95%,SF 大于 6000ng/ml。MRI 提示肝脏和心脏铁沉积(未定量)。诊断为血色病。

过敏史:无食物及药物过敏史。

个人史:无毒物及放射性物质接触史,无烟酒嗜好。

婚育史:适龄结婚,育有一子,家人体健。

入院诊断:遗传性血色病,肝脏受累,胰腺受累,糖尿病,心脏受累,性腺功能受累。

诊疗经过:给予放血治疗每周400ml,持续共2个月,同时给予去铁胺(DFO)20mg/(kg·d),每月给药20天。2个月后心衰症状改善,6个月后双侧胸腔积液消失。目前患者仍有闭经,无其他不适。查体患者皮肤青灰色,可及肝脾大、无压痛。门诊随访查血常规正常,Hb 132g/L,WBC 5.12×10^9/L,PLT 119×10^9/L;肝肾功能指标正常;超声心动显示心脏扩大,EF 56%;FBG 5.6mmol/L,SI 203μg/dl,TS 96%,SF 478ng/ml。MRI 检测(图6-5)提示肝脏、心脏和胰腺铁沉积,肝脏、胰腺轻度铁沉积($T2^*$ 3.8~11.4ms),心脏重度铁沉积($T2^*$ 小于10ms)。血色病蛋白基因检查结果显示为 Cys282Tyr 纯合子突变(图6-6)。

出院诊断:遗传性血色病,肝脏受累,胰腺受累,糖尿病,心脏受累,性腺功能受累。

出院带药:去铁胺 1g+250ml NS,静脉滴注,隔天1次,连续给药四周后随访。

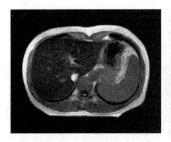 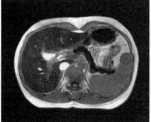 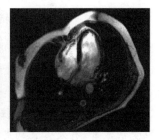

肝脏 $T2^*$ 3.8~11.4ms　　　　胰腺 $T2^*$ 12.2ms　　　　心脏 $T2^*$ 小于10ms

图6-5 患者各脏器核磁共振(MRI)检测图(1.5T扫描仪)

本例患者遗传性血色病诊断明确,虽经放血与去铁胺治疗,仍存在重要脏器(心脏)的严重铁过载,由于去铁胺有效,可继续应用,辅以间断放血治疗。

病例特点与诊断要点:

1. 患者具有多项血色病临床表现;有多脏器铁沉积,并伴有血清铁、转铁蛋白饱和度、血清铁蛋白实验室指标异常;基因检测结果为 Cys282Tyr 纯合子突变,该基因属于血色病相关等位基因,是遗传性血色病最常见的基因突变表型,诊断遗传性血色病明确。

2. 合并疾病较多,在去铁治疗的同时应注意控制血糖、保肝、激素替代治疗等,并注意

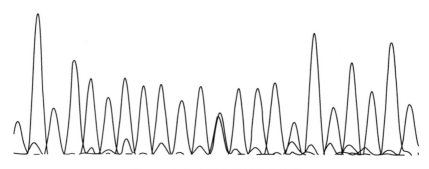

GAGATATACGTGCCAGGTGGAG

图6-6 血色病蛋白基因检查结果

预防感染。

用药分析与监护要点：

1. 药学监护

(1)疗效监护：患者经放血治疗8周后一般情况有所改善，EF增加，血糖控制可，血清铁及血清铁蛋白仍高，但较前下降，转铁蛋白饱和度无改善，仍存在重要脏器(心脏)的严重铁过载。考虑患者无放血治疗禁忌证，目前疗程不足，应继续进行放血治疗，可延长间隔，如有条件每1～2个月1次，每次400ml，辅以静脉注射去铁胺。

(2)去铁胺的给药剂量及停药指征：患者情况好转，以使用最小有效剂量的原则，继续目前的给药剂量20mg/(kg·d)，因为血清铁蛋白小于1000ng/ml时去铁胺的毒性反应增加，应根据维持治疗指数小于0.025的标准调整每周给药次数，减少每周总剂量，以降低去铁胺的毒性反应且保证疗效。因此每周最多给药5次，静脉输注或皮下给药8～12小时，患者有重度心脏受累，静脉给药为宜。

$$维持治疗指数 = \frac{每周平均日剂量(mg/kg)}{血清铁蛋白(\mu g/L)} < 0.025$$

监测血清铁蛋白小于1000ng/ml，血清铁小于100μg/dl，腹部多发性放射阴影消失，且血清铁蛋白降至约300μg/L时可考虑停药。此外，给药期间出现粉色或棕色尿是铁排出的标志，最好等尿色消失再停药。监测患者用药期间有合适的尿量，以保证铁的排出。

(3)维生素C可增加去铁胺疗效，但可能会加重心肌病变，不可用于心衰患者，考虑患者心脏受累显著，有左心衰病史，且实验室指标已接近去铁胺的停药指征，不建议该患者加用维生素C。

(4)并发疾病的治疗监护：经过放血治疗后患者的高血糖症状得到改善，已降至正常水平，继续去铁治疗，暂无需加用药物治疗，继续监测血糖。血色病相关的闭经难以逆转，就诊妇科考虑加用雌激素和孕激素治疗。患者心脏受累较为显著，曾有左心衰，未出现心律失常，应进行心脏监护，以及时处理病情进展可能发生的致命性心脏事件。

2. 用药指导

(1)对于护士的去铁胺给药指导：500mg去铁胺以5ml灭菌注射用水溶解后可以用0.9%氯化钠注射液、5%葡萄糖注射液500ml、复方林格注射液等常规溶媒稀释，还可以用腹膜透析液如2.27%Dianeal PD4葡萄糖稀释，浓度须小于10%，配制后存放不得超过24

小时。延长输注时间可明显增加铁排出量,不建议使用肌内注射或皮下冲击式注射,应使用便携式输注泵缓慢皮下输注。血清铁蛋白浓度反映体内储铁量,治疗目标为约 $300\mu g/L$。一般隔一天或隔两天给药 1 次。

(2)对于患者的用药指导:鼓励患者对不良反应的自我监护,如在去铁胺治疗过程中出现发热、剧烈腹痛、视力或听力障碍应暂停治疗,立即就诊。此外,药物还可能引起肾功能减退、呼吸困难等不良反应,因此需按时随访,监测血常规、铁四项、血气和肝肾功能指标,定期行胸部 X 片检查。使用该药物治疗期间可能因头晕、倦怠等原因影响精细操作或驾车能力,根据自身情况判断影响的程度大小。药物可能使尿液变红,属于正常现象,无需停药。

在饮食中鼓励多食含有植物酸、鞣酸的食物,应避免饮酒。因为此病具有遗传性,建议患者的子女接受血色病蛋白基因筛查,并检测铁四项。

因患者需要携带和保存蔗糖铁注射液,需要更详细的用药教育。嘱患者把药品放置在儿童和宠物无法获取的地方,室温存放,避免直接光照和热源。手持安瓿时不要振摇瓶身,若药液颜色改变则不要使用。药液完成配制后 3 小时之内给药,否则应丢弃。

(韩　冰　邹羽真　梅　丹)

第十节　卟啉病的药物治疗

一、概述

卟啉病(porphyria)是人体在合成血红素(铁+卟啉=血红素)的生物过程中,某些酶异常导致合成过程受阻,从而使没有转化成血红素的卟啉(一种大分子化合物)在体内大量累积,造成细胞损伤,又称紫质病,主要临床表现为光敏性皮炎、腹痛和神经精神障碍。自 1874 年首次报告卟啉病起,至今已发现 7 种类型卟啉病,其临床表现、卟啉或卟啉前体类型、主要生成组织、排泄途径和遗传类型彼此不同(图 6-7)。卟啉病的分类有三种方式:①按卟啉生成的部位可分为红细胞生成性卟啉病和肝性卟啉病;②按临床表现可分为皮肤光敏型、神经症状型及混合型卟啉病;③按遗传方式可分为遗传性和获得性卟啉病。

二、皮肤光敏型卟啉病

本病为一种极为罕见病,自 1874 年报道至今临床仅有 200 余例。卟啉的光敏性是由于卟啉可吸收 400nm 波长的光,在有氧条件下,卟啉被光激活并可把激活能传递给氧分子,形成激发态氧。后者可引起膜脂质的过氧化和初级溶酶体的损伤及膜蛋白直接氧化和交联,结果导致组织损伤。此外,组织损伤可激活补体。过量的卟啉沉积在皮肤上皮和血管内,成为皮肤光敏损伤的主要原因。同时,卟啉对骨髓和牙齿有特殊亲和力,使牙齿呈棕黄色。

(一)红细胞生成性原卟啉病(erythropoietic protoporphyria,CEP)

1. 发病机制　本病为罕见疾病。尿卟啉原Ⅲ合成酶基因突变,导致尿卟啉原Ⅲ合成酶活性减低,尿卟啉Ⅲ生成减少,尿卟啉Ⅰ生成过多,进而转为尿卟啉或粪卟啉在红细胞和血浆中蓄积而发病。但尿卟啉Ⅲ合成酶活性降低一般不影响血红素合成,因为其酶活性较 δ-氨基酮戊酸(ALA)酶活性大 1000 倍以上,仅少量尿卟啉Ⅲ合成酶即可满足血红素合成的

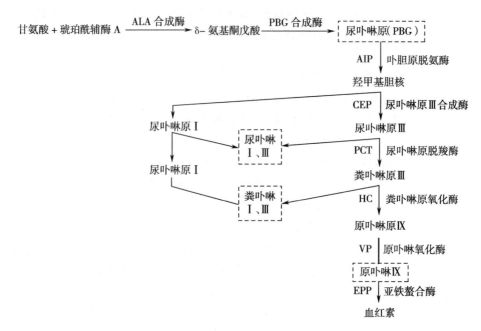

图 6-7 血红素合成途径与各型卟啉病的联系

需要。个别红细胞生成性原卟啉病患者有尿卟啉原脱羧酶活性的缺陷,提示至少部分患者可能是一种综合征而不是单一遗传性缺陷。

2. 临床表现和辅助检查

(1)临床表现:

1)红颜色尿:可从淡红至深红色,最早在新生儿出现,其尿布被尿液染成红色。

2)光过敏:受光晒部位的皮肤出现红肿、水疱或大疱,常反复发作并合并感染形成皮肤溃疡、坏死及瘢痕,造成颜面部毁容,手指残缺。

3)溶血性贫血:常伴有肝脾大和胆结石,骨髓代偿性扩张可导致病理性骨折。

4)其他:多毛症常为本病皮肤受损的一种常见的特征,面部常有粗黑的体毛,瘢痕处毛发脱落。卟啉在牙本质内沉积,呈现黄褐色或棕色牙,在紫外线灯照射下呈鲜红色。其他还有畏光、角膜炎、结膜炎、虹膜炎、睑外翻、皮肤脆性增加和色素沉积。

(2)实验室检查:

1)血象:呈不同程度正细胞正色素性贫血,但很少需临床输血。外周血可见异形红细胞增多和红细胞大小不等,并多见嗜酸性及嗜碱性点彩红细胞和有核红细胞,网织红细胞增多。

2)骨髓象:红系增生,有时可见类似病态造血表现。在紫外线灯照射下,骨髓有核红细胞和外周血红细胞因卟啉浓度增高呈现鲜红色荧光。

3)代谢异常:尿液中尿卟啉Ⅰ排出量显著增加,尿卟啉Ⅲ和粪卟啉Ⅰ排出量也增加,尿液中卟啉总排出量增加,而 ALA 和卟胆原排出量正常。尿在紫外线灯下呈红色荧光。粪中粪卟啉Ⅰ排泄增加,红细胞及血浆中尿卟啉Ⅰ浓度显著增加。

4)其他:红细胞渗透脆性增加,红细胞寿命缩短伴无效造血,血浆铁动力学检查显示铁转换速度加快。

3. 诊断和鉴别诊断 根据本病典型的临床症状及实验室检查特点诊断即可成立。"红色尿"和"红色牙齿"、光照部位的毁形性皮肤损伤、伴多毛及色素沉着是本病典型的临床特征。实验室检查可见红细胞、血浆及尿中尿卟啉 I 浓度显著增高,不同程度的正细胞正色素性贫血。本病需与原卟啉病、新生儿疱疹及日光性皮炎等鉴别。

4. 治疗计划 本病没有特效药物和疗效确切的治疗方法。患者往往幼年夭折,常见的致死因素是继发性感染或溶血性贫血,即使成年也往往因严重皮肤和骨损害而致残。主要治疗手段是避免暴露于日光下和减少卟啉的生成以及对症治疗。

(二) 迟发性皮肤卟啉病(porphyria cutanea tarda,PCT)

1. 发病机制 迟发性皮肤卟啉病由尿卟啉原脱羧酶活性缺乏引起,是所有卟啉病中最常见的遗传和获得性因素联合作用的疾病。临床以光敏性皮炎、面部多毛、皮肤瘢痕、粗糙、增厚和色素改变为特征,可分家族性、散发性和获得性三型,均多在中年发病。

本病在美国发病率为 4/10 万,南非班图族多见,其他国家许多患者伴有酒精中毒性肝病。发病机制中有遗传因素-尿卟啉原脱羧酶缺乏;铁负荷过多(有报道 PCT 与 HLA 连锁的遗传性血色病有关),提示血色病相关的 HFE 基因可能参与了 PCT 的发病机制;散发型患者体内存在抑制酶活性因子;杀虫药六氯化苯(即禁止使用的农药六六六)中毒可引起本病流行;肝脏良性和恶性肿瘤患者在无肝硬化情况下可合并卟啉病;丙型肝炎病毒可抑制卟啉原脱羧酶活性,也有报道 PCT 与 HIV 相关;肾衰竭——慢性肾衰竭血液透析患者可合并迟发性皮肤卟啉病等。

2. 临床表现和辅助检查

(1)临床表现:主要为皮肤症状,如皮肤光照部位脆性增加,出现 1~2mm 大小红色丘疹,色素沉着、皮肤增厚、变粗糙,类似硬皮病表现,其他有多毛、尿呈红色或棕色等。

(2)实验室检查:表现为尿中尿卟啉明显增高,主要为尿卟啉 7 羧基卟啉及少量 5、6 羧基卟啉和粪卟啉,紫外线照射尿可发出红色荧光。部分患者尿中 ALA 轻至中度增加,但卟胆原正常,粪中尿卟啉不增加。粪便中的异粪卟啉是诊断 PCT 的重要标准,因尿卟啉原脱羧酶缺乏卟啉原 III 堆积并经过粪卟啉原氧化酶的代谢产生脱氢异粪卟啉原。血清铁和转铁蛋白饱和度常增高。部分患者肝功异常,可有轻度黄疸及转氨酶增高。新鲜肝活检标本在紫外线灯照射下可发出粉红色荧光,病灶部位可见肝坏死和纤维化,细胞内可见针状透明区,在电镜下针状透明区为溶酶体。红细胞和肝脏的尿卟啉原脱羧酶活性测定在家族性患者中均减低至正常的 50%,而在散发和获得性患者红细胞中正常,只有肝脏中酶活性减低。

3. 诊断和鉴别诊断 根据皮肤延迟性光敏、皮肤损伤、红色尿以及实验室检查尿中尿卟啉排出量大量增加可作出诊断。诊断应注意有无诱发卟啉病的原因,如饮酒、服用雌激素史和化学毒物接触史。60 岁以上发病者应注意有无肝脏肿瘤。与其他类型卟啉病鉴别可根据皮肤损伤有无及程度、尿中卟啉类型以及尿卟啉/粪卟啉比例等,一般均可确诊。

4. 治疗计划 与其他亚型卟啉病相似,特征是尿中和粪中有大量卟啉。治疗原则是避免日光照射,减少尿中的卟啉,同时避免可能诱发或加重病情的因素,如酒精、铁剂、雌激素等。

(三) 原卟啉病

1. 发病机制 原卟啉病(protoporphyria)为一种遗传性疾病,以光敏及红细胞、血浆和粪便中原卟啉增加为特征。原卟啉病较先天性红细胞生成性卟啉病常见,至今全球已报告数百例。本病常在幼儿及青春早期发病,为常染色体显性遗传,由于亚铁螯合酶基因缺陷,使催化原卟啉Ⅸ与亚铁离子合成血红素所需的亚铁螯合酶缺乏,导致原卟啉Ⅸ在体内蓄积过多。游离原卟啉可从红细胞和肝脏进入血液,在皮肤毛细血管内皮细胞内沉积,引起皮肤光敏反应。但原卟啉Ⅸ水溶性差,脂溶性强,对皮肤、骨和牙齿等组织亲和力差,因而皮肤损害较轻,骨及牙齿无原卟啉沉积。原卟啉主要经胆道从粪便中排出,本病所致肝损害为原卟啉在肝组织中沉积所致,肝脏可从血浆中清除大量的原卟啉,肝脏分泌大量原卟啉时可使毛细胆管阻塞造成胆汁淤积。原卟啉从毛细胆管上皮细胞排泄速度受限制,可使原卟啉在肝细胞内蓄积,导致细胞死亡,肝组织纤维化。

2. 临床表现和辅助检查

(1)临床表现:常在光晒几分钟至几小时后受光部位皮肤出现不适、烧灼、瘙痒和刺痛感,继而出现红斑和水肿,症状严重程度与光照时间及强度和个体差异有关。有人仅表现为不适感而无皮肤改变。不同于其他卟啉病皮肤光敏表现,很少出现大疱、瘢痕和多毛。反复发作可导致皮肤增厚、粗糙。本病患者牙齿无荧光。相当多患者伴有胆道、肝脏和血液异常,约10%患者发生胆石症,广泛的原卟啉沉积所致肝细胞损伤导致肝硬化,许多患者伴有轻度低色素性贫血,而红细胞寿命和铁代谢无明显异常。

(2)实验室检查:红细胞内游离原卟啉(FEP)显著增高,血中原卟啉阳性,尿色正常,不含卟啉,粪中原卟啉明显增加。

3. 诊断和鉴别诊断 光照皮肤出现灼烧感,轻或无皮肤损伤。伴有红细胞内原卟啉增加,即可诊断本病。注意与多形性光敏性皮疹鉴别。该病为一类原因不明疾病,发病率比原卟啉病明显增高。缺铁性贫血虽然红细胞 FEP 上升,但无皮肤光敏症状。诊断中可用红细胞荧光试验初筛,缺铁性贫血红细胞荧光持续时间短,仅几秒钟,而先天性红细胞生成性卟啉病,荧光时间长,一般大于 30 秒,可长达 2 小时。

4. 治疗计划 治疗原则为避免日照和减少原卟啉对肝脏毒性。服用 β-胡萝卜素可增强对日光的耐受性。用特殊钛、锌防护服,外用二羟基丙酮和指甲花素防护剂。输血可抑制红细胞生成及红细胞内原卟啉产生。考来烯胺每日口服 12g,可阻断原卟啉肝循环,增加排泄,减少严重肝病发生。胆盐可促进原卟啉从肝脏分泌,减少其在肝脏内蓄积。

三、神经症状型卟啉病

(一) 急性间歇性卟啉病

1. 发病机制 急性间歇性卟啉病(acute intermittent porphyria, AIP)是由于 δ-氨基酮戊酸(ALA)和卟胆原产生过多在体内蓄积所致,患者伴有发作性精神、腹部及神经系统症状。本病估计发病率在 1.5/10 万~10/10 万。在斯堪的纳维亚、英国和爱尔兰较常见。基因缺陷在男女体内分布相等,但 60%~70%有明显临床症状者为女性。多在 30~40 岁发病,但亦可早到青春期或晚到老年期发病。本病为常染色体显性遗传,位于 11 号染色体 11q24 上卟胆原脱氨酶等位基因发生突变,致使卟胆原转为尿卟啉原途径受阻,同时由于 ALA 合成活性增强,表现卟胆原和 ALA 在体内蓄积。本病患者代谢异常与神经系统症状间的关系目前还不十分明了。研究发现,卟胆原和 ALA 对神经系统有毒性作用,以 ALA 作用为主。近 90%杂合子基因携带者缺乏症状,但某些因素可促进其发病。

2. 临床表现和辅助检查

（1）临床表现：大多数本病患者无临床症状。少数患者多为急性起病,症状可持续数月,发作次数少者一生 1 次,多者一年 2～3 次,发作后可持续多年无症状。急性发作者多数腹痛起病,伴有自主神经功能紊乱。严重者可伴有周围神经病变和中枢神经症状,如惊厥和昏迷等,重者可致死亡。

（2）实验室检查：血象在间歇期正常,急性发作时可有白细胞轻度增高。尿在发作期颜色深棕色,亦可正常,但如将尿液酸化或置于日光下,尿中无色的卟胆原会转变为尿卟啉或氧化成胆红素使尿液变为红或棕红色。患者尿中有大量的卟啉前体排出,卟胆原多于 ALA,卟胆原排出量与临床症状略相关。快速检测尿卟胆原常用的方法为二甲氨基苯甲醛定性试验（watson schwartz 试验）。在本病缓解期,卟胆原和 ALA 明显下降,但一般不能降至正常水平。粪中卟啉含量正常或轻度增加。此外,常见本病患者合并低钠血症及尿素氮轻度上升,与呕吐脱水有关,亦可能与抗利尿激素分泌失衡有关。脑电图在发作期不正常,呈弥漫性非特异性慢波表现。

3. 诊断和鉴别诊断　根据发作时典型腹痛、精神及神经系统症状,尿中可出现大量卟胆原和 ALA,诊断不难确立。

4. 治疗计划　急性间歇性卟啉病是较为常见的一种分型,主要症状是间断剧烈腹痛,多见精神症状,也常伴有周围神经症状或自主神经症状。目前以支持治疗为主,维持体液平衡和纠正电解质紊乱,特别是低镁血症和低钠血症,缓解腹痛,改善精神症状及神经症状,补充葡萄糖以抑制 ALA 合成酶。

（二）严重 ALA 脱水酶缺乏症

严重 ALA 脱水酶缺乏症（severe deficiency of ALA dehydratase）为常染色体隐性遗传,ALA 脱水酶基因定位在染色体 9q34,患者大多不发生卟啉病的生化异常和临床表现,仅为红细胞内 ALA 脱水酶较正常低 50％左右。文献报道 2 例年轻男性患者发生典型急性间歇性卟啉病的症状,测定其红细胞内具有催化活性的 ALA 脱水酶仅为正常人的 1％～2％。2 例尿中 ALA 和粪卟啉Ⅲ明显升高,治疗与急性间歇性卟啉病相同。

四、皮肤及神经症状型卟啉病

（一）混合型卟啉病

1. 发病机制　混合型卟啉病（variegated porphyria,VP）为一种常染色体显性遗传性卟啉病,临床上既有腹部和神经系统症状,又有慢性光敏皮肤症状。少数人仅有皮肤光敏症状,常误诊为迟发性皮肤光敏性卟啉病。本病在南非及荷兰后裔中发病率较高,达 3％,在芬兰发病率为 1.3/10 万,其他国家少见。发病症状与迟发性皮肤卟啉病相似但较轻,少见症状类似于间歇性卟啉病,但本病急性发作少见,大多由药物诱发。本病主要由于遗传性原卟啉原氧化酶缺陷所致,导致原卟啉原在体内蓄积,同时原卟啉原为粪卟啉原氧化酶竞争性抑制剂,继而形成粪卟啉原在体内蓄积。部分患者发现合并有血红素合成酶缺陷或尿卟啉原脱羧酶缺陷,说明可能有 2 个不同突变基因导致本病的遗传缺陷。此外,由于血红素合成受阻,其对 ALA 合成酶反馈抑制减低。

2. 临床表现和辅助检查　由于卟啉前体及卟啉均增高,患者可有相应的神经和皮肤光敏症状。实验室检查方面,最特征的检查为粪中排出大量原卟啉和粪卟啉,以原卟啉为主。在急性发作期,除粪中表现外,尿中可排出大量的卟胆原和 ALA,发作后转为正常。患者以皮肤症状为主,尿中粪卟啉明显增高,尿卟啉亦增高。

3. 诊断和鉴别诊断 对急性发作患者合并有皮肤光敏症状,结合实验室检查容易确定诊断。单纯有神经系统症状者,须与急腹症、癔症和多发性神经炎鉴别。同时本病患者粪中排出大量原卟啉和粪卟啉,尿中粪卟啉亦明显增高,可与急性间歇性卟啉病鉴别。如仅有皮肤症状,可根据患者有无肝病及肝功能异常,尿中粪卟啉高于尿卟啉等以资鉴别。

4. 治疗 需兼顾各系统症状,综合有腹痛和神经系统表现的急性间歇性卟啉病以及有皮肤光敏性症状和肝损伤表现的原卟啉病,以及其他亚型卟啉病的治疗方法。

(二)遗传性粪卟啉病

1. 发病机制 遗传性粪卟啉病(hereditary coproporphyria,HC)为少见的常染色体显性遗传性疾病。主要特点为粪中排出大量粪卟啉Ⅲ。本病外显率低,大多数为无症状基因携带者。本病为粪卟啉原氧化酶缺陷,多数患者酶活性降低至50%左右,临床无症状,纯合子酶活性往往在2%以下。由于酶活性降低使粪卟啉原不能氧化为粪卟啉,因此血红素生成减少,对ALA合成酶反馈抑制降低,使粪卟啉原及ALA、卟胆原产生增加而在体内蓄积,临床上表现为皮肤症状和急性神经症状。

2. 临床表现和辅助检查 在以下几方面类似急性间歇性卟啉病和混合型卟啉病:①为常染色体显性遗传;②粪卟啉原Ⅲ在肝脏蓄积,经胆汁排泄,胆汁淤积可形成黄疸;③在青春晚期发病;④急性发作常由药物诱发;⑤急性发作者多为女性,急性发作时,ALA、卟胆原和粪卟啉在尿中排出明显增加。与混合型卟啉病不同的是,本病仅在急性发作时产生皮肤光敏症状,多为暴露部位的大小疱疹,皮损愈合后常有瘢痕伴色素沉着或减退及多毛。急性发作时较急性间歇性卟啉病轻。

实验室检查:粪中粪卟啉原Ⅲ明显增加,尿中粪卟啉原Ⅲ亦增加,急性发作时尿中ALA和卟胆原亦增加,肝活检新鲜标本紫外线灯照射后可出现红色荧光,红细胞暴露含量正常。

3. 诊断和鉴别诊断 最常用的检查方法为粪卟啉原Ⅲ测定。本病患者粪、尿中粪卟啉原Ⅲ明显增加。本病与混合型卟啉病鉴别要点为临床上本病很少合并光敏反应,后者粪中以原卟啉为主。与急性间歇性卟啉病鉴别,本病发作症状轻,尿中ALA排出量超过卟胆原。

4. 治疗计划 本病预防和治疗与急性间歇性卟啉病相同,血红素和葡萄糖应用有效,应注意氯丙嗪可诱导本病发作。皮肤光敏症状预防和治疗与前述的皮肤光敏性卟啉病相同。

五、药物治疗方案

(一)红细胞生成性原卟啉病

1. 遮光措施 患者可穿戴特殊材料,如含氧化锌或二氧化钛材料缝制的衣服、手套和宽边帽。预防性应用一些含醌(如指甲花素)和二羟丙酮类的化妆品等可能有效。皮肤暴露部分可外涂氧化锌制剂。

2. 治疗措施

(1)β-胡萝卜素(β-carotene):有较强的吸收致病光谱的作用,使卟啉形成的过氧化物或游离根失去作用。β-胡萝卜素60~180mg/d 口服可有减轻光敏反应的作用。

(2)脾切除:可短期内减少红细胞破坏而缓解贫血症状,并可减轻部分患者的卟啉尿及皮肤光敏反应。

（3）输血治疗：可抑制骨髓红细胞生成，从而减少卟啉的生成。暂时减轻溶血，抑制红细胞系造血，可减少卟啉的蓄积。有人曾用持续过量的输血成功治疗 1 例本病患者。为避免长期过度输血而导致铁蓄积形成血色病，可同时并用去铁治疗，但病例太少而尚无明确的治疗方案。

（4）骨髓和脐带血造血干细胞移植：可能为卟啉病治疗开创一个新路，目前治疗经验不多。

（二）迟发性皮肤卟啉病

治疗目的是减轻皮肤对光照的敏感性，需长期给药才可达到疗效，治疗过程中若出现发热、肝区疼痛等，可暂停治疗。

1. 预防　戒酒，避免服用雌激素和铁剂，不接触和使用有可能诱发此病的化合物。

2. 放血　如无禁忌证，可定期放血。部分患者需合并铁螯合剂治疗。每次放血量约400ml，每周 1 次，一共放血 4 次，之后可每月或每两月放血，1 次，症状明显减轻或尿卟啉降至 0.5mg/L 时可考虑停止放血治疗。

3. 去铁胺（desferoxamine，DFO）　去铁胺可减少铁负荷，降低卟啉的光敏感性，改善症状。10mg/（kg·d），肌内注射。严重肾功能不全患者忌用，妊娠早期患者忌用。长期服用可引起复视、腹泻、小腿痉挛、白内障等。

4. 羟氯喹（hydroxychloroquine）　本药可用于抗疟和免疫抑制治疗，在肝中可与尿卟啉结合形成水溶性复合物，使其从尿中排出，因此也用于本病的治疗。口服 400～800mg/d，分 2 次给药，给药几天后尿中有大量卟啉排出，10～14 天为一个疗程，而后减量至每次200mg，持续治疗 6～8 个月，大部分患者病情可得到缓解。

使用羟氯喹后常见视力改变，可造成诸如色素沉着、视野缺损、模糊、畏光、光晕、角膜水肿等不良反应，这些视觉通常是可逆的，若程度严重或长期持续性加重则可能停药后不逆转。羟氯喹还可造成粒细胞下降、血小板下降、震颤、肌病、水肿、听力下降等不良反应，这些不良反应限制了大剂量羟氯喹应用，但小剂量治疗亦不能完全避免其不良反应。

羟氯喹对肝细胞线粒体有损伤作用，可能出现暴发性肝功能衰竭，肝功能受损者慎用。此外，羟氯喹对心脏有抑制作用，可造成心率下降、尖端扭转型心电图改变，甚至引起猝死，故心脏病患者慎用。

5. 促红细胞生成素　必要时给药可促进血红蛋白合成。

（三）原卟啉病

最主要症状是自幼存在的皮肤光过敏，偶发肝功能衰竭，常伴有胆结石。目前治疗原则包括两方面：一是避免暴露于阳光，应有紫外线不能透过的遮阴措施，一般的遮光剂不能达到效果；二是积极利胆保肝，饮食忌油腻。

1. β-胡萝卜素　口服 β-胡萝卜素 60～180mg/d 具有减轻光敏反应的作用，用久了可能出现皮肤黄染，须与黄疸相鉴别。若能检测血中胡萝卜素浓度，调节剂量以维持浓度 6～8mg/L。

2. 保肝治疗　以胆汁淤积性肝损伤为多，若出现胆汁性肝硬化则预后差，应给予利胆治疗。

3. 局部给药　外涂遮光剂，如 10％氧化锌、5％二氧化钛、5％～10％对氨基苯甲酸等。

（四）神经症状型卟啉病

1. 控制腹痛　可用吗啡、曲马多，应避免使用巴比妥及磺胺类药物。若精神症状显著，可用吩噻嗪类药物，如氯丙嗪 25mg，每天 4 次、奋乃静 2～10mg 口服，每天 1～2 次，或 1～5mg/d 肌内注射，可有效控制疼痛及精神症状。

2. 补充葡萄糖　葡萄糖 300～500g/d（10％葡萄糖静脉滴注，50％葡萄糖静脉注射或口服葡萄糖）。糖有抑制 ALA 合成酶的作用，使患者尿中 ALA 和卟胆原排出减少，部分患者可减轻发作症状。

3. 血红素治疗　如患者 24 小时内症状无改善，可用正铁血红素治疗[2～3mg/（kg·d）]，加入 500ml 生理盐水静脉滴注，3～5 天为一个疗程。如大剂量输注过快可致急性肾衰竭。输注血红素可抑制卟啉前体的过度生成，属于对因治疗。

4. 癫痫发作的治疗　是急性发作少见并发症，可由低钠、低镁或卟啉本身对神经胶质细胞作用引起。溴剂和硫酸镁可能有效，加巴喷丁和新药氨己烯酸不经肝脏代谢也是很好的选择，纠正电解质紊乱可控制癫痫发作。癫痫治疗是困难的，因为所有抗癫痫药物（溴化物，加巴喷丁除外）都会加重病情。癫痫与卟啉病急性发作有关，病情好转后可终止抗癫痫药物。

5. 避免使用增强 ALA 合成酶的药物，这类药有可能诱发急性发作，如巴比妥、磺胺类药物、硫喷妥钠、苯妥英钠、己烯雌酚等。

6. 大剂量维生素 E 可使尿中卟胆原（porphobilinogen，PBG）排出减少，从而缓解症状。

7. 女性应避免妊娠，月经期易发作。平时多补充高糖类饮食，注意休息。若发作与月经的关联性显著，可抑制月经周期。

六、药学监护与药学服务

（一）卟啉病患者药物治疗的安全性监护

1. β-胡萝卜素的给药监护　β-胡萝卜素没有推荐剂量标准，根据厂家与批次特点、患者对药物的反应性和病情来确定和调整剂量，剂量范围很大，30～300mg/d，该药 0.6μg 相当于 1 国际单位（IU）的维生素 A。β-胡萝卜素对日光照射原卟啉后产生的过氧化基有清除作用，可降低光敏感性，并代谢为维生素 A 进一步发挥作用，因此维生素 A 不能完全替代 β-胡萝卜素在治疗卟啉病当中发挥的作用。

β-胡萝卜素每天的剂量单次或分次口服，宜随餐服用，食物中的油脂有利于吸收。至少连续服用 2～6 周。若 180mg/d 连续服用 3 个月而未达到明显疗效则提示 β-胡萝卜素无效。

β-胡萝卜素引起的皮肤黄染通常从手掌和脚掌起始，可与胆汁淤积性肝损伤所出现的黄疸相区别。除剂量大引起皮肤黄染之外，β-胡萝卜素引起的其他不良反应多轻微而少见，有皮肤瘀斑和关节痛的报道。

2. 避免应用的药物　有些药物可能诱发本病发作或加重症状，卟啉病的患者需要特别注意避免应用。首先是可能直接诱发卟啉病的药物应避免使用，如苯巴比妥、白消安、雌激素、磺胺类等药物可增强肝中 ALA 合成酶的作用而诱发此病，并且血糖降低也会增强 ALA 合成酶，因此降糖药与胰岛素可能诱发本病。其次是尽量避免应用光敏性药物如磺胺类、喹诺酮类、四环素类、异丙嗪、氯丙嗪、利尿剂等，这些药物会加重本病的肌肤光敏性症状。部分药物可增强光照的作用强度,如补骨脂素和甲氧沙林等,也应避免使用。还有可抑制血细胞生成的药物可能加重贫血。另外具有肝损性的药物,特别是可能造成胆汁淤积性肝损伤的药物,可能加重病情。

(二)获得性卟啉病的药学监护

1. 诱发因素

(1)铅中毒:可抑制 ALA 脱羧酶和血红素合成酶,使尿中 ALA 和粪卟啉Ⅲ增多,以及红细胞中原卟啉浓度升高。与原卟啉病相比,本病光敏性不显著,因为红细胞内增多的原卟啉是以锌复合体的形式与血红蛋白紧密结合,不易弥散进入血浆、皮肤和其他组织。

(2)六氯苯中毒:六氯苯是一种卟啉原性化合物,用于谷物作农药,若食用可抑制尿卟啉原Ⅲ脱羧酶,使肝中尿卟啉增多而发病。

(3)疾病因素:肝硬化、恶性肿瘤、溶血性贫血等疾病,可使尿中尿卟啉增多而发病。

(4)药物因素:苯巴比妥、白消安、雌激素、甲苯磺丁脲等多种药物可增强肝中 ALA 合成酶的作用而诱发此病,甲苯磺丁脲(D-860)已经因不良反应大而被淘汰。容易被忽略的是某些标称有降糖作用的中成药中可能添加西药成分,曾有检测出添加 D-860 的报道,提示患者和医生注意。对于卟啉病患者及具有家族史的患者应注意避免应用上述药品。

2. 治疗原则与监护　了解能够诱发卟啉病的因素,在患者症状符合卟啉病时个人史和用药史的询问很重要,及时诊断和去除病因、及时停用可疑药物是治疗的关键。治疗药物参照迟发型卟啉病。如果是铅中毒,采用依地酸二钠或二巯基丁酸二钠进行去铅治疗。

(三)卟啉病患者的疗效与预后

卟啉病疗效监护有限,大多为对症治疗。预防卟啉病发作是重要的,应采取个体化原则,包括以下几方面:①对家庭成员进行筛查,以建立预防措施,发现潜在风险;②避免有毒药物;③避免禁食,包括短时间饥饿(如术后或疾病间歇),在卟啉病临床缓解期的肥胖患者应通过饮食疗法逐渐减轻体重;④血红素治疗可预防神经症状型卟啉病的频繁复发,但没有标准治疗方案,目前研究主张每周 1 次或 2 次血红素治疗。

近年来卟啉病患者预后有所改善,归因于早期诊断、较规范地治疗、鉴别和去除诱因,卟啉病发作已几乎没有生命危险。虽然部分患者会复发和难以控制,但较少在成年期仍频繁发作,亦较少病程持续进展。

 案例分析

患者,男,42 岁。

主诉:乏力伴尿色加深 5 月余,皮肤、巩膜黄染 2 月余。

现病史:患者 5 个月前劳累、饮酒后出现乏力,伴尿色加深,否认皮肤巩膜黄染,未就诊。2 个月前因皮肤巩膜黄染就诊当地医院,查血常规 PLT 88×10^9/L,肝肾功能 ALT 184IU/L,TBil 54.4μmol/L,DBil 36.9μmol/L,凝血略延长,腹部 CT 提示肝硬化、脾大,予保肝、降酶药物治疗 1 个月,皮肤巩膜黄染逐渐加重,伴乏力、纳差。再次就诊复查肝肾功能 ALT 321IU/L,AST 304IU/L,GGT 691U/L,ALP 110U/L,TBil 201.1μmol/L,DBil 149.6μmol/L,行人工肝治疗两次,患者黄疸进行性加重,并出现失眠、皮肤触痛,为进一步治疗来我院就诊。

既往史:自幼光过敏,日晒后暴露部位出现皮肤水肿、红斑,1 周后可自行消退,遗留皮肤皲裂、色素沉着;2000年曾患"黄疸性肝炎"。

过敏史:无食物及药物过敏史。

个人史:无毒物及放射性物质接触史,无烟酒嗜好。

婚育史:适龄结婚,育有一女,妻子及女儿体健。

家族史:患者父亲及小妹均自幼有"光过敏"。

入院查体:T 38.0℃,P 110次/分,R 18次/分,BP 124/64mmHg。全身皮肤、巩膜明显黄染;口周皮肤皲裂。双手背散在新发红色斑丘疹,部分陈旧斑疹,伴皲裂。双肺听诊呼吸音粗。心脏未及杂音。腹膨隆,移动性浊音(+)。肝肋下10cm,脾肋下未及。双下肢膝以下可凹性水肿。

辅助检查:血常规:WBC 18.12×10⁹/L,NEU 89.5%,HGB 107g/L,MCV、MCH在正常范围,PLT 122×10⁹/L;肝肾功能 ALT 94IU/L,AST 181IU/L,ALP 387U/L,GGT 579U/L,TBil 509μmol/L,DBil 491μmol/L,Alb 35g/L;血氨 93μmol/L;血凝 PT 16.8秒,APTT 50.3秒。

入院诊断:黄疸,贫血原因待查,光敏性皮炎,卟啉病可能性大。

诊疗经过:

1. 完善卟啉病相关检查,检测卟啉病基因,明确诊断。

2. 完善毒物检测,进一步询问用药史,探查病因。

3. 完善腹腔CT等各系统检查,发现及治疗并发症。

入院后查红细胞游离原卟啉88.3μg/gHb,尿卟啉(一),卟啉病基因检测FECH基因cDNA第991位碱基A缺失,血浆激发峰635nm。红细胞生成性原卟啉病诊断明确。腹盆腔增强CT提示肝脏增大,左叶明显缩小,肝静脉显示不清,门、脾静脉增宽,胃小弯侧支循环形成,提示门脉高压,脾大。

主要治疗药物:

嘱患者高糖饮食,以葡萄糖水的形式口服葡萄糖240g/d(第1～8天);

乳果糖每次10g口服,每天3次(第1～8天,每日可排便3～4次);

呋塞米每次10mg,每天1次(第1～4天,后间断给药);

多烯磷脂酰胆碱465mg + 5%GS 250ml,静脉滴注(第1～8天)。

患者一般情况改善,腹胀、双下肢水肿较前明显缓解,复查肝肾功能提示肝损害,黄疸情况大致同前。考虑原发病诊断明确,目前无特效治疗,保肝药物疗效不肯定,嘱患者戒酒,避免肝损害药物,减少日晒,口服β-胡萝卜素。

出院诊断:红细胞生成性原卟啉病,卟啉病肝损害,门脉高压症,食管胃底中重度静脉曲张,脾亢。

出院带药:考来烯胺散4g,口服,每天3次;乳果糖10g口服,每天2次。

病例特点与诊断要点:

1. 患者因尿色加深、皮肤及黏膜黄染入院,伴有肝功能下降,诊断红细胞生成性原卟啉症,因继发胆汁淤积性肝硬化,提示预后不良。

2. 治疗以改善症状、避免日照及减少卟啉进一步造成肝损伤为主要目标。

3. 鉴别诊断方面　肝纤维化三项大致正常;输血八项:HBeAb(+),HBsAb(+),余(一);AFP、铜蓝蛋白、自身免疫性肝病抗体、CMV-IgM均(一),外院毒物检测无重金属中毒。基本除外慢性肝炎、肝癌等肝脏疾病,除外中毒、药物等继发性疾病。

用药分析与监护要点:

1. 呋塞米(furosemide) 患者存在腹膨隆、双下肢水肿等肝硬化失代偿症状,应用呋塞米对症利尿治疗。呋塞米具有光敏性,属于卟啉病患者需要特别注意的药物,症状改善后应停用。

2. 乳果糖(lactulose) 乳果糖在结肠中被消化道菌丛转化成低分子量有机酸,导致肠道内 pH 下降,并通过保留水分,增加粪便体积。上述作用刺激结肠蠕动,保持大便通畅,缓解便秘,同时恢复结肠的生理节律。在肝性脑病(hepatic encephalopathy)和肝昏迷前期,上述作用促进肠道嗜酸菌(如乳酸杆菌)的生长,抑制蛋白分解菌,使氨转变为离子状态;通过降低 pH,发挥渗透效应,并改善细菌氨代谢,从而发挥导泻作用。

该患者的给药剂量是 10g,每天 3 次,取得了显著疗效,若治疗两天疗效不佳则增大剂量,最大可增至每次 20～30g,每天 3 次。本例患者疗效显著,每日大便次数达到 4 次以上应考虑减少剂量,可降至 10～20g/d 维持治疗。本例治疗过程顺利,如果用药过程中出现腹泻则停药。

3. 考来烯胺(cholestyramine) 考来烯胺是一种合成聚氨树脂,可与肠道内的胆汁酸结合,阻断肝肠循环,从而阻断原卟啉肝循环,增加排泄,减少严重肝病发生,胆盐可促进原卟啉从肝脏分泌,减少其在肝脏内蓄积。因此对于原卟啉症有治疗效果,可减少卟啉对肝脏进一步的损伤。根据本例患者的病情特点,可加用考来烯胺治疗。常规剂量每日口服 12g,分 3 次服用,饭前服用或与饮料同服,根据治疗效果剂量可增至 24g/d。

考来烯胺可引起便秘,若与乳果糖联合用药可缓解或避免该不良反应。考来烯胺可影响很多药物的吸收,特别是有肝肠循环的药物,在合并用药时应注意间隔开给药时间,宜在给予考来烯胺之前 1 小时或之后 3～4 小时以上给予其他口服药物。

用药指导:

1. 考来烯胺 考来烯胺散剂不要直接服用,取适量清水、汤、果汁或牛奶使其完全溶解后立即服用,并将残余药渣润洗后一并服用。服药期间应注意多饮水。考来烯胺与乳果糖的服药时间宜间隔开,嘱在服用考来烯胺之后 3 小时以上服用乳果糖。若漏服药物在想起时立即服用,如果时间接近下一次服药时间则跳过下一次服药,不要将两次剂量一起服用。将本药室温保存,避免强光直射、受热或受潮,并注意放置在儿童拿不到的地方。

2. 乳果糖 可以直接服用,也可以混在清水、果汁或奶中服用。

3. 遮光措施 解释遮光的重要性,嘱患者避免暴露于阳光之下,注意穿戴帽子、手套、防晒材质的深色衣物,涂抹至少 SPA50＋以上的防晒霜,室内注意窗帘遮蔽。

(韩 冰 邹羽真 梅 丹)

参 考 文 献

[1] 李德淳,李云,赵晔,等.华盛顿血液学及肿瘤学咨询手册.天津:天津科技翻译出版公司,2005.

[2] 王秀兰,王昭,张淑文.临床药物治疗学-血液病分册.8 版.北京:人民卫生出版社,2005.

[3] 陈方平,赵谢兰.血液病学住院医师手册.北京:医学技术文献出版社,2008.

[4] 王健民.现代血液病药物治疗学.上海:第二军医大学出版社,2008.

［5］阮长耿，吴德沛，李建勇，等.现代血液病诊断治疗学.安徽：安徽科学技术出版社，2007.

［6］张之南，单耀东，李蓉生，等.协和血液病学.北京：中国协和医科大学出版社，2004.

［7］肖志坚.血液病合理用药.2版.北京：人民卫生出版社，2009.

［8］李娟，罗绍凯.血液病临床诊断与治疗方案.北京：科学技术文献出版社，2010.

［9］张之南，沈悌.血液病诊断及疗效标准.3版.北京：科学出版社，2007.

［10］黄晓军，胡大一.血液内科.北京：北京科学技术出版社，2010.

［11］Weiss G and Goodnough L. Anemia of chronic disease. N Eng J Med，2005，352：1011-1023.

［12］Rozen-Zvi B，Gafter-Gvili A，Paul M，et al. Intravenous Versus Oral Iron Supplementation for the Treatment of Anemia in CKD：Systematic Review and Meta-analysis. Am J Kidney Dis，2008，52：897-906.

［13］Greer JP，Foerster J，Rodgers GM，et al. Wintrobe's Clinical Hematology. 12th. Lippincott Williams & Wilkins，Inc.：2008，1132-1142.

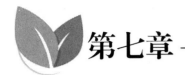

第七章

出血与血栓性疾病的药物治疗

第一节　血管性紫癜的药物治疗

一、概述

（一）定义

紫癜（purpura）是由于血小板数量减少、凝血因子缺乏、血小板功能异常及血管异常等因素引起的血细胞从毛细血管内向外流出进入皮肤、或皮下组织引起的损害，可分为血管性紫癜和血小板减少性紫癜。血管性紫癜由血管壁结构或功能异常所致，病因包括遗传因素（如遗传性出血性毛细血管扩张症）和获得性，而后者中以过敏性紫癜最为常见，故本节内容以过敏性紫癜为主。其他类型的血管性紫癜包括单纯性紫癜、老年性紫癜、感染性紫癜、药物性紫癜、坏血病等。

（二）流行病学

过敏性紫癜常见发病年龄为 7～14 岁，男女之比约为 1.4∶1，春冬季发病较多，夏季较少。

（三）病因和发病机制

过敏性紫癜的发病机制尚不完全清楚，发病因素较多，主要相关因素包括感染（细菌、病毒等）、食物蛋白（水产品、蛋、鸡、牛奶等）、药物（β-内酰胺类抗生素、解热镇痛药、磺胺类等）、粉尘、虫咬及寒冷刺激等。本病的主要病理变化为血管炎，除毛细血管外也可累及微动脉和微静脉。

二、临床表现和辅助检查

（一）临床表现

多数过敏性紫癜患者在起病前 1～3 周有低热、乏力或上呼吸道感染样表现等前驱症状，随之出现典型临床表现。

1. 单纯型（紫癜型）　为最常见类型，主要表现为负重部位紫癜，如四肢和臀部，面部也可出现，躯干部罕见，高出皮面，可同时伴有皮肤水肿、荨麻疹。紫癜初为深红色，可融合成片形成瘀斑，数日内渐变成紫色、黄褐色、淡黄色，一般 1～2 周内消退。半数以上患者常反复出现皮疹，但持续时间及症状可较前次改善。

2. 腹型（henoch 型）　约 2/3 的患者可出现消化道症状，多与紫癜同时出现，偶可发生于紫癜之前。症状以腹痛最为常见，多为脐周阵发性绞痛，可伴有明显压痛但罕有反跳痛。其他症状包括恶心、呕吐、呕血、腹泻、血便等。幼儿可因肠壁水肿、蠕动增强而导致肠套叠。

3. 关节型（schonlein 型）　关节部位血管受累可出现关节肿胀、疼痛、牙痛及功能障碍等表现，常累及膝、踝、肘、腕关节等大关节，呈游走性反复发作，经数日而愈，不遗留关节畸形。

4. 肾型　约 1/3 患者可出现肾脏损害，表现为血尿、蛋白尿和管型尿，偶见水肿、高血压甚至肾衰竭等表现，多发于紫癜出现后一周，亦可延迟出现，多在 3～4 周内恢复，少数病例可迁延为慢性肾炎或肾病综合征。

5. 混合型　皮肤紫癜合并上述两种以上临床表现。

（二）辅助检查

无特异性诊断试验。多数病例毛细血管脆性试验阳性，血常规、血凝常规基本正常。肾型患者尿常规可见血尿、蛋白尿或管型尿，肾功能检查可发现程度不等的肾损害表现。皮肤活检有助于疑难病例的诊断，少数患者心磷脂抗体呈阳性。

三、诊断和鉴别诊断

美国风湿病协会 1990 年诊断标准中，具备以下至少两项可诊断：

1. 初次发病年龄在 20 岁以下。

2. 非血小板减少性紫癜，高出皮面可扪及。

3. 胃肠道出血　黑便、血便或大便隐血试验阳性。

4. 病理示弥漫性小血管周围炎，中性粒细胞在血管周围堆积。

需与过敏性紫癜鉴别的疾病，除其他血管性紫癜外，还需注意血小板减少性紫癜、风湿性关节炎、肾小球肾炎、系统性红斑狼疮和儿科急腹症等。

四、治疗计划

（一）治疗原则

过敏性紫癜无特效疗法，防治的关键是脱离致病因素。治疗措施主要采取对症支持治疗，急性期需卧床休息，注意液体出入量和电解质平衡。消化道出血患者需无渣饮食。重症患者可考虑应用免疫抑制剂。

（二）预后

过敏性紫癜自然病程一般为 2 周左右，多数患者预后良好。部分患者可复发，复发间隔数周至数月不等。少数肾型患者可转为慢性肾炎或肾病综合征。

五、药物治疗方案

（一）一般治疗

尽可能寻找和去除致病因素。如控制感染，驱除寄生虫，避免再次接触可疑的致敏物质、药物及食品等。

（二）药物治疗

出现荨麻疹或血管神经性水肿的病例可应用抗组胺药物和钙剂，以及改善血管通透性的药物,如维生素 C、曲克芦丁等。维生素 C 以大剂量(5~10g/d)静脉注射效果为好,持续 5~7 天。腹痛较重的患者可应用肠道解痉药物,关节疼痛患者可酌情使用止痛药。呕吐严重患者可用止吐药,伴消化道出血者可用抑酸剂。主要治疗药物包括:

1. 糖皮质激素　一般用泼尼松 1~2mg/(kg·d),服用 7 天后逐渐减量,总疗程为 2~3 周。重症患者可采用氢化可的松 100~200mg/d,或地塞米松 5~15mg/d,待症状改善后改为口服。糖皮质激素疗程一般不超过 30 天。有报道采用甲泼尼龙 30mg/kg 冲击治疗严重肾型患者,隔日或隔 2 日一次,6 次为 1 疗程。单独皮肤或关节病变且程度较轻者无须激素治疗。

2. 其他免疫抑制剂　适用于肾型患者,硫唑嘌呤 2~3mg/kg 或环磷酰胺 2~3mg/kg 服用数周至数月,用药期间需严密监测。

3. 雷公藤　适用于持续血尿、蛋白尿患者,多采用每日 1~1.5mg/kg,分 2~3 次口服,疗程为 3 个月。

4. 抗凝治疗　亦适用于肾型患者,初以肝素钠 100~200U/(kg·d)静脉滴注或低分子量肝素皮下注射,4 周后改用华法林 4~15mg/d,6 周后改用维持量 2~5mg/d,疗程持续约 2~3 个月。

六、药学监护与药学服务

(一) 药物治疗的安全性监护

1. 不同人群使用糖皮质激素的监护要点

(1)小儿用药:过敏性紫癜常见于发病年龄较低的患者,若小儿长期使用肾上腺皮质激素,需十分慎重,因激素可抑制患儿的生长和发育,如确有必要长期使用,应采用短效(如可的松)或中效制剂(如泼尼松),避免使用长效制剂(如地塞米松)。口服中效制剂隔日疗法可减轻对生长的抑制作用。儿童患者长程使用糖皮质激素必须密切观察,患儿发生骨质疏松症、股骨头缺血性坏死、青光眼、白内障的危险性都增加,须告知家长相关不良反应。

(2)老年人用药:老年过敏性紫癜患者应用糖皮质激素易发生高血压、高血糖,尤其是更年期后的女性应用糖皮质激素易发生骨质疏松。用药期间应密切监测血糖、血压、电解质等指标的变化,同时服用维生素 D、钙剂预防骨质疏松。

(3)肝功能障碍者:可的松和泼尼松需在肝内分别转化成氢化可的松和泼尼松龙才有生物活性。而肝功能不全者,药物在肝脏的转化会出现障碍。因此,严重肝功能不全者,不宜服用泼尼松治疗,而宜选用不需肝脏代谢能直接发挥药物作用的泼尼松龙。

(4)坚持随访检查:长期应用糖皮质激素者,应定期检查以下项目:①血糖、尿糖或糖耐量试验,尤其是有糖尿病或糖尿病倾向者;②小儿应定期监测生长和发育情况;③眼科检查,注意白内障、青光眼或眼部感染的发生;④电解质和大便隐血;⑤高血压和骨质疏松的检查,老年人尤应注意。

2. 骨髓抑制　硫唑嘌呤及环磷酰胺可引起骨髓抑制,主要表现为白细胞减少,用药期间应密切监测血象,并根据血象调整药物剂量,必要时停药待血象恢复后继续治疗。

3. 华法林用药监护　华法林最主要的不良反应为出血,最常见的为鼻出血,此外还有牙龈出血、胃肠道出血、黑便、血尿等表现,故应定期监测 INR,根据血 INR 和是否有出血表现及时调整服用剂量。

(二)药物治疗的有效性监护

过敏性紫癜患者药物治疗的疗效判定及处理措施如下:

1. 显效 治疗后一切症状消失,有关检查正常。观察一年未复发者可视为临床治愈。与未治疗或其他治疗相比,达到痊愈所需时间显著缩短,并发症发生率及一年内复发率显著减少者可视为治疗显著。对于显效者激素可逐渐减量至停用。

2. 有效 治疗后症状、体征和实验室检查明显好转,但未恢复正常,可视为有效。若治疗后痊愈但2个月内又复发者,可视为近期有效。对于病情反复的患者,须仔细寻找病因,积极预防和控制感染,寻找和避免接触变应原。

3. 无效 治疗后症状、体征和实验室检查无明显好转者,可视为治疗无效,应核查诊断,调整治疗方案。

(三)过敏性紫癜的患者教育与随访

1. 过敏性紫癜患者出院教育

(1)避免接触变应原:春天少去公园,以免接触花粉;室内不要养花;家中勿养宠物、避免接触动物皮毛;忌食过敏食物;尽量避免应用过敏性的药物如某些抗生素、磺胺药、苯巴比妥钠、异烟肼等。保持生活环境清洁卫生,养成良好的卫生习惯,避免细菌、病毒、寄生虫感染。

(2)积极寻找变应原:注意进食某些食物、药物或接触某些物品与发病的关系,含动物蛋白的食物应逐步增加种类和量,并仔细观察。如果出现紫癜肾应控制钠盐的摄入,少活动。

(3)积极锻炼身体,增强抵抗力,注意个人卫生及室内卫生,尽量避免感染。

(4)注意防止出血,禁搔抓皮肤、剔牙,用软毛刷或用温水刷牙,勿撞碰、挖鼻孔,各种穿刺后要多按压几分钟。

2. 华法林的患者教育 由于华法林的抗凝强度与多种药物、食物及生理因素有关,需对患者进行详细的用药教育,告知其影响华法林治疗效果的常见因素,例如:

(1)增强华法林作用的药物有阿司匹林、胺碘酮、广谱抗生素、甲状腺素等;减弱华法林作用的药物有维生素K、螺内酯、卡马西平、镇静催眠药等。

(2)菠菜、白菜、胡萝卜、西红柿、动物肝脏等可减弱华法林的抗凝效果;柚子、鱼油、芒果等可增强华法林的抗凝效果。避免长期、大量食用上述食物,饮食上注意荤素搭配、食量恒定。

(3)外伤、感染、发热、甲亢等疾病可以使华法林的敏感性增强,腹泻可使华法林的敏感性减弱,应注意上述疾病的及时治疗。

3. 过敏性紫癜患者出院随访 预防感染,注意寻找和避免接触变应原。监测血常规、肝肾功能情况,注意肾上腺皮质激素和免疫抑制剂的副作用。定期门诊复查,激素逐渐减量。

 案例分析

患者,女,15岁。

主诉:双下肢皮肤紫癜一周。

现病史:患者于一周前发现双下肢出血点,以针尖状为主,部分融合成片,按之不褪色,无瘙痒,无脱屑,局部皮肤温度无升高,无肉眼血尿与尿道刺激症状,无明显少尿、夜尿增多,无腹痛血便,无关节肌肉酸痛。于当地医院查血常规示:WBC:10.7×10⁹/L,Hb:150g/L,PLT:139×10⁹/L;尿常规示:BLD:+++,PRO:+。遂来门诊,查尿常规示:BLD:+++,PRO:++,RBC>30个/HP;肾功能正常。追问病史,患者两周前出现上呼吸道感染,有流涕、鼻塞,无发热,无咳嗽、咳痰,未予治疗。患者门诊拟诊"过敏性紫癜",予口服泼尼松、抗过敏治疗三天后好转不明显,现为进一步诊治入院。病程中,患者食纳睡眠可,大便正常,近期体重无明显变化。

既往史:既往有"耳聋"病史四月余,否认"高血压、糖尿病"病史,否认"肝炎、结核"等传染病史,否认手术外伤史,否认药物过敏史,无输血史。

入院查体:T:37℃,P:90次/分,R:19次/分,Bp:115/70mmHg。神清,发育正常,查体合作。皮肤黏膜无黄染,四肢可及散在出血点,全身浅表淋巴结无肿大。双眼睑无明显水肿,双瞳等大等圆,颈软,气管居中,两侧甲状腺无肿大。两肺呼吸音清,未闻及干湿性啰音。心律齐,各瓣膜听诊区未闻及明显病理性杂音,腹平软,肝脾肋下未及,移动性浊音(一),双肾区无明显叩痛。双下肢无明显可凹性水肿,肛门生殖器未检,生理反射存在,病理反射未引出。

辅助检查:尿常规:BLD:+++,URO-U:+-,PRO:++,维生素C-U:+,RBC:>30个/HP;肾功能:UREA:3.4mmol/L,SCr:70.5μmol/L,UA:268.6μmol/L。

入院诊断:过敏性紫癜,紫癜性肾炎,上呼吸道感染。

诊疗经过:

1. 完善血、尿、粪常规、生化全套、血沉、尿蛋白定量、免疫全套、狼疮全套、尿红细胞形态、全胸片检查。

2. 入院后肾穿刺,并予甲泼尼龙冲击治疗,辅以氯雷他定抗过敏,川芎嗪改善微循环,阿昔洛韦抗病毒同时予制酸、补钙与补钾处理,主要治疗药物如下:

甲泼尼龙40mg,静脉滴注,每8小时1次;

川芎嗪120mg+5% GS 250ml,静脉滴注,每天1次;

氯雷他定10mg,口服,每天1次;

奥美拉唑40mg,静脉注射,每天1次;

钙尔奇D1片,口服,每天1次;

枸橼酸钾每次10ml,口服,每天3次;

阿昔洛韦每次0.4g,口服,每天3次。

入院第2天尿常规示:PRO:(+)~(++),BLD:(++)~(+++),血沉正常,体液免疫:IgA:5.63g/L,IgM:3.37g/L,24小时尿蛋白定量:0.37,狼疮全套阴性;全胸片未见明显异常;第4天患者转氨酶升高,加用葡醛内酯保肝治疗:葡醛内酯200mg,口服,每天3次。

肾穿刺活检病理回报示:33个肾小球,2个小球全球硬化,4个小球见细胞型新月体形成,免疫荧光:肾小球:IgA和C3沿系膜区弥漫性团块状沉积,荧光强度(+++),电镜示:系膜基质增生。诊断:过敏性紫癜性肾炎(ISKD Ⅲb型)。甲泼尼龙治疗一周后紫癜基本消失,予泼尼松50mg,每天1次,口服继续治疗,复查尿常规较前改善,肾病全套示:ALB:75mg/L,尿蛋白定性:+,肝功能仍有异常,予改多烯磷脂酰胆碱胶囊保肝治疗,院外继续口服激素及保肝药物治疗,定期门诊随访。

出院诊断:过敏性紫癜,过敏性紫癜性肾炎(ISKD Ⅲb型),上呼吸道感染。

出院带药：泼尼松片,50mg,口服,每天1次；奥美拉唑胶囊20mg,口服,每天1次；多烯磷脂酰胆碱胶囊每次456mg,口服,每天3次；钙尔奇D1片,口服,每天1次。

病例特点与诊断要点：

1. 青少年上呼吸道感染半月后下肢皮肤出现对称分布紫癜,按之不褪色。辅助检查提示血常规未见异常,尿常规有尿蛋白及隐血。

2. 治疗过程中需去除原发因素,保护肾功能,联合抗病毒处理,坚持足量长程的激素应用。

用药分析与监护要点

1. 用药分析 本例患者在上呼吸道感染后出现过敏性紫癜相关症状及表现,结合实验室检查显示已出现并发症,即过敏性紫癜性肾炎。一般而言,在过敏性紫癜的药物治疗上,首先应去除致病因素,然后辅以对症支持治疗,出现并发症时需特殊处理。本例患者其致病因素考虑为上呼吸道感染,入院后给予阿昔洛韦抗病毒,同时给予甲泼尼龙冲击治疗,氯雷他定抗过敏,川芎嗪改善微循环以及制酸、补钙与补钾处理。在药物治疗过程中,出现了肝功能异常,考虑可能为甲泼尼龙所致的肝酶升高,遂予保肝治疗。该患者在上述治疗后约一周,紫癜基本消失,尿常规较前改善,院外继续激素、保肝、护胃等治疗。

2. 监护要点

大剂量激素治疗的安全性监护：激素不良反应的严重程度主要与用药剂量及疗程密切相关,本例患者的治疗以足量长程糖皮质激素为主,需要针对激素的各种潜在不良反应进行监护,包括：①胃肠道反应,部分患者起病时伴有腹痛等症状,在使用激素治疗后需密切观察用药前后的腹痛情况变化,是否重新出现与原发病腹痛性质不同的消化道症状,如出现显著腹肌紧张及便血增多,要防止胃穿孔及胃出血加重。建议需要长期使用激素治疗的患者同时使用护胃药物；②使用激素期间应给予口服钙片,预防长期服用激素导致的骨质疏松；③监测血糖、血压、血脂变化；④预防感染,由于大剂量激素应用后,机体免疫功能低下,极易并发各种感染,所以应尽可能远离感染源；⑤关注夜间睡眠情况及情绪改变,防止激素性精神异常。

3. 用药指导

(1)激素的给药时间：根据时辰药理学,糖皮质激素峰值在早晨7时,故早晨8点给药效果较好,对肾上腺皮质反馈抑制作用小,不良反应发生率较低。

(2)奥美拉唑：建议在清晨空腹服用。

(3)川芎嗪：用5%葡萄糖注射液或0.9%氯化钠注射液250～500ml稀释后缓慢静脉滴注,不得与碱性药物配伍使用,静脉滴注速度不宜过快。

(陈 佳 夏 凡 吴德沛)

第二节 血小板减少性紫癜的药物治疗

一、概述

(一) 定义

血小板减少性紫癜是由于血小板减少所致,可继发于其他因素或作为某些疾病的伴随表现,如脾功能亢进、再生障碍性贫血、白血病等,亦可由原发因素引起。临床较为重要的血小板减少性紫癜包括免疫性血小板减少性紫癜(immune thrombocytopenia purpura,ITP)和血栓性血小板减少性紫癜(thrombotic thrombocytopenic purpura,TTP)。前者是最为常见的血小板减少性紫癜,曾被称为特发性血小板减少性紫癜。其他类型的血小板减少性紫癜包括:药物性血小板减少性紫癜、感染性血小板减少性紫癜、妊娠期血小板减少性紫癜、周期性血小板减少性紫癜及输血后紫癜等。

(二) 流行病学

ITP 的发病率约为 5～10/10 万,65 岁以上老年发病率有升高趋势。急性 ITP 多见于儿童,而慢性 ITP 则好发于成人,男女比例约为 1：2。TTP 发病较为罕见,国外报道发病率约为 3.7/10 万,男女比例约为 2：3,好发于 20～50 岁成年人。

(三) 病因和发病机制

多数 ITP 患者的病因未明。急性 ITP 患者发病前 1 周常有上呼吸道感染等诱发因素,如病毒、细菌感染或预防接种史。而慢性 ITP 患者常起病隐匿、病因不清,但并发病毒或细菌感染时血小板减少和出血症状加重。

TTP 的病因和发病机制也未完全明确,部分患者可能继发于某些相关因素,例如药物、骨髓移植、HIV 感染等。

二、临床表现和辅助检查

(一) 临床表现

1. 免疫性血小板减少性紫癜　急性 ITP 起病急骤,多数患者起病前 1～2 周有上呼吸道感染或病毒感染史,可伴有畏寒、寒战和发热。出血范围较为广泛,严重者可出现血泡或形成血肿,鼻出血、牙龈出血及口腔出血常见,皮肤损伤后可渗血不止。血小板低于 20×10^9 时内脏出血风险较高,如消化道、泌尿生殖道甚至颅内出血等。颅内出血是本病的主要死因。

慢性 ITP 起病隐匿,出血倾向较为局限,但易反复发生。皮肤黏膜紫癜最常见于四肢远端,内脏出血较为少见,但育龄期妇女常出现月经量过多。病情可因感染等因素骤然加重。慢性失血患者可出现贫血表现。

ITP 患者一般无脾脏大,病程较长者可轻度脾脏大。

2. 血栓性血小板减少性紫癜　典型的 TTP 微血管病性溶血表现为"五联症":血小板减少引起的出血、溶血引起的黄疸、神经精神症状、肾脏损害和发热,但仅见于约 40% 的患者;前三者又称"三联症",可见于约 75% 的患者。出血以皮肤黏膜和视网膜出血为主,严重者可发生内脏及颅内出血;神经精神症状变化多端,可表现为头痛、意识障碍、淡漠、失语、视力障碍、谵妄、偏瘫或惊厥等。

(二) 辅助检查

ITP 患者外周血检查可发现血小板计数下降、平均体积偏大、生存时间明显缩短,但功能一般正常;白细胞计数和分类一般正常;出血量较大患者可有血红蛋白下降;出血时间延长;血块收缩不良。绝大多数成人 ITP 可见血小板自身抗体阳性。骨髓检查中可见巨核细胞数量增加(急性 ITP 可正常)、发育成熟障碍和产生巨核细胞减少。

TTP 患者体内血管性血友病因子裂解酶(von willebrand factor lyase,vWF-cp)缺乏或活性降低,不能正常降解超大分子 vWF(UL-vWF),因此 UL-vWF 和 vWF-cp(ADAMTS13)活

性及其移植物检测对于 TTP 具有相当的诊断价值。血常规检查中 TTP 患者血小板计数更为低下,多数患者血红蛋白下降,并可出现白细胞增多伴核左移,外周血涂片可见破碎红细胞和碱性点彩红细胞,白细胞无形态学异常或成熟障碍。溶血相关检查如血清胆红素、乳酸脱氢酶、血清结合珠蛋白和尿血红蛋白等可有阳性发现,但 Coombs 试验阴性。出凝血检查多数正常,可有纤溶亢进表现。

三、诊断和鉴别诊断

(一) ITP 诊断

国内 ITP 的诊断标准如下:

1. 多次实验室检查血小板计数减少。

2. 无或轻度脾大。

3. 骨髓检查巨核细胞数增多或正常,有成熟障碍。

4. 以下 5 项中应具有其中一项:①泼尼松治疗有效;②切脾治疗有效;③PAIg 增多;④PAC3 增多;⑤血小板寿命缩短。

5. 排除继发性血小板减少症,此为 ITP 鉴别重点,包括再生障碍性贫血、脾功能亢进、系统性红斑狼疮等。

(二) TTP 诊断

临床主要以特征性"五联症"(发热、血小板减少、溶血、肾功能损害、神经系统症状)诊断依据,也有学者认为满足"三联症"(血小板减少、溶血、神经系统症状)即可诊断。血细胞镜检、UL-vWF 和 ADAMTS13 活性检测均有助于诊断,但部分获得性 TTP 患者 ADAMTS13 活性可正常。

需与 TTP 相鉴别的疾病包括溶血尿毒综合征(hemolytic uremic syndrome, HUS)、弥散性血管内凝血、Evans 综合征、系统性红斑狼疮等。

四、治疗计划

(一) 治疗原则

ITP 患者血小板高于 30×10^9 且无出血倾向时可不治疗。血小板严重低下的患者应严格制动,避免外伤。对于高出血风险或活动性出血患者应给予止血治疗并输注血小板支持,但 TTP 患者输注血小板可加剧微血管血栓,故仅严重出血或术前适用。

ITP 治疗首选糖皮质激素,近期有效率为 80%。治疗无效的患者尚无标准的二线方案,可供选择的方案包括脾切除、利妥昔单抗、静脉输注丙种球蛋白、促血小板生成药物、达那唑、其他免疫抑制剂或血浆置换等,可根据患者具体情况制订个体化方案。

血浆置换是治疗 TTP 最有效的手段,无置换条件的患者或遗传性 TTP 患者首选血浆输注。获得性 TTP 患者可联合应用糖皮质激素以提高疗效。部分复发/难治性 TTP 患者可考虑应用丙种球蛋白、利妥昔单抗或其他免疫抑制剂。TTP 患者脾切除的有效率低于 ITP。继发性 TTP 患者需积极治疗原发病。

(二) 预后

儿童急性 ITP 可具有自限性,成人 ITP 自发缓解者少见。约 1/3 激素或脾切除治疗无效的患者常迁延不愈,约 5% 患者死于颅内出血,老年患者 ITP 严重出血风险更高。

血浆置换的应用将 TTP 的死亡率从 90％降至 10％～20％。如缓解状态下 AD-AMTS13 活性仍然低下,存在较高复发风险。继发性 TTP 患者的预后常与原发病控制情况有关。

五、药物治疗方案

（一）ITP 的治疗方案

1. 治疗原则

(1)PLT≥30×10⁹/L,无出血表现且不从事增加出血危险的工作或活动的成人 ITP 患者发生出血的危险性比较小,可予观察和随访。

(2)下列因素可增加出血风险:①随着患者年龄增加和患病时间延长,出血风险加大;②血小板功能缺陷;③凝血因子缺陷;④未被控制的高血压;⑤外科手术或外伤;⑥感染;⑦必须服用阿司匹林、非甾体抗炎药、华法林等药物。

(3)若患者有出血症状,无论此时血小板减少程度如何,都应该积极治疗。

诊断及治疗流程见图 7-1。

2. 紧急治疗　对于需要立即提升血小板计数的患者应给予血小板输注,还可选用静脉丙种球蛋白和(或)甲泼尼龙。其他治疗措施包括停用抑制血小板功能的药物、控制高血压、局部加压止血、口服避孕药控制月经过多以及应用纤溶抑制剂。若仍不能控制出血,可考虑使用重组人活化因子Ⅶa。

3. 初诊 ITP 患者的一线治疗

(1)糖皮质激素:ITP 常用泼尼松 1mg/(kg·d),分次或顿服,重症者可采用等效地塞米松或甲泼尼龙静脉应用,好转后改为口服。待血小板恢复后缓慢减量,最后以 5～10mg/(kg·d)维持 3～6 个月。亦有大剂量地塞米松(40mg/d,共 4 天)或甲泼尼龙(1g/d,共 3～5 天)应用的报道。

(2)静脉输注丙种球蛋白:主要用于:①ITP 的紧急治疗;②不能耐受糖皮质激素或者拟行脾切除前准备;③合并妊娠或分娩前;④部分慢作用药物(如达那唑或硫唑嘌呤)发挥疗效之前。常用剂量 400mg/(kg·d),共 5 天或 1.0g/(kg·d)共 1 天(严重者 2 天),必要时可以重复。静脉输注丙种球蛋白慎用于 IgA 缺乏、糖尿病和肾功能不全患者。

4. 成人 ITP 的二线治疗

(1)脾切除。

(2)药物治疗:见表 7-1。

（二）TTP 的治疗方案

TTP 病情险恶,在运用血浆置换之前 TTP 患者的病死率达 90％以上。血浆置换有确定的效果,使病死率降低至 10％～20％,已成为 TTP 最主要的治疗措施。

血浆置换的量应相当于患者体内血浆的总量,即 2000ml 左右,每日 1～2 次,直至缓解。缓解的主要依据是血小板数趋于正常,血清乳酸脱氢酶降低,器官缺血的各种症状消失。通常在治疗 1 周内即有明显好转,然后逐渐缓解。缓解率在 1 周后为 50％,2 周后为 70％。各种变化的恢复速度不完全相同,精神与神志异常治疗后往往可立即好转,血清乳酸脱氢酶很快下降,而血小板与红细胞上升的时间较慢。在患者数日后血浆置换可逐渐减量,直至完全停用。但如果在减量或停用过程中又有反复,应重新治疗。

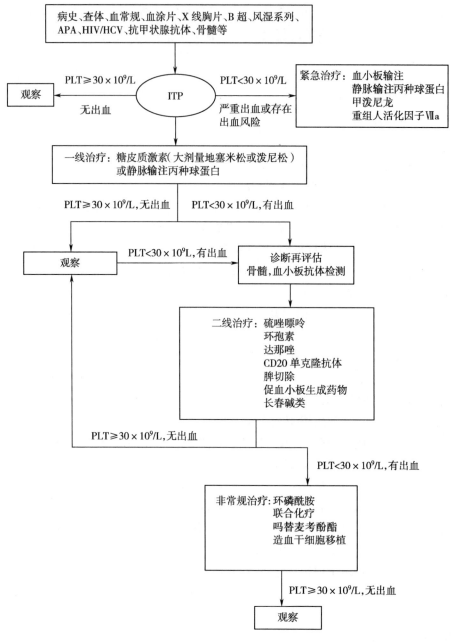

图 7-1　ITP 诊断及治疗流程

表 7-1　成人 ITP 二线治疗常用药物

药物	用法用量	注意事项
硫唑嘌呤	100～150mg/d,分 2～3 次口服	根据白细胞计数调整剂量
环孢素	常用剂量为 5mg/(kg·d),分 2 次口服	根据血药浓度调整剂量;监测肝肾功能
达那唑	400～800mg/d,分 2～3 次口服	起效慢,需 2～3 个月;与糖皮质激素有协同作用
利妥昔单抗	每次 375mg/m²,每周一次,持续 4 周	一般在首次应用后 4～8 周内起效

续表

药物	用法用量	注意事项
重组促血小板生成素	$1.0\mu g/(kg \cdot d)$,共 14 天	PLT$\geqslant$100×10^9/L 时停药
长春新碱	$1.4mg/m^2$(最大剂量 2mg),每周 1 次,缓慢静脉滴注,共 3～6 次	

六、药学监护与药学服务

(一) 药物治疗的安全性监护

1. 大剂量激素治疗的安全性监测　严重的 ITP 患者需要大剂量的地塞米松或泼尼松治疗,大剂量激素的使用可导致多种不良反应和并发症,严重时可危及生命,因此,在治疗前应充分评估有关的合并症和危险因素,包括高血压、糖尿病、消化性溃疡、近期骨折、白内障、青光眼、慢性感染、血脂异常及患者当前的合并用药。治疗期间及治疗后应对患者进行持续的药学监护和用药指导,从而增强患者的用药依从性,减少相关不良反应的发生。患者出院后应进行定期药学随访,指导患者出院后的正确用药并监护疗效和不良反应。

(1)医源性库欣综合征:脂质代谢和水代谢紊乱,表现为向心性肥胖、满月脸、类固醇性糖尿病(或已有糖尿病加重)、骨质疏松、高血压、血脂异常、自发性骨折甚至发生骨坏死、女性多毛、月经紊乱或闭经不孕、男性阳痿、出血倾向等。

1)血糖监测:①非糖尿病患者:多次大剂量激素治疗会对患者糖耐量造成严重影响,这些患者是糖尿病的高危人群,可在初次住院时动态监测血糖,记录血糖变化规律,同时对其适当进行糖尿病教育,告知定期监测血糖的重要性,采用科学的生活方式,如控制碳水化合物摄入量、科学进餐、规律运动、保持合理体重等;②糖尿病患者:在使用糖皮质激素并逐步调整剂量时,一定要密切关注患者血糖变化情况,尤其是在减少激素用量的情况下,原剂量的降糖药物很可能导致低血糖的发生,需根据血糖水平及时调整降糖药。

2)防治骨质疏松:糖皮质激素可促进蛋白质分解、抑制蛋白质合成、减少小肠对钙的吸收、抑制肾小管对钙的重吸收而易造成骨质疏松,多见于儿童、老人和绝经期妇女。患者可同时应用钙剂、维生素 D、阿法骨化醇防治骨质疏松,同时监测血清钙、磷浓度及血尿素氮、血肌酐、尿钙、尿肌酐、骨密度。

3)电解质监测:糖皮质激素有较弱的盐皮质激素样保钠排钾作用,对于长期应用的患者可同时服用氯化钾缓释片,同时监测电解质(血钾、镁、钠、钙)、心电图、酸碱平衡指标、肾功能和尿量,教育患者应低钠高钾高蛋白饮食。

(2)消化性溃疡:糖皮质激素可引起胃酸和胃蛋白酶产生过多、胃黏液组成改变,对胃黏膜保护作用减弱等作用,会导致消化性溃疡和出血,故用药期间可考虑加用抑酸药及胃黏膜保护药。

(3)感染的防治:糖皮质激素可使机体抵抗力下降,使患者感染发生的风险增加,因此,在有感染的情况下,一般不给予激素治疗。在已发生感染但又必须使用激素的情况下,需严格掌握用药指征、剂量及疗程,同时应用抗感染药物。告知患者应注意个人卫生,尽量减少感染的发生。

(4)停药反应:症状控制之后减量太快或突然停药,可使原病复发或加重,称为停药反应,原因可能是对激素产生的依赖性或症状尚未被充分控制。停药时,有时会出现肌痛、肌强直、关节痛、疲乏无力、情绪消沉、发热等撤药症状。需告知患者应逐渐减少服药剂量,一般来说,口服糖皮质激素待病情稳定后 2 周或疗程 8 周内开始减量,每 1～2 周减总量的 5%～10%,泼尼松一般减至 0.5mg/(kg·d)后需根据患者情况减慢减量速度,通常以≤ 10mg/d 的剂量长时间维持治疗。

(5)其他不良反应的监护:糖皮质激素使用期间,患者可有神经系统异常的表现,包括神经质、失眠、情绪和精神改变等,因此有精神病倾向、精神病患者应禁用或慎用。一旦出现精神症状应及时停药,同时使用镇静药,并加强心理疏导及监护。除此以外,还可引起白内障、儿童生长发育迟缓等副作用,用药之前,应告知相关不良反应。

2. 肝肾功能异常　达那唑、环孢素、环磷酰胺均可引起肝功能异常,表现为胆红素或转氨酶的升高,需在用药前后密切监测。

环孢素治疗过程中可能会出现肌酐和尿素氮的升高,提示肾小球滤过率下降,需频繁监测肾功能指标,如监测不当,药物剂量未得到及时调整,可能会导致肾脏结构性的改变以及持续的肾功能不全。监测频率一般为开始治疗后的三个月内,每 2 周监测 1 次,三个月后,如肌酐水平保持稳定,可延长监测频率。一旦出现肾功能损害,应根据肌酐值调整用药剂量,如肌酐值比基线高出 30% 以上,应考虑降低剂量的 25%～50%,若肌酐值比基线高出 50% 以上,用药剂量必须降低 50%,4 周内若肌酐水平未能降低,应停药。

3. 骨髓抑制　用于 ITP 治疗的免疫抑制剂,如环磷酰胺、硫唑嘌呤、长春新碱等,具有骨髓抑制作用,需监测血常规,同时做好预防感染的措施。

4. 出血性膀胱炎的预防　环磷酰胺的体内代谢产物可引起严重的出血性膀胱炎,建议使用尿道保护剂美司钠,同时给予患者充分的水化、利尿和碱化尿液等措施。鼓励患者在用药过程中及用药后大量饮水,加速药物的排泄。

(二) 药物治疗的有效性监护

ITP 患者治疗的疗效判断分为:①完全反应(CR):治疗后 PLT≥$100×10^9$/L、无出血症状;②有效(R):治疗后 PLT≥$30×10^9$/L、至少比基础血小板计数增加 2 倍、无出血症状;③无效(NR):治疗后 PLT<$30×10^9$/L 者血小板计数增加不到基础值的 2 倍或者有出血症状。在判定 CR 或 R 时,应至少检测 2 次,其至少间隔 7 天。

大多数 ITP 患者易反复发作,除与疾病本身性质有关外,随意停药或不规则用药是反复发作的重要原因,因此,一定要对患者做好用药教育,提高患者的用药依从性,告知其定期复查的重要性,并做好用药随访以便了解患者的用药情况。另外治疗期间出现感冒或感染往往使病情加重或反复,应注意避免。

(三) 用药指导

1. 糖皮质激素　应注意和其他药物之前的相互作用,如近期使用巴比妥酸盐、卡马西平、苯妥英钠、利福平等药物,可能会增强代谢并降低全身性皮质激素的作用,相反,口服避孕药或利托那韦可以升高皮质激素的血药浓度;皮质激素与排钾利尿药(如噻嗪类或呋塞米类合用),可以造成过度失钾;皮质激素和非甾体抗炎药合用时,消化道出血和溃疡的发生率会增高。

激素顿服的患者服药时间应定在早晨 8 点前,饭后服用,以尽可能符合皮质激素的生理分泌规律并减少对胃肠道的刺激。

2. 环孢素 临床药师与患者交流时,应详细询问患者的服用方法,目的是为了提示患者采用正确的服用方法即:按时服药,整粒吞服。

密切监测环孢素的血药浓度:①对患者或其家属宣讲监测注意事项及有关知识,这对于维持患者 CsA 的血药浓度的稳定,避免可能发生的浓度过低导致疗效不佳或浓度过量发生药物中毒反应有十分重要的意义;②关注患者的合并用药与饮食习惯:CsA 主要通过肝脏细胞色素 P-450 酶系(CYP)中的 CYP3A3/4 酶代谢。因此,临床许多药物通过抑制或诱导此酶而增加或降低 CsA 的血药浓度,往往导致 CsA 浓度的波动。药师有必要指导患者了解这方面的知识,应仔细询问患者服用的每一种药物,密切注意患者服用上述药物前后血药浓度的变化,以分析可能影响 CsA 血药浓度的药物因素。同时,及时与医生沟通调整 CsA 的剂量,避免由于合并用药导致 CsA 的血药浓度异常波动。

 案例分析

案例1:

患者,女,41 岁。

主诉:皮肤反复瘀点瘀斑半年余,加重伴经量增多两周。

现病史:半年前因无明显诱因下皮肤反复出现瘀点瘀斑于外院就诊,血常规示:PLT 15×10^9/L,经完善相关检查后诊断为 ITP,遂予泼尼松口服治疗,初始剂量为 1.5mg/(kg·d),治疗一月左右血小板回升至 98×10^9/L。之后泼尼松缓慢减量,但减量至 20mg/d 以下时,瘀点瘀斑可再次发生,监测血小板明显下降。后患者泼尼松 25mg/d 维持中。两周余前患者曾出现咳嗽、流涕、发热等上呼吸道感染表现,数日后患者躯干及四肢再次出现明显瘀点瘀斑,后月经来潮,经量明显增多,外院予大剂量地塞米松冲击治疗,疗效不佳。今为进一步治疗转入院。

既往史:患者无"高血压"、"糖尿病"等慢性病史,无传染病史,无药物过敏史。

入院查体:T36.8℃,P87 次/分,R18 次/分,Bp110/75mmHg。神志清,精神软,满月脸,躯干、四肢黏膜均可见散在瘀点瘀斑,受压、负重部位为甚,浅表淋巴结未及明显肿大,两肺听诊呼吸音清,未及明显干湿性啰音。腹软无压痛,肝脾肋下未及。四肢无明显异常。

辅助检查:血常规:WBC 4.9×10^9/L,Hb 98g/L,PLT 2×10^9/L;外周血涂片结果未见异常;MAIPA 试验阳性。

入院诊断:免疫性血小板减少性紫癜。

诊疗经过:

1. 完善入院常规检查及血凝相关检查,进一步明确诊断。

2. 积极预约血小板输注,给予静脉用丙种球蛋白 0.4g/(kg·d),共 5 天,并予皮下注射促血小板生成素(TPO)15 000U/d,同时口服炔诺酮片 2.5mg,每 8 小时 1 次。

用药后监测血小板逐渐上升,至第 11 天升至 126×10^9/L,未再有新鲜出血点出现,月经渐止,遂炔诺酮片逐渐减量。患者病情稳定,予以出院。

出院诊断:免疫性血小板减少性紫癜。

出院带药:泼尼松 25mg,口服,每天 1 次。

病例特点与诊断要点:

1. 患者中年女性，慢性ITP诊断明确，激素治疗有效但考虑存在剂量依赖。

2. 患者因上呼吸道感染导致ITP急性加重，伴严重出血表现，应用大剂量地塞米松冲击治疗无效，可给予IVIG冲击治疗，但IVIG作用维持时间较短，数周内可再次下降。

3. TPO治疗难治性ITP具有一定效果，但起效较慢，可连续应用14天继而观察疗效。

4. 对于难治性或糖皮质激素剂量依赖的ITP患者，可考虑的治疗方案还包括利妥昔单抗（375mg/m²，每周1次，共4周）、达那唑（50～600mg/d）、其他免疫抑制剂及脾脏切除等。

用药分析与监护要点：

1. 用药分析　患者慢性ITP诊断明确，经激素治疗后病情好转，但在激素减量后出现了病情的反复，后续再次给予激素治疗，已无明显疗效。此次入院患者血小板$2\times10^9/L$，已属于临床危机值，患者随时可因出血死亡，因此立即输注血小板，同时给予静脉用丙种球蛋白，但考虑到丙种球蛋白的作用时间较短，停用后可再次下降，因此给予患者TPO、炔诺酮联合治疗。该患者用药第11天血小板已升至$126\times10^9/L$，未再有新鲜出血点出现，月经渐止，提示上述方案是合理有效的。

2. 监护要点

(1)大剂量激素治疗的安全性监护

1)撤药综合征：本例患者ITP诊断明确，激素治疗有效，但在减量的过程中出现了病情的反复，考虑为激素的剂量依赖或称"撤药综合征"。"撤药综合征"是指在长期大剂量激素治疗的撤药过程中，原发疾病的复发和因下丘脑-垂体-肾上腺轴系（HPA）功能受抑制而表现出的肾上腺皮质功能减低相关的临床症状。预防和治疗该糖皮质激素撤药综合征最重要的措施是避免突然和完全撤药，开始宜部分性减少剂量，使内源性皮质醇的分泌逐渐恢复正常，然后分次将剩余剂量撤完。

2)其他不良反应监护：大剂量激素的长期使用还可引起感染、消化性溃疡、血糖和血脂异常、血压升高、骨质疏松等，需要严密监测相关指标变化，同时可使用护胃药物、补充钙剂等相关药物。

(2)静脉用丙种蛋白的临床不良反应：IVIG的常见不良反应及药学监护包括：①常见反应：热源反应、轻微的全身反应以及某些心血管症状。通常表现为寒战、发热、头痛、焦虑、肌痛、恶心、呕吐、腹泻、皮疹、胸闷和心悸。上述反应多发生于使用初期、开始输注后的30～60分钟内，皮肤反应常发生在用药2～5天。大多可通过减慢输注速度或暂停治疗缓解，必要时可给予对乙酰氨基酚、抗组胺药及糖皮质激素等对症治疗；②过敏反应：因IVIG中含有极少量的IgA（<1%），典型表现为输注后数秒至数分钟内即出现面部潮红、水肿、呼吸急促、血压下降甚至休克，应立即停止输注，并给予相应处理措施；③其他：发生率较低，包括神经系统反应、血液系统反应、呼吸系统反应等。

(3)炔诺酮的不良反应监护：少数患者服用期间可能出现恶心、呕吐、食欲缺乏、头昏、乏力、疲倦、嗜睡等类早孕反应及乳房肿胀、不规则出血、闭经、皮疹等症状，一般可自行消失。长期用药的患者在用药前后及用药时应当监测以下指标：①长期用药需注意检查肝功能和血电解质，并特别注意乳房检查（雌激素对乳房有刺激作用）；②可对体内血脂浓度和血糖产生不良影响，应定期检查血脂以及监测血糖或尿糖；③还可改变人体的凝血机制，有增加血栓发生的危险，建议定期检查凝血因子。

案例2：

患者，男，50岁。

主诉：反复皮肤瘀斑一年，再发一周。

现病史：患者一年来常无明显诱因出现皮肤瘀斑，以双下肢明显，瘀斑处皮肤无瘙痒疼痛，无鼻出血，无牙龈出血，无大便出血，未予治疗。一周前患者又出现下肢瘀斑，无发热咳嗽，无乏力胸闷，外院查血小板减少 PLT $10×10^9$/L，血凝常规正常，今为进一步诊断治疗入院。自发病以来，患者无发热，无头晕、头痛，无腹痛、腹泻，饮食可，大小便正常，体重无明显变化。

既往史：既往体健，无"高血压"、"糖尿病"、"系统性红斑狼疮"等慢性病史。无"结核"、"肝炎"等传染病史。无输血史。无食物及药物过敏史。无手术及外伤病史。

入院查体：T 36.8℃，P 80次/分，R 16次/分，BP 120/70mmHg。神志清，精神软，双上肢皮肤可见针尖样新鲜出血点，双下肢皮肤可见片状瘀斑，无疼痛瘙痒，压之不褪色。巩膜无黄染出血。浅表淋巴结未及明显肿大，胸骨压痛阴性。心率80次/分，心律齐，心音正常。两肺听诊呼吸音正常，未及明显干湿性啰音。腹平软无压痛、反跳痛，肝脾肋下未及。肠鸣音4次/分。四肢、脊柱未及明显异常。生理反射存在，病理征阴性。

辅助检查：血常规：WBC $7.0×10^9$/L，Hb 125g/L，PLT $11×10^9$/L。网织红细胞计数：0.008。外周血涂片：无特殊。

入院诊断：血小板减少症。

诊疗经过：

1. 监测血常规、完善尿常规、粪常规＋隐血、血凝常规、生化全套、输血全套、ITP全套、狼疮全套、肿瘤全套、腹部B超检查。

2. 完善骨髓形态、染色体筛查。

入院后尿常规，大便常规，血凝常规，输血全套，肿瘤全套，生化全套均未见异常。复查血常规血小板计数为 $12×10^9$/L。腹部B超未见异常。ITP全套提示 PAIgG：50.3％，大于正常值上限；血小板膜抗体 GPⅡbⅢa 阳性。骨髓形态检查提示血小板减少，巨核细胞增多伴成熟障碍。考虑患者现免疫性血小板减少症(ITP)诊断明确。加予维生素C减少毛细血管通透性，予激素治疗，同时用重组人血小板生长素刺激血小板生成，辅以奥美拉唑护胃制酸、葡萄糖酸钙预防骨质疏松治疗。主要治疗药物如下：

维生素C 2.0g＋5％ GS 250ml，静脉滴注，每天1次；

地塞米松 10mg＋NS 100ml，静脉滴注，每天1次；

重组人血小板生长素 15 000U，皮下注射，每天1次；

奥美拉唑 40mg，静脉注射，每天1次；

10％ 葡萄糖酸钙 20ml＋5％ GS 100ml，静脉滴注，每天1次。

入院连续监测血小板计数呈逐渐回升趋势，第7天骨髓染色体检查结果未见异常数目及结构克隆，血常规示 WBC $9.2×10^9$/L，Hb 131g/L，PLT $116×10^9$/L；考虑激素治疗敏感、有效，嘱患者出院序贯口服药物继续治疗，门诊定期随访，检测血常规、血糖。

出院诊断：免疫性血小板减少症。

出院带药：泼尼松每次 25mg，口服，每天2次；奥美拉唑肠溶胶囊 40mg，口服，每天1次；钙尔奇 D 600mg 口服，每天1次。嘱血常规每周一次，根据血小板计数逐步减少激素用量。

病例特点与诊断要点：

1. 患者中年男性，以双下肢瘀斑及乏力为首发表现，起病较急。

2. 辅助检查提示血小板计数偏低，骨髓形态提示血小板减少伴巨核细胞成熟障碍；染色体未见异常结构及数目克隆；ITP 全套提示 PAIgG：50.3%，高于正常水平上限；血小板膜抗体 GPⅡbⅢa 阳性；狼疮全套阴性。

3. 激素治疗敏感、有效，患者血小板计数迅速回升至正常水平。

用药分析与监护要点：

1. 用药分析　成人 ITP 的治疗应根据病情采取不同方法，血小板数超过 $30 \times 10^9/L$ 而无症状的患者，一般不需要治疗。本例患者以双下肢瘀斑及乏力起病，外院血常规检查示 PLT $10 \times 10^9/L$，应立即给予药物治疗。糖皮质激素主要用于 PLT 小于 $30 \times 10^9/L$，并有严重出血或有出血危险者，70%～90% 的患者有较好的临床效果，一般在 2～3 周内出血症状改善，血小板计数升高，15%～60% 的患者血小板数恢复至正常水平。达到疗效后可将激素剂量逐步减少，维持 3～4 周后可考虑停药。本例患者在入院治疗第 7 天后，血常规显示血小板已恢复正常水平，提示药物治疗是有效的，遂予出院继续口服药物治疗。

2. 监护要点

(1) 关于 TPO 的安全性监护：TPO 的不良反应较少，常见的包括发热、寒战、全身不适、乏力、关节疼痛、头痛、头晕、血压升高等，症状大多比较轻微、无需特殊处理。

(2) 关于激素的安全性监护：在使用中应密切监测不良反应，如感染、代谢紊乱（水电解质、血糖、血脂）、体重增加、出血倾向、血压异常、骨质疏松、股骨头坏死，小儿应监测生长和发育情况，具体监护要点可见案例 1。

3. 用药指导

重组人血小板生长素：以下患者需要谨慎使用，包括①严重心脑、血管疾病者；②近期发生血栓病者；③合并严重感染者。在用药过程中，当 PLT 恢复至 $100 \times 10^9/L$ 后，应停用。注意在 2～8℃ 环境中保存。

案例 3：

患者，女，24 岁。

主诉：发热伴皮肤黄染，意识障碍 3 天。

现病史：患者一周前在外院因羊水过少行剖宫产，产后情况可，切口愈合可，未予特殊药物处理。三天前患者自觉乏力、纳差伴发热，测体温 38.1℃，家属发现其皮肤出现黄染，并逐渐出现发作性意识模糊、对答不切题。由当地医院紧急转诊至急诊，查血常规示 WBC：$6.5 \times 10^9/L$，HGB：54g/L，PLT：$13 \times 10^9/L$；血生化示 D-BIL：18μmol/L，T-BIL：42μmol/L，LDH：1686U/L，BUN：18.5mmol/L，ALT：38U/L，AST：50U/L 在急诊予血浆输注、抗感染与地塞米松治疗。患者下午体温升高至 39.2℃，伴畏寒，神志呈谵妄状态，小便失禁，尿色如浓茶，尿量可，大便呈褐色，不能进食。为进一步治疗收入院。患者病程中无咳嗽、咳痰，无恶心，呕吐，无腹痛腹泻。

既往史：既往体健，否认"高血压"、"糖尿病"史；否认"肝炎"、"结核"等传染病史；否认外伤、手术史；否认食物、药物过敏史。否认输血史。

入院查体：T：38.0℃，P：110 次/分，R：18 次/分，BP：124/64mmHg。谵妄状态，重度贫血貌。皮肤黄染，皮肤黏膜无瘀点、瘀斑，浅表淋巴结未及肿大，巩膜轻度黄染，双侧瞳孔等大等圆,约 3mm,对光反射存在,颈部稍有抵抗,双肺听诊呼吸音低,未闻啰音。心律齐,未闻及杂音及期前收缩。腹软,下腹部可见一约 10cm 手术瘢痕,未拆线,局部无渗出,红肿,肝脾肋下未及。四肢肌力,肌张力尚正常,双侧病理反射阳性。余检查不合作。

辅助检查:血常规:WBC:6.5×10⁹/L,HGB:54g/L,PLT:13×10⁹/L;血生化:D-BIL:18μmol/L,T-BIL:42μmol/L,LDH:1686U/L,BUN:18.5mmol/L,Cr:68μmol/L,ALT:38U/L,AST:50U/L。外周血分类:可见 1%～2% 破碎红细胞。头颅 CT 未见异常,胸部 CT 提示肺部双侧胸腔少许积液。

入院诊断:血栓性血小板减少性紫癜(TTP)。

诊疗经过:

1. 继续完善血、尿、粪常规、外周血涂片、血凝常规、生化全套、溶血全套、贫血组套、DIC 筛选、CD59⁻/CD55⁻ 检查,完善 TTP 全套了解 AD-AMTS13 酶及抑制物情况。

2. 入院后继续予新鲜冰冻血浆输注、洗涤红细胞输注,入院第 2 天,患者精神症状加重,表现为惊叫,烦躁不安,血常规 WBC:10.34×10⁹/L,HGB:48g/L,PLT:5×10⁹/L,贫血与血小板减少呈加重趋势,溶血全套、CD59⁻/CD55⁻ 检查、DIC 筛选与贫血组套无明显异常,生化全套 LDH 与黄疸指数上升。予甲泼尼龙治疗,并予抑酸、补钙补钾等支持治疗,另患者烦躁不安予持续低流量吸氧、地西泮持续静点镇静,主要治疗药物如下:

甲泼尼龙 40mg＋NS 100ml,静脉滴注,每天 1 次;

5% 碳酸氢钠 250ml＋NS 500ml,静脉滴注,每天 1 次;

奥美拉唑 40mg,静脉注射,每天 1 次;

丁二磺酸腺苷蛋氨酸 2.0g＋5% GS 250ml,静脉滴注,每天 1 次;

地西泮 5mg＋NS 100ml,静脉滴注,即刻;

预约血浆置换。

入院第 3 天,患者神志仍不清,间断烦躁,对话不能应答,外周血涂片可见 4% 破碎红细胞,TTP 全套结果示:血浆 AD-AMTS13 活性:0%、抑制物:阳性,考虑原发性 TTP 诊断明确。治疗予甲泼尼龙 80mg 治疗,申请到血浆 2500ml 行第 1 次血浆置换,患者发热不能除外合并感染可能,加头孢哌酮舒巴坦联合替考拉宁抗感染治疗,同时应用利妥昔单抗调节免疫:

利妥昔单抗 375mg/m²＋NS 250ml,静脉滴注,每周 1 次,共 4 次;

甲泼尼龙 40mg＋NS 100ml,静脉滴注,每 12 小时 1 次;

头孢哌酮舒巴坦 2.0g＋NS 100ml,静脉滴注,每 12 小时 1 次;

替考拉宁 400mg＋NS 250ml,静脉滴注,每 12 小时 1 次,头三剂;后 400mg,每天 1 次。

入院第 4 天胆红素水平有所下降、血小板水平有升高趋势,予血浆 2500ml 行第 2 次血浆置换,并继续予甲泼尼龙与利妥昔单抗应用。入院第 5 天予血浆 2000ml 行第 3 次血浆置换。入院第 6 天,患者神志情况改善,行第 4 次血浆置换,继续激素应用。入院第 8 天,血小板回升明显、神志转清、肾功能明显改善,无明显溶血加重证据,激素减量至甲泼尼龙 40mg/d,继续血浆置换、利妥昔单抗 375mg/m²＋NS 250ml,静脉滴注,每周 1 次,后复查患者生化全套基本正常,血小板正常,甲泼尼龙逐步减量,病情明显好转,予以出院,利妥昔单抗 100mg 巩固,持续 4 周。

出院诊断:血栓性血小板减少性紫癜。

出院带药:无。

病例特点与诊治要点:

1. 患者分娩后围生期女性,急性病程,存在黄疸、发热、肾损害、血小板减少、意识障碍等表现,符合血栓性血小板减少性紫癜表现。

2. 辅助检查 TTP 全套提示 ADAMTS13 活性:0%;抑制物:阳性,经激素及血浆置换后 LDH、胆红素下降,血小板上升,精神症状明显改善。

3. TTP 急性期治疗以血浆置换或输注为主,辅以激素与利妥昔单抗处理。

用药分析与监护要点:

1. 用药分析 TTP 患者前期病情凶险,病死率高。在诊断明确或高度怀疑本病时,不论轻型或重型都应尽快开始积极治疗。首选血浆置换,其次可选用新鲜(冰冻)血浆输注和药物治疗。血浆置换治疗的终止指征为血小板数目正常和神经系统症状恢复,血红蛋白稳定,乳酸脱氢酶正常。发作期 TTP 患者需同时辅以免疫抑制剂治疗。

本例患者入院时精神症状明显,表现为惊叫,烦躁不安,血常规显示 PLT:5×10^9/L,入院后立即给予血浆置换、免疫抑制剂,以及激素治疗。在应用第 4 次血浆置换后血小板回升明显、神志转清、肾功能明显改善,说明治疗是有效的。

2. 监护要点

(1)关于利妥昔单抗的安全性监护:利妥昔单抗的副作用较轻微,主要表现为寒战、发热、恶心、瘙痒、皮疹、呼吸困难等,通常发生在首次输注开始后 30 分钟～2 小时之内,预防性应用激素或非甾体抗炎药有效。因此在最初用药时应密切观察不良反应,输液过程中注意监测生命体征。

(2)肝功能:患者入院黄疸偏高、尿色深主要考虑 TTP 的"三联征"之一,即微血管病性溶血,发生率约为 42%,主要由于红细胞穿越微血管内微血栓或纤维蛋白网及红细胞膜氧化损伤时形成碎片所致。入院后给予患者积极保肝治疗联合原发病的治疗,在用药期间应密切监测患者肝功能情况。

(3)其他:其他需要监测的指标或症状包括:体温、神经症状、血清电解质、尿常规、血糖、血压等。

(韩 悦 夏 凡 吴德沛)

第三节 血小板功能障碍性疾病的药物治疗

一、概述

(一) 定义

血小板功能障碍性疾病通常指血小板功能异常所导致的不同程度出血倾向的一系列疾病。血小板功能异常可分为先天性和获得性,前者根据先天性功能异常的性质,可分为:血小板黏附功能异常(如血管性血友病、巨大血小板综合征等)、血小板聚集功能异常(如血小板无力症、纤维蛋白原缺乏等)、血小板颗粒异常(如贮存池病)、血小板信号转导和分泌异常(如花生四烯酸和血栓烷代谢异常等)以及血小板凝血活性异常(单纯 PF3 缺陷),临床上以血小板无力症和巨大血小板综合征较为重要；后者则可继发于骨髓增殖性疾病等血液病，以及非血液病和某些药物，本章节主要讨论先天性血小板功能异常。

（二）流行病学

巨大血小板综合征（bernard soulier syndrome，BSS）由 Bernard 和 Soulier 于 1948 年报道，是一种少见常染色体隐性遗传性出血性疾病，估计发病率低于 1/10 万人口，男女发病率相近，患者父母近亲婚配者居多。

血小板无力症（glanzmann's thrombasthenia，GT）是一种少见病，属常染色体隐性遗传，男、女都可以发病，双亲均可以遗传，因此近亲婚配人群中发病者较多。本病在世界各地均有发生，但发病率常常与地域、种族和风俗有关。

（三）病因和发病机制

巨大血小板综合征的发病机制是血小板膜糖蛋白 GP Ib/IX/V 复合物缺乏，该复合物为 vWF 受体。在高切应力作用下，血小板通过该复合物与 vWF 的结合，使血小板黏附到损伤的血管内皮下启动止血。

血小板无力症的主要发病基础在于血小板膜 GP Ⅱb/Ⅲa 复合物（αⅡb β_3 或 CD41/CD61）存在质或量的先天性缺陷，导致血小板聚集功能障碍和血块退缩不良。GP Ⅱb/Ⅲa 的缺陷还可能影响血小板的其他功能，患者往往自幼有明显的倾向。

二、临床表现和辅助检查

（一）临床表现

先天性血小板功能异常患者一般自幼发病。血小板无力症患儿出生后即可有紫癜，表现为与哭叫有关的面部瘀点和球结膜出血，常见鼻出血、牙龈出血、女性月经过多，严重者可有内脏出血，创伤后易出血不止，而颅内出血、深部血肿、关节腔出血均少见。妇女妊娠期无过度出血，但产后出血常见。

巨大血小板综合征患者出生后数日即可有出血表现，包括皮肤紫癜、鼻出血、女性月经过多等，亦可有内脏出血，一般自发性出血较轻，创伤后出血较重。部分患者可仅有实验室检查异常而无临床症状。

血小板无力症和巨大血小板综合征患者出血程度轻重不一且无法预测，并与血小板功能的异常程度不相关，但总体上随年龄增长出血倾向可减轻。

（二）辅助检查

血小板无力症患者血小板计数和形态正常，血片中血小板不聚集；出血时间延长，血块回缩不良；多种生理性诱聚剂诱导的聚集反应严重减低甚至消失，而瑞斯托酶和 vWF 诱导的聚集反应正常；血小板玻珠柱滞留试验减低；血小板膜糖蛋白 GPⅡb/Ⅲa 减少或有质的异常。

巨大血小板综合征患者血小板计数多有降低，血涂片可见血小板巨大；出血时间亦有延长，血块回缩试验正常。多种生理性诱聚剂诱导的聚集反应正常或增强，而瑞斯托酶和 vWF 诱导的聚集反应消失；血小板黏附功能减低；血小板膜的可变形能力异常增高；血小板膜表面糖蛋白 GPⅠb、GPⅨ、GPⅤ 的数量减少或缺如具有确诊意义。

三、诊断和鉴别诊断

具有常染色体隐性遗传的家族史特点，符合相应的临床表现及实验室检查即可诊断。

血小板无力症和巨大血小板综合征的诊断需与贮存池病、血小板型血管性血友病等相鉴别。

四、治疗计划

（一）治疗原则

先天性血小板功能异常尚无特效治疗，临床处理主要包括出血的预防和对症治疗。加强口腔保健有助于减少牙龈出血，避免应用抗血小板药物和外伤，外科手术前可预防性输注血小板。育龄女性月经前可给予性激素治疗，但需考虑相关不良反应，严重出血者需行子宫切除。异基因造血干细胞移植治疗有效，但风险极高。

发生出血时主要的止血措施是输注血小板，局部止血措施包括局部压迫、局部填塞（包括明胶海绵等）、局部应用止血药物及手术治疗。抗纤溶药物对牙龈出血有效。近年来有关重组凝血因子Ⅶa治疗先天性血小板功能异常的报告逐渐增多，有条件时可以试用。

（二）预后

随着支持治疗的进步，此类患者的预后大都良好，多数患者成年后可日常生活，病死率较低。有此类疾病家族史的人群生育前需进行遗传咨询。

五、药物治疗方案

1. 抗纤溶药物　口服氨甲环酸每次0.5～1g，每天3～4次；或氨基己酸40mg/kg，每天4次。氨甲环酸可制成5%溶液漱口有助于控制牙龈出血。

2. 重组凝血因子Ⅶa　治疗血小板无力症尚无中国人用药经验，根据国外临床资料，治疗出血或预防术中出血的推荐剂量为90g/kg，每2小时静脉推注一次，至少给药3次。

六、药学监护与药学服务

（一）药物治疗的安全性监护

1. 抗纤溶药物　氨甲环酸所致不良反应主要有过敏反应、血栓以及由此引起的肾脏、肝脏、心血管、肺以及左下肢损害，另外由于氨甲环酸可进入脑脊液，注射后可有视力模糊、头痛、头晕、疲乏等中枢神经系统症状。其中过敏反应常出现在输液过程中或输液完毕后35分钟内，因此在输液过程中应密切观察，如有过敏反应发生，首先应立即停药。若症状较轻，如皮肤反应，停药后自行缓解或以抗过敏为主的对症治疗。当发生严重过敏反应时，给予患者吸氧、升压，维持生命体征，同时给予肾上腺素、糖皮质激素、钙剂等，部分患者还需静脉滴注维生素C和维生素B_6。

另外，部分患者在使用氨甲环酸后观察到了血栓的形成，形成的时间为6～15天，个别患者甚至发生在给药后2个月。由于发生这类不良反应时间长，症状不明显，不易被及时发现，且一旦发生，可能对部分患者器官造成不可逆性损害，因此，用药前需仔细询问患者病史，对于有血栓形成倾向（如急性心肌梗死）的患者不宜使用。需要长期使用的患者，整个服药期间应密切监测患者止血、凝血功能指标，同时做好眼科检查监护（例如视力测验、视觉、视野和眼底）。

血尿的患者禁用，以免血块阻塞尿道，引起肾功能不全。

2. 重组凝血因子Ⅶa　不良反应较少见。晚期动脉粥样硬化疾病、压碎伤、败血症或弥散性血管内凝血患者使用该药，有发生血栓事件或导致弥散性血管内凝血（DIC）的潜在风险,用药前应仔细评估。

（二）血小板功能障碍性疾病的患者健康教育

1. 慢性患者适当活动,预防各种外伤,血小板在 $50\times10^9/L$ 以下时,不要做强体力活动。

2. 向患者及家属介绍出血的防治知识,对于患儿则需进一步和家长说明,以便家长帮助监督。

3. 避免使用可能引起血小板减少或抑制其功能的药物,如阿司匹林、双嘧达莫、吲哚美辛、保泰松等。

4. 教会患者进行自我监测,如观察皮肤黏膜的瘀斑、瘀点有无增加,有无尿、便异常,有无颅内出血的表现,发现以上异常时应及时就诊。定期监测血小板计数。

（三）用药指导

1. 氨甲环酸　注意溶媒要求,静脉注射时以 25％葡萄糖液稀释,静脉滴注时 5％～10％葡萄糖液稀释。与青霉素或输注血液有配伍禁忌。该药在与其他凝血因子(如凝血因子Ⅸ)等合用时,应警惕血栓形成,一般在凝血因子使用后 8 小时再使用氨甲环酸。与口服避孕药、雌激素或凝血酶原复合物浓缩剂合用时,会存在增加血栓形成的危险。

2. 重组凝血因子Ⅶa　需存放于 2～8℃的环境中。静脉推注给药,对于严重出血患者,建议起始剂量为90mg/kg,最初用药可间隔 2～3 小时,以达到止血效果。如需继续治疗,一旦达到有效的止血效果,只要治疗需要,可增至每隔 4、6、8 或 12 小时给药。

 案例分析

患者,女,15 岁。

主诉:反复牙龈出血、鼻出血 10 余年,月经过多 2 年余。

现病史:患者自幼反复牙龈出血、鼻出血,同时皮肤轻微碰撞后出现瘀斑,出血量尚可,压迫后可止血,无关节肌肉出血,未就医。进入青春期后患者月经量较多,伴血块,经期长(每次 7～15 天),曾至妇科就诊予激素治疗后月经量有减少(具体不详),半年前因月经出血量多,予对症输血治疗,此次经期持续半月未止,现为求进一步治疗来院。患者父母系近亲,母亲平时易发瘀斑,未予重视。

既往史:自幼反复牙龈出血、鼻出血,皮肤易瘀斑,无"高血压、糖尿病"等慢性病史,无传染病史,有输血史,无输血反应。

入院查体:T 36.5℃,P 75 次/分,R 16 次/分,BP 110/75mmHg。神志清,精神软,中度贫血貌,双下肢皮肤散在瘀斑,牙龈无渗血肿胀,浅表淋巴结未及明显肿大,两肺听诊呼吸音粗,未闻及明显干湿性啰音。腹平软无压痛,肝脾肋下未及。四肢无明显异常。

辅助检查:血常规:WBC $8.9\times10^9/L$,Hb 75g/L,PLT $105\times10^9/L$。出血检查:血小板功能示血小板 ADP 诱导聚集能力减弱,瑞斯托霉素黏附功能正常。血凝常规未见异常。

入院诊断:血小板无力症。

诊疗经过:

1. 完善血、尿、粪常规、血凝常规、生化全套、血百分无异常。贫血组套示铁蛋白 2.07ng/ml↓。血小板功能示 ADP 检测聚集能力减弱。流式细胞仪检测血小板膜 GPⅡb/Ⅲa 为 3％,正常对照 95％,患者母亲 42％。

2. 入院后予积极输注去白细胞的单采血小板,予口服琥珀酸亚铁缓释片(速力菲),同时辅以维生素 C 补铁治疗:

琥珀酸亚铁缓释片每次 0.1g,口服,每天 3 次;

维生素 C 每次 100mg,口服,每天 3 次;

同时予以止血药物控制出血治疗:

氨甲苯酸 0.5g＋酚磺乙胺 1.0g ＋NS 250ml,静脉滴注 每天 1 次。

入院第 2 天患者出现齿龈出血,予明胶海绵蘸凝血酶局部压迫止血后血止。患者仍月经不止,继续输注血小板,同时予黄体酮加用丙酸睾酮肌内注射治疗:

黄体酮 20mg＋丙酸睾酮 50mg,肌内注射,每天 1 次,共 3 天。

后患者血止,予出院,门诊定期随访。

出院诊断:血小板无力症。

出院带药:无。

病例特点与诊治要点:

1. 患者自幼反复牙龈出血、鼻出血,皮肤轻微碰撞后大片瘀斑,父母系近亲婚配,母亲也易发瘀斑。

2. 辅助检查提示血小板计数正常,血小板功能示血小板 ADP 聚集能力减弱,血凝常规未见异常,血小板膜 GPⅡb/Ⅲa 减少。

3. 治疗以止血对症处理为主,新鲜血小板输注,根据出血的特点选择相应处理,如缺铁性贫血予铁剂治疗,出血严重者可以应用重组凝血因子Ⅶ。

用药分析与监护要点:

1. 用药分析 血小板无力症的治疗以对症治疗为主。本例患者自幼即有出血症状,表现为反复牙龈出血、鼻出血,此次就诊因月经不止,因此入院后的首要治疗目标为积极止血。血小板输注对严重出血患者疗效明显,但反复输注可因产生同种免疫而致血小板输注无效,最好选择输注去除白细胞的 ABO 及 HLA 配型一致的单采血小板。对于有牙龈出血的患者,应局部使用浸有凝血酶的明胶海绵。若妇女月经过多,则可给予黄体酮、丙酸睾酮和避孕药物等,但需要考虑到骨骼生长提前终止等副作用,如果出现难以控制的子宫出血,则应考虑手术切除子宫。

本例患者入院后除完善各项检查明确诊断外,积极给予输注去白细胞的单采血小板、止血药物控制出血、明胶海绵蘸凝血酶局部止血,针对月经过多给予激素治疗,同时辅以琥珀酸亚铁及维生素 C 补铁治疗,在上述处理措施下,患者出血症状控制,遂出院,定期随访。

2. 监护要点

(1)抗纤溶药物:使用氨甲苯酸的患者需要监护血栓形成并发症的可能性,对于有血栓形成倾向者(如急性心肌梗死)宜慎用。酚磺乙胺副作用较少,可有恶心、头痛、皮疹、暂时性低血压等,需在用药前后予以监测。

(2)琥珀酸亚铁:预先告知患者服用本药后,可使大便成黑色。上述现象可掩盖胃、十二指肠溃疡患者的隐血症状,需注意。个别患者可出现恶心、呕吐、腹泻等胃肠道反应,可适当减少剂量。

3. 用药指导

(1)氨甲苯酸:每日用量不得超过 0.6g。与青霉素或尿激酶等溶栓剂有配伍禁忌。与其他凝血因子合用时,为减少血栓的发生风险,宜在用药后 8 小时再使用氨甲苯酸。慢性肾功能不全时需酌情减量。

(2)酚磺乙胺:每日用药不得超过 1.5g。

(3)琥珀酸亚铁缓释片:宜在饭后服用,且服后忌茶,以免被鞣质沉淀而无效。注意以下人群禁用:①对铁过敏者及非缺铁性患者;②肝肾功能严重损害者;③血色病或含铁血黄素沉着症患者。

(韩 悦 夏 凡 吴德沛)

第四节 先天性凝血因子缺陷性疾病的药物治疗

一、概述

(一)定义

凝血因子缺陷性疾病是指凝血因子缺乏或功能异常引起的凝血功能障碍,按病因可分为先天性和获得性两类,前者多为单个凝血因子缺乏,发病年龄较早;后者则常继发于其他疾病,多为复合性凝血因子减少。根据缺乏因子的种类不同可分为血友病 A 和血友病 B。其中血友病 A 为经典的血友病,又称遗传性因子Ⅷ缺乏症,血友病 B 又称遗传性Ⅸ缺乏症。

(二)流行病学

先天性凝血因子缺乏主要包括血友病和先天性Ⅺ因子缺乏症。血友病是一组 X 染色体连锁的隐性遗传病,发病率为 5～10/10 万,包括血友病 A 和血友病 B,国内数据显示前者约占 85%,后者约占 15%。

(三)病因和发病机制

凝血因子Ⅷ和 von willebrand 因子(von willebrand factor,vWF)共同组成因子Ⅷ复合物存在于血浆中,是内源性凝血系统中因子Ⅸ激活的辅因子。血友病 A 患者由于缺乏因子Ⅷ,引起凝血酶生成障碍,最终导致凝血缺陷性出血,而血友病 B 为Ⅸ因子缺乏。

二、临床表现和辅助检查

(一)临床表现

血友病的出血表现一般自幼出现,多为自发性出血或轻度创伤后出血不止,常表现为软组织或深部肌肉内血肿,负重关节(如膝、踝关节等)可反复出血最终引起关节肿胀、僵硬、畸形。出血严重程度与相关凝血因子的缺乏程度相关。

深部血肿可压迫周围神经和血管,导致局部麻痹疼痛、缺血或淤血、水肿和肌肉萎缩;咽喉部血肿有窒息风险;输尿管受压可致排尿困难。颅内出血是血友病患者的重要致死原因,外伤是其常见诱发因素。

血友病的出血程度常常与 FⅧ:C 或 FⅨ:C 缺乏程度平行。根据血浆 FⅧ:C 或 FⅨ:C 水平,可将血友病 A 或 B 分为轻、中、重、亚临床型四型,国内外有关的分型标准见表 7-2:

表 7-2　血友病分型

分型	FⅧ：C 或 FⅨ：C 水平*		临床特点
	中国	美国	
重型	<2％	<1％	严重自发性出血
中型	2％～5％	1％～5％	微创或外科术后的中等出血
轻型	5％～25％	5％～30％	大的创伤或大外科术后轻度出血
亚临床型	25％～45％	/	

* 单位为 U/dl

（二）辅助检查

血友病患者部分凝血活酶时间（APTT）延长，但不能鉴别具体类型。FⅧ 和 FⅨ 活性测定及抗体检测具有确诊意义，vWF:Ag 检测有助于血友病 A 和 vWD（血管性血友病）的鉴别。基因诊断主要用于家系检测和产前诊断。

三、诊断和鉴别诊断

符合 X 连锁隐性遗传规律，具有血友病典型临床表现和实验室检查结果的男性患者可建立诊断。根据凝血因子活性水平临床将血友病 A 的严重程度分为：亚临床型（26％～45％）、轻型（6％～25％）、中型（2％～5％）和重型（<1％）。

需与血友病鉴别的疾病主要有获得性凝血因子缺乏和 vWD，后者较易与血友病 A 混淆。

四、治疗计划

（一）治疗原则

血友病患者的治疗原则是以替代治疗为主的综合治疗，包括早期预防和处理，禁用可能干扰血小板聚集的药物（如阿司匹林等），并进行定期随访。

血友病 A 的替代治疗主要包括 FⅧ 血液制品和基因重组的 FⅧ 制品。血浆冷沉淀、新鲜血浆和新鲜冰冻血浆均含有 FⅧ，但存在引起抗原-抗体反应的风险、输血相关感染的风险或输注量较大等缺陷。血友病 B 的替代疗法包括凝血酶原复合物和基因重组 FⅨ 制品。FⅧ 或 FⅨ 制品疗效不佳的患者可采用重组 FⅦa 进行旁路治疗。

关节腔反复出血可导致慢性滑膜炎并逐步进展为血友病关节炎，最终引起关节残废。这是血友病最常见和最主要的并发症，主要的治疗措施是控制出血次数和出血量，以及治疗慢性滑膜炎。治疗血友病慢性滑膜炎的方法有手术、关节镜、药物等。

其他辅助治疗包括去氨加压素（DDAVP）、抗纤溶药物等，肾上腺皮质激素有助于减轻出血所致的炎症反应、加速血肿吸收，也适用于产生 FⅧ：C 抗体者。

（二）预后

目前临床尚无治愈方法，预防出血更为重要。有此类疾病家族史的人群生育前需进行遗传咨询和产前诊断是减少发病的主要方法。

五、药物治疗方案

1. 凝血因子制品　1U/kg 的 FⅧ 可使体内 FⅧ：C 水平升高 2％，而 1U/kg 的 FⅨ 可使体内 FⅨ 水平升高 1%。出血患者须保持 FⅧ：C 或 FⅨ 水平在 20% 以上，严重出血或拟行中大型手术者须保持在 40% 以上。有关对血友病 A 和 B 凝血因子补充疗法的剂量见表7-3。

表 7-3　血友病 A 和血友病 B 凝血因子补充剂量参考

出血损伤程度	凝血因子Ⅷ（U/kg）		凝血因子Ⅸ（U/kg）	
	初始剂量	维持剂量	初始剂量	维持剂量
拔牙预防	20	10～20,q12h	10～20	20,q12h
关节出血	10～20	10～20,q12h	30～60	20,q24h
肌肉血肿	20～30	20,q12h	30～50	30,q24h
创伤或外科	50	20～30,q8h	60～100	40～80,q24h

2. 去氨加压素（DDAVP）　常用剂量为 0.3g/kg，每 12 小时一次。轻型血友病 A 患者且出血不重时可作为有效的治疗选择。重型血友病患者一般无效。

3. 抗纤溶药物　口服氨甲环酸每次 0.5～1g，每天 3～4 次；或氨基己酸 40mg/kg，每天4 次。泌尿系出血、休克或肾功能不全时慎用或禁用。

4. 重组凝血因子Ⅶa　推荐剂量为 90g/kg，每 2～3 小时静脉推注直至出血停止。

六、药学监护与药学服务

（一）药物治疗的安全性监护

1. DDAVP　用于治疗或预防出血时，可以每 12～24 小时重复给药，但重复给药的疗效会降低。主要的副作用为颜面潮红、头痛、低钠血症，少见血栓形成。

2. 替代疗法　替代疗法会带来输注血液制品常见的一些并发症，尤其是感染 HBV、HCV 和 HIV，给患者的生活质量和生存期造成不利影响，因此，治疗上应兼顾血源性传染病的预防与治疗。

血友病 A 患者替代治疗后产生的特异性抑制或灭活 FⅧ 促凝活性的抗体，发生率为10%～33%。血友病 A 患者突然发生出血，对以往治疗无效时应考虑抑制物的产生。抗体的产生与输注次数无关，多在输注血制品数日（中位期 9 天）内发生，机制尚不明确，其治疗原则为有效止血，清除抗体。

（二）药物治疗的有效性监护

关于血友病的疗效判断标准，由于目前尚无根治方法，只能应用替代疗法，因此疗效判断只能依据：①出血症状的改善及消退情况；②血浆 FⅧ：C 水平达止血要求，一般达正常的 60%～120%。

1. 病情好转　指出血部位血液完全被吸收，近期内未见到再次出血现象，或出血完全停止，但出血部位血液仅部分吸收者。后者要考虑凝血因子替代物的量是否充足，给药间隔是否过长。

2. 病情反复或致残　病情反复发作残留关节畸形并严重影响活动功能者，要在评估手术有无功能改善以及长期医疗经济支持能力的基础上，再考虑实施相关手术。

3. 抗 F Ⅷ抗体产生　约 3.5％～20％患者因反复输注含 F Ⅷ血浆及其制剂而产生抗 F Ⅷ的同种抗体,使得原有的治疗变得困难。此类抗体引起的急性出血,治疗上需要大剂量的 F Ⅷ,或激活的凝血酶原复合物,通常须几种制剂同时使用。

(三) 血友病患者健康教育

血友病的治疗为终生性治疗,"家庭治疗"十分重要,患者本人或家属学会自己注射凝血因子有着重要意义。同时,比替代治疗更为重要的是对患者预防出血的宣教,包括:

1. 尽量避免可能引起出血的一切剧烈活动。但应避免完全静养,长期失重后的去适应作用反而可使关节在劳累或磕碰下易于受到损伤。因此,应鼓励血友病患者进行适当的体力活动。

2. 血友病患者应终身避免使用阿司匹林等影响血小板功能的药物,尽量避免肌内注射。外伤时应及早输注相应的凝血因子。手术前后应预防性补充所缺乏的凝血因子。

(四) 用药指导

DDAVP:常用剂量为 0.3μg/kg,溶于 30～50ml 生理盐水中,静脉滴注 15～20 分钟以上,一般给药后 30～60 分钟血药浓度达峰值。

 案例分析

患儿,男,10 岁。

主诉:左侧膝关节肿痛伴活动障碍一天。

现病史:5 年前剧烈活动后出现左侧膝关节疼痛肿胀于医院检查,血常规正常;血凝常规 APTT:73.2 秒,PT:13 秒,INR:1.3,Fbg:2.0g/L,TT:20 秒。血浆凝血因子检测Ⅷ活性 1％,vWF 活性 110％;APTT 纠正试验:可纠正。追问其家族病史,其舅舅也常有关节、肌肉出血等表现。诊断为血友病 A,给予重组人凝血因子Ⅷ、血浆输注等支持治疗后好转,后血肿逐渐吸收。之后近 5 年来患者常使用重组人凝血因子Ⅷ维持预防。昨日患者跑步后左下肢突感胀痛伴关节活动障碍,现为进一步治疗入院。

既往史:无传染病史。有输血史,无明显不良输血反应。无药物及食物过敏史,一月前因"急性阑尾炎"行"阑尾切除术"。

入院查体:T 36.8℃,P 85 次/分,R 16 次/分,BP 108/70mmHg。神志清,精神可,查体配合。对答应题。皮肤黏膜完整,无瘀斑、新鲜出血点,无黄染。浅表淋巴结未及明显肿大。心率齐,心率 80 次/分,心音正常。两肺听诊呼吸音正常,未及明显干湿性啰音。腹软无压痛,反跳痛,肝脾肋下未及。肠鸣音 5 次/分。左侧膝关节肿胀,皮温略高,压痛明显,肿胀处皮肤无瘀斑,无破溃。脊柱未及明显异常。生理反射存在,病理征未引出。

入院诊断:血友病 A。

诊疗经过:

完善血常规、尿粪常规、血凝常规、血浆 vWF、活性血浆凝血因子Ⅷ水平。

入院后嘱患者制动并抬高患肢,予以冰敷,予重组人凝血因子Ⅷ滴注治疗,化验结果回报,血凝常规 APTT:92.8 秒,PT:13 秒,INR:1.2,Fib:2.2g/L,TT:18 秒,血常规示 WBC 8.0×10^9/L,Hb 135g/L,PLT 188×10^9/L;尿常规正常;大便常规正常;大便隐血阴性。主要治疗药物如下:

重组人凝血因子Ⅷ 500U＋5％ GS 250ml,静脉滴注,每 12 小时 1 次。

入院后第 2 天患者自觉左膝盖处疼痛无明显缓解,查体见左膝关节肿胀较昨日有所加重,考虑患者平素预防治疗,一月前行阑尾切除术时,予大量重组人血浆凝血因子Ⅷ冲击,可能产生抑制物,送检Ⅷ抑制物检测,血浆凝血因子Ⅷ抑制物阳性,滴度为 3BU。诊断考虑血友病 A 合并抑制物阳性,治疗调整加予甲泼尼龙 1mg/(kg·d)清除抑制物治疗,加大重组人凝血因子Ⅷ剂量冲击治疗 40U/(kg·d),同时予抑酸剂护胃、葡萄糖酸钙预防骨质疏松以及补钾等治疗。

甲泼尼龙 40mg+5% GS 250ml,静脉滴注,每天 1 次;

重组人凝血因子Ⅷ 800U+5% GS 250ml,静脉滴注,每 12 小时 1 次;

奥美拉唑 40mg,静脉注射,每天 1 次;

10% 葡萄糖酸钙 20ml+5% GS 100ml,静脉滴注,每天 1 次。

患者入院第 10 天,左侧膝盖疼痛基本缓解,肿胀较前减轻,目前无活动性出血倾向。现考虑前期治疗效果可,嘱患者出院带药序贯口服清除抑制物治疗,定期门诊随访,建议康复科理疗,促使膝关节功能恢复。

出院诊断:血友病 A。

出院带药:甲泼尼龙片 40mg,口服,每天 1 次;钙尔奇 D 1 片,口服,每天 1 次;奥美拉唑肠溶胶囊 40mg,口服,每天 1 次。

病例特点与诊断要点:

1. 患者学龄前儿童,甲型血友病史 5 年余,存在出血家族遗传史,平素予凝血因子Ⅷ预防治疗。

2. 辅助检查　血凝常规提示 APTT 延长,凝血因子Ⅷ活性 1%,抑制物阳性。

用药分析与监护要点:

1. 用药分析　本例患儿 5 年前已确诊血友病 A,长期使用重组人凝血因子Ⅷ维持预防,此次因膝关节肿痛伴活动障碍入院,在维持治疗的情况下突发出血或其他血友病相关临床表现时,应考虑是否有抑制物的产生。入院后的血浆凝血因子Ⅷ抑制物检查结果为阳性,滴度为 3BU(低反应型),证实患儿为血友病合并抑制物生成,其治疗原则为积极止血及清除抑制物。关于抑制物的处理原则包括:①合并急性出血的血友病 A 患者,低滴度者可以加大 FⅧ剂量,高滴度者使用人基因重组的活化 FⅦ或凝血酶原复合物;②免疫耐受诱导(ITI)治疗:要彻底清除抑制物,需进行 ITI。一般情况下应待凝血因子抑制物滴度下降至 10BU 下才开始 ITI 治疗。

患儿入院后通过增加重组人凝血因子Ⅷ使用剂量、甲泼尼龙免疫治疗及补钙、护胃等辅助治疗后,左侧膝盖疼痛基本缓解,肿胀较前减轻,在明确无活动性出血倾向的情况下,给予患儿院外序贯口服清除抑制物治疗,定期门诊随访及积极物理治疗。

2. 监护要点

(1)重组人凝血因子Ⅷ:过敏反应为常见的不良反应,表现为眩晕、感觉异常、皮疹、皮肤潮红、面部肿胀、荨麻疹和瘙痒。应告知患者速发型过敏反应的体征,包括荨麻疹、瘙痒、血管性水肿、低血压(眩晕或昏厥)、休克、急性呼吸窘迫(胸闷、喘鸣),如出现上述症状时应立即停止用药。

(2)甲泼尼龙的长期用药:长期使用激素的患者需要密切监测其不良反应,包括:①对肾上腺皮质功能的损害:突然停药可出现撤药反应,应合理地逐渐撤药;②骨质疏松与自发性骨折:补充钙剂或双膦酸盐,注意改变生活方式;③影响儿童生长发育:补充钙剂和维生素D;④免疫抑制:易诱发和加重感染,应积极防治;⑤胃肠道不适:诱发和加重溃疡,适当使用胃肠道黏膜保护剂;⑥需要监测的指标:血清电解质、血压、血糖等。

(3)用药依从性监护:对需要长期使用激素的患者应进行用药教育及随访,以保证患者的用药依从性,用药教育的内容可包括:服药方法(每天早晨 8:00 饭后服用)、可能出现的不良反应及预防措施和发现药物不良反应的处理方法、激素治疗的疗程、遵医嘱服药和按时复诊的重要性、服用辅助用药的意义。随访内容主要是患者院外用药的安全性、有效性及依从性的跟踪。

3. 用药指导

(1)重组人凝血因子Ⅷ:给药速率最快不应超过 10ml/min。需在 2～8℃ 环境中保存,不得冷冻。

(2)甲泼尼龙:每日早晨 8:00 饭后服用。

(韩　悦　夏　凡　吴德沛)

第五节　获得性凝血障碍性疾病的药物治疗

一、概述

与遗传性凝血功能障碍不同,获得性凝血障碍性疾病是指不同病因或基础疾病导致的后天性凝血功能障碍。与先天性出血性疾病不同,该类患者出血表现常发生较晚,无既往出血史及家族史。除出血表现外,常常还伴有原发疾病的临床特征。常见的获得性凝血障碍性疾病主要包括以下几类:

(一) 凝血因子合成减少

严重肝脏疾病导致的凝血因子合成障碍;维生素 K 缺乏影响维生素 K 依赖性凝血因子的正常合成。

(二) 凝血因子消耗增加

主要见于 DIC 和原发性纤维蛋白溶解症(详见本章第六节和第八节相关内容)。

(三) 获得性凝血抑制物

包括有特异性的凝血因子抑制物如获得性血友病 A 以及非特异性的凝血抑制物如狼疮抗凝物以及肝素样抗凝物等。

二、维生素 K 依赖性凝血因子缺乏

(一) 病因及发病机制

维生素 K 是肝细胞微粒体羧化酶的辅酶,传递羧基使依赖维生素 K 凝血因子氨基端的谷氨酸残基羧基化,形成 γ-羧基谷氨酸。γ-羧基化使这些维生素 K 依赖性凝血因子具有和钙离子结合的特性,进而参与机体的凝血进程。在维生素 K 缺乏的情况下,肝内合成的维生素 K 依赖凝血因子成为无凝血活性的脱羧基化的凝血因子,从而导致患者的出血倾向。与凝血和抗凝相关的维生素 K 依赖性因子有凝血因子Ⅱ、Ⅶ、Ⅸ、Ⅹ 以及蛋白 C、蛋白 S 和

蛋白 Z。

天然维生素 K 有两种,即维生素 K_1 和维生素 K_2。两者均为脂溶性维生素,前者主要来源于食物,特别是绿色蔬菜,肉类其次,谷物和水果中含量较少,后者则由肠道菌群合成。其他人工合成的维生素 K 均为水溶性。肠道吸收维生素 K 有两条途径,维生素 K_1 在胆盐帮助下由十二指肠和近端空肠主动吸收,维生素 K_2 通过结肠和末端回肠被动吸收。正常情况下,人体维生素 K 的需要量很少,每日约 $0.03\sim1.5\mu g/kg$,主要来自食物,部分由肠道菌群合成。如禁食超过 1 周,则可引起维生素 K 缺乏,此时肠道细菌合成增多而不致出现临床症状。

导致维生素 K 缺乏的常见原因有:

1. 摄入减少　多见于新生儿、早产儿。新生儿肠道菌群较少而不能合成维生素,母乳中维生素 K 含量低,且脂溶性维生素不易通过胎盘,出生后 2～4 天由母体提供的维生素 K 已基本消耗。上述原因导致新生儿易出现维生素 K 的缺乏。此外,长期禁食接受全胃肠外营养的患者如未额外补充维生素 K 亦可出现维生素 K 的缺乏。

2. 合成减少　常见于严重的肝脏疾病,维生素 K 不能被肝脏利用以合成凝血因子。

3. 吸收不良　如口炎性腹泻、肠瘘、溃疡性结肠炎及小肠广泛切除等。

4. 胆道梗阻　如阻塞性黄疸、胆道术后引流等,因胆盐缺乏导致维生素 K 吸收不良。

5. 药物　口服维生素 K 拮抗剂如双香豆素类抗凝药,可通过竞争性抑制维生素 K 环氧化物还原酶,阻断维生素 K 参与正常凝血因子的合成;长期广谱抗生素使用可导致肠道菌群失调和维生素 K 的合成减少。

6. 抗凝血类鼠药中毒　其机制同口服维生素 K 拮抗剂。

(二) 临床表现

新生儿维生素 K 缺乏的临床特点为自发性出血,多发生于产后 1 周,特别是产后第 2～3 天,迟发性出血可于产后 1 个月后发生。主要表现为脐带、消化道出血,严重者广泛内脏、颅内出血,也可发生肌肉出血。轻者出血常在 4～5 天后自然停止。

其他原因导致的维生素 K 摄入不足通常出血症状较轻,以皮肤黏膜出血多见,也可表现为外伤后渗血、血尿以及消化道出血。口服抗凝剂过量或鼠药中毒可引起不同程度的出血症状,常表现为皮肤黏膜出血、血尿、消化道出血等,严重时亦可出现颅内出血。

(三) 实验室检查

凝血酶原时间(PT)及活化部分凝血活酶时间(APTT)均可延长,但通常以前者延长更为显著,凝血酶时间(TT)正常。延长的凝血时间可被正常血浆所纠正,证实为凝血因子缺乏。血浆凝血因子 II、VII、IX、X 活性降低,且血浆维生素 K 浓度降低。

(四) 诊断要点

当患者存在导致维生素 K 缺乏的病因,结合患者的出血表现及实验室检查异常,维生素 K 治疗有效,则可确定诊断。

(五) 治疗原则

对于维生素 K 依赖性凝血因子缺乏患者的治疗,应尽可能去除病因,同时予维生素 K 治疗。饮食摄入不足者可予口服维生素 K,吸收不良者可予皮下或静脉给药。严重出血表现者禁忌肌内注射给药以防止血肿发生。维生素 K 缺乏较少引起致命性出血,当患者表现为严重胃肠道出血或深部软组织或肌肉血肿时,可予凝血酶原复合物或新鲜冷冻血浆。

三、肝脏疾病所致凝血功能障碍

肝脏是合成凝血因子、抗凝蛋白以及清除循环中活化的凝血因子和纤溶酶原活化物的重要部位。肝病患者由于上述合成和清除功能不足，可出现各种止血和凝血功能异常，临床上以出血表现为主，亦可有血栓形成。

(一) 病因及发病机制

1. 血小板数量及功能异常　慢性肝病或肝硬化患者常可观察到血小板数量的减少。血小板减少的机制除了与门脉高压导致血小板在脾脏的淤滞外，还与促血小板生成素产生减少（主要由肝脏合成）、可能的骨髓增生受抑以及免疫相关的血小板破坏增多有关。慢性肝病患者亦常伴有血小板功能的异常如血小板聚集能力的下降等。

2. 凝血因子合成障碍　肝脏是几乎所有凝血因子（除 vWF 外）的合成部位，肝病可导致多种凝血因子合成障碍（包括因子Ⅱ、Ⅴ、Ⅶ、Ⅸ、Ⅹ、Ⅺ和Ⅷ）和因子缺乏。因子Ⅷ除了在肝脏合成外，还可以由肝外组织的内皮细胞合成，而在肝病患者常伴有肝外的合成增加，因此在慢性肝病患者因子Ⅷ水平多正常或升高。同样作为急性相蛋白，慢性肝病患者亦伴有血浆 vWF 水平的升高。胆汁淤积导致的维生素 K 吸收障碍亦可能在慢性肝病患者影响到维生素 K 依赖性凝血因子（因子Ⅱ、Ⅶ、Ⅸ和Ⅹ）的生成；

3. 纤维蛋白原质与量异常　纤维蛋白原在轻度肝病患者常维持正常水平或升高，而在重度肝病患者可出现水平的下降。肝硬化患者常可伴有纤维蛋白原的功能异常（异常纤维蛋白原合成）。

4. 抗凝蛋白缺乏　肝病患者在合成凝血因子障碍的同时，亦存在着生理性抗凝蛋白的合成障碍，常伴有抗凝血酶（AT）、蛋白 C 和蛋白 S 的水平降低。

5. 纤溶系统异常　除了组织型纤溶酶原激活物（t-PA）和纤溶酶原激活物抑制物-1（PAI-1）外，几乎与纤溶系统有关的所有蛋白均经肝脏合成。肝脏同时亦是清除纤溶激活物的器官。在肝病患者可检测出纤溶酶原、α_2 抗纤溶酶、凝血酶激活的纤溶抑制物（TAFI）等水平的降低。肝病对纤溶活性的影响并不一致，一方面可因纤溶酶原合成减少而减低纤溶活性，也可以由于纤溶抑制物的减少和清除纤溶激活剂的能力下降而导致纤溶活性增强。通常情况下，在大多数慢性肝病和肝硬化患者呈现为纤溶亢进状态。从上述的病生理改变可以看出，慢性肝病或肝硬化患者在生理性止血及凝血机制存在有多方面异常，这导致患者一方面存在有出血的风险（多数凝血因子合成减少、血小板质与量异常、纤维蛋白原功能异常及纤溶亢进等），另一方面同时亦存在有发生血栓性疾病的风险（生理性抗凝蛋白减少、vWF 及因子Ⅷ增多、纤溶酶原水平减少等）。

(二) 临床表现

严重肝病伴出凝血异常的常见表现为出血，主要为鼻出血、齿龈出血、皮肤瘀斑以及胃肠道出血等，其中以胃肠道出血最常见和最具特征性。消化道出血包括食管胃底静脉破裂出血、急性胃炎和消化性溃疡出血。失代偿期肝硬化患者常见自发性或轻微外伤后显著出血。肝病患者的出血严重程度与肝细胞损害的严重程度明确相关。肝病患者同时亦存在发生血栓性疾病的风险，如门静脉血栓、肝静脉血栓以及外周静脉血栓栓塞性事件（如下肢深静脉血栓形成和肺血栓栓塞）。其中，门脉系统血栓形成尤其在慢性肝病和肝硬化患者具有较高的发病率。

（三）实验室检查

除原发肝病的实验室检查异常外，肝病患者常常可观察到多种止血和凝血指标的异常，例如血小板减少和功能障碍、PT、APTT 或 TT 的延长、纤维蛋白原水平下降。PT 延长常常早于 APTT 的延长，且更为明显。包括抗凝血酶、蛋白 C 和蛋白 S 在内的生理性抗凝蛋白水平下降，纤溶酶原及 α_2 抗纤溶酶水平降低，并可能出现血浆中肝素和类肝素物质增多。

（四）诊断与鉴别诊断

肝病患者如有异常出血表现，结合上述实验室检查的异常，可考虑存在肝病相关的出凝血功能障碍。当肝病患者出现上消化道出血时，应注意鉴别是由于肝病相关的出凝血功能障碍还是局部因素如消化性溃疡或食管胃底静脉曲张导致出血。此外，肝病致凝血功能障碍应注意与肝病合并 DIC 相鉴别。当肝病患者合并 DIC 时，其血小板计数及纤维蛋白原水平多呈进行性下降且其降低程度更为严重，因子Ⅷ活性降低对诊断肝病合并 DIC 具有重要的提示意义。

（五）治疗原则

肝病合并凝血功能障碍而导致出血，除了治疗肝脏基础疾病之外，需纠正上述凝血机制的异常。肝病患者出血应首先考虑有无维生素 K 缺乏，可给予维生素 K 的试验性治疗，特别是对于合并梗阻性黄疸的患者。对于出血严重者，可给予新鲜冰冻血浆、凝血酶原复合物以及纤维蛋白原等以补充相应的各种凝血因子。对于血小板显著减低的出血患者，可同时予单采血小板替代性输注。对于上述治疗无效持续出血的患者，临床考虑存在显著的纤溶亢进时，亦可考虑抗纤溶药物的治疗。

四、获得性凝血抑制物

获得性凝血抑制物，又称循环抗凝物，是一些能够直接抑制血液中凝血蛋白或干扰凝血反应的病理性大分子成分。其中包括针对某种特定凝血因子的特异性凝血抑制物（抗体）和非特异性凝血抑制物如抗磷脂抗体和肝素样抗凝物。不同种类的凝血抑制物可引起不同的临床表现，如抗磷脂抗体多引起血栓并发症，而特异性凝血因子抑制物的主要临床表现为出血。获得性的凝血因子抑制物主要见于以下两种情况，一种为先天性凝血因子缺乏患者（如血友病 A 和 B）在反复使用相应的凝血因子制品进行替代治疗后产生的同种异体抗体；另一种是无先天性凝血异常患者因某种机制导致产生的自身抗体。在获得性凝血因子抑制物中，以获得性因子Ⅷ抑制物最为常见，其他少见的还包括因子Ⅸ、Ⅺ、Ⅴ、Ⅶ和 vWF 抑制物等。

（一）获得性因子Ⅷ抑制物

1. 病因及发病机制　获得性因子Ⅷ抑制物可发生于反复接受替代治疗的血友病 A 患者，亦可见于非血友病患者。后者常见于妊娠或产后妇女、老年人、自身免疫病、肿瘤、皮肤病（如天疱疮）患者或与药物（如青霉素、磺胺、干扰素等）的使用相关，但约半数患者找不到相关诱因或基础疾病。因子Ⅷ抑制物在血友病 A 患者的发生率约 $10\%\sim20\%$，且主要发生于重型血友病 A 患者。与抑制物形成的相关因素包括患者因子Ⅷ基因变异情况、免疫反应状态、血制品的异源性以及输注治疗的强度等。获得性因子Ⅷ抑制物为 IgG 型抗体，主要为 IgG1 和 IgG4 亚型。

2. 临床表现　血友病 A 患者的出血表现加重，且常规替代治疗无效时应考虑到存在同种抗体的可能。在非血友病患者产生因子Ⅷ抑制物时,其出血表现类似血友病 A 患者,以肌肉或深部组织血肿、内脏出血为特征,但与先天性血友病 A 不同,其关节出血较为少见。

3. 实验室检查　当患者出现 APTT 延长,不能被正常血浆所纠正,特别是在孵育 2 小时后复测 APTT 较混合后即刻明显延长时,应考虑到因子Ⅷ抑制物存在的可能。此时应考虑进行因子Ⅷ抑制物水平的测定,常用的方法包括 Bethesda 法和 Nijmegen 法,后者对低滴度的抑制物更为敏感。一般来讲,凝血因子Ⅷ抑制物滴度<5BU/ml 为低滴度抑制物,而≥5BU/ml 为高滴度抑制物。

4. 治疗原则　对于获得性因子Ⅷ抑制物患者的治疗,其主要在于控制出血和清除抑制物。

在血友病 A 患者,对于低滴度的因子Ⅷ抑制物出血患者,可给予大剂量因子Ⅷ替代治疗,而对于高滴度抑制物患者,则需要采用凝血酶原复合物或基因重组的 FⅦa 进行旁路治疗。免疫抑制剂对血友病 A 患者伴有的抑制物清除效果差,免疫耐受治疗是目前清除抑制物的最佳的长期治疗手段。

在获得性血友病 A 患者,在采取上述止血措施的同时,应积极治疗导致因子Ⅷ抑制物产生的基础疾病,并采用免疫抑制治疗进一步清除抑制物。常用的药物包括糖皮质激素、环磷酰胺、硫唑嘌呤、环孢素以及利妥昔单抗等。多数患者对免疫抑制剂的疗效较好。

(二)抗磷脂抗体与抗磷脂综合征

抗磷脂抗体(anti-phospholipid antibody,APA),是指针对不同磷脂结合蛋白或磷脂的一组自身抗体。在正常人群中,APA 的检出率约为 1‰～5‰。而在系统性红斑狼疮患者,不同类型的 APA 的检出率可达 40%～50%。抗磷脂综合征(antiphospholipid syndrome,APS)是指由抗磷脂抗体引起的一组相关的临床症候群。其常见临床表现包括:复发性的动静脉血栓形成、产科并发症以及血小板减少等。APS 可伴发于系统性红斑狼疮、干燥综合征等自身免疫病,亦可见于无明确自身免疫病的患者。APS 是获得性易栓症最为常见的原因之一。

1. 抗磷脂抗体及其致栓机制　APA 是指主要包括狼疮抗凝物(lupus anticoagulant,LA)和抗心磷脂抗体(anticardiolipin antibody,ACA)在内的一组异质性抗体。其中,LA 的测定是采用磷脂依赖性的凝血试验,而 ACA 的测定通常采用免疫学方法(如 ELISA)。APA 识别的靶抗原主要包括 β_2 糖蛋白 I(β_2-GPI)、凝血酶原和 Annexin-V 等。目前对于 APA 导致血栓发生的机制尚未完全清楚,可能的机制包括:

(1)APA 可活化血管内皮细胞和单核细胞,使组织因子的产生上调并导致内皮细胞黏附分子表达增加。

(2)APA 可激活血小板,使其表达膜糖蛋白Ⅱb-Ⅲa 和促进血栓素 A_2 的释放。

(3)APA 与凝血调节蛋白如凝血酶原、FⅩ、蛋白 C 以及纤溶酶的相互作用可阻碍促凝因子的灭活以及导致纤溶受抑。

(4)补体系统的活化。

上述作用共同导致了 APS 患者机体高凝状态的产生。

2. 临床表现

(1)血栓形成:血栓形成是 APS 患者最主要的临床表现,可发生于动脉与静脉,其中静脉血栓事件更为多见。常见的静脉血栓事件包括下肢深静脉血栓形成、肺栓塞等,亦可见到少见部位的静脉血栓形成;动脉血栓事件最常累及脑部血管,以缺血性脑卒中和短暂性脑缺血最为常见。

(2)产科并发症:亦是 APS 的典型临床表现,主要包括妊娠早期的习惯性流产、妊娠中期死胎以及因重度先兆子痫或胎盘功能不全而导致胎儿早产。

(3)其他常见的临床表现:包括血小板减少、皮肤网状青斑或溃疡、心脏瓣膜病、肾脏病变(肾动脉狭窄、APS 肾病)、中枢神经系统病变(偏头痛、癫痫、认知障碍、血管性痴呆、横贯性脊髓炎等)和肺部病变(肺动脉高压、肺泡出血)等。

(4)灾难性抗磷脂综合征(catastrophic anti-phospholipid syndrome,CAPS):是 APS 的一种特殊类型,指在 aPL 阳性患者短时间出现的多发血管血栓形成并导致器官功能障碍的一类血栓性微血管病,约占 APS 患者的 1%。CAPS 常发生于合并感染、停用抗凝药、创伤或手术后,具有很高的死亡率。

3. 实验室检查　目前推荐用于 APS 诊断的 APA 检测主要包括 LA、ACA 和抗 β_2-GPI 抗体。其中,LA 检测依据国际血栓与止血协会制订的标准建议按以下步骤进行:

(1)筛选试验:依赖磷脂的凝血时间延长,可选用 APTT、KCT、dRVVT 或稀释的 PT。

(2)混合试验:正常血浆不能纠正患者凝血时间的延长。

(3)确证试验:补充外源性磷脂可缩短或纠正延长的筛选试验。

(4)排除其他可能存在的抗凝物。

ACA 和抗 β_2-GPI 抗体的检测通常采用 ELISA 方法,目前认为 IgG 型和 IgM 型抗体具有诊断意义。

上述 APA 检测结果如阳性,需间隔至少 12 周重复测定,以排除一过性的非病理性 APA。

4. 诊断与鉴别诊断　目前最常用的 APS 诊断标准为 2006 年发布的悉尼 APS 分类标准。

(1)临床标准

1)血栓形成:指发生于任何组织器官的动、静脉或小血管的血栓形成,须由影像学、多普勒超声或组织病理学证实血管栓塞。

2)病态妊娠:3 次以上发生在妊娠 10 周之内的无法解释的习惯性流产;在妊娠 10 周或10 周以上发生的不明原因的死胎(胎儿形态正常);在妊娠 34 周或之前因先兆子痫或胎盘功能不全引起的正常形态胎儿早产。

(2)实验室检查标准(表 7-4)。

表 7-4　APS 的实验室诊断标准

1	LA 阳性
2	血清或血浆 IgG 或 IgM 型 ACA 呈中、高滴度阳性 ($\geqslant$40GPL 或 MPL,或$\geqslant$第 99 百分位数)
3	血清或血浆 IgG 或 IgM 型抗 β_2-GPI 抗体阳性(滴度$\geqslant$第 99 百分位数)

注:上述 APA 阳性均需两次以上且时间间隔>12 周

符合上述至少一项临床标准和至少一项实验室标准的患者可以诊断 APS。

(3)治疗原则：APS患者治疗的目的在于预防血栓事件或产科并发症的发生。对于无症状的APA携带者，通常无需治疗，仅在高危情况下（如手术、长期制动或产后）给予预防性抗凝；对于确诊APS的患者，如已发生有静脉血栓事件，建议采用华法林长期抗凝；对于既往有产科并发症的APS患者，建议在妊娠期给予小剂量阿司匹林联合预防剂量的低分子量肝素抗凝治疗。

对于灾难性抗磷脂综合征患者，除给予抗凝治疗外，可考虑给予激素冲击治疗或血浆置换。无效的患者亦可尝试利妥昔单抗或补体抑制剂治疗。

五、药物治疗方案

（一）获得性凝血因子Ⅷ抑制物的药物治疗

1. 血友病A的获得性因子Ⅷ抑制物

(1)低滴度抑制物

1)输注凝血因子制剂：对于出血症状严重，抗体效价为低（<5BU/ml）或中度（5～10BU/ml）的患者，可通过输注纯化的人凝血因子Ⅷ（human coagulation factor Ⅷ）浓缩物，剂量给予无抑制物血友病患者的2～3倍。治疗目的是中和抑制物并维持血浆中因子Ⅷ水平达到35～50 U/ml。成人常规给药剂量标准：首次给予负荷剂量60～120U/kg，而后以维持剂量10U/(kg·h)持续输注；或30～60U/kg，每12小时输注一次至FⅧ：C>5%或抑制物滴度<5BU/ml；或者根据效价调整给药剂量，每次[20U/(kg·BU)＋40U/kg]，每1～4小时输注一次。若输注后4～6天抑制物滴度再次升高，可加用免疫抑制剂。

2)免疫耐受疗法：部分患者产生抑制物后，在输注因子Ⅷ 100次左右时抑制物有可能消失，可能与产生免疫耐受（immune tolerance）有关，进行免疫耐受诱导治疗，抑制物可能会消失。产生的因子Ⅷ抑制物对于因子Ⅷ的中和作用具有种属特异性，对牛和猪的因子Ⅷ中和作用较轻，特别是猪的因子Ⅷ，因此输注猪的因子Ⅷ通常可使患者体内因子Ⅷ水平升高。但我国尚没有动物来源的凝血Ⅷ因子制剂。

对于抑制物水平<10 Bethesda单位（BU/ml）水平、经济条件允许的患者可考虑通过规律输注Ⅷ因子来诱导患者产生免疫耐受，使抗体水平降低，即免疫耐受疗法，但对于高反应者效果差。输注因子Ⅷ的常规剂量为100U/(kg·d)，也有更小剂量取得疗效的报道。平均疗程为37个月可取得免疫耐受，复发率低。该疗法有失败的风险，联合免疫抑制剂可提高成功率，缩短取得免疫耐受的时间。产生抑制物抗体后，每隔几天以小剂量FⅧ维持。

3)免疫抑制剂：单用效果不佳，可配合输注因子Ⅷ来诱导免疫耐受。对于临床无出血倾向或轻度出血的低滴度（<5BU/ml）可不输注凝血因子而单独给予免疫抑制剂治疗，常用的药物有泼尼松（prednisone）60mg/d连续3～6周，可联用环孢素（ciclosporin，CsA）监测血药浓度、硫唑嘌呤（azathioprine）100～150mg/d，口服、环磷酰胺口服2mg/(kg·d)或静脉给药0.6～0.8g，静脉滴注，每周1次等。可考虑加用去氨加压素（desmopressin，DDAVP），给药剂量0.3～0.4μg/kg，加入50ml 0.9%氯化钠注射液中，静脉输注15～30分钟，每日1～2次，多次使用后疗效变差。也可经鼻给药，生物利用度10%～20%。

(2)高滴度抑制物

1)输注重组人活化因子Ⅶ（recombinant human coagulation Ⅶ，rhFⅦa）或凝血酶原复合物（prothrombin complex，PCC）：对于高效价因子Ⅷ抑制物者（如抗体滴度10～30BU/ml），输注重

组人活化因子Ⅶ(rhFⅦa)或凝血酶原复合物常能达到止血疗效,而输注因子Ⅷ通常效果不好。考虑到费用因素,首选凝血酶原复合物(PCC),除含因子Ⅸ之外,还含有磷脂、凝血酶原、因子Ⅶ和因子Ⅹ。常规剂量为每次给药 50～75U/kg,每天 2～4 次,根据出血症状决定停药时间,一般一天不超过 200U/kg。有效率 81%,用至出血停止,但需要警惕血栓并发症的发生。rhFⅦa 制剂价格昂贵,初始剂量为 90～120μg/kg,加入注射用水中静脉滴注 20～30 分钟,间隔 2～3 小时重复输注,连续应用 2～3 次,有效率可达到 80% 以上。给予 rhFⅦa 治疗一般不会产生因子Ⅶ抗体,对于血友病 A 和血友病 B 同样有效。需要警惕血栓的形成,约 2% 患者出现静脉血栓或急性心肌梗死。

2)血浆置换和免疫吸附:对于高效价因子Ⅷ抑制物者(如抗体滴度＞30BU/ml),输注因子Ⅷ与血浆置换相结合有利于止血,可快速降低血浆中因子Ⅷ抑制物水平。一般来讲,进行 4～6L 血浆置换可使抗体下降 60%～90%。

利用蛋白 A 层析柱选择性吸附 IgG(除 IgG3)所有亚型的 Fc 片段,可使抗体滴度降低约 10BU/ml,不适于急性出血患者。

3)辅助治疗:①糖皮质激素:对于急性出血期,可口服泼尼松 30～40mg/d,连续服用 7～10天,能改善毛细血管通透性、加速血肿吸收,有效率＞50%;②纤溶抑制剂:氨甲环酸(tranexamic acid)或氨基己酸(aminocaproic acid)可导致继发性肾盂肾炎而导致血尿,故血尿患者禁用。静脉给药,对于口腔出血患者可含服;③32P 胶体滑膜腔注射治疗:适于关节出血频率每半年 3 次以上,关节损伤程度在Ⅲ级或以下的患者,并辅以关节康复训练;④静脉输注人免疫球蛋白(human immunoglobulin,IVIG):免疫球蛋白中的特异抗体可一定程度灭活 FⅧ抗体,0.4g/(kg·d),共 5 天,但仅 10%～15% 的患者有效。不良反应有恶心、呕吐和过敏反应,对于少数患者影响肾功能;⑤有报道表明利妥昔单抗(商品名:美罗华)对于高滴度抑制物的患者效果很好,可给予常规剂量 375mg/m², 每周给药 1 次,连续治疗 4 周。

2. 自发获得性因子Ⅷ抑制物　与血友病 A 患者的因子Ⅷ抑制物的治疗方法相似,也以控制出血和清除抑制物为治疗目标。自发获得性因子Ⅷ抑制物具有如下特点:

(1)抑制物效价水平低,常表现为低反应者,输注凝血Ⅷ因子一般不会引起显著的免疫记忆反应。人凝血Ⅷ因子自身抗体与猪凝血Ⅷ因子的亲和力低,多数患者输注猪来源凝血Ⅷ因子(75U/kg)不诱发抑制物生成,但我国没有该制剂。

(2)多数患者对于免疫抑制剂敏感,单用免疫抑制剂可取得一定疗效。

(3)多数患者给予大剂量免疫球蛋白治疗可降低抑制物效价。

(4)抑制物效价＜5BU 的患者仍具有生成、贮存、释放因子Ⅷ和 vWF 的能力,可给予 DDAVP。

(二) 抗磷脂抗体和抗磷脂抗体综合征的药物治疗

1. 单纯抗磷脂抗体阳性　单纯无症状的抗磷脂抗体阳性通常无需治疗,儿童病毒感染之后以及成人出现的抗磷脂抗体阳性均可能是一过性的,但需要定期随访。对于中高效价 IgG 型 ACA 患者,也可应用小剂量阿司匹林(aspirin)75～100mg 口服,每天 1 次,预防血栓的发生。在接受创伤性手术之前,建议给予预防剂量的低分子量肝素(low-molecular-weight heparin,LMWH),即术前 12 小时开始给药,每天一次皮下注射 4000AxaIU。

2. 血栓发生的高危患者　对于具有高危因素的患者应考虑使用抗凝药物预防血栓的

发生,比如需要卧床患者、有血栓栓塞家族史的有明确 APS 的患者,系统性红斑狼疮(systemic lupus erythematosus,SLE)伴高滴度 APA 的患者。

SLE 等疾病患者出现抗磷脂抗体阳性,用免疫抑制剂治疗原发病的同时可能使抗体减少或消失。

3. 血栓并发症的患者 对于发生抗磷脂抗体(APA)阳性相关急性血栓栓塞的患者,在给药条件允许的情况下,进行抗凝及溶栓治疗,并需在治疗结束后终身服用抗凝药物,目标 INR 2.0～3.0(不超过 3.5)。有研究表明,停用口服抗凝药之后 2 年内复发率约 50%,8 年内达到约 80%,复发部位通常为初发部位。如果发生的是动脉血栓,采用高强度抗凝治疗,目标 INR3.0～4.0,或标准强度抗凝治疗(目标 INR 2.0～3.0)加用血小板聚集抑制剂如小剂量阿司匹林(75～100mg,口服,每天 1 次)。LA 的存在使 INR 更加难以调整至稳定,在预防血栓的同时需要关注出血的可能,密切自查有无如黑便、牙龈出血、眼底出血等症状。

APA 相关的血栓栓塞可根据血栓的部位分型(表 7-5),不同的分型的患者推荐的给药方案有所不同。Ⅰ型以华法林长期治疗;Ⅱ型采用高强度抗凝或华法林＋小剂量阿司匹林治疗;Ⅲ、Ⅳ型采用华法林＋小剂量阿司匹林治疗;Ⅴ型可应用小剂量阿司匹林＋预防剂量肝素或低分子肝素(LMWH)。

表 7-5 APA 相关血栓栓塞疾病的分型

分型	血栓部位
Ⅰ	深静脉血栓:上下肢、下腔、肠系膜、肝门、肾静脉血栓和肺栓塞
Ⅱ	动脉血栓:冠状动脉、主动脉、外周动脉、颈动脉血栓
Ⅲ	脑血管或视网膜动、静脉血栓
Ⅳ	以上三型混合
Ⅴ	胎盘血管血栓引起的流产,称"胎儿流产综合征"
灾难性 APS	数周内发生的多脏器血栓引起多脏器功能衰竭,多由停用抗凝药物、手术或感染诱发

4. 抗磷脂抗体综合征同时有血栓形成和血小板减少的患者 可按照 ITP 的治疗方法,根据血小板计数来调整给药方案,因此需持续监测血小板计数。如果血小板计数>50×10^9/L,控制 INR 2.0～3.0,如果血小板计数为(20～50)×10^9/L,需加用糖皮质激素,抗凝目标仍是控制 INR 2.0～3.0,如果糖皮质激素效果不佳可考虑加用达那唑(danazol),300～600mg/d,分次口服;硫唑嘌呤可降低维生素 K 拮抗剂(如华法林)的抗凝作用,这个相互作用容易被忽视。若血小板计数<20×10^9/L,暂停抗凝治疗,给予糖皮质激素和达那唑,可考虑静脉输注人免疫球蛋白升血小板治疗。

5. 灾难性抗磷脂综合征 应积极治疗,单纯抗凝治疗效果不佳。行血浆置换、标准剂量肝素抗凝、大剂量甲泼尼龙(methylprednisolone)冲击治疗(如 500mg/d,连续 4～5 天),联合应用静脉注射环磷酰胺(cyclophosphamide,CTX)及静脉输注人免疫球蛋白治疗。同时监测并治疗全身性感染等并发疾病,也有溶栓治疗有效的报道。

(三) 肝脏疾病导致出凝血异常的药物治疗

1. 补充凝血因子 适于出血症状较重、凝血指标异常的患者。

(1)新鲜冷冻血浆(fresh frozen plasma,FFP):首选治疗措施,可补充凝血因子和各种生理性抗凝蛋白,不包含血小板。常规需要量为 15ml/kg,一般来讲输注 600ml 可改善 PT 3 秒,每天 1～2 次,纠正 APTT 至正常上限的 1.5 倍以下。

(2)凝血酶原复合物:可补充凝血因子Ⅱ、Ⅶ、Ⅸ、Ⅹ,一般首次给予负荷剂量 10U/kg,根据病情给予 5～10U/kg,每天 1～3 次。

(3)纤维蛋白原制剂:在血浆纤维蛋白原含量(FIB)<100mg/dl 时,可考虑补充。3g 人纤维蛋白原(human fibrinogen)可使 FIB 升高约 100mg/dl,目标纤维蛋白原水平达到150～200mg/dl,不必达到正常范围。

2. 输注血小板 PLT<(20～30)×10⁹/L 且有出血倾向的患者可考虑输注血小板,一般输注 1U 血小板后可使 PLT 计数增长约 20×10⁹/L,最好控制血小板水平>50×10⁹/L。但因为血小板大量储存在脾脏,半衰期缩短,很难通过输注血小板使 PLT 计数达到 70×10⁹/L 以上。在创伤性操作前可考虑预防性输注血小板。不主张行脾切除术来增加血小板。

3. 拮抗体内肝素样物质 给予鱼精蛋白(protamine)50mg 拮抗血浆内肝素及类肝素物质(1mg 硫酸鱼精蛋白可中和 100U 肝素,即 1mg 肝素),此后根据病情追加剂量,每次给予 50mg,加 20ml 生理盐水,缓慢静推时间大于 10 分钟,通常情况下给药间隔不要短于 1 小时,一般每天给药 2～3 次。

4. 抑制纤溶亢进 补充凝血因子后仍然不能有效止血的患者应考虑并发纤溶亢进的可能性,可给予常规剂量氨甲环酸或氨基己酸治疗,可使已经形成的少量血凝块不被纤溶物质溶解,起辅助止血的作用,但剂量过大可促进凝血系统的过分活化,增加血栓的风险。

5. 补充维生素 K 梗阻性黄疸可影响维生素 K 的吸收和利用;G-广谱抗生素可改变肠道菌群,抑制肠内细菌合成维生素 K,对于这些患者补充维生素 K 治疗有效,每次给予 10mg 皮下或静脉给药。

六、药学监护与药学服务

(一)药物治疗的安全性监护

1. 出血并发症的监护 中枢神经系统(central nervous system,CNS)出血,是最常见的致死因素。若出现不明原因的头痛、嗜睡,应该就诊观察,行 MRI、CT 确定有无 CNS 出血,尽早应用大剂量凝血因子治疗(如 FⅧ>100U/kg,每 12 小时至少给药一次)。

口鼻及咽部出血,联合应用抗纤溶药物和凝血因子制剂,可加用 DDAVP。

消化道出血应查出血的部位及原因,如胃溃疡、胃底静脉曲张及肠道息肉等,对病因治疗。

关节出血应及早经验性输注凝血酶原复合物,如患者出现膝部或肘部肿胀、发热的症状,可用夹板固定关节直至肿胀消退。

血尿禁用抗纤溶药物,因为这类药物有保护血凝块的作用,会阻塞肾小管而无法再通,可输注凝血因子治疗。

肌肉出血应采用糖皮质激素缓解疼痛及抗炎,严重出血应采用外科引流减压,输入凝血因子,卧床休息至肿胀消退,常因活动引起复发,但应长期理疗使肌肉强壮。

2. 肝脏疾病造成凝血功能异常的特点 维生素 K 依赖性凝血因子(FⅡ、FⅦ、FⅨ、FⅩ)、纤维蛋白原、FⅤ、FⅧ均在肝脏合成,FⅦ半衰期 4～5 小时,对肝脏的蛋白质合成功能受损最为敏感,故最先出现 FⅦ减少引起的 PT 延长;另外纤维蛋白原半衰期显著缩短也使 PT 延长,而其他凝血因子(FⅡ、FⅨ、FⅩ、FⅤ)水平下降引起 APTT 延长。

另外,多数肝硬化患者的 tPA 水平是正常水平的数倍,容易导致原发性纤溶亢进,纤维蛋白降解产物(FDP)升高,FDP 可干扰凝血因子和纤维蛋白原发挥作用,并损害血小板聚集。并且,由于脾功能亢进和纤溶亢进常见血小板减低,使临床有出血倾向。

肝病导致出血的根本原因是肝细胞的大量坏死,治疗肝病原发病可改善症状。对于维生素 K 吸收减少和严重肝病的患者,补充维生素 K 10～30mg/d 可取得一定疗效。而补充血小板不是重要的措施,仅在血小板严重下降时考虑输注。

3. 普通肝素(unfractionated heparin,UFH)与低分子量肝素(LMWH)的异同　UFH(平均分子量约 16 000)通过激活 AT-Ⅲ而发挥抗凝作用,其与 AT-Ⅲ的赖氨酸残基结合,使其发生构象变化,从而导致 AT-Ⅲ的精氨酸反应部位与相关凝血因子的丝氨酸结合,形成无活性的复合物,从而灭活凝血因子Ⅱa、Ⅹa,抑制凝血因子Ⅸa、Ⅺa、Ⅻa、ⅩⅢa,对因子Ⅹa 有较弱的直接抑制作用。小量肝素-AT-Ⅲ与凝血因子Ⅹa 相作用,阻止因子Ⅱ转化为凝血酶;大量肝素-AT-Ⅲ与凝血酶相作用,阻止纤维蛋白原转化为纤维蛋白。普通肝素用药过程须严格监测 APTT,药物过量可用鱼精蛋白拮抗。

LMWH(分子量 3000～10 000)为短链制剂不能同时与 AT-Ⅲ和因子Ⅱa 相结合,因此直接抑制凝血因子Ⅹa 的作用更强,灭活 FⅡa 的作用较弱。LMWH 抑制 FⅩa 的作用时间较长,此外还有促进 tPA 释放和保护血管内皮的作用,增强抗栓作用。LMWH 过量引起出血的发生率较低,但一旦发生,没有特效药物解救,只能对症输入凝血因子。LMWH 的半衰期约为 UFH 的 2～4 倍,皮下注射的生物利用度约为 100%,应用常规剂量无需常规监测 APTT。由于与凝血因子的结合位点较多,特别是对于 FⅡa 的灭活作用,普通肝素对血小板的数量及功能均有一定影响,而与之相比,低分子量肝素对于血小板的影响较小。

4. 低分子量肝素的特殊人群监测指标　对于肾功能不全、肥胖(BMI＞30kg/m²)或体重过轻(女性＜45kg 或男性＜57kg)的患者,LMWH 的安全性不确定,出血风险增加,建议定期监测抗 Xa 因子活性,在给药后 4 小时采集血样为最佳,2～3 天重复一次,根据结果调整肝素的剂量。

肾功能不全的患者,用药前应评估肾功能,用药过程中也应该复查肾功能指标。对于 CCr＞50ml/min 的患者,无需减量但仍需严密监测;CCr30～50ml/min 的患者,建议减少 25%～33%剂量;CCr＜30ml/min 的患者不建议使用,可改用口服抗凝药物。

对于肝功能不全、胃肠道溃疡史或其他器官出血史、大脑或脊髓手术后、脉络视网膜血管疾病的患者,应定期监测 APTT,如果 APTT 达到正常值上限的两倍以上则出血风险增加,应减少剂量。

(二) 药物治疗的有效性监护

1. 选择去氨加压素(DDAVP)的标准　DDAVP 是一种血管加压素的衍生物,可介导 FⅧ、vWF、纤溶酶原激活物从内皮细胞迅速释放至血液循环中,vWF 与 FⅧ相结合,使血浆的 FⅧ水平增高约 2～3 倍,并增加 FⅧ:C 的稳定性。重复给药应间隔 24 小时以上,以再次充实 FⅧ储存。不良反应多轻而短暂,如注射过程中可能出现面色潮红、心率加快、轻度头痛、鼻塞等,少见水肿。

DDAVP 适于出血症状不显著的轻度至中度患者,抑制物效价为低水平,滴度＜3～

5BU/ml 的血友病 A 获得性因子Ⅷ抑制物或自发性Ⅷ抑制物的低反应性患者。DDAVP 只对保留生成、贮存、释放因子Ⅷ和 vWF 能力的患者有效。

2. 维生素 K 依赖性凝血因子缺乏症患者的药物治疗监护

(1)作用机制:维生素 K 包括维生素 K_1、K_2、K_3、K_4。维生素 K_1 和 K_2 药理作用强不良反应小,维生素 K_3 和 K_4 药理作用较弱。肝脏合成凝血因子Ⅱ、Ⅶ、Ⅸ、Ⅹ的前体物质多肽后,需要将其谷氨酸基团羧化为有凝血活性的 γ-羧基谷氨酸基团,这个过程需要羧基化酶,维生素 K 为此酶的辅助因子。

(2)给药方案:维生素 K_1 可以口服、静脉输注或皮下注射给药,连续给药 3~4 天,根据 PT 来调整剂量,每次给药 10~20mg。研究表明口服给药比皮下注射发挥疗效更快,更迅速地达到凝血功能正常化。严重出血时皮下给药吸收不完全,静脉给药起效快、体内过程明确,但有发生过敏反应的风险,可将维生素 K_1 10~20mg 以 5%葡萄糖注射液 50ml 稀释后缓慢滴注,可减少严重过敏性休克的风险。抗凝药物引起的出血可以使用维生素 K_1 注射液 10mg 静脉滴注,24 小时内给药剂量不超过 40mg。在进行维生素 K_1 替代治疗之后,约 12 小时后凝血功能指标开始好转,通常在 24~48 小时内可达到正常范围。

对于出血严重患者的急救,可以输注凝血酶原复合物、新鲜血浆。

(3)婴儿出血的监护:给予维生素 K_1 1mg 皮下注射或静脉给药,一般 3 小时左右 APTT 及 PT 可恢复正常,出血症状消除,若未起效则考虑肝病或先天性凝血因子缺乏,同时及时输注凝血因子。

(三) 抗磷脂抗体阳性孕妇的监护

LA 阳性的妇女怀孕后有较高发生血栓或流产的风险,而应用药物预防性治疗又有发生药物潜在不良反应的可能,目前治疗与否的利弊仍无高质量的临床对照试验来论证。对于初次怀孕的患者,若是单纯 LA 阳性或 ACA 水平升高,不建议常规应用低分子量肝素。对于曾流产一次的患者,再次妊娠可给予预防剂量的肝素或低分子量肝素。对于曾多次流产(>2 次)的患者,再次妊娠可给予肝素使 APTT 延长至正常值 1.2~1.5 倍,若治疗期间出现先兆流产则可给予足量治疗剂量的低分子量肝素。

(四) 可改善 FⅧ浓度的药物

雌激素,如女性避孕药,连用 1~2 个月可提高 FⅧ浓度。糖皮质激素,如泼尼松,可减轻出血部位局部的炎性反应,加速血液流动,有利血肿吸收。

 案例分析

患者,女,50 岁。

主诉:间断四肢皮肤瘀斑伴疼痛 20 天。

现病史:20 余天前无明显诱因出现右手指间关节处皮肤青紫,伴右手手掌剧烈疼痛,按摩后肿胀明显并出现皮肤青紫,影响指关节活动。疼痛逐渐向右侧上臂扩展。自行"拔火罐"及按摩后出现皮肤大片瘀斑及硬结。当地诊所予"活血化淤止痛胶囊"、"血栓通"、"鹿角肽"等药物治疗疼痛持续不能缓解,右侧指关节及腕关节肿胀明显不能活动。左上臂内侧出现大片瘀斑、左手背侧大片瘀斑并逐渐向前臂扩散。无齿龈出血,无鼻出血,无痰中带血,无黑便及血尿等,无下肢关节痛。自行按压下肢皮肤可出现瘀斑。6 月 16 日当地医院查血常规血小板正常,凝血指标:APTT 75.8 秒↑,Ⅷ活性 7.5%↓,Fbg 正常,抗 ENA 抗体均

（一）。予输注 FFP 800ml,3 天（分别在 6 月 16 日、6 月 20 日、6 月 21 日),人凝血Ⅷ因子 750U/d,3 天（6 月 17 日至 6 月 19 日),1000U/d（6 月 24 日)及卡络磺钠、氨甲环酸止血治疗。瘀斑逐渐减轻。监测 APTT 波动于 57～90 秒,因子Ⅷ活性波动于 5.4%～16%。6 月 27 日就诊于门诊,查凝血功能 APTT:91.5 秒,1:1 正常血浆纠正:39.7 秒,为进一步诊治收入院。

既往史:2006 年诊断过敏性鼻炎;2008 年诊断子宫内膜异位症;2010 年诊断高血压病。1989 年行宫外孕手术,术中曾输血;2003 年行阑尾炎手术;2011 年 2 月行痔疮手术,三次手术均否认大出血。

个人史:生长于原籍,无毒物及放射性物质接触史,无烟酒嗜好。

月经及婚育史:平素月经量多,本次月经量较少。适龄结婚,育有一子,家人体健。

入院查体:T 37.1℃,R 19 次/分,P100 次/分,BP 117/72mmHg。双上肢、双下肢可见片状瘀斑,心肺（一),肝脾肋下未及。全身关节无肿胀。

入院诊断:皮肤瘀斑原因待查。

辅助检查:入院后完善检查,血常规及肝肾功能检查未见明显异常。行凝血检测示 PT 10.0 秒,APTT 97.4 秒,D-Dimer 196μg/L,INR 0.92;行 APTT 正浆纠正试验示即刻 39.7 秒,孵育 2 小时为 96 秒。

诊疗经过:

1. 进行因子Ⅷ活性测定,明确是否存在内源性凝血途径异常及凝血因子抑制物可能,完善诊断。

2. 测定凝血因子Ⅺ、Ⅻ、Ⅸ活性。

3. 筛查自身抗体、肿瘤指标,排除或防治并发疾病。行 MRI 明确有无内脏出血及其他器官出血。

因子Ⅷ活性测定回报 1%（正常范围 50%～150%),FⅪ、FⅫ、FⅨ活性正常。Ⅷ因子抑制物:10BU/ml 血浆。考虑获得性Ⅷ因子抑制物（获得性血友病 A）诊断明确。行自身抗体、肿瘤指标筛查等未见明显异常,考虑特发性获得性血友病 A 可能性大。

主要治疗药物如下:

凝血酶原复合物 1000U,静脉滴注,每 12 小时 1 次,第 3～11 天;

泼尼松 60mg,口服,每天 1 次,第 3～13 天;

CTX 0.6g ＋0.9%氯化钠注射液 30ml,静脉注射,每周 1 次,第 6 天。

患者出血症状逐渐好转,2011 年 7 月 9 日予以出院,嘱 1 个月随访。1 个月后复查因子Ⅷ抑制物滴度无下降,加用利妥昔单抗 375mg/m²,每周 1 次,共 4 次静脉输注治疗,1 个月后随访回报抗体消失,复测 FⅧ水平接近正常。

出院诊断:获得性血友病 A。

出院带药:泼尼松片 60mg,口服,每天 1 次;环磷酰胺 0.6g,静脉滴注,每周 1 次;利妥昔单抗 600mg,静脉滴注;每周 1 次,共 3 周。

病例特点及诊断要点:

1. 中年女性,以皮肤大片瘀斑为主要表现,既往无出血史。

2. 实验室检查提示 APTT 延长,正常血浆不能纠正,孵育 2 小时后进一步延长,考虑存在内源性凝血途径抑制物。

3. FⅧ水平及抑制物测定证实存在获得性FⅧ抑制物,且以特发性可能性大(无基础疾病)。

4. 旁路止血及免疫抑制治疗(激素、CTX及利妥昔单抗)有效。

用药分析与监护要点:

1. FⅧ抑制物效价及初始给药方案 本例患者抑制物滴度为10BU/ml血浆,属于中滴度FⅧ抑制物,既往输注FⅧ疗效不佳,且患者经济条件不允许进行诱导免疫耐受治疗。故首选输注凝血酶原复合物,联合免疫抑制剂治疗。患者凝血因子Ⅷ活性测定回报1%,属于重度血友病A,有反复皮肤瘀斑,存在自发性皮肤黏膜出血等轻度出血症状,无内脏出血、关节出血、肌肉出血等症状。推荐凝血酶原复合物的给药剂量50U/(kg·d),分2次给药。患者体重50kg,仅有轻度出血症状,给予PCC 1000U,每12小时1次,静脉输注治疗8天至皮肤瘀斑好转,按压无新发瘀斑。联合泼尼松60mg/d 口服,及环磷酰胺(CTX)0.6g,静脉注射,每周1次,以清除抑制物,根据抑制物清除情况确定疗程,初始给药4周,随访回报抑制物滴度没有下降而重复一个疗程,并加用利妥昔单抗,继续治疗4周随访。若要延长疗程,可改为口服CTX治疗,常规剂量为100mg/d,生物利用度75%。

目前市售产品有重组人凝血Ⅷ因子制剂(如拜科奇、百因止)和血源性的人血Ⅷ因子制剂(如康斯平、海莫莱士),推荐剂量相同,重组制剂消除了传播已知或未知血源性病原体的可能,但价格也昂贵许多。

2. 疗效的监护 没有明确的疗效标准,以症状缓解、抑制物滴度下降或抗体消失为治疗目标。本例患者初始采用免疫抑制剂(泼尼松及环磷酰胺)联合凝血酶原复合物治疗4周后,抗体滴度无下降。有报道表明常规剂量利妥昔单抗对于抗体滴度高、治疗不敏感的患者有很好疗效。加用利妥昔单抗375mg/m²,经计算每次给药600mg,每周给药1次连续4周,治疗效果明显。获得性FⅧ抑制物抗体消失。

3. 利妥昔单抗的用药监护 该患者应用利妥昔单抗过程顺利,未出现输液反应。利妥昔单抗在第一次给药时容易发生输液反应,发生率为10%~30%,有些严重甚至致命,表现为血氧降低、血压减低、喉头水肿、气管痉挛、甚至出现急性呼吸衰竭、心肌梗死、休克。这些临床表现与过敏反应相同,不同点在于多在第一次给药时出现,调慢给药速度或暂停给药之后往往能够继续用。有报道认为,利妥昔单抗的输液反应为细胞因子释放综合征,与原发疾病、输注速度和患者的生理特征等因素有关,区别于通常认为的过敏反应。在给药前给予糖皮质激素或抗组胺药物可减少输液反应的发生。

避免首次给药发生严重输液反应的关键在于控制输液速度:给药前2小时,以30ml/h滴注;给药第3小时,以60ml/h滴注;若过程顺利,第4小时起,以90ml/h滴注。并嘱患者不要自行调快输液速度。但即使遵照适宜的输液速度给药,有时也无法避免在首次给药时发生严重的输液反应。

本例患者HBV筛查为阴性,无需进行预防性抗病毒治疗。

4. 环磷酰胺的用药监护 环磷酰胺溶液仅能保持稳定2~3个小时,需要现配现用。在治疗及随访过程中应注意CTX可能引起的骨髓抑制、心功能损伤、间质性肺炎及肾功能损伤,应定期监测血细胞计数、肝肾功能等。

5. 泼尼松的用药监护 根据患者症状缓解、抑制物滴度下降等相应指标判断糖皮质激素使用疗程及减量时机,该患者中年女性,为骨质疏松高发人群,且需较长一段时间使用大剂量糖皮质激素治疗,可给予补钙及维生素 D 预防。应定期监测大便 OB 及相应消化道症状,警惕大剂量激素诱发胃肠道溃疡。

6．用药指导

(1)凝血酶原复合物:配置前应先将本品和溶媒(灭菌注射用水或 5% 葡萄糖注射液)预温至室温,按瓶签标示量注入溶媒。轻轻转动直至本品完全溶解(注意勿使产生很多泡沫)。药物完全溶解后可用 0.9% 氯化钠注射液或 5% 葡萄糖注射液稀释成 50～100ml,然后用带有滤网装置的输液器进行静脉滴注。初始给药时滴注速度应十分缓慢,观察 15 分钟后稍微加快滴注速度,一般 200U PCC 在 30～60 分钟左右滴完。

若输注速度过快可能出现发热、面部潮红、头痛等不良反应,通常减慢滴速后以上症状可自行消失。

(2)泼尼松的患者教育:早晨起床后服药,以减少对皮质轴的抑制作用,每天一次,即使症状好转,也不可骤停,而应在医生的指导下逐渐减停,以防止病情反跳。告知患者泼尼松常见的不良反应,鼓励其自察,必要时随访,避免感冒、接触感染源。

治疗期间可能出现面色潮红、发胖、心跳加快、情绪激动、上腹部疼痛等不良反应,通常都可耐受,若不严重不可自行停药,但若出现血便或黑便,或者腹痛或上腹疼痛,请及时就诊接受检查。若不能及时就诊可暂停服药。

(3)环磷酰胺的患者教育:CTX 对尿道有刺激性,鼓励患者多饮水以保护尿道。应用环磷酰胺期间不能接受活菌疫苗注射。用药期间出现乏力、发热等症状应就医,警惕严重感染。

(4)利妥昔单抗的患者教育:在第一次给药时容易发生输液反应,临床表现与药物过敏类似,如果在输液过程中出现皮肤痒痛、皮疹、面部潮红、呼吸困难或胸痛立即呼叫医生。首次给药的输液反应发生率较高(10%～30%),是该药的作用特点,属于正常现象,暂停给药之后可以以低速继续输注,通常不会再发生相同的症状。减少输液反应的关键在于控制输液速度,因此不能自行调快,特别是首次给药时,请医务工作者调节输液速度。但即使遵照适宜的输液速度给药,有时也无法避免在首次给药时发生严重的输液反应。因此利妥昔单抗需要在正规医疗机构由有经验的医务人员给药。

该药使感染风险增加,在进行利妥昔单抗治疗前后一个月之内不要接受活菌疫苗注射,且需要注意避开感染源。利妥昔单抗需要在 2～8℃ 条件下保存,需要置于冰箱冷藏室。

(朱铁楠　邹羽真　梅　丹)

第六节　弥散性血管内凝血的药物治疗

一、概述

(一) 定义

弥散性血管内凝血(disseminated intravascular coagulation,DIC)是由不同原因导致、以失控的血管内凝血为特征的获得性临床综合征。它可源于和导致微血管系统(microvasculature)的损伤,严重时可造成器官功能障碍。事实上 DIC 本身并不是一种独立的疾病,而是众多疾病复杂病理过程中的中间环节。多种基础疾病或致病因素导致机体凝血系统的激活,微血管内广泛凝血、纤维蛋白沉积而形成微血栓,进而引发大量凝血因子和血小板的消耗,并继发纤溶系统的活化,最终导致出血、栓塞、微循环障碍、微血管病性溶血以及多脏器功能衰竭等多种临床表现。大多数 DIC 起病急骤、发展迅速,如不给予积极治疗,预后不良。

(二) 病因及发病机制

多种疾病均可导致 DIC 的发生,如表 7-6 所示,其中以感染性疾病最为多见。约有35％的革兰阴性菌或革兰阳性菌败血症患者可出现临床显性 DIC。常见的细菌感染包括脑膜炎双球菌、铜绿假单胞菌、大肠埃希菌等革兰阴性菌和金黄色葡萄球菌、肺炎双球菌、溶血性链球菌等革兰阳性菌。病毒感染见于重症肝炎、流行性出血热、巨细胞病毒感染等。少见情况下,疟疾、钩端螺旋体病及真菌感染等也可诱发 DIC。

表 7-6　常见导致 DIC 的病因

严重感染:败血症、感染性休克
产科并发症:羊水栓塞、胎盘早剥、胎死宫内、先兆子痫
恶性肿瘤:实体瘤、白血病
外伤或烧伤、术后
中毒:蛇咬伤
免疫反应:药物反应、血型不合、移植排斥
器官损伤:胰腺炎,严重肝脏衰竭
血管疾病:巨大血管瘤、动脉瘤
药物直接作用:凝血酶原复合物、FⅦa

产科意外为 DIC 的另一常见原因。羊水栓塞、胎盘早剥、前置胎盘、死胎滞留时来自羊水、胎盘及死胎的组织因子大量释入母体血液循环可激活外源性凝血系统而导致 DIC 的发生。在体外试验中,羊水可直接激活凝血系统。胎盘剥离的程度与 DIC 的严重程度密切相关,提示胎盘等组织释出的凝血活酶样物质是导致 DIC 发生的直接病因。

肿瘤和白血病合并 DIC 以前列腺、胰腺、胃肠道肿瘤和肺癌以及急性早幼粒细胞白血病(acute promyelocytic leukemia, APL)为多见。肿瘤细胞可表达不同类型的促凝物质,包括组织因子、肿瘤促凝物(cancer procoagulant,CP)等。其中 CP 为一种半胱氨酸蛋白酶,可直接活化因子 X。前列腺癌和早幼粒细胞白血病时还同时有纤溶系统的激活。

外伤尤其是严重挤压伤、骨折、大面积烧伤、前列腺、胰腺、肺及颅脑手术等,由于大量组织因子释入血液循环,血管内皮损伤以及过度的炎症反应均可促进 DIC 的发生。中毒如毒蛇咬伤后蛇毒中含有直接激活 FX 的蛋白酶。

溶血性输液或输血反应、阵发性睡眠性血红蛋白尿等,由于发生血管内溶血,大量的红细胞破坏后释放出 ADP 和磷脂,激活凝血过程。

严重肝病,如急性肝功能衰竭、梗阻性黄疸等,由于肝脏不能清除激活的凝血因子,凝血因子和抗凝血酶的合成减少,可诱发 DIC。

血管疾病如巨大海绵状血管瘤、主动脉瘤等由于凝血因子在局部大量激活和消耗,可出现 DIC,但大多为慢性过程。

引发 DIC 的病因众多,其具体的发病机制亦不尽相同,但各种原因导致的组织因子进入血液循环,引发外源性凝血途径的激活是 DIC 发生的最主要始动机制。DIC 患者凝血系统显著活化,而其同时存在生理性抗凝系统受抑和纤溶障碍,上述变化导致机体凝血与抗凝的平衡被打破,过量而持续的凝血酶生成导致纤维蛋白原转变为纤维蛋白,沉积于中小血管中形成血栓,进而造成循环障碍、器官功能衰竭和机械性溶血性贫血。同时,大量的血小板和凝血因子消耗和继发性的纤溶亢进,导致出血表现的发生。现今的研究表明,炎症反应和细胞因子的释放、血管内皮细胞受损在 DIC 的发生与发展中起到了至关重要的作用。

二、临床表现和辅助检查

(一) DIC 的临床表现

DIC 在临床上最常见的症状主要为出血、血栓栓塞、休克或循环衰竭以及微血管病性溶血性贫血。此外,DIC 患者尚具有原发病的相关临床表现。依据患者的起病缓急,可将 DIC 分为急性 DIC 和慢性 DIC 两型。前者起病急骤,出血表现显著,并常伴有休克或器官功能障碍,主要见于感染、产科并发症、错误输血及外伤等,而后者病程可达数月,常以血栓和纤溶产物增加为主要表现,见于实体肿瘤、巨大血管瘤等。

1. 出血 DIC 患者出血发生率可高达 80%~90%。出血表现可见于全身,以皮肤黏膜出血最为多见,如皮肤紫癜、瘀斑、消化道及泌尿系出血,以及穿刺或手术部位渗血不止等。

2. 血栓栓塞 广泛微血栓形成是导致 DIC 患者多器官功能衰竭的主要原因。DIC 的微血栓各器官均可受累,常见受累部位包括皮肤、肾脏、脑、肺、肾上腺、胃肠道等。栓塞症状取决于受累脏器与受累的严重程度。例如,皮肤受累可导致血栓性坏死,手指或足趾坏疽(暴发性紫癜);肾脏受累可导致蛋白尿、少尿或无尿;消化道受累可导致恶心、呕吐或消化道出血;肺受累可导致不同程度的低氧血症或类似 ARDS 的表现;肾上腺受累可导致肾上腺皮质功能不全(出血性坏死);脑部受累可出现意识障碍、抽搐或昏迷;肝脏受累可表现为黄疸或肝功能衰竭;心脏受累可引起心肌梗死或心源性休克等。

3. 休克 常发生于血管内皮损伤导致的急性 DIC,例如革兰阴性杆菌败血症。事实上,引发 DIC 的基础疾病以及 DIC 自身都可能导致休克的发生。休克一旦发生,又会加重 DIC,形成恶性循环,常规抗休克治疗常常难以奏效。

4. 微血管病性溶血性贫血 DIC 广泛微血栓的形成以及纤维蛋白的沉积可使红细胞变形和破碎,导致血管内溶血的发生。DIC 患者的溶血通常程度较轻,早期往往难以察觉。大量溶血时可导致发热、黄疸、腰痛、酱油色尿等。此时外周血涂片常可观察到红细胞碎片或各种畸形红细胞。

(二) 辅助检查

目前尚没有单独任何一项实验室检查可用于确立或排除 DIC 的诊断,对于实验室检查的结果应密切结合临床,综合分析。由于 DIC 的不同阶段可呈现出不同的实验室检测结果,相较单次实验室结果而言,动态监测对于 DIC 的诊断具有更为重要的价值。目前,常用于 DIC 的筛查试验包括血小板计数减少、凝血时间(PT、APTT 和 TT)延长、纤维蛋白原水平降低、纤维蛋白降解产物(FDP)或 D-二聚体水平升高以及外周血涂片检测到破碎红细胞。除了上述筛选试验外,其他可用于 DIC 的实验室检测指标还包括:凝血因子水平测定(如 FⅧ);生理性抗凝物消耗的特异性检测(如 AT、PC 及 PS 水平降低);分子标志物检测如凝血酶片段 1+2(F_{1+2})、凝血酶-抗凝血酶复合物(TAT)以及可溶性纤维蛋白单体

(sFM)水平的升高;反映纤溶活性的指标例如鱼精蛋白副凝固试验(3P 试验)阳性、优球蛋白溶解时间(ELT)缩短以及对纤溶酶原、α_2 抗纤溶酶、tPA 以及 PAI-1 水平的测定等。此外,近期有研究表明双相 APTT(biphasic APTT)检测对于预测 DIC 的发生具有高度的敏感性和特异性。

三、诊断和鉴别诊断

目前我国采用的 DIC 诊断标准出自《弥散性血管内凝血诊断与治疗中国专家共识(2012 年版)》,具体如下:

(一)一般标准

1. 存在易于引起 DIC 的基础疾病,如感染、恶性肿瘤、病理产科、大型手术及创伤等。

2. 有下列一项以上临床表现:

(1)多发性出血倾向。

(2)不易用原发病解释的微循环障碍或休克。

(3)多发性微血管栓塞症状、体征:如广泛性皮肤、黏膜栓塞,灶性缺血性坏死、脱落及溃疡形成,或不明原因的肺、肾、脑等脏器功能衰竭。

3. 实验室检查符合下列标准(同时有下列三项以上异常)

(1)PLT$<100\times10^9$/L 或进行性下降。

(2)血浆纤维蛋白原含量<1.5g/L 或进行性下降,或>4.0g/L。

(3)3P 试验阳性或血浆 FDP>20mg/L 或 D-二聚体水平升高或阳性。

(4)凝血酶原时间(PT)缩短或延长 3 秒以上,或 APTT 缩短或延长 10 秒以上。

对于疑难或其他特殊患者,可考虑行 AT、FⅧ:C 以及凝血、纤溶、血小板活化分子标记物测定:

1)血浆纤溶酶原(PLG)<300mg/L。

2)抗凝血酶(AT)活性小于 60% 或蛋白 C(PC)活性降低。

3)血浆内皮素-1(ET-1)含量大于 8pg/ml 或凝血酶调节蛋白(TM)增高。

4)血浆凝血酶碎片 $1+2$(F_{1+2})、凝血酶抗凝血酶复合物(TAT)或纤维蛋白肽(FPA)水平增高。

5)血浆可溶性纤维蛋白单体复合物(SFMC)含量增高。

6)血浆纤溶酶-纤溶酶抑制复合物(PIC)水平增高。

7)血浆组织因子(TF)水平增高或组织因子途径抑制物(TFPI)水平下降。

(二)肝病合并 DIC 的实验室诊断标准

1. 血小板小于 50×10^9/L 或呈进行性下降,或血小板活化,代谢产物升高。

2. 血浆纤维蛋白原含量小于 1.0g/L。

3. 血浆因子Ⅷ:C 活性小于 50%(必备)。

4. PT 延长 5 秒以上。

5. 3P 试验阳性或血浆 FDP 大于 60mg/L 或 D-二聚体水平升高(阳性)。

(三)白血病合并 DIC 实验室诊断标准

1. 血小板小于 50×10^9/L 或呈进行性下降,或血小板活化,代谢产物升高。

2. 血浆纤维蛋白原含量小于 1.8g/L。

3. PT 延长 5 秒以上或进行性延长。

4. 3P 试验阳性或血浆 FDP 大于 60mg/L 或 D-二聚体水平升高（阳性）。

（四）基层医疗单位 DIC 实验诊断参考标准（具备以下 3 项以上指标异常）

1. 血小板小于 100×10^9/L 或呈进行性下降。

2. 血浆纤维蛋白原含量小于 1.5g/L 或进行性下降。

3. 3P 试验阳性或血浆 FDP 大于 20mg/L。

4. PT 缩短或延长 3 秒以上或呈动态性变化。

5. 外周血破碎红细胞大于 10%。

6. 血沉低于 10mm/h。

目前国际上通常依据国际血栓止血学会于 2001 年制订的 DIC 诊断积分系统来用于 DIC 的诊断。

首先患者存在与显性 DIC 发病有关的基础疾病应用此评分系统。进行凝血指标检测（包括血小板计数，凝血酶原时间，纤维蛋白原浓度，可溶性纤维蛋白单体或纤维蛋白降解产物），并计算分数：

血小板计数（>100＝0，<100＝1，<50＝2）；

纤维蛋白相关标志（包括 D-二聚体/纤维蛋白降解产物/可溶性纤维蛋白单体）（无增加＝0，中度增加＝2，显著增加＝3）；

凝血酶原时间延长（<3 秒＝0，>3 秒但<6 秒＝1，>6 秒＝2）；

纤维蛋白原浓度（>1.0g/L＝0，<1.0g/L＝1）。

如积分≥5，诊断显性 DIC；每天重复积分。如积分<5，提示非显性 DIC 可能，其后 1～2 天重复积分。

（五）鉴别诊断

应与 DIC 鉴别诊断的疾病主要包括原发性纤溶亢进、血栓性血小板减少性紫癜、严重肝病等。鉴别诊断有赖于病史、临床症状和实验室依据的综合判断。

1. 原发性纤溶亢进　由于并无血管内凝血，故不存在血小板活化，血小板计数通常正常，也缺乏微血管溶血性贫血表现。D-二聚体水平应该正常，硫酸鱼精蛋白副凝试验（3P 试验）应该阴性。据此可将 DIC 与原发性纤溶区别开来。

2. 血栓性血小板减少性紫癜　以血小板减少和微血管病性溶血为突出表现，可伴随发热、神经系统症状、肾脏损害，但缺乏凝血因子消耗性降低及纤溶亢进等依据，可资鉴别。

3. 严重肝病　由于有出血倾向、血纤维蛋白原浓度、多种凝血因子浓度下降，血小板减少，PT 延长以及肝脏对 FDP 及蛋白酶抑制物清除降低，这些表现与 DIC 类似，鉴别诊断常常困难。但严重肝病者多有肝病病史，黄疸、肝功能损害症状较为突出，血小板减少程度较轻、较少，FⅧ：C 活性正常或升高，纤溶亢进与微血管病性溶血表现较少等可作为鉴别诊断参考。但需注意严重肝病合并 DIC 的情况。

四、治疗计划

（一）DIC 的治疗原则

DIC 自身并无特效治疗措施。积极治疗原发病，去除诱因是终止 DIC 的最为关键的治疗措施。在某些情况下，凡是病因能迅速去除或控制的 DIC 患者，凝血功能紊乱往往能自行纠正。但多数情况下,相应的支持治疗,特别是纠正凝血功能紊乱的治疗是缓解疾病的重要措施。

(二) DIC 的主要治疗措施

1. 去除产生 DIC 的基础疾病的诱因　对于感染或败血症引发的 DIC 应早期采用有效的抗生素并应进行感染病灶的清除和引流;对于产科 DIC 患者,尽早娩出胎儿和清除子宫内容物至关重要;对于急性早幼粒细胞白血病合并 DIC 的患者,应尽早针对原发病给予诱导分化治疗。

2. 抗凝治疗　其目的在于阻断血管内凝血的过程,但存在加重出血的风险,而且目前尚未有充分证据证明抗凝治疗可改善 DIC 患者的预后。常用的药物包括普通肝素和低分子肝素等。目前多推荐用于慢性 DIC(如肿瘤合并 DIC、死胎综合征、动脉瘤等)或以血栓栓塞为主要表现的急性 DIC 患者。抗凝治疗宜在积极替代治疗的基础上进行。

3. 替代治疗　DIC 患者由于大量凝血因子和血小板的消耗,常导致显著的出血表现。替代治疗有助于恢复正常血小板和血浆凝血因子水平,控制出血。替代治疗应依据患者的出血表现而非实验室检查的结果。常用的替代治疗措施包括输注血小板、新鲜冰冻血浆、纤维蛋白原、冷沉淀或凝血酶原复合物等。

4. 抗纤溶治疗　因可能导致加重血管内微血栓的形成和器官功能衰竭,通常情况下在 DIC 患者不建议使用抗纤溶药物。但在一些少数情况下,例如致命性出血而其他治疗措施无效或者考虑存在显著纤溶亢进(如急性早幼粒细胞白血病、前列腺癌)时,可以谨慎使用,但通常需在肝素抗凝的基础上进行。

5. 对症和支持治疗　积极补充血容量、防治休克、纠正水电解质紊乱、纠正缺氧等一般支持治疗措施,在 DIC 患者亦具有重要的意义。

五、药物治疗方案

DIC 的药物治疗应在尽可能去除 DIC 诱因和积极治疗原发病的基础上进行,这是终止 DIC 的最关键措施。主要的药物治疗措施包括:

(一) 抗凝治疗

抗凝的主要目的是阻止凝血过度活化、重建凝血-抗凝平衡、中断 DIC 病理过程,肝素是目前最主要的抗凝药物,临床使用的有普通肝素和低分子肝素。

(1)适应证:①DIC 高凝期;②消耗性低凝期而病因不能迅速消除者,在补充凝血因子的情况下应用。

(2)禁忌证:①DIC 晚期或以纤溶亢进为主型者;②颅内出血;③24 小时内新鲜创面、肺结核空洞及溃疡病伴新鲜出血等;④蛇毒所致的 DIC。

(3)用法:①普通肝素(unfractionated heparin,UFH)加入生理盐水中以 10~15U/(kg·h)持续静脉滴注,以 APTT 检验结果调整肝素用量,此方法安全性较高。②首剂 50~100U/kg 静脉滴注,每隔 6~8 小时半量重复,皮下或静脉滴注,以 APTT 结果调整肝素用量,适用于急性 DIC 患者。③每日总量 200U/kg,分 3~4 次给药,每 6~8 小时一次,皮下注射,每疗程 8 天,适用于慢性 DIC 患者。

低分子量肝素(low-molecular-weight heparin,LMWH)用法:①每日 50~100IU/kg,分1~2 次皮下注射,疗程 5~10 天或更长。由于用药方便,在 DIC 治疗中更为常用。②每日 200IU/kg,分 2 次皮下注射,用药间隔时间 12 小时,疗程 5～8 天,用于 DIC 的治疗。低分子量肝素使用较安全,不需 APTT 监测。

(二) 替代治疗

替代治疗指输注凝血因子恢复血小板和血浆凝血因子正常水平,控制活动性出血,可能有助于纠正机体凝血与抗凝之间的失衡。目前已成为 DIC 治疗的主要手段。

适用于消耗性低凝期,以及任何有明确血小板或凝血因子减少证据,或已经进行病因治疗及抗凝治疗 DIC 仍未纠正、有出血症状的患者。尤其在纤维蛋白原<1g/L,血小板计数<$5×10^9$/L,必须补充。但有不能阻断凝血反应恶性循环而加重病情的风险,故必要时须联用抗凝药物。抗凝药物应小剂量应用。

1. 新鲜血浆和新鲜冷冻血浆(fresh frozen plasma,FFP) 输血时不应使用储存血,因已无血小板与因子 V、Ⅷ,并有大量的促凝成分,大量使用可能促进 DIC 的发展。DIC 时应使用新鲜血浆和新鲜冰冻血浆。如果心功能允许,一次输新鲜血浆 800～1500ml,或按 20～30ml/kg 输入,可使凝血因子水平升至正常含量的 50% 以上,纤维蛋白原提高至 1g/L。输新鲜血浆和新鲜冰冻血浆时,可每毫升血浆加入 5～10U 肝素,并将肝素量计入全天肝素总量,即为"肝素化血液制品输入",可提高输血的安全性。

2. 人纤维蛋白原(human fibrinogen) 适用于急性 DIC 伴明显低纤维蛋白原血症的患者。若无明显纤溶亢进,每输入纤维蛋白原 1.0～1.5g,可使血浆纤维蛋白原上升 0.5g/L,一般一次静脉输入 2～4g,以使纤维蛋白原达到 1.0g/L 以上为度。血浆纤维蛋白原需定期复查,以后根据复查值酌情补充。

3. 血小板悬液 血小板低于 $20×10^9$/L,疑有颅内出血或临床有广泛而严重脏器出血的 DIC 患者,需紧急输入血小板悬液。血小板输入要求足量,尽可能维持血小板水平在 $50×10^9$/L 以上。需要注意的是,血小板悬液中的血小板已有部分被活化,大量输注有加重 DIC 的可能。

4. 其他凝血因子制剂 凝血酶原复合物(prothrombin complex,PCC)(含有因子Ⅱ、Ⅶ、Ⅸ、Ⅹ)20～40U/kg,每日 1～2 次;人凝血因子Ⅷ(human coagulation factor Ⅷ)20～40U/kg,每日 1 次;冷沉淀物(含纤维蛋白原、Ⅷ因子、vWF、Ⅷ因子和纤维结合蛋白),主要用于补充纤维蛋白原。

(三) 抗纤溶治疗

由于抗纤溶治疗实际上阻碍了机体在 DIC 时的代偿功能,可引起组织灌注障碍加重而使病情恶化,因此,除了明确的高纤溶亢进疾病如早幼粒细胞白血病和前列腺癌以及 DIC 晚期纤溶亢进成为出血主要原因时,一般不主张使用纤溶抑制剂。由于临床实践中往往不能确定血管内凝血是否已停止,故抗纤溶药一般尚需在抗凝基础上使用。常用药物有氨甲苯酸(aminomethylbenzoic acid,PAMBA)、6-氨基己酸(aminocaproic acid,EACA)和氨甲环酸(tranexamic acid,AMCHA),但它们对已形成的纤溶酶作用不大。

六、药学监护与药学服务

(一) 药物治疗的安全性监护

1. 出血 出血是抗凝治疗常见的不良反应。肝素导致出血的发生率约为 5%～10%,临床使用时需监测 APTT,使其达到基线值的 1.5～2 倍。持续静脉滴注肝素比间断静脉注射肝素引起大出血的可能性要低。皮下注射低分子量肝素的出血发生率相对较低,不需监测凝血指标。不论用何种抗凝药,均需监测患者有无出血症状,尤其是对凝血和抗凝失衡的DIC患者,一定要警惕抗凝导致严重出血的可能。

肝素过量引起的出血,若是较轻微的牙龈出血、皮下瘀点等表现,停药即可缓解;严重的出血应缓慢静脉注射硫酸鱼精蛋白,其使用剂量取决于肝素的用量,通常每1mg硫酸鱼精蛋白可中和100U肝素,如果肝素使用已超过30分钟,硫酸鱼精蛋白的剂量就应减半。硫酸鱼精蛋白的单次最大剂量为50mg,若需要更大的剂量,必须仔细监测患者情况。

2. 高钾血症 肝素可抑制肾上腺分泌醛固酮,故可造成高钾血症。虽然多数患者能通过肾素-血管紧张素系统来调节体内醛固酮的量,但有些患者因长时间使用肝素,或患有糖尿病、肾功能不全,机体不能及时进行调节,或同时使用保钾药(如 ACEI),则可出现高血钾的症状。因此建议对高危患者进行血钾水平监测,尤其是那些使用肝素超过7天的患者。

停用肝素后,高钾血症通常可以自行缓解,对于需要肝素持续治疗的患者,氟氢可的松可以有效地治疗高钾血症。

3. 肝脏转氨酶升高 间断给予肝素可导致谷氨酸转氨酶(ALT)、天门冬氨酸氨基转移酶(AST)等肝脏转氨酶升高,>2.9%的患者升至正常上限的两倍以上。但这种升高是可逆的,停用肝素后一般可自行恢复。也有报道使用低分子量肝素后出现 ALT、AST 升高,但与肝素相比更少见。故使用肝素或低分子量肝素的患者应定期监测肝功能,若明确由抗凝药引起的肝酶持续升高,则不应继续用药。

(二)肾功能不全的 DIC 患者抗凝治疗的药学监护

对使用肝素抗凝的DIC患者而言,肾功能不全并不影响肝素的使用,但若患者使用的是低分子量肝素,对于轻中度肾功能下降的DIC患者,应在密切监测肾功能的情况下谨慎应用,对重度肾功能不全者不推荐使用。低分子量肝素在治疗剂量时对肌酐清除率<30ml/min 的患者禁用。因此,当DIC患者同时伴有肾功能损害时,可选用普通肝素进行抗凝治疗。

(三)DIC 患者抗凝治疗的疗效监护

静脉给予肝素时,部分活化的凝血活酶时间(APTT)是最常使用的监测方法,一般应调整肝素用量,使 APTT 控制在有效治疗范围(正常基线值的 1.5～2.5 倍)。但对于 DIC 患者 APTT 已经延长,难以进行监测。在血栓风险大于出血风险时才建议肝素抗凝,静脉给药剂量为 500U/h,如有需要根据临床反应进行调整。考虑到出血的风险,静脉给药的最大剂量为1000U/h。

 案例分析————————————————————————

患者,女,68 岁。

主诉:反复全身散在皮下瘀斑6月余。

现病史:患者于半年前(2013 年 3 月)无明显诱因出现左胸前皮下瘀斑,直径3～4cm,后发展至右胸前、腹部、双上肢、双侧股内侧,反复发作。就诊当地医院,查血常规提示 PLT 30×10⁹/L,予中成药治疗一月余,症状无缓解。2 月前(2013 年 5 月 23 日)就诊于外院,多次复查血常规示 WBC (6.19～8.21)×10⁹/L,中性粒细胞计数(3.22～5.05)×10⁹/L,Hb 119～131g/L,PLT (11～46)×10⁹/L;凝血:Fbg51～74mg/dl(正常范围 200～400mg/dl),FDP 47.3～127.2μg/ml(正常范围 0～5μg/ml),D-Dimer 3727～6195ng/ml(正常范围 0～

250 ng/ml),PT、APTT 大致正常;肝肾功正常,血涂片及骨髓涂片检查未见明显异常,予纤维蛋白原对症输注治疗。2013 年 7 月 1 日患者于门诊就诊,查全血细胞分析:WBC 6.47×10^9/L,NEUT# 3.59×10^9/L,HGB 129g/L,PLT 41×10^9/L。DIC 全套:PT 14.3 秒,Fbg 0.51g/L,TT 27.0 秒,D-Dimer 14.51mg/L FEU,行肿瘤标志物筛查阴性,为进一步诊治收入院。

入院查体:T 36.9℃,R17 次/分,P 80 次/分,BP 122/78mmHg。前胸、腹部、双上肢、双股内侧散在大片皮下瘀斑,大小不等,颜色不一,心肺(一),腹部未及异常包块,脐周可闻及血管杂音,双下肢无水肿。

既往史:高血压病 10 余年,血压最高达 170～180/100～110mmHg,口服左旋氨氯地平 2.5mg,每天 1 次,血压控制尚可。2 型糖尿病病史 8 年余,现门冬胰岛素 30 早 10U、晚 10U,未规律监测血糖。

个人史及家族史无特殊。

诊疗经过:入院后多次行血常规及凝血指标检测仍提示血小板及纤维蛋白原水平降低,伴 D-二聚体水平升高,结合患者慢性病程,考虑不除外慢性型 DIC。完善胸腹盆增强 CT 提示腹主动脉瘤,未见其他明确占位性病变。故诊断腹主动脉瘤继发慢性 DIC,予那屈肝素钙(速碧林)0.4ml,每天 1 次,皮下注射,同时间断予纤维蛋白原输注,监测患者血小板计数逐渐恢复至正常,血 Fbg 可维持在 1.50～2.0g/L,后转至血管外科行进一步的手术治疗。

病例特点及诊断要点:

1. 老年女性,慢性病程,以反复皮肤瘀斑为主要表现。

2. 实验室检查提示血小板减少伴继发性纤溶亢进(Fbg 下降及 D-二聚体水平显著升高)。

3. 影像学检查提示腹主动脉瘤。

4. 抗凝治疗有效。

5. 外科手术是解决该患者慢性 DIC 的根本治疗办法。

用药分析与监护要点:

1. 治疗方案分析 本例患者以反复全身散在皮下瘀斑为主要症状入院,化验检查示纤维蛋白原和血小板低,同时伴有 FDP 和 D-dimer 高,结合病程考虑慢性 DIC 可能。住院期间查胸腹盆增强 CT 提示腹主动脉瘤,说明原发疾病为腹主动脉瘤,DIC 为腹主动脉瘤的继发表现,因此治疗该患者 DIC 的根本方法应为外科手术。但目前存在凝血因子缺乏且原发病因暂时无法去除,可在抗凝治疗的基础上,予以间断补充凝血因子(纤维蛋白原)。该患者的治疗策略符合 DIC 治疗原则。

2. 药学监护要点

(1)抗凝治疗:该患者使用的是那屈肝素钙抗凝治疗,与普通肝素相比,无需监测患者凝血指标调整用药剂量,使用更为方便,但需注意监测患者的肾功能,严重肾功能损害时不推荐使用低分子肝素,治疗量时对 Ccr<30ml/min 者禁用。该患者在外院查肝肾功能正常,但由于存在腹主动脉瘤疾病,可能会累及双肾动脉而致肾功能恶化,故使用低分子肝素期间需定期监测肾功能,如果存在肾功能异常,可考虑换用肝素。与常规治疗剂量相比,该患者的低分子肝素剂量较低(0.4ml,每天 1 次),仅为预防剂量,考虑患者有皮下出血且血小板低,出血风险较高,且该抗凝治疗有效,故认为合理。抗凝治疗期间需警惕患者有无出血症

状,尤其是消化道出血和颅内出血等严重的、危及生命的大出血。

(2)替代治疗:对 DIC 患者,输入纤维蛋白原以补充 DIC 所消耗的血纤维蛋白原,可降低因凝血因子不足而致的出血风险,这是 DIC 治疗的重要方法。该患者间断予纤维蛋白原输注后,血小板计数逐渐恢复至正常,血 Fbg 可维持在 1.50～2.0g/L,提示替代治疗有效。但由于患者的原发疾病尚未去除,在没有很好阻断凝血反应恶性循环的情况下使用纤维蛋白原有可能反而加重病情,故需注意纤维蛋白原需在充分抗凝的基础上使用。

3. 用药指导:

(1)低分子肝素钙:

1)因不同的低分子量肝素化学结构、分子量、活性不同,故不同厂家的低分子量肝素制剂不能等量互换。该患者使用的低分子量肝素为低分子肝素钙(速碧林),若转至血管外科治疗原发疾病,也应继续使用速碧林,而不宜直接替换为其他制剂。几种常用低分子量肝素的常规治疗剂量见表 7-7,对于不同的厂家生产的同种低分子量肝素的推荐剂量也可能存有差异,用前需要阅读药品使用说明书。

表 7-7　几种常用低分子量肝素的常规治疗剂量

药品名称	1ml 注射液相当于抗 Xa 的 WHO 单位(AxaIU/ml)	常规治疗剂量
低分子肝素钙(速碧林)	9500	85IU/kg(0.1ml/10kg),q12h
低分子肝素钠(克赛)	10 000	100AxaIU/kg,q12h 或 150AxaIU/kg,每天 1 次
达肝素钠(法安明)	25 000	200IU/kg 每天 1 次,或 100IU/kg,q12h

2)抗凝治疗期间需定期监测肾功能,若出现肌酐持续升高需警惕肾功能恶化,必要时换用肝素治疗,监测 APTT 调整剂量。

3)密切监测患者有无出血表现。

(朱铁楠　都丽萍　邹羽真　梅　丹)

第七节　易栓症和高凝状态的药物治疗

一、概述

(一)定义

易栓症不是单一的疾病,而是指由于抗凝蛋白、凝血因子、纤溶蛋白等的遗传性或获得性缺陷或存在获得性危险因素而容易发生血栓栓塞的疾病状态。易栓症患者的主要血栓栓塞类型为静脉血栓栓塞。易栓症一般分为遗传性易栓症和获得性易栓症两类(表 7-8)。常见的遗传性易栓症有蛋白 C(protein C,PC)缺陷症、蛋白 S(protein S,PS)缺陷症、抗凝血酶(antithrombin,AT)缺陷症、凝血因子 V Leiden 突变和凝血酶原 G20210A 突变等,是基因缺陷导致相应的蛋白数量减少和(或)质量异常所致,可通过基因分析和(或)蛋白活性水平测定发现。获得性易栓症有些是容易引发血栓的疾病,如抗磷脂综合征、肿瘤,还有一些则是易发生血栓的危险状态,如长时间制动、创伤、手术等。

表 7-8　易栓症的分类

一、遗传性易栓症	二、获得性易栓症
（一）天然抗凝蛋白缺乏	（一）易栓疾病
1. 遗传性抗凝血酶缺陷症	1. 抗磷脂综合征
2. 遗传性蛋白 C 缺陷症	2. 恶性肿瘤（含隐匿性肿瘤）
3. 遗传性蛋白 S 缺陷症	3. 获得性凝血因子水平升高
4. 遗传性肝素辅因子-Ⅱ缺陷症	4. 获得性抗凝蛋白缺乏
（二）凝血因子缺陷	5. 糖尿病
1. 遗传性抗活化的蛋白 C 症：	6. 骨髓增殖性肿瘤
因子 V Leiden 突变等	7. 肾病综合征
2. 凝血酶原 G20210A 基因突变	8. 阵发性睡眠性血红蛋白尿症
3. 异常纤维蛋白原血症	9. 急性内科疾病（充血性心力衰竭、严重呼吸疾病等）
4. 凝血因子ⅩⅡ缺陷症	10. 炎性肠病
（三）纤溶蛋白缺陷	（二）易栓状态
1. 异常纤溶酶原血症	1. 年龄增加
2. 组织型纤溶酶原活化物（tPA）缺乏	2. 血栓形成既往史
3. 纤溶酶原活化抑制物-1（PAI-1）增多	3. 长时间制动
（四）代谢缺陷	4. 创伤及围术期
1. 高同型半胱氨酸血症	5. 妊娠和产褥期
2. 富组氨酸糖蛋白增多症	6. 口服避孕药及激素替代疗法
3. 高脂蛋白 a 血症	7. D-二聚体水平升高
（五）血小板糖蛋白基因多态性	8. 肿瘤放、化疗
（六）血型:非 O 型血	9. 中心静脉插管
	10. 造血生长因子治疗

（二）常见易栓症

1. 遗传性易栓症

（1）遗传性天然抗凝蛋白缺陷症:主要包括抗凝血酶（AT）、蛋白 C（PC）和蛋白 S（PS）的缺陷。首例遗传性 AT 缺陷症、PC 缺陷症和 PS 缺陷症分别报道于 1965 年、1981 年和 1984 年。2006 年我国多家医院进行了易栓症人群调查,初步发现 AT、PC 和 PS 缺乏的检出率分别为 2.26%、1.06% 和 1.2%,均高于西方人群。这些天然抗凝蛋白缺陷的杂合子发生血栓的危险性比正常人高约 10 倍,其中以 AT 缺陷症的危险性最高。抗凝蛋白缺陷症的纯合子极为罕见,患者往往于出生后不久死于血栓形成。在高加索人群中,约 10% 的深静脉血栓患者存在某种天然抗凝蛋白的缺陷,以 AT 缺陷为主。不同人种中这 3 种蛋白缺陷的检出率以及与血栓的相关性存在差异。尽管缺乏大规模流行病学调查结果的最终证实,天然抗凝抑制物的缺陷似乎是亚洲人种最常见的遗传性易栓因素。在汉族深静脉血栓患者中,天然抗凝蛋白缺陷的检出率高达 50%,而且以 PS 缺陷为主,与日本、韩国、泰国等亚洲国家的报道相似。

(2)遗传性凝血因子缺陷症：常见的有抗活化的蛋白C症（APC-R）和凝血酶原G20210A。APC-R主要是由于FV基因的突变，生成凝血活性正常而对活化的蛋白C（APC）的降解作用不敏感的变异型FV。变异型FV不易被APC降解，故血浆中FVa水平升高，导致血栓危险性升高。最常见的APC-R基因缺陷为FV Leiden，占所有APC-R的90%。FV Leiden最初报道于1994年，是FV基因第1691位的点突变（G→A），导致FV蛋白分子第506位的精氨酸被谷氨酰胺取代，表现出APC-R。其杂合子者静脉血栓的危险性升高3~8倍，纯合子者升高50~80倍。FV Leiden是高加索人群中最常见的遗传性易栓缺陷，人群总检出率高达5%，个别欧洲地区的检出率可达15%，纯合子的检出率竟然达1/5000，在静脉血栓患者中的检出率平均为20%。相比之下，截至目前，FV Leiden在中国（汉族人群）、日本、韩国、泰国等亚洲国家的检出率几乎为零。

凝血酶原G20210A是凝血酶原第20210位的核苷酸发生突变（G→A），生成异常凝血酶原，1996年由荷兰的Poort等首先报道。与FV Leiden相同，凝血酶原G20210A突变在高加索人群中相当常见，检出率达2%~6%，而在亚洲各国人群中，除个别报道外，检出率几乎为零。凝血酶原G20210A携带者血栓危险性升高约3倍，在西方静脉血栓患者中，检出率约为6%。

具有高血栓倾向的遗传性凝血因子缺陷症还有异常纤维蛋白原血症。90%以上的异常纤维蛋白原是由于点突变所致，目前报道的突变类型已逾330种。大多异常纤维蛋白原血症的患者无症状，而有些类型的异常纤维蛋白原虽然形成的纤维蛋白与组织型纤溶酶原活化物（tPA）的结合正常，但纤维蛋白介导的纤溶酶原活化存在异常，导致高血栓倾向。有静脉血栓史的患者中先天性异常纤维蛋白原血症的检出率约为0.8%。目前还没有异常纤维蛋白原血症患者中确切的血栓发生率，估计高达10%~20%。但许多学者认为，异常纤维蛋白原血症的携带者大多在合并其他遗传性或获得性易栓症下才发生血栓。

因子ⅩⅡ在体内无启动凝血的生理作用，因子ⅩⅡ严重缺乏常因纤溶活性降低伴有血栓倾向，尤其是静脉血栓栓塞。

(3)遗传性纤溶蛋白缺陷症：主要涉及纤溶酶原、组织型纤溶酶原激活物（tissue-type plasminogen activator，tPA）和纤溶酶原激活物的抑制物（plasminogen activator inhibitor，PAI）。纤溶酶原或tPA的缺陷可降低纤维蛋白溶解，致高血栓倾向。在有静脉血栓栓塞的患者中纤溶酶原缺陷的检出率达0.38%，几乎与抗凝血酶缺陷的检出率（0.47%）相当。但目前还没有遗传性tPA缺乏与血栓形成相关的确切证据。PAI与血栓的关系也存在争议。

(4)血小板糖蛋白基因多态性：近几年来人们已认识到血小板糖蛋白基因多态性可能是高血栓倾向的遗传性危险因素。糖蛋白Ⅱb/Ⅲa（glycoprotein Ⅱb/Ⅲa，GPⅡb/Ⅲa）是血小板膜上的纤维蛋白原受体。如果GPⅢa基因第二个外显子的第1565位核苷酸发生T→C突变，使蛋白质第33位的亮氨酸变为脯氨酸，可引起GPⅡb/Ⅲa的构象改变，其结果是血小板的促凝活性增强，或血小板更容易被激活，导致高血栓倾向。但在总人群中，它似乎并非动脉血栓的重要危险因素，与冠心病的关系也很微弱。另外，血小板膜上的胶原受体GPⅠa/Ⅱa、整合素α2β1的多态性也可能与血栓相关。

(5)血型：1969年Jick等首先报道ABO血型与静脉血栓形成有关，非O型者静脉血栓的危险性比O型者高2~4倍。非O型者vWF和FVⅢ水平升高，可能与静脉血栓危险性升高有关。Leiden易栓症研究组（LETS）发现，以OO表型为参照，几乎所有非OO表型

（包括 A1A1，A1A2，A1O1/A1O2，BB/BO1/BO2，A1B/A2B）的危险性均呈 2 倍升高。非 OO 表型者若同时为 FV Leiden 携带者，血栓危险性比单纯非 OO 表型者高 23 倍（CI95 9.1～59.3）。

（6）变异型亚甲基四氢叶酸还原酶：MTHFR 677T 是亚甲基四氢叶酸还原酶（methylenetetrahydrofolate reductase，MTHFR）基因变异型的一种，该基因携带者常有轻度同型半胱氨酸水平升高。在高加索人群中，MTHFR 677T 变异型很常见，纯合子携带者就占总人群的 10%，但同型半胱氨酸水平仅轻微升高，因此，对血栓危险性的影响很难估测。一项荟萃分析表明，MTHFR 677TT 表型者与 MTHFR 677CC 表型相比，静脉血栓的危险性升高 20%。

（7）脂蛋白 a（lipoprotein-a，Lp-a）水平升高：Lp-a 水平升高不仅是成人静脉血栓栓塞的独立危险因素，也使儿童的血栓危险性升高 7 倍左右。Lp-a 可抑制纤溶酶原与细胞表面的结合，减少纤溶酶的生成，使凝块溶解受抑。它还灭活组织因子途径抑制物（tissue factor pathway inhibitor，TFPI），从而增强组织因子介导的凝血活性。

（三）获得性血栓危险因素

1. 年龄　年龄是最大的获得性危险因素，老年人静脉血栓形成的危险性比儿童高近千倍。可能的原因包括老年人活动减少、肌张力减低、慢性病增多、静脉受损、凝血因子活性增高等。

2. 手术和创伤　手术相关的静脉血栓形成在国内已开始引起重视。如不采取预防血栓的措施，手术相关的静脉血栓发生率可达 50%，由于大多无症状或症状轻微，易被忽视。不同类型手术的静脉血栓发生率相差较大，以骨科和神经外科手术的发生率为最高。髋关节和膝关节矫形术的血栓发生率约为 30%～50%，即使在预防性抗凝治疗下，仍有 1%～3% 的发生率。腹部手术可达 30%，妇科和泌尿科手术也有较高的静脉血栓风险。严重创伤，尤其是头部创伤、脊髓损伤、骨盆骨折、下肢骨折，静脉血栓形成的危险性曾经高达 50%～60%。手术和外伤导致血栓形成的主要原因是组织因子的释放、血管内皮损伤及术后制动等。

3. 长时间制动　在瘫痪、久病和术后卧床、管形石膏、长距离旅行等情况下，由于通过肢体肌肉活动，促进静脉回流的功能受到影响，导致血流淤滞，易发生静脉血栓。

4. 恶性肿瘤　恶性肿瘤患者中静脉血栓形成的发生率高达 3%～18%。瑞典曾有一项研究显示，19% 的静脉血栓患者在诊断的同时发现有恶性肿瘤，另有 5% 的患者在静脉血栓事件后 1 年内发现恶性肿瘤。有些患者可于肿瘤确诊前数年反复发生静脉血栓或血栓性静脉炎。一般认为，在各种恶性肿瘤中，以腺癌更易引发血栓。恶性肿瘤引起静脉血栓的机制有多方面，包括肿瘤组织释放组织凝血活酶样物质、肿瘤机械性阻塞静脉、患病后活动减少、手术、放化疗等。

5. 口服避孕药和激素替代疗法　研究证明，口服避孕药（oral contraceptive，OCs）包括小剂量 OCs，静脉血栓形成的危险性增加 4～8 倍。大多数 OCs 包含一种雌激素和一种孕激素。将雌激素炔雌醇的剂量从 $150\mu g$ 减少到 $15～20\mu g$ 似乎并未降低危险性。孕激素成分亦有增加血栓形成的危险，第三代孕激素地索高诺酮和 15-去氧高诺酮反而比第二代孕激素左炔诺孕酮引起静脉血栓的危险高 2 倍。另外，含有醋酸环丙孕酮的 OCs 比第三代孕激素的 OCs 引起血栓的危险性还要大。

由于担心单用雌激素会增加子宫内膜癌的发生率,目前激素替代疗法(hormone replacement therapy,HRT)通常联合应用一种雌激素和一种孕激素。最近不少研究表明HRT可使静脉血栓的危险增加2～4倍,是否增加动脉血栓的危险性,各家的研究结果不一。

OCs和HRT可使FⅦ、FⅨ、FX、FⅫ和FⅧ水平增加,多种抗凝蛋白水平降低,破坏了正常的止血平衡,从而导致血栓形成。

6. 妊娠和产褥期　据估计,年龄小于35岁的妇女妊娠期间急性深静脉血栓的发生率为0.6/1000,年龄大于35岁者为1.2/1000,是同龄非妊娠妇女的10倍。有非妊娠期静脉血栓既往史或有静脉血栓家族史的妇女,妊娠期静脉血栓的危险性较高。产褥期发生静脉血栓的危险性亦增加,且比妊娠期危险性更高。妊娠期下肢静脉回流障碍、多种凝血因子活性增高、活动减少等是易栓倾向的原因。遗传性易栓症的孕妇,血栓的危险性更高。

7. 抗磷脂抗体　抗磷脂抗体(anti-phospholipid antibody,APA)主要包括狼疮型抗凝物、抗心磷脂抗体和抗 β_2 糖蛋白Ⅰ抗体。由抗磷脂抗体引起的一组相关的临床症候群称为抗磷脂综合征(APS),是较常见的获得性易栓症。抗磷脂抗体患者血栓形成的发生率约30%～40%。血栓既可发生于动脉也可发生于静脉,但以静脉为主,占70%左右。抗磷脂抗体阳性患者发生静脉血栓的危险性比正常人高约10倍。在一些抗磷脂抗体阳性患者的血清中发现了针对PC、PS或凝血酶调节蛋白等抗凝蛋白的抗体,这也许能部分解释患者的易栓倾向。抗磷脂抗体还可能通过影响血小板活性、凝血或抗凝机制和血管内皮功能而诱发血栓形成。习惯性流产、胎死宫内、早产和胎儿发育迟缓是抗磷脂抗体相关的常见并发症。引起流产和死胎的机制可能是胎盘血管的血栓形成和胎盘梗死。在年龄小于45岁的急性心肌梗死患者中20%有抗磷脂抗体,且有明显的再梗死危险。50岁以下的脑动脉缺血事件患者中有40%左右有抗磷脂抗体。

8. 骨髓增殖性肿瘤(myeloproliferative neoplasms,MPN)　MPN特别是真性红细胞增多症(polycythemia vera,PV)和特发性血小板增多症(essential thrombocythemia,ET)常伴有动静脉血栓性疾病的发生。其中,PV和ET初诊时主要血栓事件的发病率分别约34%～39%和10%～29%,而随访期则分别为8%～19%和8%～31%。无论是PV还是ET,动脉血栓事件的发病率都要高于静脉血栓事件(70% vs. 30%)。与其他类型的获得性易栓疾病相比,MPN患者的静脉血栓事件常发生于少见部位,特别是腹腔内静脉血栓形成,且常常可以成为MPN患者的首发表现。约半数的布加综合征和1/3的门静脉血栓患者合并有MPN。荟萃分析研究显示,腹腔静脉血栓形成患者JAK2基因V617F突变检测的阳性率可达32.7%,其中仅半数患者存在有MPN的临床表现。因此,目前推荐在腹腔内静脉血栓形成患者进行JAK2基因突变的筛查,将有助于发现潜在的MPN疾病患者。MPN患者不仅仅发生血细胞计数的改变,其各种血细胞成分常伴有功能异常,导致了患者高凝状态的发生。

9. 阵发性睡眠性血红蛋白尿症(paroxysmal nocturnal hemoglobinuria,PNH)　PNH显著增加患者静脉血栓疾病的发生率,而静脉血栓栓塞症是导致PNH死亡最为常见的原因。据报道,29%～44%的PNH患者在疾病过程中至少合并有1次血栓栓塞事件。少见部位静脉血栓形成常见于PNH患者,例如肝静脉血栓(布加综合征)、颅内静脉窦血栓以及门静脉和下腔静脉血栓等。其中,布加综合征为 PNH 患者最为常见的血栓部位,约见于 7.5%～25% 的 PNH 患者;而在 9%～19% 的布加综合征患者可检测出 PNH 克隆。对于有溶血表现、存在血细胞减少或发生少见部位血栓的患者,应考虑行流式细胞仪检查除外有无 PNH。PNH 导致易栓状态的机制较为复杂,血小板活化、补体介导的溶血、一氧化氮耗竭、纤溶系统受抑以及炎症介质均可能参与其中。

10. 肾病综合征(nephrotic syndrome,NS)　NS 患者血液存在高凝状态已成共识,膜性肾病和微小病变是肾病综合征并发高凝状态最常见的病理类型。高凝状态与多种因素导致的凝血、抗凝和纤溶功能失衡有关。凝血功能亢进的表现以纤维蛋白原(Fbg)升高最为常见和明显,因子 V 和 Ⅷ 的水平也有不同程度升高,常超过 200%。长期应用肾上腺皮质激素和高脂血症可促进因子 Ⅷ 的活化。NS 患者活动期血和尿中 D-二聚体(D-dimer)含量明显升高,体内补体系统活性增强,均提示凝血的活化。NS 患者的抗凝活性常常降低,如血浆中 AT 水平降低、游离型 PS 缺乏。NS 时常有血小板数量增高、黏附与聚集功能增强,纤溶活性多是减低的。以上改变均有助于血栓形成。NS 患者血栓栓塞的发生率从 6%～44% 不等,静脉血栓较动脉血栓常见。

11. 高凝血因子水平　凝血因子活性的正常水平范围较大,一般在 50%～150%。凝血因子水平在 90% 普通人群水平之上视为高水平。高水平的凝血酶原、FⅧ、FⅨ、FⅪ 以及高水平的凝血酶激活的纤溶抑制物(thrombin activa-table fibrinolysis inhibitor,TAFI)可使静脉血栓的危险性增加 2～3 倍。高水平凝血因子的原因不详,但从家庭聚集现象和有些凝血因子随年龄增长而增长来看,可能为遗传性和获得性因素综合所致。

12. 高同型半胱氨酸血症　在高加索人群中,同型半胱氨酸水平轻度升高者(>18μmol/L)占 5%～10%,中国汉族人群中的情况与之相似,接近 10%。升高的原因可能是前述的 MTHFR 677T 基因变异型,但大多是获得性因素所致,如叶酸或维生素 B_6 或维生素 B_{12} 摄入不足,胱硫醚 β-合成酶缺乏者极为少见。

二、临床表现和辅助检查

(一) 临床表现

易栓症的主要临床表现为血栓形成,血栓类型以静脉血栓为主,也可以由动脉血栓和微血栓形成,主要取决于由何种易栓症引起(表 7-9)。

表 7-9　不同易栓症的血栓类型

以静脉血栓栓塞为主	静脉和(或)动脉血栓栓塞
杂合子 FV Leiden	抗磷脂综合征
杂合子凝血酶原 G20210A	高同型半胱氨酸血症
杂合子抗凝血酶缺陷	阵发性睡眠性血红蛋白尿症
杂合子蛋白 C 缺陷	骨髓增殖性肿瘤
杂合子蛋白 S 缺陷	纯合子遗传性易栓症
肿瘤	

在静脉血栓形成中以深静脉血栓(deep venous thrombosis,DVT)形成的危害较大。血栓脱落引起肺血栓栓塞症(pulmonary thromboembolism,PTE)是 DVT 常见和严重的并发症,也是静脉血栓形成导致死亡的主要原因。由于 DVT 常发生 PTE,PTE 常源于 DVT,故目前将两者合称为静脉血栓栓塞症(venous thromboembolism,VTE),是易栓症最常见的血栓类型。

每一种遗传性易栓症或获得性易栓因素诱发静脉血栓的危险度不尽相同。通常情况下,仅存在一种血栓危险因素时一般不引起 VTE,但多种血栓危险因素并存时,无论是遗传性易栓症与获得性易栓状态并存,还是几种遗传性易栓症或几种获得性易栓状态并存,VTE 的危险性大大增加。大多情况下,遗传性易栓症是在获得性易栓状态下发生血栓事件。

易栓症还可伴有其他临床表现。例如,产科并发症,尤其是反复自然流产或胎死宫内是抗磷脂综合征的主要表现。各种遗传性易栓症的妇女可有流产和宫内发育延迟,其可能的机制是胎盘血管床微血管血栓形成导致胎盘功能不全。遗传性易栓症还可引起严重先兆子痫和 HELLP 综合征(溶血、肝酶升高、血小板减少综合征)等表现。

(二)辅助检查

1. 遗传性易栓症 抗凝蛋白缺陷是中国人群最常见的遗传性易栓症,建议筛查的检测项目包括抗凝血酶、蛋白 C 和蛋白 s 的活性。存在抗凝蛋白活性下降的个体,有条件时应进行相关抗原水平的测定,明确抗凝蛋白缺陷的类型。哈萨克、维吾尔族等高加索血统的少数民族人群除了筛查上述抗凝蛋白,还应检测活化蛋白 C 抵抗症(凝血因子 V Leiden 突变)和凝血酶原 G20210A 突变。上述检测未发现缺陷的 VTE 患者,建议进一步检测血浆同型半胱氨酸,因子 VIII、IX、XI 和纤溶蛋白缺陷等。

2. 获得性易栓症

1)抗磷脂综合征:抗磷脂抗体检测包括狼疮抗凝物(LA)、抗心磷脂抗体(ACA)和抗 β_2 糖蛋白 I(β_2-GPI)抗体。LA 的检测应在抗凝治疗前或停用口服抗凝药至少1周后进行。抗磷脂抗体作为抗磷脂综合征的诊断条件之一,应至少一项抗磷脂抗体两次检测阳性,且两次检测至少间隔 12 周。

2)隐匿性肿瘤:不推荐在 VTE 患者进行撒网式的肿瘤筛查,仅在病史、体格检查及辅助检查提示有肿瘤可能性时,再进行肿瘤排查。

3)骨髓增殖性肿瘤:目前推荐腹腔内脏静脉血栓形成(如布加综合征、门静脉血栓等)的患者筛查 JAK2 V617F 基因突变,除外早期的真性红细胞增多症或特发性血小板增多症。

三、诊断和鉴别诊断

1. 要提高易栓症的诊断率,关键在于提高对易栓症的认识 遇到下述情况应想到易栓症:①特发性 VTE(找不到获得性血栓诱发因素);②轻微获得性因素(如妊娠、分娩、久坐)而致 VTE;③少见部位(如下腔静脉、肠系膜静脉、脑、肝、肾静脉等)的静脉血栓;④复发性 VTE;⑤初发动脉和静脉血栓形成的年龄较轻(<50 岁);⑥口服避孕药或绝经后的静脉血栓形成;⑦有静脉血栓形成家族史;⑧正规抗凝治疗中静脉血栓复发;⑨习惯性流产和胎死宫内;⑩口服抗凝中发生双香豆素性皮肤坏死或新生儿暴发性紫癜。具有上述特点的患者

应行易栓症筛查。

2. 易栓症筛查项目　一般应包括 PT、APTT、AT 活性、PC 活性、PS 活性、空腹同型半胱氨酸水平、抗磷脂抗体(狼疮抗凝物、抗心磷脂抗体、β_2GP1)、FⅧ：C、D-二聚体。由于费用较高，PC、PS 和 AT 的抗原检测一般不列为筛查项目，当其活性降低时再行检测。国外的医院和国内的少数医院还常规进行 APC-R 筛查。在国外，主要是为了发现 FV Leiden 携带者，在国内则为了发现非 FV Leiden 所致 APC-R。

国外有学者建议对于特发性静脉血栓或血栓性静脉炎患者进行隐匿性恶性肿瘤筛查，筛查项目包括便隐血试验、盆腔检查、前列腺检查(男性)、痰细胞学、肿瘤标记物检测、腹部和盆腔超声波及 CT、乳腺超声检查或乳腺导管造影术(女性)、胃镜、结肠镜等。但筛查的费用较高，有些筛查存在一定风险，筛查结果假阳性可能会给患者带来精神负担。

对于血栓患者，易栓症筛查有助于预测血栓复发的危险性。例如：临床上无明显诱发因素的 VTE 患者，血栓的年复发率可达 7%～10%，其中大约半数左右的患者通过易栓症检测可发现至少存在一种易栓缺陷；证实为易栓症的静脉血栓患者，不同易栓因素的复发危险性不尽相同；具有多种易栓缺陷的静脉血栓患者，复发的危险性比仅具有一种缺陷的患者高；抗凝治疗中和治疗结束后 D-二聚体浓度居高不下者，静脉血栓复发的危险性升高 2 倍。

对于易栓症患者的亲属，尤其是无症状者，进行易栓症筛查是否有益尚存争议。西方国家 VTE 的年发病率为 2%～3%，而在易栓症患者家族中进行的前瞻性研究表明，VTE 初次发作的危险性在 AT 缺陷症患者的亲属中大约为每年 4.0%，在 PC 或 PS 缺陷症患者的亲属中大约为每年 1.5%。因此，如果患者的亲属被证实存在相同的易栓缺陷，当处于血栓高危情况时(如妊娠期)，预防性抗凝有可能避免发生静脉血栓。

3. 诊断遗传性抗凝蛋白缺陷症的注意事项需除外获得性抗凝蛋白缺乏，如获得性抗凝蛋白消耗过多、生成减少和质量异常。例如，血栓急性期或弥散性血管内凝血时抗凝蛋白消耗增多，若此时采血，测定的结果不能用来诊断或排除任何一种遗传性抗凝蛋白缺陷；肝脏疾病，尤其是晚期肝病，由于抗凝蛋白合成减少，诊断遗传性缺陷需慎重；PC 和 PS 的合成也依赖维生素 K，对于口服华法林的患者或者维生素 K 缺乏症的患者，在分析检测结果时应小心。此时，PC 或 PS 水平降低不能作为诊断的凭据，而 PC 或 PS 水平仍正常，则有助于排除 PC 或 PS 的缺乏。

基于上述理由，遗传性抗凝蛋白缺陷症的筛查不应在血栓急性期进行。如果已经开始抗凝治疗，应在口服华法林治疗至少 6 个月后，停用华法林 2～3 周，再行有关检测。根据结果，酌情是否继续抗凝。另外，不能仅凭一次实验室检测的结果诊断遗传性抗凝蛋白缺陷症。

四、治疗计划

(一) 预防血栓形成重于血栓治疗

如前所述，若仅存在一种血栓危险性相对较低的易栓症，无论是遗传性还是获得性，一般不引发血栓。因此，避免几种易栓症并存，主要是避免获得性血栓危险因素，对于预防血栓形成至关重要，如避免长期制动、肥胖、口服避孕和绝经后激素替代疗法等。当获得性血栓危险因素不可避免时，或遇血栓危险性相对较高的获得性易栓状态时，如妊娠、外伤、血栓高危手术、具有血栓高风险的内科患者(如：肿瘤、APS)等,应酌情给予预防性抗凝治疗。

(二) 血栓治疗应区分轻重缓急

易栓症若发生 VTE,急性期治疗的主要目的是控制 DVT 进展、防止发生 PTE 和纠正血流动力学异常。一旦疑诊 VTE,只要无禁忌,不要等待确诊,应立即开始肝素抗凝治疗。有溶栓治疗指征的患者仅约 10%,主要适用于急性静脉性坏疽和大块 PTE 伴血流动力学异常和低氧血症的患者,不宜滥用。溶栓治疗有时需在安置下腔静脉滤网后进行,以免血栓脱落引发新的 PTE。有些下肢 DVT 的患者可在安置了下腔静脉滤网后进行导管引导下血栓内直接溶栓。有些情况下可考虑手术取栓。如果急性 VTE 有抗凝、溶栓的禁忌,应安置下腔静脉滤网,防止致死性 PTE 的发生。急性期后的治疗则以防止 DVT 和 PTE 复发和避免并发症为主。应坚持按预期抗凝强度和疗程进行抗凝治疗。静脉栓子不断脱落的髂静脉血栓和下肢深静脉血栓患者可考虑安置下腔静脉滤网,防止反复发生 PTE。应避免血栓复发的各种诱因。DVT 的主要远期并发症为静脉瓣功能损伤后患肢水肿和皮肤营养不良,应注意患肢养护。反复 PTE 的并发症主要为肺动脉高压和右心功能不全。

五、药物治疗方案

(一) 遗传性易栓症的血栓预防

对于全部遗传性易栓症人群常规使用抗凝药物弊大于利,有易栓症基因表型而无症状的患者不做一级预防,但这些人群若有获得性易栓因素,如手术、创伤、妊娠、长期卧床、产褥期和口服避孕药等,在诱发因素存在期间应预防性抗凝治疗。

对于蛋白 C 缺乏的患者给予抗凝治疗应慎重,蛋白 C 为维生素 K 依赖性蛋白分子,华法林在影响凝血因子明显下降前先会导致蛋白 C 迅速下降,从而加重血栓甚至造成皮肤坏死。为了避免这种不良反应,主张华法林起始用药 7 天内与肝素充分重叠使用。

新生儿具有蛋白 C、蛋白 S 的纯合子缺陷时,可能出现致命的暴发性血栓性紫癜,患儿需要终身的高强度抗凝治疗,目标 INR 达到 3.0～4.0。

(二) 抗凝血酶缺乏症

肝素为主要治疗手段,需维持 APTT 比正常值 1.5～2 倍延长。对于无血栓并发症的抗凝血酶缺乏症的怀孕妇女,妊娠早期或分娩期用普通肝素(unfractionated heparin,UFH)使 APTT 延长 10 秒,常规剂量是肝素 6250 IU,皮下注射,每 12 小时 1 次,分娩当日停用,分娩后 48～72 小时恢复。之后改为常规剂量低分子量肝素(low-molecular-weight heparin,LMWH)或口服抗凝药治疗至少 3 个月。肝素治疗本身可使血浆 AT Ⅲ 水平轻度下降,使用期过长有诱发孕妇骨质疏松的风险。可输注冷冻血浆以补充抗凝血酶Ⅲ,我国尚没有浓缩 AT Ⅲ 制剂上市。雄激素类药物如达那唑(danazol)等可提高体内 AT Ⅲ 水平。而雌性激素可增加血栓风险,易栓症患者应避用口服避孕药或采用激素替代治疗。另外沙利度胺亦有引发血栓的倾向,也应避免服用。

(三) 血栓栓塞的药物治疗

1. 抗凝治疗 抗凝治疗是大多数 VTE(包括 DVT 或 PE)患者的首选治疗。进行抗凝治疗的禁忌证有：①颅内出血；②严重的活动性出血；③近期接受过脑、眼或脊髓手术；④恶性高血压；⑤严重肝或肾衰竭；⑥血小板＜50×10⁹/L。对于危及生命的急性血栓栓塞，以上禁忌证均为相对禁忌证，权衡利弊后决定是否采用抗凝药物。

初始治疗可选用普通肝素或低分子量肝素。若应用普通肝素，应在第 1 个 24 小时内使 APTT 达到正常对照的 1.8～2.5 倍，若不能维持 APTT 足够长，静脉血栓形成再发的可能性增高，可达 25%，其中 2/3 的患者发生于初始治疗开始后的 2～12 周。对于抗凝治疗期间再发血栓的患者，目标 INR 应提高到 3.0～4.0。

（1）低分子量肝素：对于肿瘤患者，因华法林的影响因素太多，安全性无法保障，可选低分子量肝素，另外对于需要抗凝治疗的妊娠患者，首选低分子量肝素。

常见低分子量肝素的常规用法用量：均为皮下注射给药，不可静脉给药。达肝素钠（dalteparin sodium，商品名：法安明）100IU/kg，每 12 小时 1 次或 200IU/(kg·d)；依诺肝素钠（enoxaparin sodium，商品名：克赛）100IU/kg，每 12 小时 1 次或 150IU/(kg·d)；那屈肝素钙（nadroparin calcium）86IU/kg，每 12 小时 1 次或 171IU/(kg·d)，每天 2 次。

（2）普通肝素：静脉血栓发生后，以静脉给予肝素治疗时，负荷剂量 5000 IU（或 80IU/kg），接着予 1300IU/h，或 18IU/(kg·h)）持续静脉泵入，根据 APTT 延长（输注 4～6 小时后 APTT 延长 1.5～2 倍为宜）增减剂量。若选择皮下注射，也应该首剂给予 5000IU 静脉滴注后，继续以约 35 000IU/d 剂量，分 2～3 次皮下注射，如非特殊情况不建议选择皮下给药方式治疗静脉血栓。

（3）华法林（warfarin）：华法林在开始使用后 5～7 天后才能发挥抗凝效果，在用药起始应与低分子量肝素同时使用，一般用量为 3mg/d，联合使用常规治疗剂量的低分子量肝素，至少联用 5 天，在达到目标抗凝效果，INR 达到目标范围 2.0～3.0 之间约 2 天后停用低分子量肝素。

蛋白质 CYP2C9 和 VKORC1 的基因突变型分别体现华法林的初级代谢和药效活性类型，与需要减低初始剂量以及增加出血风险相关联。建议有条件的医疗机构在用药前进行基因检测。根据 CYP2C9 的基因变异（2 * 或 3 * 等位基因）或 VKORC1（−1639G＞A）多态性调整华法林的起始剂量，参考表 7-10。

探索华法林各影响因素的量化公式是目前的研究方向，国内外均有不同的模拟公式发表，美国有个网站 http://www.warfarindosing.org，可根据各项输入的信息给出华法林推荐剂量，并提供随访。

表 7-10　药物基因组学指导的华法林起始剂量

VKORC1 −1639G＞A	CYP2C9					
	* 1/ * 1	* 1/ * 2	* 1/ * 3	* 2/ * 2	* 2/ * 3	* 3/ * 3
GG	5～7mg	5～7mg	3～4mg	3～4mg	3～4mg	0.5～2mg
GA	5～7mg	3～4mg	3～4mg	3～4mg	0.5～2mg	0.5～2mg
AA	3～4mg	3～4mg	0.5～2mg	0.5～2mg	0.5～2mg	0.5～2mg

（4）Ⅹa 因子抑制剂：反复血栓形成患者亦可选用Ⅹa 因子抑制剂进行长期抗凝治疗，如磺达肝癸钠（fondaparinux sodium）、利伐沙班（rivaroxaban）和阿哌沙班（apixaban）。肾功

能正常的患者F Ⅹ抑制剂用药期间无需常规进行监测，磺达肝癸钠皮下注射给药不适于长期应用，可选择口服给药的利伐沙班或阿哌沙班。利伐沙班常规治疗剂量 20mg，口服，每天 1 次，随餐服用；新型药物阿哌沙班 2.5mg，每天 2 次，疗效强于利伐沙班，上市后不良反应仍在观测中。

（5）达比加群酯：达比加群酯直接竞争性抑制凝血酶，作用于凝血反应的终端，疗效确切。常规治疗剂量 150mg，口服，每天 2 次。达比加群酯不需常规监测凝血指标，但长期给药可定期随访监测蝰蛇毒凝血时间（ecarin clotting time，ECT）、稀释凝血酶时间（hemoclot TT，dTT）和 APTT，当 dTT＞200ng/ml 或 ECT＞正常值上限的 3 倍或 APTT＞正常值上限的 2 倍时提示可能出血风险升高。还需监测血清肌酐水平来评估肾功能，肌酐清除率＜30ml/min 的患者避免使用。达比加群酯的总体出血不良反应与华法林相当，胃肠道出血的不良反应发生率更高，还可见过敏反应、肾功能损伤等不良反应。

（6）疗程：对于遗传性易栓症的患者，继发于暂时性危险因素的首次 VTE 患者，推荐口服抗凝治疗 6 个月；对于特发性首次 VTE 患者推荐口服抗凝剂治疗至少 6 个月，其后评估血栓及出血的风险来确定疗程；伴发肿瘤的 VTE 患者推荐至少使用低分子量肝素抗凝治疗 3～6 个月后，转为口服或继续低分子量肝素终身治疗或至肿瘤治愈；对于抗磷脂抗体阳性或存在≥2 个易栓危险因素（如 V 因子 leiden 突变合并凝血酶原基因突变）的首次 VTE 患者，推荐至少抗凝治疗 12 个月，考虑终身抗凝治疗；对于反复多次发生 VTE，无高出血风险的患者，应终身抗凝治疗，定期评估治疗的风险收益比。

2. 下腔静脉滤器（inferior vena cava filter，IVCF）置入　适于有抗凝禁忌证、需要外科手术而不能抗凝治疗、或充分抗凝治疗后仍有反复血栓形成的患者，考虑放置临时性或可回收性滤器。置入后宜进行华法林长期抗凝治疗。

3. 溶栓治疗　DVT 患者不推荐溶栓，仅对于存在坏疽风险、出现症状不足 1 周、出血风险较低的髂股静脉血栓患者考虑导管溶栓。对于大面积肺栓塞或次大面积栓塞但 UCG 提示右室功能减退的患者，且发生在 14 天以内的患者，考虑溶栓治疗。溶栓治疗的禁忌证有：活动性出血、月经期、10 天内胃肠道出血史；高血压（＞180/110mmHg）；妊娠；2 周内的手术、血管穿刺（不易压迫的部位）、15 天内创伤性外伤、1 个月内眼科或神经科手术；2 个月内缺血性卒中；血小板计数＜100×10⁹/L；感染性心内膜炎；糖尿病视网膜病变；严重肝肾功能不全等。在发生大面积 PE 时，以上禁忌证考虑为相对禁忌证，权衡风险收益比进行溶栓治疗。

（1）纤维酶原激活剂——阿替普酶（alteplase，t-PA）：t-PA 的结构中有两个 K 结构，对于纤维蛋白血栓有特异性亲和力，是有选择作用的溶栓剂，全身纤溶作用小。国际推荐剂量为 t-PA 100mg，静脉滴注 2 小时，目前国内推荐剂量为 50mg，给药 90 分钟。若 APTT 短于正常的两倍，则接着使用肝素。t-PA 有较快溶栓作用，出血并发症仅为尿激酶（UK）的一半。有深静脉血栓形成 2 周，应用 t-PA 溶栓治疗成功的报道。

（2）链激酶（atreptokinase，SK）和尿激酶（urokinase，UK）：SK 用法用量：负荷剂量 250 000U，输注 30 分钟以上，其后以 100 000U/h 持续泵入 24 小时。UK 用法用量：负荷剂量 4400U/kg，输注 10 分钟以上，其后以 4400U/（kg·h）持续泵入 12～24 小时，也可采用 20 000U/kg，2 小时给药。使用 SK 或 UK 溶栓治疗期间勿合用肝素。

2011 年批准的新药注射用重组人尿激酶原（recombinant human prourokinase，商品名普佑克)用于 ST 段抬高性心肌梗死的治疗。

4. 抗血小板药 抗血小板药单独不能达到 VTE 的治疗要求,但可起到辅助作用预防血栓发生或再发。目前将抗血小板药物分为三代,第一代如阿司匹林(aspirin),第二代如噻氯匹定(ticlopidine)、双嘧达莫(dipyridamole),血小板聚集抑制剂为第三代,如氯吡格雷(clopidogrel)。这类药物对静脉血栓栓塞患者无效。阿司匹林使处于脑卒中高危中的患者降低了 22% 的相对危险度,其不良反应主要是胃肠道反应。噻氯匹定已广泛用于对阿司匹林不敏感或无效的卒中患者,该药在 8～10 小时内可降低 70% 由 ADP 引起的血小板聚集,与阿司匹林不同的是它对 ADP 诱导的第 1 相和第 2 相聚集均有抑制作用,且还有一定的解聚作用,也可抑制血小板的释放作用,两者合用可降低卒中危险度 37%。噻氯匹定主要不良反应有腹泻和皮疹,因可能引起严重的中性粒细胞减少(发病率为 2.4%),限制了其临床应用。双嘧达莫能抑制血小板内 cADP,阻止 cAMP 分解,提高血小板内 cAMP 含量,从而抑制 Ca^{2+} 的活性,降低血小板黏附、聚集和释放,其不良反应为轻微精神兴奋。氯吡格雷通常仅引起轻微的皮疹和腹泻,胃肠道反应和出血比阿司匹林少见。噻氯匹定的剂量为250mg,每天 2 次。

氯吡格雷经 CYP 2C19 代谢为活性产物,该产物选择性地不可逆地与血小板上的 ADP P2Y12 受体结合,抑制其激活糖蛋白 GPⅡb/Ⅲa 复合物,这是激活血小板聚集过程的必需成分。鉴于氯吡格雷的作用机制,CYP 2C19 基因多态性可造成氯吡格雷疗效及不良反应的差异。研究发现,携带 CYP 2C19 * 2 等位基因突变的个体,体内氯吡格雷的活性代谢产物显著减少,是对氯吡格雷代谢影响最大的等位基因。除此以外,CYP 2C19 * 17 突变的个体比野生型个体的血小板聚集率低,相应地,野生型个体发生出血不良反应的风险更大。杂合突变比纯合突变影响性更大。有条件的医疗机构建议常规检测 CYP2C19 的基因多态性。

新型抗血小板药物替格瑞洛(ticagrelor,商品名:倍林达)为直接起效的 ADP-P2Y$_{12}$ 受体拮抗剂,可与阿司匹林联合用于急性冠脉综合征。替格瑞洛起始剂量 180mg,而后以90mg,每天 2 次维持,联用阿司匹林的剂量不超过 100mg,每天 1 次。替格瑞洛的作用强于氯吡格雷,已知的不良反应有肌酐升高、尿酸升高、血尿、心动过缓、呼吸困难、胃肠道溃疡以及出血性疾病,偶见男子乳房发育。替格瑞洛主要经 CYP 3A4 代谢,避免与 CYP 3A4 强抑制剂如克拉霉素、利托那韦、阿扎那韦、伊曲康唑联用。

5. 支持治疗 对于急性 PE 的患者,应进行呼吸、心率、血压、血氧、心电图的监测,除抗凝和溶栓治疗以外,还应对症进行镇静剂镇静、止痛、升压治疗,若患者出现了右肺功能不全,可给予多巴酚丁胺或多巴胺,其具有肺血管扩张作用和正性肌力作用。

六、药学监护与药学服务

(一) 药物治疗的安全性监护

1. 抗凝药物相关性出血 肝素的出血发生率为 1.5%～20%,以静脉推注给药、年龄 >60 岁、女性患者多见,用药前及肝素化期间凝血项监测可降低出血并发症。肝素带酸性,遇碱性药物则失去抗凝性能。阿司匹林、非甾体抗炎药、右旋糖酐、双嘧达莫,有增加出血并发症的危险。合并应用应小心监测 APTT。虽然低分子量肝素对血小板功能以及纤维蛋白的影响比普通肝素轻,用药后出血的风险比肝素低,但仍需警惕用药后有出血的危险。

华法林出血发生率为9%～10%。药物过量的早期表现常见为镜下可见或肉眼可见的血尿、黑便、月经过多或淋漓不尽、皮肤瘀点或瘀斑，牙龈出血或其他黏膜出血。若抗凝治疗过程中发生任何出血症状，必须立即评估患者状态，包括INR、PT延长的严重程度，药物是否过量，应谨慎处理。轻度出血或INR、PT轻度延长者，只需减量或停服1次或2次。中度或严重出血或INR、PT明显延长者，应立即停药，并给以维生素 K_1 治疗。

2. 肝素诱导性血小板减少症（heparin induced thrombocytopenia，HIT）　肝素可能诱发可逆性急性血小板减少症，其发生率为1%～10%。一些患者是因药物的直接影响；另一些患者产生肝素依赖性IgG血小板融合抗体，致血小板聚集，在肝素诱发的血小板减少同时伴血栓形成。HIT分两种类型，第一种是急性的，常发生在治疗的第1～4天，血小板计数会有所下降，但比较轻微，一般不需治疗，症状可自行缓解；还有一种更为严重的是免疫介导的，通常发生在治疗的5～14天后，而且在曾使用过肝素的患者中发病更为迅速。停药即可恢复血小板数。因此，对接受肝素治疗的患者应常规监测血小板计数，尤其是治疗的第4～14天，每2～4天就应进行一次血小板计数检查。患者在使用过肝素后100天内对肝素都会比较敏感，因此再次使用肝素时，24小时内就应进行血小板计数监测。低分子量肝素诱导HIT的风险较普通肝素低，但对大多数患者还是建议监测血小板计数。

若发现血小板数由正常范围下降至 $<100 \times 10^9/L$，或出现明确的血小板下降30%～50%，应停用肝素。短期抗凝可换用直接凝血酶抑制剂来匹卢定（lepirudin）或阿加曲班（argatroban）。低分子量肝素诱导HIT的风险较普通肝素低，但对大多数患者还是建议监测血小板计数，其交叉反应率很高，HIT患者应用低分子量肝素往往也会引起血小板下降，故通常不建议常规换用低分子量肝素。长期抗凝可口服华法林。PLT $<20 \times 10^9/L$ 时应暂停抗凝，可考虑应用糖皮质激素、达那唑及人免疫球蛋白等药物升血小板治疗。

若使用超大剂量普通肝素（>40 000IU/d）APTT仍无法达到目标值的患者，则为"肝素耐药"的患者，建议监测血浆肝素水平（目标范围0.3～0.7IU/ml）调整肝素剂量。

3. 胃肠道症状　抗血小板药物常见胃肠道不良反应。阿司匹林刺激胃黏膜，可引起消化道不适，目前的肠溶衣制剂工艺极大程度改善和避免了此不良反应，对于无胃十二指肠溃疡史、胃肠道出血史的患者，建议餐前以适量水送服。长期服用尤其在老年患者仍有引起消化道出血的可能，胃及十二指肠溃疡者慎用本品。噻氯匹定常见的消化道症状为恶心、腹痛及腹泻，停药后可恢复。氯吡格雷也会引起胃部不适。

（二）华法林的 INR 监测

可通过凝血指标，如APTT、PT和INR等来判断药品是否起效及抗凝效果，应该密切监测，定期随访。同时通过观测患者的症状、是否复发血栓栓塞等因素，来监测治疗效果。

治疗起始联用华法林和低分子量肝素，在给药3～4天后开始监测INR，目标INR为2.0～3.0，最初1～2周每周监测2次，之后每周测定一次至INR稳定，此后每月至少测定一次INR，如果患者健康状况改变或服药情况变化，应2周测定一次。

(三) 妊娠期患者的抗凝监护

妊娠期前 6 周禁用华法林,以防止胎儿出现华法林相关神经系统畸形,分娩前 1 周也禁用,防止出现分娩大出血。在这两个时间段需以肝素或 LMWH 抗凝,比较安全的方法是从妊娠第 30~36 周可用华法林抗凝,分娩前后以肝素过渡,再逐渐调整为口服抗凝治疗至分娩后至少 3 个月。避免华法林造成胎儿不良反应的同时也可避免肝素造成孕妇骨质疏松。

(四) 肥胖患者应用低分子肝素钠的监护

肥胖或肾功能障碍患者建议监测抗 Xa 水平,调整剂量使注射后 4 小时的目标范围在 0.6~1.0IU/ml(每天给药 2 次时),或 1.0~2.0IU/ml(每天给药 1 次时)。

 案例分析

患者,男,35 岁。

主诉:反复双下肢肿痛 5 年,加重半个月。

现病史:5 年前无明显诱因出现左下肢肿胀伴疼痛,活动后加重。当地医院行下肢深静脉超声检查示左侧股总静脉血栓形成。予低分子量肝素及华法林抗凝治疗半年,其左下肢肿胀好转,疼痛消失,后渐出现左下肢浅表静脉曲张伴色素沉着。半个月前无诱因出现右下肢肿胀伴疼痛,于门诊就诊,查体右侧下肢较对侧明显肿胀伴压痛,行双下肢深静脉多普勒超声检查提示右侧股总静脉及股深静脉血栓形成,血常规、肝肾功能、凝血时间检测未见明显异常。

既往史:患者既往体健,无高血压、糖尿病等慢性病史,无传染病史,无药物过敏史。

个人史:无特殊,无毒物及放射性物质接触史,无烟酒嗜好。

婚育史:适龄结婚,育有一子,家人体健。

家族史:其母亲 20 年前曾患下肢深静脉血栓。

入院诊断:右下肢深静脉血栓;反复下肢深静脉血栓原因待查。

诊疗经过:

1. 入院后完善各项免疫指标、肿瘤标志物检查未见明显异常。

2. 抗磷脂抗体及 APC-R 检查阴性,抗凝蛋白测定示 AT 123.3%,PC 92%,PS 10.8%,临床诊断为遗传性蛋白 S 缺乏症。

主要治疗药物如下:

那屈肝素钙(速碧林)4100AxaIU(0.6ml),皮下注射,每 12 小时 1 次,第 1~7 天;

华法林 3mg,口服,每天 1 次,第 1~5 天;

华法林 3.75mg,口服,每天 1 次,第 6~11 天。

住院期间每日测量患者双下肢大腿围及小腿围,两腿的差异明显缩小,嘱患者相对制动,减少栓子脱落造成肺栓塞的风险,穿长腿弹力加压袜适当下地活动。建议患者长期规律穿弹力袜,至少坚持两年。

出院诊断:遗传性蛋白 S 缺乏症。

出院带药:华法林 3.75mg,口服,每天 1 次。

病例特点及诊断要点:

1. 青年男性,无明显诱因反复下肢深静脉血栓形成,有明确家族史,提示易栓症。

2. 实验室检查提示 PS 缺乏,诊断遗传性蛋白 S 缺乏症明确。

3. 因存在遗传性易栓症,且反复下肢深静脉血栓形成,建议终身抗凝,定期(如每 6 个月)评估出血与血栓风险,决定是否继续抗凝治疗。

用药分析与监护要点:

1. 蛋白 S(PS)缺乏症的药物治疗分析 PS 缺乏症血栓急性期患者的治疗方法与 ATⅢ合并血栓基本相同,以那屈肝素钙与华法林抗凝为基本治疗药物。雄激素对 PS 缺乏症无效果。

在治疗第一天开始以华法林 3mg 每天 1 次,联合应用治疗剂量的那屈肝素钙(速碧林 85 AxaIU/kg,每 12 小时 1 次)治疗 5～7 天,患者 61kg,根据药品规格给予那屈肝素钙(速碧林 4100 AxaIU,0.6ml),每 12 小时 1 次。在 ACCP 指南(2012 年)中此方案对于急性 DVT 患者,推荐在治疗第一天即开始联用 VKA(维生素 K 拮抗剂)和 LMWH(1A),待 INR 达到目标范围(INR 2.0～3.0),并稳定(连续 2～3 天 INR 达到目标范围)后停用速碧林,以口服华法林继续抗凝治疗,建议住院期间隔天监测一次 INR 以调整合适的剂量。

该患者反复下肢深静脉血栓形成,故建议长期抗凝治疗。由于华法林起效慢、有一过性高凝反应,因此治疗起始先以低分子量肝素与华法林联合抗凝,为了避免反复注射的繁冗与依从性不佳的风险,首选长期口服华法林抗凝治疗。

2. 华法林的药学监护要点

(1)华法林的剂量调整:国际标准化值(INR 正常范围为 0.8～1.2)能反映华法林的抗凝疗效及不良反应,对于本例患者,应采取标准抗凝强度(INR 目标值 2.0～3.0,不超过 3.5)。临床通过监测 INR 来作为调整华法林剂量的主要依据。

在开始使用华法林的最初 1 周内可能诱发短暂的高凝反应,原因是维生素 K 依赖性抗凝蛋白 C,因半衰期短而先被华法林抑制,而后其他凝血因子的活性才被抑制。因此在用药起始阶段与低分子量肝素重叠使用,可抑制华法林的短暂高凝反应,并缩短起效时间。

本例患者住院期间的 INR 值见表 7-11,初始治疗方案(华法林 3mg,每天 1 次,那屈肝素钙 4100 AxaIU,0.6ml,每 12 小时 1 次)连续应用 5 天,仍未达到目标 INR,考虑华法林已开始发挥作用,增大 1/4 给药剂量即 0.75mg/d(总量为 3.75mg),2 天后 INR 达到目标范围,予以停用那屈肝素钙,继续监测 INR,均在目标范围内,且基本稳定,予以出院,以华法林 3.75mg,口服,每天 1 次,长期抗凝治疗,每月随访监测 INR 值。

(2)华法林的药物相互作用:华法林经多种肝药酶代谢,以 CYP2C9 为主,还经 CYP2C19、CYP2C8、CYP2C18、CYP1A2 及 CYP3A4 代谢;且蛋白结合率很高,约 99%,因此药物相互作用较为复杂。列出部分比较重要而容易忽略的药物相互作用(表 7-12)。对于存在药物相互作用的联用,应注意监测 INR。

表 7-11 住院期间患者的 INR 值

住院日	D1	D3	D5	D7	D9	D11
INR	0.89	1.33	1.82	2.11	2.47	2.52

表 7-12　华法林药物相互作用简表

	增强抗凝作用		减弱抗凝作用
他莫昔芬(禁止联用)	胺碘酮	丙卡巴肼	硫唑嘌呤
左氧氟沙星/莫西沙星/环丙沙星/诺氟沙星/加替沙星	含曲林/帕罗西汀/氟西汀	丙戊酸	阿瑞匹坦
复方磺胺甲噁唑	奥司他韦	恩他卡朋	比卡鲁胺
米氮平	非诺贝特	西他生坦	氯丙嗪
红霉素/罗红霉素/阿奇霉素/克拉霉素	泊沙康唑/伊曲康唑	来氟米特	考来烯胺
头孢吡肟/头孢唑肟/头孢他啶/头孢噻肟/头孢泊肟/头孢地尼/头孢克肟	氨苄西林/苄星青霉素/哌拉西林/阿莫西林	托拉塞米	螺内酯
别嘌呤	阿司匹林	甲硝唑	苯妥英钠/苯巴比妥
比伐芦定(比伐卢定)	对乙酰氨基酚	右旋甲状腺素	雌激素

(3)不良反应的监测:华法林最常见的不良反应是出血,当与低分子量肝素合用时,更增加了出血的概率,故住院期间要注意监测患者的出血状况,查便隐血、尿常规,查眼底以及皮肤瘀斑或出血点,出现出血情况,要及时停药,对症处理。嘱患者出院之后自查出血症状。监测 INR 及 APTT 有无异常的波动,以及大幅度升高。

3. 用药指导　华法林:嘱患者定时按量口服给药。如果发生漏服的现象,应当天尽快补上,然后按原计划常规用药;如果到第二天才想起来漏服了,不要补服昨日剂量(即不应在同一天服用两倍的药量),那样会增加出血的危险,只需恢复正常服药规律即可。每天绿叶蔬菜、水果的摄入量应保持恒定。某些中药和保健品可能增强或降低华法林的效果,如含有丹参、银杏叶、当归、黄连、枸杞等成分的中草药及中成药及含有鱼油成分的保健品等,不明确成分的保健品建议不要服用。而含有圣约翰草成分的保健品或药物会减弱华法林的抗凝作用。

用药期间注意防止割破皮肤,避免跌倒、碰撞以及可引起身体伤害的剧烈运动;刷牙、剃须动作要轻缓,用软毛牙刷、电动剃须刀以减少伤害。如在抗凝治疗期间出现牙龈出血、皮肤瘀青、鼻出血、尿中带血、便中带血和伤口不易止血等情况,请向医生或药师咨询,复查INR,必要时调整华法林剂量。

嘱患者注意饮食规律,尽量避免饮食成分特别是荤素搭配的剧烈波动。很多食物对华法林存在相互作用,可能影响抗凝活性。大蒜、生姜、葡萄柚、芒果、银杏可能增强华法林的作用强度;而鳄梨、豆奶、藻类和人参因含有七叶皂苷,也可诱导相关代谢酶活性,从而减弱华法林的作用;华法林还对血液中的维生素 K 含量很敏感,富含维生素 K 的食物会使华法林活性下降,如绿叶蔬菜(以菠菜、韭菜、油菜、大白菜为代表)、甘蓝、胡萝卜、蛋黄、猪肝、绿茶等。

(朱铁楠　邹羽真　梅　丹)

第八节　原发性纤维蛋白溶解症的药物治疗

一、概述

(一)定义

在正常生理条件下,纤维蛋白溶解系统通过溶解血管内止血血栓中的纤维蛋白起着维持血管通畅的作用。如果纤溶系统活性亢进,导致纤维蛋白等过度降解并发生出血症状,即为纤维蛋白溶解症(纤维蛋白溶解亢进)。纤维蛋白溶解症通常分为原发性和继发性两大类,其中原发性纤溶大多由纤溶酶原活化物增多所致,病理生理特点为以纤溶亢进为主而不伴有血管内凝血,而继发性纤溶亢进指的是继发于血管内凝血的纤溶亢进,主要见于弥散性血管内凝血。本章节主要讨论原发性纤维蛋白溶解症。

(二)病因及发病机制

原发性纤维蛋白溶解症可分为先天性(遗传性)及获得性两大类,以后者更为常见。先天性纤维蛋白溶解症主要见于先天性纤溶酶原活化物增多、先天性纤溶酶原激活物抑制物-1(PAI-1)异常或遗传性 α_2-抗纤溶酶缺乏症等。先天性纤溶酶原活化物增多较为罕见,是常染色体隐性遗传性疾病,临床上可无出血表现而于常规检查时发现;如有出血,则常为创伤或手术后出血。实验室检查可发现 tPA 水平升高。先天性纤溶酶原激活物抑制物-1(PAI-1)异常为常染色体隐性遗传性疾病,可自发出血,但多见于外伤或手术后出血。Ⅰ型患者PAI-1 抗原及活性均显著减低,而Ⅱ型患者 PAI-1 抗原正常而活性显著减低。遗传性 α_2-抗纤溶酶(α_2-PI)缺乏症亦为常染色体隐性遗传,分为Ⅰ型(α_2-PI 抗原及活性均明显减低)和Ⅱ型(α_2-PI 抗原正常而活性减低)。通常严重出血仅见于纯合子患者,而杂合子者无出血或出血较轻。

获得性纤维蛋白溶解症常见于溶栓药物治疗、肝脏疾病、恶性肿瘤例如急性早幼粒细胞白血病、产科意外、泌尿或生殖系手术、体外循环、毒蛇咬伤、系统性淀粉样变性等。

1. 肝脏疾病　严重肝脏疾病是原发性纤溶亢进的常见原因。除了组织型纤溶酶原激活物(tPA)和纤溶酶原激活物抑制物-1(PAI-1)外,几乎与纤溶系统有关的所有蛋白均经肝脏合成。肝脏同时亦是清除纤溶激活物的器官。在肝病患者可检测出纤溶酶原、α_2 抗纤溶酶、凝血酶激活的纤溶抑制物(TAFI)等水平的降低。肝病对纤溶活性的影响并不一致,一方面可因纤溶酶原合成减少而减低纤溶活性,也可以由于纤溶抑制物的减少和清除纤溶激活剂的能力下降而导致纤溶活性增强。通常情况下,在大多数慢性肝病和肝硬化患者呈现为纤溶亢进状态。

2. 恶性肿瘤　肿瘤细胞可释放纤溶酶原活化物(尿激酶型和组织型激活物)进入血液循环,诱导机体处于纤溶亢进状态,如急性早幼粒细胞白血病、前列腺癌、乳腺癌、肾细胞癌等。其中急性早幼粒细胞白血病除引起原发性纤溶亢进外,还常常可导致 DIC 和继发性纤溶亢进。

3. 产科意外　羊水中有较高浓度的纤溶激活剂,羊水栓塞和胎盘早剥时可导致以纤溶增强为主要原因的出血。

4. 手术与创伤　由于泌尿或生殖道组织富含纤溶酶原激活物,手术或创伤时可导致纤溶激活剂进入血流而引起原发性纤溶。

此外,临床上采用链激酶、尿激酶或 tPA 进行溶栓治疗时,可发生药源性纤溶亢进而导致出血。某些毒蛇的毒液具有直接激活纤溶系统的作用,或可通过其蛋白水解酶的活性降解纤维蛋白原。

二、临床表现和辅助检查

除原发病的临床表现外,原发性纤维蛋白溶解症以出血为主要表现,如皮肤瘀点及瘀斑、鼻出血及齿龈出血、穿刺处或手术创面渗血,严重时可表现为消化道及泌尿系黏膜出血,甚至颅内出血。原发性纤维蛋白溶解症的出血可为自发性抑或表现为轻微外伤后的显著出血,可为创伤后即刻出血抑或延迟性出血。

原发性纤维蛋白溶解症的实验室异常以纤维蛋白原水平降低和纤维蛋白原降解产物(fibrinogen degradation product,FDP)增多为特征。患者还可表现为优球蛋白溶解时间显著缩短、血浆纤溶酶原减低及纤溶酶活性升高、α_2-纤溶酶抑制物降低以及纤维蛋白原肽 $\beta_{1\text{-}42}$ 水平升高。通常仅当纤维蛋白原水平极度减低时,患者才会出现活化的部分凝血活酶时间或凝血酶原时间的延长。

三、诊断和鉴别诊断

目前关于纤溶蛋白溶解症国内推荐的诊断标准如下:

1. 第一项(临床表现)　包括:①存在易引起纤维蛋白(原)溶解的基础疾病;②有下列任何一项的临床表现:皮肤、黏膜出血(如鼻、口腔、消化道、泌尿道出血);穿刺部位或手术后渗血不止。

2. 第二项(实验室检查)　包括:①血浆纤维蛋白原含量明显降低;②FDP 水平升高和(或)优球蛋白溶解时间明显缩短;③血浆纤溶酶原降低和(或)纤溶酶活性增高;④α_2-纤溶酶抑制物降低;⑤纤维蛋白原肽 $\beta_{1\text{-}42}$/纤维蛋白肽 $\beta_{15\text{-}42}$ 升高;⑥ D-二聚体水平升高。

3. 第三项(辅助实验室检查)　包括:①活化的部分凝血活酶时间、凝血酶原时间可能延长;②抗凝血酶、血小板第 4 因子、β 血小板球蛋白均正常。

具备第一项加第二项中任何三条可诊断纤维蛋白溶解症,而第三项的检查有助于辅助诊断。

原发性纤维蛋白溶解症主要应与继发性纤维蛋白溶解症加以鉴别。其中,原发性纤溶仅有纤溶酶生成的实验室证据,而继发性纤溶既有纤溶酶又有凝血酶生成的实验室证据。以下几点有助于两者的鉴别:①原发性纤溶血小板计数一般正常,而继发性纤溶常有血小板消耗性减少;②原发性纤溶其纤溶代谢产物以 FDP 升高为主,D 二聚体升高则不明显;而继发性纤溶其纤溶代谢产物两者皆明显升高;③原发性纤溶患者纤溶激活物显著升高,优球蛋白溶解时间明显缩短;而继发性纤溶患者纤溶激活物升高及优球蛋白溶解时间缩短均不甚明显;④原发性纤溶主要溶解纤维蛋白原,故以纤维蛋白原肽 $\beta_{1\text{-}42}$ 为主;继发性纤溶主要溶解纤维蛋白,故纤维蛋白肽 $\beta_{15\text{-}42}$ 升高且 3P 试验阳性率高。

四、治疗计划

对于原发性纤维蛋白溶解症的治疗,特别是获得性原发性纤溶亢进症,首先应积极纠正导致其发生的基础疾病。例如因溶栓药物治疗导致的出血,首先应停用抗纤溶药物。急性早幼粒细胞白血病患者因纤溶亢进导致的出血,在给予抗纤溶治疗的同时应积极采用诱导分化剂的治疗。

在治疗基础疾病的同时,给予抗纤溶药物治疗以及替代支持治疗亦有助于控制患者的出血表现。其中抗纤溶药物主要包括氨基酸类抗纤溶药(如氨基己酸、氨甲苯酸、氨甲环酸)和多肽类抗纤溶药(如抑肽酶)。在使用抗纤溶药物治疗的基础上,可同时予纤维蛋白原、冷沉淀或新鲜冰冻血浆的替代治疗。

五、药物治疗方案

原发性纤维蛋白溶解症的药物治疗方法除了治疗原发病与去除诱发因素之外,以抗纤溶药物的积极应用与必要时采用生物制品进行合理替代治疗为主。先天性纤维酶原激活物缺乏所导致的纤溶亢进需要终身应用抗纤溶药物。医源性或部分自发纤溶亢进有自限的可能,伴有显著出血症状的情况才考虑进行治疗。在积极抗纤溶治疗的基础上,若出血症状不能消除,或纤维蛋白原水平不能升高,应以生物血液制品进行替代治疗,如直接输注纤维蛋白原。

(一)替代治疗

人纤维蛋白原(human fibrinogen)由健康人血浆中提取的纯度>70%的纤维蛋白原(即凝血因子Ⅰ),纤维蛋白原在凝血酶的作用下形成纤维蛋白单体,继而可溶性纤维蛋白单体发生交联形成不溶性的稳定的纤维蛋白,以维持正常凝血功能。常规剂量 1~8g/d,首剂 2~4g,一般治疗目标值为 Fbg>2g/L(至少 Fbg>1g/L)。因纤维蛋白原半衰期较长,一般三天给药一次。除纤维蛋白原制剂外,还可以选择新鲜冰冻血浆(10~15ml/kg)或血浆冷沉淀(含有凝血Ⅷ因子和纤维蛋白原)。

(二)抗纤溶治疗

1. 氨基酸类抗纤溶药物　　常用的药物有氨基己酸(aminocaproic acid,EACA)、氨甲环酸(tranexamic acid,AMCA)、氨甲苯酸(aminomethylbenzoic acid,PAMBA)。PAMBA 的作用强度是 EACA 的 4~5 倍;AMCA 的作用强度是 EACA 的 7~10 倍,是 PAMBA 的 2 倍。这些药物通过相似的机制发挥抗纤溶作用,它们的结构与赖氨酸相似,可与纤溶酶和纤溶酶原的赖氨酸结合位点相结合,抑制纤溶酶和纤溶酶原与纤维蛋白原结合,使纤溶酶原不能被纤维蛋白原上的纤溶酶原激活物激活,从而发挥了抑制纤维蛋白及纤维蛋白原水解的药理作用。

这类药物有保护血凝块,诱发血栓发生的作用,对于尿道出血禁用,因为肾小管若发生血栓栓塞不可再通,除非排除有血凝块存在的可能。对于有血栓形成倾向,如 DIC 患者、有血栓病史的患者,应慎用或禁用。成人患者的常规用法用量见表 7-13,疗程一般持续用药至出血症状得到控制。抗纤溶药物有导致畸胎的可能性,孕期 6 个月以内的妊娠期妇女除非危及生命的情况,否则禁用。

2. 抑肽酶

(1)药理作用:抑肽酶(aprotinin,商品名:trasylol)是由牛胰腺提取的单链多肽,是一种丝氨酸蛋白酶抑制剂,其氨基酸残基上的赖氨酸与纤维蛋白溶解酶的活性部位——丝氨酸结合,形成抑肽酶-纤维蛋白酶复合物,使其丧失活性,因此抑制纤维蛋白溶解酶,从而发挥抗纤溶的药理作用。本药对游离的以及与抑制物结合的纤溶酶均有抑制作用,除了纤维蛋白溶解酶之外,本药对凝血酶、凝血因子Ⅹa也有抑制作用,还可抑制纤溶激活物,呈现出纤溶、凝血双向阻断作用。本药须作皮肤过敏试验,以5%葡萄糖注射液作为溶媒。

表7-13 常见抗纤溶药物的常规用法用量

药物	最大日剂量	用法用量	慢性病程的长期口服剂量
EACA	24g	负荷剂量4~6g溶于100ml 0.9%NS或5% GS滴注15~30min; 维持剂量0.5~1.0g/h,ivgtt	2.0g,po,tid或qid
AMCA	2g	负荷剂量10mg/kg 维持剂量100~500mg,ivgtt,qd或q12h	15mg/(kg·d)或0.25~ 0.5g,po,tid或qid
PAMBA	2g(口服) 600mg(静脉)	50~100mg,ivgtt,qd或q12h	0.25~0.5g,po,bid或tid

(2)撤市风波:抑肽酶经FDA批准用于冠状动脉搭桥手术的患者,以降低输血需求。2008年,FDA发布拜尔公司将从美国市场上撤回库存Trasylol,在全球范围内暂停销售。此决议基于加拿大的"BART"试验,该研究结果显示与氨甲环酸和氨基己酸相比,Trasylol死亡率更高。从此以后,FDA以特殊程序限制性使用抑肽酶,该程序允许失血和需要输血的风险增高、实施冠状动脉旁路移植术的患者,在没有其他适合的治疗方案情况下,权衡利弊后使用抑肽酶注射液。2012年,欧洲药品管理局(EMA)完成一项关于抑肽酶、氨甲环酸和氨基己酸的回顾性研究,提出该药收益大于风险的结论,建议取消撤市决议。

我国国家药品不良反应监测中心在2004年第七期《药品不良反应信息通报》中通报了抑肽酶注射剂引起的严重过敏反应,建议临床医师严格掌握适应证,加强临床用药监护。2007年12月17日,国家食品药品监督管理总局发布《关于暂停销售和使用抑肽酶注射剂的通知》(国食药监安〔2007〕760号),暂停抑肽酶注射剂在我国的销售和使用。拜耳公司生产的Trasylol未在国内上市。

(3)不良反应监测数据:2007年国家药品不良反应监测中心共收到国内抑肽酶制剂的不良反应报告229例,其中严重不良反应报告49例,主要不良反应为过敏样反应、过敏性休克、血红蛋白尿、恶心、寒战、呕吐、胸闷、呼吸困难、荨麻疹、低血压等。

六、药学监护与药学服务

(一)药物治疗的安全性监护

1. 给药方案 氨基己酸(EACA)小剂量给药为<5g/d,中等剂量为5~10g/d,大剂量给药为10~24g/d,给药剂量大、静脉推注给药速度过快可能引起低血压,已经出现休克的

患者慎用。氨甲环酸(AMCA)小剂量为<0.5g/d,中等剂量为0.5～1g/d,大剂量给药为2.0g/d。

若为先天性纤维蛋白溶解,一般需要终身抗纤溶治疗,则改为口服给药,口服给药的生物利用度约为45%。

2. 氨甲环酸的安全性数据 氨甲环酸是目前最强效的抗纤溶药物,其不良反应与同类药物相似。可以通过胎盘屏障并在羊水中达到较高的药物浓度30mg/L,几乎与母亲的血药浓度相等。氨甲环酸的FDA妊娠期用药安全性分级为B,尚未有权威的临床试验证实氨甲环酸对胎儿的影响。而氨甲环酸在乳汁中的浓度很低,约为血药浓度的1%,故认为在服药期间哺乳对婴儿的影响较小,但不良反应风险不能完全除外。

氨甲环酸可通过血脑屏障抑制纤溶酶的作用,脑脊液药物浓度约为血药浓度的10%,因此可能出现脑水肿、蛛网膜下腔出血的不良反应,口服给药后出现头痛的发生率>50%,对于脑水肿、蛛网膜下腔出血的患者也应当禁用本药。脑缺血或脑梗死是氨甲环酸可能引起的严重不良反应之一。

口服给药时,上腹疼痛的发生率约为12%～19.8%,腹泻的发生率为12.2%,恶心的发生率14.4%;关节痛的发生率为6.9%,背痛的发生率为20.7%～31.4%,多在服药后1～2个月发生,严重程度从轻微至严重不等,有患者因无法忍受背痛而停药,肌肉疼痛发生率11.2%;鼻窦炎的发生率25.4%。

静脉给药时可能出现一过性视觉异常(可表现为视物颜色改变),发生率不详,对于有视网膜疾病的患者应慎用,在眼病得到治疗和控制的基础上,在密切监测眼部不良反应下用药,一旦出现眼部症状加重或新发视觉异常,及时停药,进行眼部相关检查。

3. 合并使用凝血酶原复合物(prothrombin Complex,PCC) 氨甲环酸等氨基酸类抗纤溶药物不可与PCC合并使用,会增加血栓风险,如果需要合并使用,最好在给予PCC之后间隔8小时以上给予抗纤溶药物。

(二)肾功能损害患者的药物剂量调整

肾功能损伤时,氨基酸类抗纤溶药物的排泄显著减少,需要根据肾功能调整给药剂量,而肝功能损伤时无需调整剂量。对于氨基己酸,在肾功能受损或出现少尿时,减少剂量至常规剂量的15%～25%。氨甲环酸根据肾功能调整剂量见表7-14。

表7-14 氨甲环酸根据肾功能的剂量调整

肌酐水平(mmol/L)	口服剂量		静脉给药剂量
	剂量	日最大剂量(月经期间5天的最大剂量)	
120～250	0.25～0.5g,bid 或 tid	2g/d	10mg/kg,q12h
250～500	0.25～0.5g,qd 或 bid	1g	10mg/kg,qd
>500	0.25g～0.5g,qd	0.5g	10mg/kg,q48h 或 5mg/kg,q24h

(三)药物治疗的有效性监护

1. 疗效标准 包括:①痊愈:临床出血症状消除,所有纤溶相关实验室指标恢复正常,如 Fbg、FDP、D-Dimer、血浆纤溶酶原、纤溶酶活性、APTT、PT 等;②缓解:临床出血症状消除,尚有 1~2 项实验室指标异常,但较前好转且偏离正常值不显著;③进步:临床症状及实验室指标均较前明显好转,但尚未达到正常;④无效:积极治疗后无明显好转,甚至病情恶化,症状显著。

2. 根据疗效的处理 对于痊愈患者若病情再发因素未去除,如先天性纤维蛋白溶解症或严重肝病等,考虑予以出院,改为口服抗纤溶药物继续治疗(常规剂量参见表 7-13),若正采用大剂量抗纤溶治疗,则将剂量下调,继续观察 3 天左右。对于病情缓解或进步的患者,继续目前的治疗方案,持续监测出凝血指标,根据病情转归情况调整方案。对于无效或病情反复者应重新评估病因,加强原发病治疗,同时考虑加大抗纤溶治疗的药物剂量(排除DIC),并辅以替代治疗。

3. 关于疗程 替代治疗用至血浆纤维蛋白原水平达到目标值且临床症状缓解,而抗纤溶治疗可持续到病因或诱发因素消除或得到良好控制。如先天性纤维蛋白溶解症通常需要终身抗纤溶治疗;而医源性纤溶亢进则往往能在停药后自行恢复。

 案例分析

患者,男,74 岁。

主诉:反复肉眼血尿伴排尿困难 3 月余。

现病史:患者因反复肉眼血尿伴排尿困难 3 月就诊,行肛门指诊示"前列腺Ⅱ度肿大,中央沟变浅",血 PSA 5.2ng/ml,行前列腺穿刺活检诊断为"前列腺癌",拟行手术治疗收入院。入院查体未见明显皮肤黏膜出血表现。

既往史:高血压及糖尿病病史约 15 年,未规律服药,高血压控制尚可,自觉症状甚微,入院血压 145/78mmHg,未规律监测血糖,未出现明显糖尿病并发症。

个人史及家族史无殊。

入院诊断:前列腺癌。

诊疗经过:入院常规检查提示血常规计数正常,凝血指标回报:活化部分凝血酶原时间APTT 27.3 秒(正常范围 22.7~31.8 秒),凝血酶原时间 PT 12.1 秒(正常范围 10.4~12.6 秒),凝血酶时间 TT 27.5 秒(正常范围 14.0~21.0 秒),纤维蛋白原 Fbg 0.8g/L(正常范围 1.80~3.50g/L),FDP 67μg/ml,D-dimer 0.11mg/L(正常范围),考虑存在获得性纤维蛋白溶解症。主要治疗药物如下:

人纤维蛋白原 2g/d,静脉滴注,每天 1 次,第 1、3、6 天;

氨甲环酸 0.25g,口服,每天 3 次,第 1~6 天。

予纤维蛋白原输注及口服氨甲环酸治疗后,监测血 Fbg 波动于 1.5~2.0g/L,后顺利行前列腺癌手术治疗。

病例特点及诊断要点:

1. 存在前列腺癌基础疾病。

2. 无明显出血表现。

3. 实验室检查提示纤维蛋白原水平下降,伴 FDP 水平升高而 D-二聚体水平正常,结合凝血时间及血小板计数正常,考虑存在原发性纤维蛋白溶解症。

4. 抗纤溶治疗及替代治疗有效。

用药分析与监护要点：

1. 抗纤溶药物的给药方案　前列腺癌属于明确的高纤溶亢进疾病,拟行手术治疗。术前准备发现纤维蛋白水平原低,以抗纤溶治疗为主,建议长期抗纤溶治疗。考虑患者无出血症状,长程治疗,以口服给药为首选,给予常规剂量每次 0.25g,一天 3 次。口服给药起效时间约为 24 小时,为快速提高血浆纤维蛋白原水平,予以输注纤维蛋白原替代治疗。本例患者血浆含量约为 2～3L,输注 1g 纤维蛋白原,一般情况下可升高血浆纤维蛋白原水平约0.1～0.2g/L。给予本例患者纤维蛋白原每次剂量 2g,每日监测血浆纤维蛋白原水平,治疗目标使 Fbg 稳定在>1.0g/L,考虑手术需求,最好达到 1.5g/L 以上,按需每 2～3 天给药一次。

2. 人纤维蛋白原的给药监护　人纤维蛋白原属于高分子量生物制剂,为了保证药物的充分溶解,同时避免在输注过程中因温度过低而出现输液刺激,在溶解药物前应采用水浴装置将药品及灭菌注射用水预温至 37℃ 左右,注入预温的灭菌注射用水后,在水浴中轻轻转动手腕溶解药品,切勿振摇和颠倒瓶身。在给药时应注意控制滴速,每分钟 40～60 滴为宜。对于少数过敏体质的患者可能出现过敏反应,表现为发热、震颤、血氧下降、气管痉挛等,应停止输注进行对症处理。

3. 用药教育　氨甲环酸:

1)药片须整片吞服,不要咀嚼或掰开药片。

2)在室温保存药品(15～30℃)。

3)食物对氨甲环酸的吸收影响较小,可不考虑食物的影响,在餐前或餐后服用药物均可。

4)本例患者为男性,不涉及到氨甲环酸与口服避孕药的共同给药问题。对于女性患者,在应用氨甲环酸治疗期间应不再服用口服避孕药物,否则可增加血栓栓塞的风险。

(朱铁楠　邹羽真　梅　丹)

参 考 文 献

[1] 李德淳,李云,赵晔,等.华盛顿血液学及肿瘤学咨询手册.天津:天津科技翻译出版公司,2005.

[2] 王秀兰,王昭,张淑文.临床药物治疗学-血液病分册.8 版.北京:人民卫生出版社,2005.

[3] 张之南,郝玉书,赵永强,等.血液病学.2 版.北京:人民卫生出版社,2011.

[4] 王健民.现代血液病药物治疗学.上海:第二军医大学出版社,2008.

[5] 阮长耿,吴德沛,李建勇,等.现代血液病诊断治疗学.安徽:安徽科学技术出版社,2007.

[7] 张之南,单耀东,李蓉生,等.协和血液病学.北京:中国协和医科大学出版社,2004.

[8] 肖志坚.血液病合理用药.2 版.北京:人民卫生出版社,2009

[9] 李娟,罗绍凯.血液病临床诊断与治疗方案.北京:科学技术文献出版社,2010.

[10] 张之南,沈悌.血液病诊断及疗效标准.3 版.北京:科学出版社,2007.

[11] 王吉耀.内科学.2 版.北京:人民卫生出版社,2010.

[12] 黄晓军,胡大一.血液内科.北京:北京科学技术出版社,2010.

[13]《糖皮质激素类药物临床应用指导原则》.(卫办医政发〔2011〕23 号).

[14] 中华医学会血液学分会血栓与止血学组.血栓性血小板减少性紫癜诊断与治疗专家共识(2012 年

版).中华血液学杂志,2012,33(11):983-984.

[15] 中华医学会血液学分会血栓与止血学组,中国血友病协作组.血友病诊断与治疗中国专家共识(2013年版).中华血液学杂志,2013,34(5):980-981.

[16] 中华医学会血液学分会血栓与止血学组.弥散性血管内凝血诊断与治疗中国专家共识(2012年版).中华血液学杂志,2012,33(11):978.

[17] 中华医学会血液学分会血栓与止血学组.易栓症诊断中国专家共识(2012年版).中华血液学杂志,2012,33(11):982.

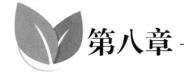

第八章

恶性血液病的药物治疗

第一节　骨髓增生异常综合征的药物治疗

一、概述

（一）定义

骨髓增生异常综合征（myelodysplastic syndrome，MDS）是一组异质性的髓系肿瘤，特点是髓系细胞分化、成熟异常、造血功能衰竭，伴有外周血细胞减少和红系、粒系、巨核细胞系一系或多系形态学发育异常，以及具有向急性髓系白血病（acute myeloid leukemia，AML）转化的高风险。

（二）流行病学

MDS 可以发生在任何年龄，但中位发病年龄在 60 多岁，所以常见于老年人，随着年龄增加，发病率也增加。据美国报道，MDS 总体发病率为 3.4/10 万，发病率随年龄上升而增加，60～69 岁的老年人发病率为 7.6/10 万，70～79 岁的老年人为 20.9/10 万，故为老年人中常见的恶性肿瘤。德国报道发病率约 4.1/10 万，国内报道发病率在 1.5/10 万，由于诊断技术或其他原因，可能实际发病率要高于该数据。男女发病比例约为 1.5：1。

（三）病因及发病机制

目前虽已明确 MDS 的形成与发展均涉及基因变异，但其确切机制尚不清楚。一般而言，MDS 可分为两类：一类为治疗相关性 MDS（treatment related MDS，t-MDS），即所谓的"继发性"MDS（secondary MDS），多发生于霍奇金病、非霍奇金淋巴瘤及实体瘤等恶性肿瘤治疗之后。其发生与化疗药物及电离辐射对 DNA 的损伤有关，特别是烷化剂及放疗。但近年来发现拓扑异构酶抑制剂、蒽环类及鬼臼类药物也可引起 t-MDS。t-MDS 属高危MDS，克隆性染色体异常的检出率高，复杂异常多见，治疗困难，预后较差。

另一类称为原发性 MDS（primary MDS，p-MDS），此类 MDS 的病因更为模糊，但大致可分为内在因素及环境因素两部分。内在因素中有两个比较突出，一个是先天性基因缺陷性疾病，如 Down 综合征、Fanconi 贫血、Kostmann-Bloom 综合征、Schwachman-Diamond综合征、Diamond-Blackfan 综合征和先天性粒细胞缺乏综合征等，此类人群的 MDS 发病率均大大高于普通人群，因这类患者由于存在先天性基因缺陷而使基因组不稳定，容易继发其他遗传物质丢失或基因重排而发生 MDS 及 AML。第二个内在因素是年龄，流行病学资料显示 MDS 的发病率随年龄增加而显著上升,70～79 岁人群的发病率为＜50 岁人群的 98 倍,而＞80 岁人群的发病率为＜50 岁人群的 178 倍,显然年龄老化是一个十分重要的内在因素。造成老年人群 MDS 发病率高的原因除老化使 DNA 修复能力下降及免疫监护机制减弱外,环境因素对 DNA 日积月累的损伤也不容忽视。

环境因素中,长期接受低剂量辐射、长期接触苯类物质、石油产品、柴油、废气、有机溶剂、杀虫剂、化学肥料、硝基炸药、砷、铊、石末粉尘等均可使 MDS 发病率明显增加。病毒感染虽然迄今尚无直接证据,但始终不能排除。

二、临床表现和辅助检查

(一)临床表现

不少患者可无症状,由偶然的血常规检查被发现。MDS 的症状基本上均由血细胞减少引起,其中以贫血最为突出。据统计,85％以上的患者有贫血,由于贫血,患者可有头昏、乏力、眩晕、面色苍白、活动后心悸、气急等,部分中、老年患者可因贫血致心绞痛频繁发作或以神志模糊,认知障碍,一过性脑缺血等作为首发症状。部分患者可因粒细胞减少、粒细胞功能障碍继发感染或因血小板减少、血小板功能障碍发生皮肤、黏膜出血而就诊。肝脾大、淋巴结肿大不常见。

(二)辅助检查

在进行辅助检查之前,详细询问病史和体格检查很重要,如有无放化疗史、苯的接触史等。然后进行下述实验室检查(表 8-1):

表 8-1　MDS 的辅助检查和诊断流程

项目	需要强调的内容
病史	反复出现的感染、出血或瘀斑;化疗或放射线接触史;患有 MDS 或 AML 的家族史;输血史
体检	皮肤黏膜苍白、黄染、瘀斑;淋巴结、肝脾大等
外周血计数及涂片	血细胞减少、中性粒细胞绝对值、网织红细胞计数、单核细胞增多、血小板增多、幼稚细胞
血清铁蛋白、维生素 B_{12}、叶酸水平	帮助排除营养性贫血
促红细胞生成素(EPO)水平	没有输血前检测 EPO 水平,对治疗有指导作用
骨髓检查(包括铁染色)	
骨髓活检	
骨髓染色体分析	
基因检测	
流式细胞仪检查	JAK2 突变、PDGFR 基因重组
排除继发性病态造血(发育异常)	有无髓系异常克隆 巨幼细胞贫血;各种感染,包括人类免疫缺陷病毒(HIV 感染);酒精中毒;化疗;阵发性睡眠性血红蛋白尿症;大颗粒淋巴细胞白血病等

1. 血常规和血涂片　血常规提示血细胞减少,可以是全血细胞减少,或单系、两系减少。血涂片中可以发现幼稚粒细胞、幼红细胞、红细胞大小不一等表现。

2. 骨髓检查　包括穿刺涂片、活检、细胞化学染色、铁染色等。计数原始细胞比例,观察粒系、红系、巨核系有无病态造血。铁染色观察有无铁粒幼细胞增多。骨髓活检可以确定骨髓增生程度、有无幼稚细胞异常定位、CD34$^+$ 细胞有无增多,Gomori 网状纤维银浸染色可显示网硬蛋白增生。

3. 染色体和 FISH 检查　骨髓染色体检查和 FISH 检查,可以发现有无遗传学异常,标准疾病诊断和判断预后。MDS 常见的染色体异常为 -5/5q-、-7/7q-、11q-、12p-、17q-、20q-、+8、-Y 等,13%～18% 的患者有复杂变异。

4. 流式细胞仪检测　可以发现髓系异常克隆,如 CD34$^+$、CD117$^+$、CD13$^+$、CD33$^+$、MPO$^+$ 等。

5. 排除诊断所需要的检查　如铁蛋白、维生素 B_{12}、叶酸等可以排除缺铁性贫血、巨幼细胞贫血。CD55 和 CD59 检查可以排除阵发性睡眠性血红蛋白尿症。促红细胞生成素检查可以排除肾性贫血,也有利于指导将来的治疗。

三、诊断和鉴别诊断

(一) 诊断

1. 最低诊断标准　MDS 的诊断没有"金标准",需要排除很多可以引起继发性病态造血的疾病后,综合病史、症状、血象、骨髓检查、染色体检查、流式细胞术等检查才可以确诊(图 8-1)。

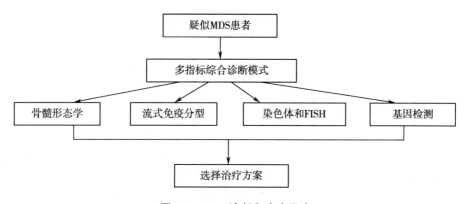

图 8-1　MDS 诊断和治疗思路

由于 MDS 的诊断标准不易掌握,容易误诊,2006 年维也纳 MDS 工作会议经讨论一致提出一个 MDS 最低诊断标准(表 8-2)。MDS 的诊断首先满足 2 个必要条件:持续血细胞减少和排除其他疾患。MDS 确诊必须满足 2 个必要条件和 1 个确定条件。若不符合任何"确定条件",但患者显示有髓系疾患,则需参考"辅助条件",以帮助确定患者是否有 MDS,或是存在"高度疑似 MDS(HS-MDS)"。如果在某些医院没有条件做"辅助条件"中的检测,应对可疑患者多次随访并反复定期监测,以便确立 MDS 的诊断。

2. WHO 分型诊断标准　2008 年 WHO 分型诊断标准在 2001 年的基础上进行完善,提出了骨髓细胞形态学和细胞遗传学结合的新的分型标准,具体见表 8-3。临床常见的类型有 RCMD、RAEB-1、RAEB-2。

表 8-2　MDS 最低诊断标准

A. 必要条件(下面 2 个条件必须同时具备,缺一不可):

(1)下列血细胞中一系或多系持续性减少(≥6 个月),如有染色体异常,可以<6 个月:红细胞(Hb<110g/L);中性粒细胞(ANC<1.5×10⁹/L);巨核细胞系(PLT<100×10⁹/L);

(2)排除其他可以导致血细胞减少或发育异常的所有造血组织或非造血组织疾病

B. 确定条件:

(1)骨髓涂片中红细胞系、中性粒细胞或巨核细胞系任何一系发育异常细胞>10%,或环状铁粒幼细胞>15%;

(2)骨髓涂片中原始细胞占到 5%~19%;

(3)典型的染色体异常(常规核型分析法或 FISH)

C. 辅助条件(用于符合必要条件,但未达到确定标准,但临床呈典型 MDS 表现者,如输血依赖的大细胞贫血):

(1)流式细胞术检测骨髓细胞表型,明确显示有单克隆红系和(或)髓系细胞群;

(2)人类雄激素受体基因(HUMARA)分析、基因芯片谱型或基因点突变分析(如 RAS 突变)显示有单克隆细胞群的明确分子标志;

(3)CFU(集落形成单位)检测骨髓和(或)循环中祖细胞集落(±集丛)形成显著而持久性减少

表 8-3　2008 年 MDS 的 WHO 分型诊断标准

WHO 分型	外周血	骨髓
难治性血细胞减少伴 1 系发育异常(RCUD)ᵃ 难治性贫血(RA) 难治性中性粒细胞减少(RN) 难治性血小板减少(RT)	1 系或 2 系减少;原始细胞<1%	1 系发育异常>10%;原始细胞<5%;环形铁粒幼细胞<全髓有核细胞 15%
难治性贫血伴环形铁粒幼细胞增多(RAS)	原始细胞<1%	原始细胞<5%;环形铁粒幼细胞≥全髓细胞 15%
难治性血细胞减少伴多系发育异常(RCMD)	血细胞减少;原始细胞<1%;无 Auer 小体;单核细胞绝对值<1×10⁹/L	2~3 系发育异常>10%;原始细胞<5%;无 Auer 小体;环形铁粒幼细胞≥15%时称为 RCMD-RS
难治性贫血伴原始细胞增多—1ᵇ	血细胞减少;原始细胞<5%;无 Auer 小体;单核细胞绝对值<1×10⁹/L	1 系或多系发育异常;原始细胞 5%~9%;无 Auer 小体
难治性贫血伴原始细胞增多—2ᶜ	血细胞减少;原始细胞 5%~19%;出现 Auer 小体;单核细胞绝对值<1×10⁹/L	1 系或多系发育异常;原始细胞 10%~19%;出现 Auer 小体

续表

WHO 分型	外周血	骨髓
MDS-未分类(MDS-U)[d]	血细胞减少;原始细胞<1%	1系或多系发育异常,但<10%;原始细胞<5%
孤立 5q- 的 MDS	贫血;血小板正常或升高;原始细胞<1%	少分叶巨核细胞正常或增多;原始细胞<5%;孤立 5q-;无 Auer 小体

a:RCUD 中有时可见两系血细胞减少,全血减少者应诊断为 MDS-U;

b:如果骨髓中原始细胞<5%,但外周血中在 2%~4%,应诊断为 RAEB-1;

c:如果骨髓 Auer 小体阳性,外周血中原始细胞<5%,骨髓原始细胞<10%,则诊断为 RAEB-2;

d:如果骨髓中原始细胞<5%,但血中为 1%,诊断为 MDS-U

(二) 鉴别诊断

MDS 需要与其他可以引起血细胞减少的疾病进行鉴别。

1. 再生障碍性贫血　MDS 骨髓增生多数为活跃,少数增生低下的 MDS 与再障容易混淆。再障无染色体异常,淋巴细胞比例增加,无病态造血。而 MDS 约 50% 患者有染色体异常,有病态造血表现,约 30% 患者可能转变为白血病。

2. 巨幼细胞贫血　巨幼细胞贫血也可以有全血细胞减少,红系病态造血。但仔细检查有维生素 B_{12} 或叶酸缺乏,补充这些营养元素后血象可以恢复。而 MDS 患者补充这些营养元素后血象不可能恢复。

3. 红白血病　MDS 也可能有骨髓红系显著增生>50%,在去红系后骨髓原始细胞<20%,应该诊断为 MDS,如果>20% 应该诊断为红白血病。

四、治疗计划

(一) 治疗目标

提高生活质量,延长生存期,尽量防止转变为急性白血病。

(二) 治疗原则

根据患者的预后分级和患者的年龄、体能状态来选择分级治疗、个体化治疗方法。低危组患者,以支持治疗为主,主要目的是控制 MDS 症状、预防感染出血和提高生活质量。高危患者,以化疗或骨髓移植为主,治疗目的是尽量防止转白,延长生存期。

(三) 治疗措施

1. 低危患者　根据国际预后积分系统(IPSS)来确定低危和高危患者,IPSS 低危和中危-1 归入低危组,中危-2 和高危归入高危组(表 8-4)。低危组可以选择支持治疗、免疫调节剂、免疫抑制剂、小剂量化疗等(图 8-2)。

(1)支持治疗:包括输血、促红细胞生成素(EPO)、粒细胞集落刺激因子(G-CSF)或粒细胞-巨噬细胞集落刺激因子(GM-CSF)。这是目前大多数高龄 MDS、低危 MDS 所采用的治疗方法。反复输血后如果铁蛋白>1000μg/L,需要去铁治疗,常用的有去铁胺、去铁酮(奥贝安可)、地拉罗司(恩瑞格)。

(2)免疫调节治疗:沙利度胺(thalidomide)是第一个被应用的药物,但因为反应率低,长期应用耐受性差,多数患者因不良反应,如乏力、便秘、神经毒性和嗜睡,以及疾病进展而退出应用。现沙利度胺已很少应用于 MDS 治疗。沙利度胺衍生物来那度胺(lenalidomide)常用于伴 5q-的输血依赖性 MDS 患者,效果较好。

表 8-4　MDS 国际预后积分系统(IPSS)

预后变量	标准	积分
骨髓原始细胞	<5%	0
	5%~10%	0.5
	11%~20%	1.5
	21%~30%	2.0
染色体核型	好(正常,-Y,5q-,20q-)	0
	中(其余异常)	0.5
	差[复杂(≥3 个异常)或 7 号染色体异常]	1.0
血细胞减少	0 或 1 系	0
	2 或 3 系	0.5

血细胞减少指:ANC<1.5×10^9/L,Hb<100g/L,PLT<100×10^9/L

低危 0 分;中危-1(1nt-1)0.5~1 分;中危-2(1nt-2)1.5~2 分;高危≥2.5 分

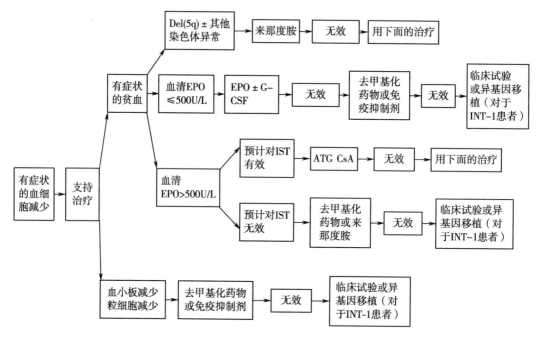

图 8-2　低危和中危-1 的 MDS 治疗选择

(EPO:促红细胞生成素;INT-1:中危-1)

(3)免疫抑制治疗:研究发现 MDS 患者早期(低危或中危 1 型患者)T 细胞克隆扩增和激活造成的骨髓微环境的免疫损伤是 MDS 早期重要发病机制之一。采用抗胸腺细胞球蛋白(ATG)、环孢素或两者联合的反应率为 15%~90%。低危组、年龄<60 岁、仅需要短期输血、+8 染色体异常、骨髓增生低下和 HLA-DR15 表型(+)对治疗反应较好。国际 MDS 危险工作组报道免疫抑制治疗 MDS 患者血液学反应率 67%,平均缓解期 4 年。

（4）小剂量化疗：对于低危 MDS 或高龄 MDS，可以选择 CAG（阿克拉霉素＋阿糖胞苷＋集落刺激因子）或 HAG（高三尖杉脂碱＋阿糖胞苷＋集落刺激因子）小剂量化疗方案。

2. 高危患者　可以选择去甲基化药物、小剂量化疗、标准剂量化疗、造血干细胞移植等方法（图 8-3）。

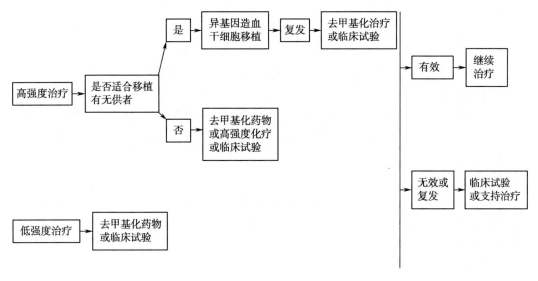

图 8-3　中危-2 和高危 MDS 的治疗选择

（1）去甲基化治疗：MDS 中存在许多抑癌基因的高甲基化，所以应用去甲基化治疗可以恢复抑癌基因的功能，起到治疗作用，去甲基化药物对肿瘤细胞凋亡、增殖、分化也有一定作用。此类药物的应用是 MDS 近年来较新的进展。目前，有两种去甲基化制剂在临床使用，分别是 5-氮杂胞苷和 5-脱氧氮杂胞苷（地西他滨）。

（2）小剂量化疗：年龄较大、不能耐受大剂量化疗、骨髓增生低下的患者可以选择小剂量化疗。

（3）标准剂量化疗：年轻、身体状况好、骨髓增生活跃的患者可以选择与急性髓细胞白血病相同的标准剂量化疗，如柔红霉素联合阿糖胞苷方案。或者在标准剂量上减少 60%～80% 的剂量也可以取得类似的疗效。

（4）异基因造血干细胞移植：异基因造血干细胞移植是唯一可能治愈 MDS 的手段，移植后患者长期无事件生存的概率为 32%～54%。与移植后预后较好相关的因素有年龄小、病程短、HLA 配型相合程度高、骨髓原始细胞＜10% 及低危核型等。

（四）预期疗效和预后

MDS 预后差异很大，有的患者可以持续几年病情稳定，也有的患者几个月内就可以进展为急性白血病。MDS 预后与起病时原始细胞数量、染色体核型等关系密切。去甲基化治疗可以延缓转白的发生。

五、药物治疗方案

（一）细胞因子

低危 MDS 患者，有贫血症状、依赖输血的患者可以应用 EPO 治疗。反复粒细胞缺乏、感染的患者可以应用 G-CSF。

1. EPO　血清 EPO 水平低的 MDS 患者应用重组人 EPO 对贫血有一定的疗效，剂量为 40 000~60 000U/周，每周用 1~3 次。有效率约为 37%，其中原先未输过血的患者和治疗前血清 EPO 水平<200U/L 患者效果更佳。也可以用 EPO 的衍生物长效制剂阿法达依泊汀 α(darbepoetin α)，150~300μg/kg，每周 1 次。如果应用 6~8 周，血红蛋白没有增加 15g/L 或输血次数没有减少，说明效果不佳，可以联合 G-CSF、GM-CSF 治疗，EPO 和 G-CSF 之间有协同作用，可以提高反应率。RAS 的反应率较高，其次为 RA 和 RAEB。G-CSF 的剂量为 1~2μg/kg，每周用 1~3 次。治疗后血红蛋白如果大于 110g/L，减量应用，用最小的剂量维持血红蛋白在 110~120g/L，不建议血红蛋白>120g/L。

2. G-CSF　G-CSF 可用于治疗伴反复感染的严重粒细胞减少的患者，一般粒细胞维持在 $1.0×10^9$/L 就可以。但要慎用，不是反复感染的患者并不推荐用，因为可能存在促进转白的风险。

（二）祛铁治疗

MDS 患者一般均有贫血，长期输血的患者容易出现铁过载。每单位红细胞(200ml)血中含铁约 200~250mg，大概在输注 20 次后患者就会出现铁过载。2007 年意大利 MDS 会议上制订指南建议，患者血清铁蛋白到达 1000μg/L，和(或)每月接受 2U 红细胞输注一年以上时则应启动祛铁治疗，而铁蛋白水平则至少每 3 个月检测一次。

1. 去铁胺(deferoxamine，DFO)　DFO 是 20 世纪 70 年代即投入临床使用的去铁药物。常规用法为：20~50mg/(kg·d)，每天 8~12 小时持续皮下注射或静脉微泵注射，为了方便患者，也可以每 12 小时 1 次肌内注射或皮下注射，每周用 5 天，可以多次重复使用，直至铁蛋白<1000μg/L。

2. 去铁酮(deferiprone，DFP)　DFP 是多种口服螯合剂中被证实与 DFO 皮下注射疗效相当的一种口服药物，临床上常用于单用或与 DFO 联用治疗铁过载。DFP 能增加泌尿系统铁的排泄，同时能减轻心脏铁负荷，改善心室功能，有效减少心脏事件的发生。DFP 及其铁结合物的血浆清除半衰期为 47~134 分钟，因此需要一日服用 3 次。其主要的不良反应有粒细胞减少症、骨和肌肉疼痛、胃肠道反应以及锌缺乏等，均能通过停药或对症处理予以逆转。临床证实 DFP 与 DFO 联用疗效更好，其方法为：DFP[80~110mg/(kg·d)，白天用]＋DFO[40~60mg/(kg·d)，晚上用，每周至少 3 次]，此种联用方法的不良反应较单用并无差异。

3. 地拉罗司(deferasirox)　2005 年美国 FDA 批准上市，是首个每天口服 1 次的去铁剂，服用方便，起始剂量为 20mg/kg。适用于 2 岁以上慢性铁过载患者的去铁治疗，对心脏、肝脏等内脏的铁有较好的螯合作用。作为分散片剂型，每日餐前一次性把全日剂量的片剂溶解在 200ml 水中或果汁中口服，服用 30 分钟后进餐。每 3~6 个月调整一次剂量，以 5~10mg/kg 调整，最多每天不超过 30mg/kg。

（三）来那度胺

来那度胺(lenalidomide，瑞复美)适用于伴有 5q-染色体异常的 MDS 患者，不论是否合并其他染色体异常均可以应用。剂量为 10mg/d，用 21 天，休息 7 天，然后继续应用 21 天，休 7 天，这样持续应用。有报道称应用 2 年后 67% 脱离输血，平均血红蛋白升高 54g/L，完全细胞遗传学缓解和部分缓解分别为 45% 和 28%。应用 3~4 个月后评价疗效，如果血红蛋白上升 15g/L 认为有效，可以继续应用，如果无效则停用。来那度胺最常见的不良反应为疲乏、中性粒细胞减少、便秘等;最严重的不良反应包括静脉血栓(深静脉血栓、肺栓塞)、4级中性粒细胞减少。全球上市后报告了过敏反应(血管性水肿、重症多形红斑和中毒性表皮坏死松懈症)、肿瘤溶解综合征(TLS)等。来那度胺对 5q-综合征、红细胞输注量少于 4U/8周、IPSS 低危、年龄<70 岁的患者效果较好。近年来有报道把来那度胺应用于中危-2/高危患者,也取得了良好的效果,总的血液学反应率达到 27%。

(四)免疫抑制剂

1. 环孢素 用量 3~5mg/(kg·d),每天分 2~3 次口服。一般 3~6 个月后起效,起效后至少维持 1~2 年。如果应用 12 个月后无效,要及时停药。

2. 抗胸腺球蛋白(ATG) 德国、法国产的兔 ATG 用量为 3~5mg/(kg·d),疗程 5天。国产猪 ATG(抗人 T 细胞猪免疫球蛋白)用量为 30mg/(kg·d),疗程 5 天。用药前应做过敏试验,阴性者方可使用。每日量分两次静脉滴注,每次滴注时间应 6~8 小时。ATG 静脉滴注同时按 4mg/(kg·d)滴注氢化可的松(相当于泼尼松 1mg/(kg·d)),5 天后口服泼尼松 1mg/(kg·d),第 15 天后每 5 天减半,第 31 天停用,预防血清病反应。国产的还有抗人 T 细胞兔免疫球蛋白。

(五)小剂量化疗

1. CAG 方案 阿柔比星 10mg/d,共 8 天,阿糖胞苷(Ara-C)10mg/m² 皮下注射,每 12小时 1 次,共 14 天,G-CSF 300μg/d,第 1 天起(白细胞>20×10⁹/L 时停用)。

2. HAG 方案 高三尖杉酯碱 2mg,共 8 天,阿糖胞苷(Ara-C)10mg/m² 皮下注射,每12 小时 1 次,共 14 天,G-CSF 300μg/d,第 1 天起(白细胞>20×10⁹/L 时停用)。

(六)去甲基化治疗

目前,有两种去甲基化制剂在临床使用,分别是 5-氮杂胞苷和 5-氮杂-2-脱氧胞苷(地西他滨)。美国 FDA 于 2004 年 5 月批准 5-氮杂胞苷用于低危和高危 MDS 患者的治疗,批准的剂量为 75mg/(m²·d),经皮下给药,持续使用 7 天。在 2007 年 1 月,FDA 又批准了 5-氮杂胞苷的静脉给药方式,患者每 4 周给予 1 次治疗,75mg/(m²·d),共 5 天。5 天治疗方案与 7 天或 10 天的治疗方案疗效类似。

地西他滨(decitabine)是另一种结构上与 5-氮杂胞苷类似的核苷类似物,且具有更强大的去甲基化功能。现在认为最佳的地西他滨用药方案是:20mg/m²,静脉输注,连续用药 5 天,4周为 1 个疗程。Ⅲ期临床试验的完全缓解率 39%,总反应率 70%。地西他滨最常见的不良反应为严重的骨髓抑制,患者多死于感染或出血。多数患者只能耐受 3 个疗程的治疗。

(七)标准剂量化疗

标准剂量/大剂量强化疗方案通常由 Ara-C 联合蒽环类抗生素、拓扑异构酶抑制剂组成。DA 方案:柔红霉素 45mg/(m²·d),静脉输注,第 1~3 天:Ara-C 100~150mg/(m²·d),静脉滴注,第 1~7 天。IA 方案:去甲氧柔红霉素 10~12mg/(m²·d),静脉滴注,第 1~3 天,Ara-C 100~150mg/(m²·d),静脉滴注,第 1~7 天。HA 方案:高三尖杉酯碱 3~4mg/d,静脉滴注,第 1~7 天,Ara-C 100~150mg/(m²·d),静脉滴注,第 1~7 天。EA 方案:依托泊苷 VP-16 100mg/d,静脉滴注,第 1~5 天,Ara-C 100~150mg/(m²·d),静脉滴注,第 1~7 天。具体可以参见急性髓细胞白血病的化疗方案。

虽然不同化疗方案诱导缓解率各家报道不同(15%~64%),但总体讲要低于初治AML 患者的诱导缓解率,治疗相关病死率亦较高(可高达 20% 以上)。如果患者有年龄＞60 岁、机体状况差、骨髓增生低下等 3 种危险因素,可以将化疗剂量减低为标准量的 80%(有 1 种危险因素)或 60%(有 2 种及以上危险因素)。

六、药学监护与药学服务

(一) 药物治疗的安全性监护

1. 化疗和去甲基化治疗　给予化疗和去甲基化药物治疗后容易出现骨髓抑制,用药后每 2～3 天检测血常规,观察血象的变化,观察有无粒细胞缺乏、血小板极度减少、重度贫血,如果血小板<10×10^9/L,或血红蛋白<60g/L,需要输血等支持治疗。化疗期间每周检测肝功能和肾功能,观察化疗药物对肝肾功能的影响。

化疗或去甲基化治疗后 3 周左右复查骨髓穿刺,了解骨髓增生程度、原始细胞比例,观察疗效。

患者出院后嘱其每周随访血常规,观察骨髓抑制情况。如果有发热等症状,及时就诊,治疗后粒细胞缺乏比例很高,发生感染的机会也高。

2. 去铁治疗　去铁治疗时需要每 2～3 个月定期检查听力和视力,如有听力和视力下降,需要及时停药。去铁胺和去铁酮可以联合应用,但地拉罗司不建议与其他去铁剂联合应用,因为其安全性尚不确定。

地拉罗司说明书中强调血小板<50×10^9/L 要慎用,虽然临床应用中发现对于血小板小于 50×10^9/L 也安全,但还是要注意患者的出血现象以及对血小板的影响。地拉罗司可能会引起皮疹,一般皮疹会自动消失而不需作剂量调校或停止用药,若情况严重或持续,便应停止用药。

(二) 药物治疗的有效性监护

MDS 疗效的评价分为完全缓解(CR)、部分缓解(PR)、血液学改善(HI)。

1. 完全缓解　指骨髓原始细胞<5%,无病态造血表现;外周血在不用造血因子的情况下基本正常至少维持 2 个月:血红蛋白>110g/L,中性粒细胞≥1.5×10^9/L,血小板≥100×10^9/L。

2. 部分缓解　骨髓原始细胞较前减少 50%;外周血象基本正常至少维持 2 个月。

3. 血液学改善　外周血象改善在不用细胞毒药物治疗的情况下至少维持 2 个月:血红蛋白治疗后升高 10g/L 以上,或治疗后脱离输血,或输血减少 50%;中性粒细胞治疗后增加 100%,或增加 0.5×10^9/L 以上;血小板治疗后升高 10×10^9/L 以上,或升高 50%,或脱离血小板的输注。

(三) 用药依从性的监护

去铁治疗需要时间很长,所以患者的依从性较差,需要监督。而且去铁胺用法复杂和疗程较长,患者常因为不能耐受持续静脉给药方式而不能接受有效的去铁治疗。地拉罗司服用方便,耐受性好,但价格贵,也是患者不能长期应用的一个原因。

 案例分析

案例 1:

患者,男,60 岁。

主诉:头昏、乏力 6 个月。

现病史:患者近半年来头昏乏力,无明显出血倾向。发现全血细胞减少 6 个月,当地医院血常规:WBC 1.7×10⁹/L,N 50%,Hb 57g/L,PLT 32×10⁹/L。在外院已输注红细胞 1200ml。为了明确全血细胞减少的原因收住入院。

既往史:既往体健,无特殊病史。

个人史:出生于上海,无疫区疫水接触史。

婚育史:已婚已育,育有一女,体健。

家族史:无遗传病家族史,其父死于胃癌,母健在。

入院查体:T 36.5℃,R 16 次/分,P 80 次/分,BP 135/86mmHg。神清,一般情况可。贫血貌。皮肤黏膜无出血点。浅表淋巴结未及。肺部无干湿啰音,心律 80 次/分,律齐。腹平软,肝脾肋下未及肿大。下肢不肿,神经系统(一)。

辅助检查:

1. 血常规 WBC 1.5×10⁹/L;N 50%;L 48%;Hb 63g/L;MCV 101fl;PLT 24×10⁹/L。

2. 骨髓穿刺 有核细胞增生明显活跃,粒系、红系、巨核系均有病态造血,原粒细胞占 3%。

3. 骨髓染色体 46,XY[20]。

4. 血清 EPO 250U/L。

5. 流式细胞仪 CD55、CD59 正常。

6. 铁蛋白 1500μg/L。

7. 叶酸、维生素 B₁₂ 正常。

入院诊断:MDS-RCMD 亚型。

诊疗经过:

1. 支持治疗 输血使 Hb>80~100g/L。

2. 目前存在铁过载,进行去铁治疗,首选地拉罗司治疗,剂量为 20mg/kg,早餐前 30 分钟口服。每 3 个月检测铁蛋白,如果发现下降到<500μg/L 可以暂停去铁治疗。

3. EPO 5000~10 000U/d,共 6 周,如果有效,减量维持治疗;如果无效加用 G-CSF,再试用 6 周,无效则停用。

4. 如果病程中出现严重感染,可用 G-CSF 1~2μg/kg,持续 5~7 天,使中性粒细胞>1×10⁹/L。

5. PLT<10×10⁹/L,或有出血倾向时,输单采血小板,维持 PLT>10×10⁹/L。

6. 上述药物无效时试用其他药物 环孢素、地西他滨、来那度胺等。首选地西他滨治疗:20mg/m²,共 5 天,静脉滴注,每 4~6 周用一次。

7. 随访 每 2 周检查血常规;每 6 个月检查骨髓和染色体。

8. 如果发现疾病进展则调整治疗方案,可以采用 CAG、HAG、去甲基化药物、化疗、造血干细胞移植、临床试验等方法。

出院诊断:MDS-RCMD 亚型,铁过载。

出院带药:地拉罗司 1000mg(8 粒)口服,每天 1 次。

出院随访:每 1 个月随访血常规,根据血红蛋白和血小板计数决定是否需要输血。每 3 个月随访铁蛋白,决定地拉罗司的剂量和是否继续应用。

病例特点与诊断要点:

1. 老年患者。

2. 发现全血细胞减少 6 个月。

3. 骨髓涂片　增生活跃,发现三系病态造血,原始细胞 3%。

4. 排除营养性贫血、阵发性睡眠性血红蛋白尿症、再障、白血病等其他可以导致全血细胞减少的疾病。考虑 MDS,因为原始细胞比例<5%,可以诊断为 RCMD 亚型。

5. 属于低危患者,以支持治疗为主,包括输血、细胞因子、去铁治疗等。

用药分析与监护要点:

1. 用药分析

(1)患者预后分组:根据 IPSS 积分 0.5 分,为中危-1,属于比较低危的 MDS。

(2)确定治疗策略:根据 NCCN 指南,确定治疗方案,因为 EPO 较低,所以首先以细胞因子和支持治疗为主。如果无效再考虑应用免疫抑制剂、免疫调节剂。如果疾病有进展,则应用去甲基化药物、小剂量化疗、大剂量化疗、移植等方法治疗。至少每月随访 1 次血象,每 6 个月或每年随访骨髓,观察疾病有无进展。MDS 的治疗原则是个体化原则,每个患者均要根据诊断、预后分级、年龄、体能等综合决策。

(3)免疫抑制剂的选择:免疫抑制剂对于少数的 MDS 患者有效,而且需要高度选择患者,一般骨髓增生低下、HLA-DR 15(+)、有+8 染色体异常、有 T 细胞免疫异常的患者疗效较好,常用环孢素,剂量为 $3\sim5mg/(kg \cdot d)$。禁用于原始细胞≥5% 的 REAB 亚型,有复杂染色体核型或 7 号染色体异常的患者,这些患者应用免疫抑制剂后容易促使发生白血病转变。本例患者虽然为中危-1 患者,染色体正常,理论上可以应用,但是原始细胞为 3%,接近 5%,年龄 60 岁,比较大,还是慎用免疫抑制剂,所以不选择免疫抑制治疗。

(4)细胞因子的应用:应用 EPO $2\sim3$ 个月后要判断有无效果,如果无效,应该及时停用。G-CSF 的应用要慎重,没有严重粒细胞缺乏(中性粒细胞$<0.5\times10^9/L$)和不易控制的感染,一般不用 G-CSF,因为有一定的促进白血病转变的风险。

(5)去甲基化药物:目前国内上市的只有地西他滨,5-氮杂胞苷不久也将要在国内上市。地西他滨最重要的问题是骨髓抑制比较明显,许多患者不能耐受。现在正在研究微剂量的地西他滨是否也可以起到相同的疗效,$7.5\sim10mg/kg$,用 $3\sim5$ 天。半量的去甲基化药物 $[10mg/(kg \cdot d)$,共 3 天$]$联合 CAG 方案也是一种治疗方案。该药的剂量和联合用药均在不断探索之中。

(6)去铁治疗:MDS 患者因为存在无效造血,即使不输血,也可能存在铁蛋白升高,如果需要输血的患者,铁过载的比例较高。根据文献报道,积极去铁治疗,对患者长期生存是有益的。口服去铁剂地拉罗司,每天口服一次,服用方便,不良反应少,耐受性好,是首选的药物,缺点是价格比较昂贵。剂量为 $20\sim30mg/kg$,一般每天 $8\sim10$ 片。

(7)不选择来那度胺的理由:免疫调节剂来那度胺主要对于伴有 5q-染色体异常的患者效果好,不论单独 5q-或伴有其他染色体异常的 5q-患者均有效。没有 5q-的染色体,多数患者无效,本例患者染色体正常,而且该药价格昂贵,从成本效果角度考虑,不选择该药。

2. 监护要点:

(1)去铁剂地拉罗司:可能引起皮疹,如果出现大量皮疹,需要停药。长期应用对听力和视力可能有影响,需要观察,3 个月应该检查一次听力和视力。

（2）随访：MDS 是白血病的前期，约 30％～40％的患者会发生白血病转变，经常随访患者的血常规，一般 1 个月一次，以观察病情的变化。血象有变化时（白细胞、血红蛋白、血小板有进行性下降）要及时检查骨髓和染色体，看是否进展为高危类型，如 RAEB 亚型，或者转变为急性白血病。疾病进展或转变白血病后要及时调整治疗方案。如果进展为 RAEB 亚型，可以选择去甲基化治疗，国内目前可以选择的药物是地西他滨。转变为急性白血病，则按照白血病治疗方案进行治疗。

案例 2：

患者，男，50 岁。

主诉：低热、乏力 6 个月，下肢出血点 3 天。

现病史：患者近半年来头昏乏力伴有 37.5℃左右低热。发现双下肢出血点 3 天。当地医院血常规：WBC 2.7×10⁹/L，N 50％，Hb 67g/L，PLT 3×10⁹/L。在外院已输单采血小板 1U。为了明确全血细胞减少的原因收住入院。

既往史：有高血压史 20 年，服用厄贝沙坦片（安博维）治疗，控制良好。余无其他特殊病史。

个人史：出生于原籍，无疫区疫水接触史。

婚育史：已婚已育，育有一女，体健。

家族史：无遗传病家族史。

入院查体：T 37.5℃，R 18 次/分，P 80 次/分，BP 140/86mmHg。神清，一般情况可。贫血貌。双下肢见较多出血点。浅表淋巴结未及。肺部无干湿啰音，心律 80 次/分，律齐。腹平软，肝脾肋下未及肿大。下肢不肿，神经系统（－）。

辅助检查：

1. 血常规　WBC 2.0×10⁹/L；N 50％；L 48％；Hb 63g/L；MCV 91fl；PLT 4×10⁹/L。

2. 骨髓穿刺　有核细胞增生明显活跃，粒系、红系、巨核系均有病态造血，原粒细胞占 13％。

3. 骨髓染色体　46，XY[10]/45，-7，XY[10]。

4. 血清 EPO　550U/L。

5. 流式细胞仪　CD55、CD59 正常。

6. 铁蛋白　350µg/L。

7. 叶酸、维生素 B₁₂　正常。

入院诊断：MDS-RAEB-Ⅱ亚型。

诊疗经过：

1. 支持治疗　输浓缩红细胞使 Hb>70g/L。

2. 目前患者有出血倾向，PLT<10×10⁹/L，输单采血小板，维持 PLT>10×10⁹/L；

3. 给予 CAG 方案化疗　阿柔比星 10mg/d，共 8 天，静脉滴注；Ara-C 10mg/m² 皮下注射，每 12 小时 1 次，共 14 天；G-CSF 300µg/d，第 1 天起，共 14 天，如果白细胞>20×10⁹/L 则停用 G-CSF。

4. 化疗后 3 周评价疗效，发现原始细胞数仍有 10％，认为 CAG 方案效果不佳，改用去甲基化治疗：地西他滨 20mg＋NS 500ml，静脉滴注，每天 1 次，共 5 天。

出院诊断：MDS-RAEB-Ⅱ亚型。

出院带药：无。

出院随访：每周随访血常规，根据血红蛋白和血小板计数决定是否需要输血。

病例特点与诊断要点：

1. 老年患者。

2. 出现乏力低热症状6个月，发现全血细胞减少3天。

3. 骨髓涂片　增生活跃，发现三系病态造血，原始细胞13%。原始细胞＞10%，但小于20%，所以可以诊断为RAEB-Ⅱ亚型。

4. 患者有7号染色体异常，属于高危患者，以小剂量化疗或去甲基化治疗为主。

用药分析与监护要点：

1. 用药分析：

(1)确定治疗策略：首先根据原始细胞、染色体核型、血细胞减少系列数计算IPSS评分为3分，属于高危患者。根据NCCN指南，治疗方案以移植、化疗、去甲基化治疗为主。患者65岁，年龄较大不适合移植，可以首选化疗和去甲基化治疗。

(2)去甲基化药物：该药物最重要的问题是骨髓抑制比较明显，许多患者不能耐受，常规剂量是20mg/m²，现在选择了较低剂量20mg/d，可以增加患者的耐受性。小剂量的地西他滨联合CAG方案也是一种治疗方案。

2. 监护要点：

(1)应用CAG方案时，因为方案中有G-CSF，所以有可能引起白细胞过快上升，需要隔天检查血常规，如果白细胞太高，需要停用G-CSF。

(2)地西他滨应用后容易出现严重的骨髓抑制，需要隔天检查血常规，如果出现粒细胞缺乏感染，需要积极抗感染治疗；出血贫血则需要输注红细胞；出现血小板减少和出血倾向，需要输注血小板。总之需要严密观察，积极支持治疗，帮助患者度过危险期。

(3)化疗期间，每周检查肝、肾功能、电解质。

(4)化疗后或去甲基化治疗后2～3周可以进行骨髓检查，观察骨髓增生情况、原始细胞比例，评估治疗效果，决定下一个疗程的治疗方案。如果有效则继续原方案，无效则换用其他治疗方案。

（王小钦）

第二节　骨髓增殖性肿瘤的药物治疗

一、概述

(一) 定义

骨髓增殖性肿瘤(myeloproliferative neoplasms, MPN)曾经称为骨髓增殖性疾病(myeloproliferative disorders, MPD)或慢性骨髓增殖性疾病，系一组克隆性造血干细胞疾病，其特征为髓系(粒、红、巨核或肥大)细胞一系或多系增殖，临床表现为外周血一种或多种血细胞增多，常伴有肝、脾大、出血倾向、血栓形成及髓外造血。病情进展缓慢，但晚期可发生骨髓纤维化、造血衰竭及转化为急性白血病。WHO(2008年)造血与淋巴组织肿瘤分类将 MPN 分为：①慢性粒细胞白血病，BCR-ABL1 阳性（CML）；②慢性中性粒细胞白血病（CNL）；③真性红细胞增多症（PV）；④原发性骨髓纤维化（PMF）；⑤原发性血小板增多症（ET）；⑥慢性嗜酸粒细胞白血病，非特定型（CEL，NOS）；⑦肥大细胞增生症（mastocytosis）；⑧骨髓增殖性肿瘤，不能分类（MPN，U）。本书按传统概念将 CML 和 CNL 列入白血病章节叙述，本节着重叙述真性红细胞增多症（PV）、原发性血小板增多症（ET）及原发性骨髓纤维化（PMF）。

（二）流行病学

MPN 基本上属于成人肿瘤，发病高峰为 50～80 岁，但某些亚型，如 CML 和 ET 在儿童也有报道。MPN 的确切发生率尚不清楚，所有亚型中的年发病率为 6～10/10 万。

PV 的发病率随年龄增长而增高，欧洲和北美常住居民年发病率为 0.7～2.6/10 万，但日本发病率低得多。男女比例为 1～2：1，诊断时中位年龄 60 岁，20 岁以下患者罕见。

ET 每年发病率为 0.6～2.5/10 万。中位发病年龄 60 岁（范围 2～90 岁），好发于 50～70 岁。男：女＝1：1.3。

PMF 的纤维化期患者年发病率大约为 0.5～1.5/10 万。最常发生于 60～70 多岁，男女发病率相近，儿童罕见。

（三）病因与发病机制

大多数 MPN 具有编码胞浆或受体酪氨酸激酶的基因异常，包括易位或点突变，导致异常酪氨酸激酶，激活信号传导通路，使血细胞异常增殖。例如 CML 的 BCR-ABL1 融合基因及位于 9 号染色体（9P24）JAK2 基因突变，后者见于 BCR-ABL1 阴性的 MPN，最常见的突变为 JAK2V617F（第 617 位缬氨酸→苯丙氨酸）。

MPN 早期特征是骨髓过度增生，造血细胞呈有效成熟，外周血中性粒细胞、红细胞和（或）血小板增多。脾和肝大较常见，是由于扣押过量的血细胞或异常造血细胞的增殖所致。尽管起病隐袭，但各型 MPN 都会经过进展最终进入由于骨髓纤维化、无效造血而导致的骨髓衰竭或急性变。

（四）分类

WHO（2008）造血与淋巴组织肿瘤分类将 MPN 分为：①慢性粒细胞白血病，BCR-ABL1 阳性（CML）；②慢性中性粒细胞白血病（CNL）；③真性红细胞增多症（PV）；④原发性骨髓纤维化（PMF）；⑤原发性血小板增多症（ET）；⑥慢性嗜酸粒细胞白血病，非特定型（CEL，NOS）；⑦肥大细胞增生症（mastocytosis）；⑧骨髓增殖性肿瘤，不能分类（MPN，U）。

二、临床表现和辅助检查

（一）临床表现

1. 真性红细胞增多症　起病隐匿，偶在血常规检查时发现，也可因血栓形成及出血症状而就诊。主要临床表现有以下几个方面：

（1）血管神经系统的表现：早期有头痛、头昏、头胀、耳鸣、眩晕、健忘、肢体麻木、出汗等。重者可出现盲点、复视和视力模糊等症状；也可有心绞痛、间歇性跛行。红斑性肢痛多发生在下肢。

（2）血栓形成和栓塞症状：可发生在脑动脉、冠状动脉和外周动脉，引起脑血栓、心肌梗死等严重后果。血栓性静脉炎主要发生肺部；肠系膜、肝、脾和门静脉也可发生，引起相应器官的症状。

(3)出血症状：常见鼻出血、牙龈出血和皮肤黏膜瘀点、瘀斑等。

(4)高代谢和组胺增高表现：易发高尿酸血症、痛风。消化性溃疡发生率较正常人高4～5倍，可引起消化道出血。皮肤瘙痒也较常见。

常见特征是面部、鼻、耳、唇、手掌和结膜充血，呈暗红色，如醉酒样。球结膜和口腔充血。3/4的患者有脾大，2/3有肝大，1/3有高血压，以收缩压升高明显。

2. 原发性血小板增多症　起病缓慢。约有20%的患者，尤其年轻患者，发病时无症状，偶尔因血小板增多及脾大进一步检查而确诊。1/3的患者就诊时表现功能性或血管舒缩性症状包括血管性头痛、头昏、视觉模糊、手掌及足底灼痛感，肢体末梢麻木。80%患者因原因不明的出血及血栓形成而就诊。出血为自发性，可反复发作，以胃肠道出血常见，也可有鼻及齿龈出血、血尿、呼吸道出血、皮肤及黏膜瘀斑，但紫癜少见。有时可因手术后出血不止而被发现。偶有脑出血，引起死亡。血栓发生率较国外少见。国内统计30%有动脉或静脉血栓形成。静脉以脾、肠系膜及下肢静脉为血栓好发部位。下肢血管栓塞后，可表现肢体麻木感、疼痛、甚至坏疽，也有表现为红斑性肢痛，间歇性跛行。肠系膜血管血栓形成可致呕吐、腹痛。肺、肾、肾上腺或脑内发生栓塞可引起相应临床症状，可成为致死的原因。脾大见于50%～80%的病例，一般为轻到中度肿大，少数患者有肝大。

3. 原发性骨髓纤维化　起病缓慢，约30%的患者诊断时无自觉症状或仅表现有乏力、多汗、消瘦、体重减轻及脾大引起上腹闷胀感等。严重的患者可有骨痛、发热、贫血、出血，因高尿酸血症有4%的患者可引起肾结石及40%出现痛风性关节炎。个别患者因耳骨硬化可致听力减退。发热多数可由感染引起，可有原因不明腹泻。由于髓外造血可引起相应器官的症状，几乎所有患者均有脾大，有的报道脾大速度每年1cm，约50%的患者就诊时脾大已达盆腔，质地中等硬。脾不大者罕见。50%～70%的患者有肝大，多为轻到中度肝大，个别的可达脐下，质坚硬而不痛，表面光滑。约有10%～20%的病例合并肝硬化，原因系肝血窦周围血管阻塞及肝窦髓外造血引起门静脉血流量增加所致。因肝静脉或门静脉内血栓形成可导致门静脉高压或Budd-Chiari综合征。胸骨压痛少见。面色苍白和贫血程度有关。少数患者因原位溶血出现黄疸。

(二) 辅助检查

1. 真性红细胞增多症

(1)血象：红细胞计数大多在$6～10×10^{12}$/L，血红蛋白在170～240g/L，血细胞比容为55%～80%，红细胞形态多数正常或轻度大小不一，偶见幼红细胞。有明显出血或多次放血者，红细胞可为低色素、小细胞性。白细胞数可轻度升高，半数患者血小板增多达(450～1000)$×10^9$/L，个别更高，可见巨型血小板，偶见巨核细胞碎片。

(2)骨髓象：增生活跃或明显活跃，粒、红、巨核细胞显著增生，尤其以幼红细胞为甚。粒系中以中性晚幼粒及杆状核细胞多见。巨核细胞增多，形态较大。骨髓细胞外铁和铁粒幼细胞减少或消失。骨髓切片显示粒、红、巨核三系细胞增生，脂肪细胞被造血细胞代替。合并骨髓纤维化时网状纤维增加。

(3)血容量及理化特性：用核素标记法测定红细胞容量增多(男性＞36ml/kg，女性＞32ml/kg)，为重要的实验诊断依据。全血容量增加，血浆容量正常。血液比重高达1.070～1.080。血黏滞度为正常值的5～8倍。

(4)动脉血氧饱和度及促红细胞生成素:结果均在正常范围。由于粒细胞和血小板计数均增高,动脉血氧应及时测定,否则造成低氧血症的假阳性。

(5)血液生化:多数患者尿酸增加。2/3患者高组胺血和尿。血清维生素 B_{12} 及维生素 B_{12} 结合力增加。血清 γ 球蛋白可增多,α_2 球蛋白降低。

(6)染色体及基因:染色体异常发生率 30%～40%,9pLOH,del(20q)及8号和9号染色体三体,del(13q)及 dup(1q)、del(5q)等。利用现代分子生物学技术,如聚合酶链式反应、基因测序等进行检测,可发现 90～95 的 PV 患者有 JAK2 V617F 突变或 JAK2 第12外显子突变,对 PV 有很高的诊断价值。

(7)其他:红系祖细胞培养不加 EPO 可有红系爆式集落形成单位(BFU-E)、红系集落形成单位(CFU-E)。促红细胞生成素受体对促红细胞生成素表现为低亲和性,无促红细胞生成素基因突变。中性粒细胞碱性磷酸酶活性增高。少数病例有血小板聚集、黏附功能不佳,血小板第3因子活力降低。

2. 原发性血小板增多症

(1)血象:血小板计数多在(1000～3000)×10^9/L 之间,最高可达 20 000×10^9/L。血小板形态一般正常,但有巨大型、小型及畸形,常聚集成堆,偶尔见到巨核细胞碎片及裸核。白细胞计数可正常或增高,多在(10～30)×10^9/L,偶尔可达到(40～50)×10^9/L,一般不超过 50×10^9/L,分类以中性分叶核粒细胞增多为主。因失血少数患者可致低色素性贫血,红细胞大小不均、中心淡染、多染性、可见嗜碱性点彩及豪-胶小体。

(2)骨髓象:有核细胞增生活跃或明显活跃,巨核细胞增生尤为显著,原始及幼稚巨核增多,有大量血小板聚集成堆。

(3)出、凝血试验:出血时间延长,凝血酶原消耗时间缩短,血块退缩不良。血小板黏附功能及肾上腺素和 ADP 诱导的聚集功能均降低,但对胶原聚集反应一般正常。凝血酶原时间正常或延长,白陶土部分凝血活酶时间延长。

(4)生化:血尿酸、乳酸脱氢酶、血清酸性磷酸酶均增高,中性粒细胞碱性磷酸酶活性也增高。部分患者因血小板破坏,大量钾离子释放到血中,引起假性高钾血症。

(5)其他:染色体检查部分患者有 21 号染色体长臂缺失(21q-),也有报告 21 号染色体长臂大小不一的变异。骨髓祖细胞培养有自发的巨核细胞或红细胞克隆形成。23%～57%患者有 JAK2 基因突变。3%～5%的患者有 MPL W515L/K 基因突变。

3. 原发性骨髓纤维化

(1)血象:大多数患者就诊时均有轻重不等的贫血,晚期可有严重的贫血。成熟红细胞有显著泪滴样改变及异形。贫血的原因可由于脾大、脾功能亢进,红细胞破坏增加。部分患者长期大量红细胞增生,可继发叶酸缺乏,此外血容量相对增多,以及红细胞无效生成。网织红细胞轻度增多,在 2%～5%。约 70%的患者外周血中出现幼粒、幼红细胞也是本病的特征之一。

白细胞计数多增加,一般在(10～30)×10^9/L 之间,少数患者白细胞可减少至(2～4)×10^9/L。分类中以成熟中性粒细胞为主,也可见到中幼粒、晚幼粒细胞,甚至原粒细胞和早幼粒细胞。嗜酸性粒细胞和嗜碱性粒细胞轻度增加。

血小板计数高低不一,约 1/3 病例血小板增加,个别可达 1000×10^9/L。外周血中可见到大而畸形的血小板,偶见巨核细胞碎片或巨核细胞。

(2)骨髓穿刺涂片及活检:骨髓穿刺约有 1/3 的病例"干抽"现象。骨髓涂片有核细胞常增生低下,也可为增生象。骨髓活检见到大量网状纤维组织为诊断本病的依据。根据骨髓中保留的造血组织和纤维组织增生的程度不同,骨髓病理改变可分为三期:①早期全血细胞增生期伴有纤维组织增生;②中期骨髓萎缩与纤维化期;③晚期骨髓纤维化和骨质硬化期。

(3)脾穿刺液涂片:脾穿刺涂片可显示髓外造血特征:淋巴细胞和粒、红、巨核三系细胞均增生。脾穿刺涂片诊断价值较大,但有出血的危险,需慎重考虑。

(4)肝穿刺与活检:肝脏也可以发生髓外造血。在肝窦中见到幼稚红细胞及巨核细胞;幼稚粒细胞在门脉区多见。

(5)X 线检查:约 50% 的病例 X 线检查有骨质硬化征象,骨质密度不均匀性增加,伴有斑点状透亮区,形成所谓"毛玻璃"样改变;也可见到骨质疏松,新骨形成及骨膜花边样增厚。骨质变化好发于长骨的干骺端、脊椎、骨盆、肋骨等部位,部分患者也可有颅骨变化。

(6)放射性核素骨髓扫描:放射性胶体(^{99}锝、^{52}铁、^{111}铟等)为骨内红髓、脾、肝等扫描摄取而出现放射性浓集区。骨髓纤维化的患者肝、脾髓外造血区积累了大量放射核素,长骨近端等有纤维组织增生改变的红髓则不能显示放射浓集区。

(7)染色体检测:约半数染色体不正常,常见为 C 组(多为 9 号)染色体呈三体,也可有 del(13q),del(20q)。Ph 染色体阴性。

(8)其他:血清碱性磷酸酶、尿酸、乳酸脱氢酶、维生素 B_{12} 及组织胺均见增高。2/3 的慢性病例血清碱性磷酸酶因骨病改变增加。但随着病程进展逐渐降低。

三、诊断和鉴别诊断

1. 真性红细胞增多症

(1)诊断:典型病例皮肤黏膜暗红色,脾大,红细胞持续增多;并能排除继发性红细胞增多症;诊断并不困难。2008 年 WHO 提出的诊断标准:

主要标准:①Hb>185g/L(男)或>165g/L(女)或者红细胞比容增加;②JAK2 V617F(＋)或有其他功能相同突变如 JAK2 外显子 12 突变。

次要标准:①骨髓活检示年龄校正三系血细胞增生(全髓增生),即显著红系、粒系和巨核系增殖;②血清促红细胞生成素低于正常参考范围;③体外内源性红系集落形成。

符合两项主要标准,一项次要标准,或第一项主要标准加上两项次要标准,即可诊断。

(2)鉴别诊断:

1)相对性红细胞增多:因血容量减少,致血液细胞成分浓缩,而红细胞量并不增多,发生于严重脱水、大面积烧伤、慢性肾上腺皮质功能减退等。

2)继发性红细胞增多:①慢性缺氧引起促红细胞生成素增加,如有右至左分流的先天心脏病、慢性肺部疾患、高铁血红蛋白血症等;②促红细胞生成素或促红细胞生成素样物质异常增多引起红细胞增多症,如肾母细胞瘤、肝癌等。

3)应激性红细胞增多:中年患者体型肥胖、神经质、轻度高血压,或使用肾上腺素后脾脏收缩所致,发生一过性红细胞增多者称为应激性红细胞增多症。

2. 原发性血小板增多症

(1)诊断:2008 年 WHO 提出的诊断标准:①血小板持续≥450×10⁹/L;②骨髓活检示主要为巨核系增生,多为体积大、成熟巨核细胞,粒系或红系增生但无明显左移;③除外

PV、PMF、BCR-ABL1 阳性 CML、MDS 或其他髓系肿瘤 WHO 诊断标准；④有 JAK2 V617F 或 MPL W515L/K 突变或其他克隆性标记,如缺乏上述基因异常,应排除反应性血小板增多症(缺铁、切脾后、感染、炎症、结缔组织病、肿瘤转移、淋巴增殖性疾病、手术后)。

符合 4 条标准,可诊断 ET；如有前 3 条符合,即使反应性因素不能除外,诊断 ET 也有可能。

(2)鉴别诊断：原发性血小板增多症应与下列疾病鉴别：①其他骨髓增殖性肿瘤：真性红细胞增多症、慢性粒细胞白血病及骨髓纤维化,皆可伴有血小板增多。但真性红细胞增多症以红细胞增多为突出表现。慢性粒细胞白血病以粒细胞系列增生为主,血中白细胞显著增多,出现幼稚粒细胞,中性粒细胞碱性磷酸酶积分(NAP)明显降低,染色体检查可见到 Ph 染色体。骨髓纤维化的患者外周血中有幼红、幼粒细胞,红细胞大小不等及见到泪滴样红细胞增多,骨髓大多干抽,骨髓活检有纤维化的表现。骨髓增生异常综合征(5q-综合征)也可有血小板增多,但有相应的细胞遗传学特征。②继发性血小板增多症：多见于脾切除后、脾萎缩、急性或慢性失血、溶血、外伤及手术后；慢性感染、风湿性疾病、坏死性肉芽肿、炎症性肠病、恶性肿瘤、分娩、应用肾上腺类等药物也可引起血小板增多,通过仔细询问病史及多项辅助检查不难鉴别。

3. 原发性骨髓纤维化 2008 年 WHO 提出的诊断标准如下：

主要标准：①巨核细胞增生和聚集伴异形(巨核细胞大小不一,核浆比例不一致,染色质浓集,球状或不规则折叠),常伴网状和(或)胶原纤维增生。如网状纤维增生缺如,巨核细胞的改变必须伴有骨髓细胞的增生,主要是粒系增生,红系增生减少(纤维化前期)；②除外 PV、BCR-ABL1(＋)CML、MDS 或其他髓系肿瘤；③有 JAK2 V617F 突变或其他克隆性标记(如 MPL W515K/L),如缺乏克隆性标记,则需除外感染、自身免疫性疾病或其他慢性炎症性疾病、毛细胞白血病或其他淋巴系肿瘤、转移性肿瘤或慢性中毒性骨髓病。

次要标准：①幼稚粒细胞、有核红细胞；②血清 LDH 水平增高；③贫血；④脾大。

符合三项主要标准和两项次要标准的可以诊断。

PMF 临床上可分为二期：①纤维化前期：骨髓增生,缺乏或只有轻度网状纤维增生；②纤维化期：出现肝脾大、幼粒幼红细胞贫血、泪滴样红细胞、骨髓显著网状或胶原纤维增生,并常有骨硬化表现。

PMF 应和下列疾病鉴别：①慢性粒细胞白血病：两者均可巨脾,白血病计数增加,周围血出现中幼粒、晚幼粒细胞,但慢粒发病年龄轻,白细胞计数常超过(100~300)×10^9/L,血片中较少有幼红细胞,红细胞畸形也不似 PMF 典型。粒细胞碱性磷酸酶活性降低或消失,以及有 Ph 染色体均可与 PMF 区别；②本病尚须与低增生性白血病以及引起幼粒-幼红细胞贫血的其他疾病相区别。JAK2 V617F 阳性可与继发性骨髓纤维化鉴别,后者可从临床表现或特殊检查中获得帮助。有时多部位、多次骨髓穿刺及活检,才能除外继发性骨髓纤维化。

四、治疗计划

(一)治疗策略

由于 PV、ET 以及 PMF 患者大多为老年患者,而且疾病进展通常较为缓慢,因此治疗策略以较为温和的手段抑制异常增生的细胞和(或)缓解异常增生细胞所致的各种症状、提高生活质量及延长生存期为主要目标。

(二)治疗原则

1. PV

(1)静脉放血:每隔 2～3 天放血 200～400ml,直至红细胞计数<6.0×10^{12}/L,血细胞比容男性<45%、女性<42%。也可采用血细胞分离机单采红细胞,但应补充相应体积的血浆或代血浆。为防止血栓形成,在放血或单采红细胞后,可输注低分子右旋糖酐 500ml 或口服小剂量阿司匹林。

(2)化疗药物治疗:常用的化疗药物有羟基脲、白消安、三尖杉酯碱等,可根据患者具体情况选择一种。但目前白消安已很少使用。

(3)^{32}P 放射治疗:现已基本放弃。仅作为预计生存期不超过 10 年的老年患者在其他治疗方法无效的情况下作为一种补救治疗措施。

(4)α 干扰素:妊娠患者、顽固性瘙痒患者,以及<65 岁具备细胞毒药物治疗指征的患者均可考虑单独或与一种化疗药物联合使用。

(5)脾切除:脾切除不是治疗本病脾脏增大的常规手段,一般不予考虑。只有当患者巨脾引起严重症状如行动困难、剧烈疼痛或有显著脾功能亢进时,经充分评估利弊后才可慎重采用。

2. ET

(1)血小板单采术:可迅速减少血小板数量,改善症状。在紧急情况下如手术前、分娩前、有胃肠道出血或血栓形成等,根据病情需要决定血小板单采次数和间隔时间,一般需要和其他抑制血小板生成的药物联合才能有稳定疗效。

(2)化疗药物治疗:目前推荐的化疗药物主要为羟基脲。

(3)^{32}P 放射治疗:现已基本不用。仅作为预计生存期不超过 10 年的老年患者在其他治疗方法无效的情况下作为一种补救治疗措施。

(4)α 干扰素:妊娠患者、顽固性瘙痒患者,以及<65 岁具备细胞毒药物治疗指征的患者均可考虑单独或与一种化疗药物联合使用。

(5)阿那格雷:是一种咪唑类衍生物,作用机制为抑制巨核细胞分化和成熟,抑制血小板产生。可用于治疗不能耐受羟基脲的 ET 患者以及有血小板增多的其他 MPN 亚型患者。该药国内尚未正式批准上市。

3. PMF　PMF 进展缓慢,许多患者可以长期稳定,不需要特殊治疗。治疗主要以解除巨脾所致的相应症状,改善骨髓的造血功能,纠正贫血出血,以及缓解骨骼疼痛,可针对患者情况选择针对性的治疗措施。对于骨髓处于增生阶段并有白细胞和血小板明显增多的患者,可采用化疗药物治疗,但剂量不宜过大,并密切监测血象变化。

脾切除手术并发症及死亡率较高,应严格掌握手术指征。一般只在以下情况才考虑行切脾术:①巨脾有明显压迫症状或脾梗死引起的持续性疼痛;②脾功能亢进导致的顽固性溶血性贫血或血小板减少;③门静脉高压引起腹水或食管胃底静脉曲张破裂出血。血小板偏高患者一般不宜切脾。大约 15%的患者切脾后出现肝脏进行性增大。

异基因造血干细胞移植为目前根治 PMF 的主要方法,但因诸多条件限制难以广泛开展。国外报道 21 例结果显示,移植前行脾切除者 3 年无病生存率可达 73%,未行脾切除者为 64%。国外对 289 例 PMF 移植患者的资料分析,移植后 100 天治疗相关病死率在 HLA 全相合同胞供者组为 18%,而在无关供者及不全相合同胞供者组中分别为 35% 和 19%,5 年总体生存(OS)率分别为 33%、27% 和 22%。

(三) 预后

PV 大多发展缓慢,但未经治疗的患者中位生存时间为 1.5 年,经治疗的患者中位生存期可达 10～15 年,两者差异甚大。PV 的死因是血栓栓塞并发症,约占 30%～40%,其中心肌梗死占 50%,脑卒中占 31.5%,静脉血栓占 18.5%。其他死因为急性白血病、实体瘤、出血和骨髓衰竭。

ET 患者 10 年生存率为 64%～80%,中位生存期略短于或接近正常相应年龄组人群的中位生存期。少数患者可转变为真性红细胞增多症、慢性髓细胞白血病或转化为其他髓细胞肿瘤,约 6% 患者可转变为骨髓纤维化。

PMF 的中位生存期多为 5 年左右,存活 10 年以上的患者约占 20% 左右。诊断时一般状态差、严重贫血、血小板减少和(或)伴出血倾向、肝脏明显肿大,不明原因的发热或消瘦、骨髓病理学分期为纤维化期、染色体核型异常等,均为不良预后因素。死因包括感染、出血、血栓形成以及转化为急性白血病。

骨髓纤维化研究和国际工作组(IWG-MRT)通过对 1001 例 PMF 患者进行分析建立了一个危险分层系统。该系统包括 5 个变量:①年龄超过 65 岁;②血红蛋白水平低于 100g/L;③白细胞计数 $>25\times10^9$/L;④外周血中 $\geqslant1\%$ 的原始细胞;⑤存在全身症状(如盗汗、最近 6 个月内体重下降超过 10%,以及非感染性发热等)。低危组(无危险因素)预期生存期 135 个月(117～181 个月),中危-1 组(存在 1 个危险因素)95 个月(79～114 个月),中危-2 组(存在 2 个危险因素)48 个月(43～59 个月),高危组(存在 3 个或 3 个以上危险因素)27 个月(23～31 个月)。

五、药物治疗方案

1. PV

(1)化疗药物治疗:首选化疗药物为羟基脲(hydroxyurea),具体剂量为每天 15～20mg/kg,分次口服。

若无特殊理由,白消安(busulfan)不作为首选化疗药物,仅作为预计生存期不超过 10 年的患者二线治疗药物应用。起始剂量为 4～6mg/d,血象缓解后给予小剂量维持,一般隔日 2mg。

三尖杉酯碱治疗 PV 为我国学者首倡,常用剂量为 1～2mg/d,静脉滴注或肌内注射,10～14 天为 1 个疗程,有效者可获得较长时间的缓解。

(2)α 干扰素:α 干扰素(INF-α)剂量为 300 万 U/次,皮下注射,每周 3 次。开始治疗阶段可与羟基脲联合应用,等到有效后可逐步减少羟基脲剂量直至单用 α-干扰素。疗程至少 6～12 个月。

2. ET

(1)化疗药物治疗:虽然有较多的细胞毒化疗药物可抑制血小板的数量,但目前推荐的化疗药物主要为羟基脲。初始治疗的常用剂量为 2～4g/d,一般在 3～5 天内血小板计数即可下降,但白细胞计数下降往往较血小板下降更为迅速,故需根据白细胞计数调整药物剂量,多数患者需要间歇性给药。

(2)α干扰素:常用剂量为 300 万～500 万 U/次,皮下注射,每周 3 次。患者血小板计数多在 3 月内接近正常。但需要减少剂量继续巩固维持治疗。

(3)阿那格雷:国外推荐常用剂量为每天 2～3mg/kg,口服,一般 5～10 天可以见效,该药也需要长时间维持治疗。

(4)低剂量阿司匹林:低危组推荐小剂量阿司匹林治疗,但血小板>$1500×10^9$/L 时,阿司匹林可增加出血的风险。高危组可在用羟基脲基础上加用低剂量阿司匹林,以防止血栓形成。

(5)JAK2 抑制剂在控制 MPN 患者的临床症状如脾大、盗汗、乏力等方面有明显疗效,而且临床效果则与是否有 JAK 突变或等位基因负荷大小无关。目前国内尚未正式上市。

3. PMF

(1)改善贫血症状:促红细胞生成素(EPO)水平低的患者可给予人重组 EPO 皮下注射,雄激素有刺激骨髓红系增生的作用,可用丙酸睾酮 100mg,肌内注射,隔日一次。也可用十一酸睾酮 40mg,口服,每日 3 次。其他可选择的药物有司坦唑醇(康力龙)、达那唑等。伴有溶血或血小板计数低下的患者可以试用糖皮质激素治疗,泼尼松 20～30mg/d,口服,有效者需要缓慢减量。如治疗 1 月无效,应较快减量停药;也可给予甲泼尼龙每天 20～30mg/kg,连续 3 天冲击治疗。

(2)细胞毒药物:适用于血小板升高和(或)白细胞增多伴有显著脾大患者。该类药物通过抑制造血细胞异常增生,尤其是抑制巨核细胞增生,可使相关细胞因子产生减少,间接抑制成纤维细胞增生。

(3)α干扰素:α干扰素主要通过抑制骨髓巨核细胞增生发挥作用。此外还可以降低 β-TGF 活性,减缓骨髓纤维化进展。对于伴血小板增多的患者疗效较好。常用剂量为 300 万～500 万 U/次,皮下注射,每周 3 次。有效者使纤维骨痛缓解、脾脏缩小、血细胞趋于正常。

(4)抗纤维化药物:主要通过减少胶原合成或增加其降解产物达到治疗作用。常用 1,25-二羟维生素 D_3,该药可以通过抑制巨核细胞增生,从而降低成纤维细胞活性因子水平,减少胶原的合成,提示促进粒单核细胞增生,使产生更多的胶原酶,降解胶原及减少其沉积。常用剂量为 0.5～2μg/d,分次口服。不良反应为高钙血症。青霉胺可通过抑制单胺氧化酶使依赖单胺氧化酶的胶原合成受到抑制,从而减少胶原的合成和沉积。剂量为 0.3～0.6g/d,分次口服。不良反应有恶心、味觉异常、肝功能损害以及白细胞减少等。秋水仙碱通过破坏细胞微小管,减少胶原的分泌,同时增加胶原酶合成,加速胶原酶降解发挥治疗作用。剂量为 1mg,一次服用。不良反应为恶心、食欲缺乏、腹泻等胃肠道反应、周围神经炎以及血细胞减少。

(5)抗血管新生免疫调节剂:沙利度胺通过抑制血管内皮细胞生长因子和成纤维细胞生长因子发挥抗血管新生的作用。单药治疗约有 20% 患者贫血症状得到改善。25%～80% 患者血小板有治疗反应,但对脾大的治疗作用不明显。可采用递增的方法单独口服沙利度胺治疗,剂量为 100～800mg/d。亦可用小剂量沙利度胺联合泼尼松治疗。前 3 个月每日 50mg,同时口服泼尼松,第 1 个月 0.5mg/(kg·d),第 2 个月 0.25mg/(kg·d),第 3 个月 0.125mg/(kg·d)。来那度胺 10mg/d1,治疗 3～4 个月,贫血改善率可达 22%,脾大改善率 33%,血小板改善率可达 50%,少数患者甚至出现骨髓中纤维组织和新生血管密度减少。

六、药学监护与药学服务

(一)骨髓增殖性肿瘤患者的治疗安全性监护

1. 羟基脲　羟基脲用药期间应监测血象,由于服用羟基脲后白细胞计数较红细胞和血红蛋白下降更为迅速,因此,用药期间应每周检测血常规,宜根据白细胞计数调整羟基脲用药剂量,但停药后血象可在短期内恢复。一般可采用小剂量维持和间歇性给药方法,将白细胞计数控制在 $(3.5\sim5.0)\times10^9/L$。

2. 白消安　白消安的骨髓抑制作用较羟基脲持续作用时间明显为长,因此,强调每周1~2 次的血常规检查尤为重要。当白细胞计数偏低时应暂时停药,使骨髓造血功能得到恢复后再给予小剂量维持,一般隔日 2mg。

3. 三尖杉酯碱　由于三尖杉酯碱治疗后,红细胞下降较白细胞、血小板下降显著滞后,因此,在监测红细胞和 Hb 下降的同时,需要密切关注其余两系血细胞的变化,及时处理可能出现的感染和出血等并发症。

4. α 干扰素　剂量为 300 万 U/次,皮下注射,每周 3 次。开始治疗阶段可与羟基脲联合应用,等到有效后可逐步减少羟基脲剂量直至单用 α 干扰素。疗程至少 6~12个月。

5. 阿那格雷　常用剂量为每天 2~3mg/kg,口服,一般 5~10 天可以见效,该药也需要长时间维持治疗。

6. 低剂量阿司匹林　对于有血栓形成倾向的患者可用小剂量阿司匹林预防,但要注意是否存在阿司匹林应用禁忌和增加出血风险。

7. 雄激素　有刺激骨髓红系增生的作用,可用丙酸睾酮 100mg,肌内注射,隔日一次。也可用十一酸睾酮 40mg,口服,每日 3 次。其他可选择的药物有司坦唑醇、达那唑等。伴有溶血或血小板计数低下的患者可以试用糖皮质激素治疗,泼尼松 20~30mg/d,口服,有效者需要缓慢减量。如治疗 1 月无效,应较快减量停药;也可给予甲泼尼龙每天 20~30mg/kg,连续 3 天冲击治疗。

8. 1,25-二羟维生素 D_3　该药可以通过抑制巨核细胞增生,从而降低成纤维细胞活性因子水平,减少胶原的合成,提示促进粒单核细胞增生,使产生更多的胶原酶,降解胶原及减少其沉积。常用剂量为 0.5~2μg/d,分次口服。不良反应为高钙血症。

9. 青霉胺　青霉胺可通过抑制单胺氧化酶使依赖单胺氧化酶的胶原合成受到抑制,从而减少胶原的合成和沉积。剂量为 0.3~0.6g/d,分次口服。不良反应有恶心、味觉异常、肝功能损害以及白细胞减少。秋水仙碱通过破坏细胞微小管,减少胶原的分泌,同时增加胶原酶合成,加速胶原酶降解发挥治疗作用。剂量为 1mg,一次服用。不良反应为恶心、食欲缺乏、腹泻等胃肠道反应、周围神经炎以及血细胞减少。

10. 沙利度胺　沙利度胺的不良反应主要有嗜睡、困倦、头晕、头痛、便秘、口干等,大部分均轻微并可以耐受,停药后可以消退。深静脉血栓、低血压、心律过慢(<60 次/分)等少见。一般建议将该药的每日剂量临睡前一次性顿服。此外,沙利度胺为强致畸药,孕妇禁用。育龄妇女需采取有效避孕措施方可应用。停药 6 个月以上方可怀孕。

（二）骨髓增殖性肿瘤患者的疗效监护

1. PV

（1）疗效评估标准：国内疗效标准：①完全缓解：临床症状消失，皮肤、黏膜从红紫色恢复到正常，原肿大的肝脾显著回缩，血红蛋白恢复正常，白细胞和血小板计数降至正常。若红细胞容量也恢复正常，则称完全缓解；②临床缓解：临床及血象恢复如上，但未测红细胞容量或红细胞容量尚未恢复正常；③好转：临床症状明显改善，皮肤、黏膜红紫有所减轻，原肿大的肝脾有所回缩，血红蛋白下降 30g/L 以上；④无效：临床症状、体征以及血象无变化或改善不明显。

（2）注意事项：PV 目前仍然是一种难以根治的疾病，患者又多见于中老年，采用的化疗药物剂量不宜过强。治疗期间的血常规监测如出现 WBC 和（或）PLT 过低，虽然 RBC 和 Hb 尚未降至正常范围，也应适当减少化疗药物剂量甚至停药一段时间观察。

2. ET

（1）疗效评估标准：国内疗效标准：①缓解：临床表现、血象、骨髓象恢复正常；②进步：血小板计数下降至治疗前数值的 50％ 以上，其他异常表现相应减轻；③无效：达不到进步标准者。

（2）注意事项：与 PV 类似，ET 也是一种难以根治的疾病。低危组患者如无明显症状，推荐小剂量阿司匹林治疗，治疗期间应密切观察血小板计数变化。高危组患者可在用羟基脲基础上，加用小剂量阿司匹林，以防止血栓形成。

3. PMF

（1）疗效评估标准：国内疗效标准：①好转：临床无症状，脾缩小达 1/2 或以上；血细胞数达正常范围，无幼稚粒、红细胞；骨髓增生程度正常；②进步：临床症状有明显改善；脾较治疗前缩小，但未达到 1/2；血细胞数至少一项达正常范围，幼稚粒、幼稚红细胞较治疗前减少 1/2或以上；③无效：未达到进步标准者。

（2）注意事项：以血细胞增多为主要表现的患者，细胞毒类药物对于控制血细胞数量大多有效，但不宜用药剂量过大，以免导致骨髓抑制严重。以血细胞减少为主要表现的患者，一般不使用骨髓抑制药物。

（三）骨髓增殖性肿瘤患者治疗的不良反应监护

1. 羟基脲　羟基脲是一种核苷酸还原酶抑制剂，可抑制核糖核苷酸还原成脱氧核糖核苷酸，并能抑制胸腺嘧啶脱氧核苷酸掺入 DNA，从而抑制 DNA 的生物合成。主要作用于 S 期，对 G1/S 边界有延缓作用，属于细胞周期特异性药物。羟基脲治疗 MPN 的优点是起效较快，停药后血细胞恢复较迅速。用药期间每周 1 次监测血象，如出现白细胞低于正常范围，应及时减少剂量或停药一段时间，一般不会造成严重骨髓抑制。

2. 白消安　白消安为双甲基磺酸酯类的双功能烷化剂，属于细胞周期非特异性药物。其主要不良反应为骨髓抑制、肺纤维化及皮肤色素沉着。用药期间需要每周一次检查血常规，白细胞减少时应及时调整剂量或停药，如过量用药有可能导致不可逆骨髓抑制。肺毒性的发生呈非剂量依赖性，多发生于用量超过 500mg 的患者，预后差，发病后 4～6 个月常死于呼吸衰竭，大剂量糖皮质激素有可能使症状有所改善。目前一般很少作为 MPN 患者治疗的首选药物。

3.（高）三尖杉酯碱　（高）三尖杉酯碱一般应以 5％ 或 10％ 葡萄糖注射液稀释后缓慢静

脉滴注。主要不良反应除骨髓抑制引起的血细胞减少以及消化道反应外，心脏毒性不可忽视，常见的心脏毒性有窦性心动过速、房性和室性期前收缩、心电图出现 ST 段变化、T 波平坦等心肌缺血的表现。极少数患者可出现奔马律、程度不一的房室传导阻滞及束支传导阻滞以及房颤等。因此用药期间需要密切监测心电图变化，对于有心脏病史的老年患者慎用。

4. α干扰素　首次注射 α 干扰素可出现发热、疲劳、头痛、肌肉疼痛等流感样症状，多能耐受。白细胞减少较少见，可酌情给予升白细胞药物处理。偶有发生严重血小板减少的病例，需立即停药并输注血小板悬液。

5. 雄激素　常用的制剂有丙酸睾酮、司坦唑醇、达那唑和十一酸睾酮等。用药期间应定期查肝功能，如有肝功能损害，需要加用保肝药物或停药。

6. 1,25-二羟维生素 D_3　为维生素 D 的活性代谢产物，具有促进小肠内钙的吸收，调节骨质中无机盐转运的作用。用药期间需要定期检测血钙和血磷浓度，如血钙升高，可出现眩晕、恶心、肌无力甚至心律不齐等症状，应立即停药。

 案例分析

案例 1：

患者，男，58 岁。

主诉：头昏、乏力、视物模糊半年余，伴四肢麻木 1 月。

现病史：患者半年前无明显诱因出现头昏、乏力、视物模糊，曾去当地医院就诊，测血压 150/95mmHg，考虑为高血压病所致，给予调整抗高血压药物后，症状有所减轻。未作进一步检查。1 月前自觉乏力进一步加重，并出现间歇性四肢麻木，遂来神经内科就诊，查血常规发现 RBC $6.8×10^{12}/L$，Hb 200g/L，PLT $450×10^9/L$，转血液科就诊行外周血 JAK2 V617F 检测，结果阳性，拟诊"真性红细胞增多症"收住院。

既往史：有高血压病史 10 年，口服硝苯地平等药物，平时血压波动于 145～160/85～95mmHg 之间。

个人史：出生后长期居住原籍，木工。无疫水接触史。饮酒史 30 余年，每日 250ml 左右。

家族史：父亲 80 岁死于脑卒中；母亲及兄弟体健。否认家族有遗传性疾病史。

体格检查：T 37.0℃，R 19 次/分，P 79 次/分，BP 150/90mmHg。神志清，发育正常，营养中等，颜面、颈部及肢端皮肤紫红色，全身皮肤黏膜无黄染、无出血点，浅表淋巴结不大，颈静脉无怒张，胸骨无压痛，双肺呼吸音清，未闻及干湿啰音。心率 100 次/分，律齐，未闻及病理性杂音。腹平软，全腹无压痛及反跳痛，肝肋下 1cm，质地软，边缘清楚，脾肋下 6cm，质地偏硬。四肢关节无畸形，生理反射存在，未引出病理性反射。

实验室检查：RBC $7.25×10^{12}/L$，Hb 205g/L，WBC $7.5×10^9/L$，PLT $455×10^9/L$。血清叶酸 6.2pg/L，维生素 B_{12} 826ng/L。乳酸脱氢酶 210U/L，腹部 B 超：肝脏大小正常，脾大，长 18cm，厚 7.5cm，内部回声均质。心电图：符合左房增大。骨髓穿刺涂片：增生明显活跃，红系比例占 30%，粒：红比例为 1.3：1。骨髓活检：造血细胞明显增生，脂肪细胞减少。可见少量纤维组织增生，巨核细胞较多见，平均每片见 65 只。

入院诊断：真性红细胞增多症。

诊疗经过：

1. 入院后进一步完善各项常规检查后，静脉放血 300ml，隔天 1 次，共 3 次。

2. 静脉放血后给予低分子右旋糖酐 500ml 静脉滴注并水化碱化，计 24 小时出入量。

3. 水化碱化 1 天后开始羟基脲＋重组人干扰素 α-2b 方案治疗。

主要治疗药物如下：

羟基脲 0.5，每天 3 次，口服；

重组人干扰素 α-2b，300 万 U，皮下，隔天 1 次；

别嘌呤醇 0.1g，每天 3 次，口服；

碳酸氢钠 1g，每天 3 次，口服。

静脉放血后检查血常规：RBC $6.05×10^{12}$/L，Hb 170g/L，WBC $8.5×10^9$/L，PLT $450×10^9$/L；羟基脲＋重组人干扰素 α-2b 治疗 2 周后复查血常规：RBC $5.25×10^{12}$/L，Hb 155g/L，WBC $5.5×10^9$/L，PLT $320×10^9$/L。患者头昏、视物模糊症状有明显改善。安排患者出院转血液科门诊继续治疗。

用药分析与监护要点：

1. 治疗方案分析及监护要点　本例患者有头昏、乏力、视物模糊半年余，近 1 月来出现四肢麻木，提示疾病进展较快，为了迅速缓解症状，采用静脉放血紧急处理，累计放血 900ml 后，RBC 从 $7.25×10^{12}$/L 下降至 $6.05×10^{12}$/L，Hb 从 205g/L 下降至 170g/L，疗效较为明显。为了防止静脉放血引起的骨髓造血细胞代偿性增生，放血结束后即给予羟基脲＋重组人干扰素 α-2b 方案治疗。两周后 RBC 继续下降至 $5.25×10^{12}$/L，Hb 继续下降至 155g/L，症状得到改善。由于本病需要长期治疗，出院后嘱患者到门诊继续随访，根据血常规变化调整羟基脲和重组人干扰素 α-2b 的用药剂量。

2. 化疗期间监护要点

(1)血栓形成：PV 患者可并发脏器血栓形成或栓塞，其中以脑动脉受累最多见，表现为一过性脑缺血发作或脑梗死，少数患者发生四肢动脉血栓形成。肝静脉或下腔静脉血栓形成可致 Budd-Chair 综合征。血栓形成或栓塞在静脉放血治疗后更易发生，因此，更需要密切观察。低分子右旋糖酐或小剂量阿司匹林对于预防血栓形成有一定作用，但不宜用于有出血倾向患者。

(2)血细胞减少：羟基脲联合重组人干扰素 α-2b 治疗后，多数患者在 RBC 和 Hb 尚未下降至预期目标前，WBC 和 PLT 已低于正常值下限，此时，应根据血象及时调整羟基脲剂量，必要时停药观察。因重组人干扰素 α-2b 起效缓慢，剂量可暂时不变。

(3)脾大：PV 患者如治疗有效，肿大脾脏也会随之逐步缩小。如脾脏无明显缩小甚至继续增大，要注意是否存在合并骨髓纤维化的可能，需要行骨髓穿刺和活检确定。

案例 2：

患者，女，63 岁。

主诉：左下肢胀痛伴足趾麻木半年，症状加重半月。

现病史：患者半年前无明显诱因出现左下肢胀痛伴足趾麻木，但由于疼痛不甚剧烈未予重视。近半月来疼痛有所加重并出现行走不便，遂来外科就诊，经 B 超检查提示为左下肢深静脉血栓，准备行手术治疗。术前查血常规：PLT $1200×10^9$/L、RBC $4.5×10^{12}$/L，Hb 128g/L，WBC $9.5×10^9$/L，出血时间延长、凝血时间正常。请血液科医生会诊拟诊为原发性血小板增多症转入血液科病房进一步诊治。

既往史:无肝炎、肺结核、血吸虫病、疟疾疾病史。否认高血压、糖尿病、冠心病、风湿病、甲亢等慢性病史。

个人史:患者为退休中学教师。自幼居住出生地,无疫水接触史,无烟酒嗜好。

婚姻史:24岁结婚,现已绝经。生育一子,配偶及子均体健。

家族史:否认家族中有遗传性疾病史。

体格检查:T:36.8℃,R 18次/分,P 90次/分,BP 145/85mmHg。神志清楚,营养良好。全身皮肤黏膜无黄染和出血点,全身浅表淋巴结无肿大。胸骨无压痛。心率80次/分,律齐,各瓣膜区未闻及病理性杂音。两肺呼吸音清。腹部平软,肝肋下未触及,脾肋下2cm、质地中等,无触痛。脊柱四肢无畸形,左下肢活动受限。左足背部皮肤浅感觉轻度障碍。病理反射未引出。

辅助检查:血常规RBC $4.25×10^{12}$/L,Hb 120g/L,WBC $9.5×10^9$/L,PLT $1280×10^9$/L。出血时间8分钟,凝血时间5分钟,PT、APTT、TT均正常。血小板聚集功能减低。腹部B超:肝脏大小正常,脾大,长15cm,厚5.5cm,内部回声均质。心电图:大致正常。骨髓穿刺涂片:增生明显活跃,粒系和红系增生活跃,比例为1.8∶1。巨核细胞多见,每片平均180只,体积增大,血小板聚集成堆。外周血涂片:血小板聚集多见,可见巨大畸形血小板。骨髓活检:见各系造血细胞增生,巨核细胞较多见,未见明显纤维组织增生。外周血基因检测WPL515K/L阳性、JAK2阴性。

入院诊断:原发性血小板增多症。

诊疗经过:

1. 入院后进一步完善各项常规检查。

2. 给予水化碱化,计24小时出入量。

3. 口服羟基脲联合低分子肝素治疗。

主要治疗药物如下:

羟基脲0.5g,每天3次,口服;

低分子量肝素5000U,皮下注射,每天2次。

用药分析与监护要点:

1. 用药分析 本例患者因左下肢胀痛伴足趾麻木半年,症状加重半月就诊,经B超检查提示为左下肢深静脉血栓;血常规检查发现PLT $1200×10^9$/L,RBC、Hb以及WBC均在正常范围内。体检发现脾大。骨髓穿刺涂片巨核细胞明显增多,体积增大,血小板聚集成堆。外周血检测WPL515K/L阳性。原发性血小板增多症的诊断可以成立。目前国际上将ET的治疗按危险度进行分层:高危患者指年龄>60岁、既往有血栓形成病史;低危患者指年龄<60岁,无出血及血栓史或血小板计数<$1500×10^9$/L;中危患者指介于低危与高危因素之间者。高危患者推荐小剂量阿司匹林+羟基脲治疗;低危患者推荐小剂量阿司匹林,阿那格雷或干扰素可作为二线治疗;中危患者参加随机试验或酌情考虑使用细胞抑制药物。该例患者年龄为63岁,以血栓形成症状就诊,应属于高危患者,可选择小剂量阿司匹林+羟基脲治疗。由于患者合并左下肢深静脉血栓,给予低分子肝素抗凝期间,为避免增加出血风险,暂缓应用小剂量阿司匹林。

患者提出不愿意长期细胞毒药物治疗,希望病情稳定后采用α干扰素维持。鉴于α干扰素治疗 ET 疗效确切,但起效较慢,可考虑血小板计数下降至正常范围后单用 α 干扰素维持治疗。

2. 监护要点 本例患者血小板计数增高显著,但白细胞和 Hb 均在正常范围之内,口服羟基脲后可能出现 PLT 尚未达到正常范围,而 WBC 和中性粒细胞绝对值已低于正常值下限,此时可根据血象变化及时调整羟基脲剂量。如中性粒细胞绝对值 $<1.5 \times 10^9/L$,应暂时停药观察。

低分子量肝素具有明显而持久的抗血栓作用,其机制在于通过与抗凝血酶(AT)及其复合物结合,加强对因子 Xa 和凝血酶的抑制作用,由于低分子量肝素的分子链较短,所以对抗因子 Xa 较强而持久,对凝血酶抑制作用较弱。此外,还能促进组织型纤维蛋白溶解酶激活物(t-PA)的释放,发挥纤溶作用。由于低分子量肝素抗血栓形成活性强于抗凝活性,故在抗栓治疗时出血的危险性较小,较为适合本例患者的抗血栓治疗。

(许小平 颜明明)

第三节 急性白血病的药物治疗

一、概述

(一)定义

白血病(leukemia)是起源于造血干细胞的恶性克隆性疾病,受累细胞(白血病细胞)出现增殖失控、分化障碍、凋亡受阻,大量蓄积于骨髓和其他造血组织,从而抑制骨髓正常造血功能并浸润淋巴结、肝、脾等组织器官。

根据白血病细胞的分化程度和自然病程,一般分为急性和慢性两大类。急性白血病(acute leukemia,AL)细胞的分化停滞于早期阶段,多为原始细胞和早期幼稚细胞,病情发展迅速,自然病程仅数月。慢性白血病(chronic leukemia,CL)细胞的分化停滞于晚期阶段,多为较成熟细胞或成熟细胞,病情相对缓慢,自然病程可达数年。

根据受累细胞系,AL 分为急性髓细胞性白血病(acute myelogenous leukemia,AML)和急性淋巴细胞白血病(acute lymphoblastic leukemia,ALL)两类,而 CL 则主要分为慢性髓细胞性白血病(chronic myelogenous leukemia,CML)和慢性淋巴细胞白血病(chronic lymphocytic leukemia,CLL)等。

(二)流行病学

我国白血病发病率 3~4/10 万。在恶性肿瘤病死率中,白血病在男女性别上分别居第 6 位和第 8 位,在 35 岁以下人群中居首位。我国 AL 多于 CL,成人 AL 以 AML 多见,并随年龄增长而发病率上升,50 岁开始明显上升,且男性发病率高于女性。

(三)病因和发病机制

病因尚不完全清楚,可能与白血病发病相关的因素包括物理因素(X 射线、γ 射线等电离辐射)、化学因素(苯、烷化剂等化学药品接触史)、生物因素(人类 T 淋巴细胞病毒 I 型)、遗传因素(Down 综合征、Fanconi 贫血、Bloom 综合征等疾病的患病人群白血病发病率更高)和其他血液病(某些血液病会进展成白血病,如骨髓增生异常综合征、淋巴瘤、多发性骨髓瘤、阵发性睡眠性血红蛋白尿症等)。

(四) 分类

AL 分为急性髓细胞白血病(AML)和急性淋巴细胞白血病(ALL)两大类,目前常用的分类方法包括法美英(FAB)分型和 WHO 分型。

1. FAB 分型　AML 分类包括 M_0(急性髓细胞白血病微分化型)、M_1(急性粒细胞白血病未分化型)、M_2(急性粒细胞白血病部分分化型)、M_3(急性早幼粒细胞白血病)、M_4(急性粒-单核细胞白血病)、M_5(急性单核细胞白血病)、M_6(红白血病)、M_7(急性巨核细胞白血病);ALL 分型包括 L_1、L_2 和 L_3。

2. WHO 分型　WHO 分型(表 8-5)是基于 FAB 分型,结合形态学(morphology)、免疫学(immunology)、细胞遗传学(cytogenetics)和分子生物学(molecular biology)制订而成的,即所谓的 MICM 分型,其更能适合现代 AL 治疗策略的制订。

表 8-5　急性白血病 WHO 分型(2008 年)

---

1. AML 的 WHO 分型

(1)伴重现性遗传学异常的 AML

　　AML 伴 t(8;21)(q22;q22);RUNX1-RUNX1T1

　　AML 伴 inv(16)(p13.1q22)或 t(16;16)(p13.1;q22);CBFβ-MYH11

　　M_3 伴 t(15;17)(q22;q12);PML-RARα

　　AML 伴 t(9;11)(p22;q23);MLL-MLLT3

　　AML 伴 t(6;9)(p23;q34);DEK-NUP214

　　AML 伴 inv(3)(q21q26.2)或 t(3;3)(q21;q26.2);RPN1-EVI1

　　AML(原始巨核细胞性)伴 t(1;22)(p13;q13);RBM15-MKL1

　　AML 伴 NPM1 突变(暂命名)

　　AML 伴 CEBPA 突变(暂命名)

(2)AML 伴骨髓增生异常相关改变

(3)治疗相关的 AML

(4)非特殊类型 AML(AML,NOS)

　　AML 微分化型

　　AML 未分化型

　　AML 部分分化型

　　急性粒单核细胞白血病

　　急性单核细胞白血病

　　急性红白血病

　　急性巨核细胞白血病

　　急性嗜碱性粒细胞白血病

　　急性全髓增生伴骨髓纤维化

续表

(5)髓系肉瘤

(6)Down 综合征相关的髓系增殖

短暂性异常骨髓增殖(TAM)

Down 综合征相关的髓系白血病

(7)母细胞性浆细胞样树突细胞肿瘤

2. ALL 的 WHO 分型(2008 年)

(1)前体 B 细胞 ALL(B-ALL)

1)非特殊类型的 B-ALL(B-ALL,NOS)

2)伴重现性遗传学异常的 B-ALL

B-ALL 伴 t(9;22)(q34;q11);BCR/ABL

B-ALL 伴 t(v;11q23);MLL 重排

B-ALL 伴 t(12;21)(p12;q22);TEL-AML1(ETV6-RUNX1)

B-ALL 伴超二倍体

B-ALL 伴亚二倍体

B-ALL 伴 t(5;14)(q31;q32);IL3-IGH

B-ALL 伴 t(1;19)(q23;p13);E2A-PBX1(TCF3-PBX1)

(2)前体 T 细胞 ALL(T-ALL)

(3)Burkitt 型白血病

二、临床表现和辅助检查

(一) 正常骨髓造血功能受抑表现

白血病细胞大量增殖后,抑制了骨髓中正常白细胞(WBC)、血小板(PLT)和红细胞的生成,从而引起相关表现,主要包括发热、出血和贫血。

(二) 白血病细胞增殖浸润表现

白血病细胞可累及淋巴结、肝脾、骨骼、关节、口腔、皮肤、中枢神经系统、胸腺及其他部位,引起相应临床症状。白血病细胞聚集于某一部位可形成粒细胞肉瘤(granulocytic sarcoma),又称绿色瘤,常累及骨膜,尤其是眼眶部,引起眼球突出、复视或失明。

(三) 实验室检查

形态学检查是诊断 AL 的主要依据,包括外周血和骨髓。现代白血病的治疗策略中,免疫学、细胞遗传学和分子遗传学检查结果对于判断患者预后意义重大。生化检查及心肝肾等脏器的影像学检查有助于总体评价患者的一般情况和化疗的耐受程度。

三、诊断和鉴别诊断

根据临床表现、血象和骨髓象特点诊断 AML 一般不难,但应尽可能完善初诊患者的 MICM 检查,综合判断患者预后并制订相应的治疗方案。需要加以鉴别的疾病包括类白血病反应、骨髓增生异常综合征、再生障碍性贫血和传染性单核细胞增多症等。

四、治疗计划

(一) 治疗策略

1. 诱导缓解治疗　抗白血病治疗的第一阶段,主要是联合化疗使患者迅速获得完全缓解(complete remission,CR)。CR 定义为白血病的症状和体征消失,外周血中性粒细胞绝对值≥$1.5×10^9$/L,PLT≥$100×10^9$/L,白细胞分类中无白血病细胞;骨髓原粒细胞(原单+幼单核细胞或原淋+幼淋巴细胞)≤5%,M_3 则要求原粒+早幼粒细胞≤5%且无 Auer 小体,红细胞及巨核细胞系正常,无髓外白血病。理想的 CR 状态是白血病免疫学、细胞遗传学和分子生物学异常均应消失。

2. 缓解后治疗　即达到 CR 后进入的抗白血病治疗的第二阶段,目的是争取患者的长期无病生存(DFS)和痊愈。初治时体内白血病细胞数量 10^{10}～10^{12},诱导缓解达 CR 时,体内仍残留白血病细胞,称为微小残留病(minimal residual disease,MRD),数量约 10^8～10^9,所以必须进行 CR 后治疗,以防复发。

传统的缓解后治疗又可进一步分为以下几个步骤:①巩固治疗:通常是原诱导方案重复使用 1～2 个疗程,亦可有所改变;②强化治疗:不仅用药剂量比诱导化疗更大,且常需添加或换用不同药物治疗 1 至数个疗程,部分患者需进行造血干细胞移植(hematopoietic stem cell transplantation,HSCT);③维持治疗:药物应用剂量较小,不引起明显骨髓抑制的化疗,通常持续时间较长,但对其价值尚有较大争议。

(二) 治疗原则

1. 白血病化疗的总体原则　化疗实施的原则为早治、联合、充分、间歇和分阶段。要争取早期诊断,创造条件早期治疗。因为白血病克隆越小,浸润程度越轻,化疗效果越明显,预后也越好。必要时在抗感染和支持治疗的同时,给予化疗。

2. HSCT 在 AL 治疗中的地位　基于预后危险度的分层治疗是 AL 现代治疗的基础。异基因造血干细胞移植(allogeneic hematopoietic stem cell transplantation,allo-HSCT)仍是目前治愈大部分 AL 唯一有效的手段。决定患者是否需要移植的因素还包括白血病细胞对药物的敏感性、复发时间等。造血干细胞移植的相关内容将在第九章详细阐述。

3. 复发/难治性 AL 的治疗　此类患者仍缺乏有效的治疗方式,总的治疗原则主要包括加大化疗药物剂量、使用无交叉耐药的新药组成的联合化疗方案、造血干细胞移植、使用耐药逆转剂、新的靶向治疗药物或免疫生物治疗等。其中 allo-HSCT 是目前唯一可能获得长期缓解的治疗措施,移植前通过挽救方案获得缓解有利于提高移植疗效。

4. 老年患者的治疗　大于 60 岁的 AL 中,由 MDS 转化而来、继发于某些理化因素、耐药、重要器官功能不全、不良核型者多见,近 30 年来疗效未能取得明显进步,治疗更应强调个体化。多数患者化疗需减量用药,有条件的单位应鼓励患者加入临床研究。有 HLA 相合的同胞供体者可行降低强度预处理(reduced intensity conditioning,RIC)的 HSCT。

(三) 预后

近年来,由于强烈化疗、HSCT 及有力的支持治疗,60 岁以下患者的预后有很大改善,30%～50%的患者可望长期生存。细胞遗传学是 AML 最重要的预后因素,除此之外,年龄、外周血白细胞计数、分子生物学标记、治疗反应等因素亦影响 AML 的预后,应对此多种因素进行综合分析,以便准确判断预后,并根据预后分组采用不同的治疗方案。

五、药物治疗方案

联合化疗是急性白血病现代治疗最基本和最主要的方法,根据急性白血病的不同分类,其药物治疗方案也不同。

(一)AML 的治疗

1. AML(除 M_3)的化疗方案

(1)诱导治疗:建议采用标准的诱导缓解方案,即含阿糖胞苷(Ara-C)和蒽环类或蒽醌类药物的方案(表 8-6)。

表 8-6　AML 患者常用诱导化疗方案

化疗方案	具体药物剂量
标准剂量(Ara-C)+蒽环类/蒽醌类	Ara-C 100mg/(m²·d)×7d 柔红霉素(DNR)45mg/(m²·d)×3d 或去甲氧柔红霉素(IDA)8~12mg/(m²·d)×3d
中、大剂量(Ara-C)+蒽环类/高三尖杉酯碱(HHT)	Ara-C 1~2g/m²,q12h×(3~5)d 柔红霉素(DNR)45~90mg/(m²·d)×3d 或去甲氧柔红霉素(IDA)8~12mg/(m²·d)×3d HHT 2~2.5mg/(m²·d)×7d[或 4mg/(m²·d)×3d]

诱导治疗亦可采用含 Ara-C 和 HHT[2~2.5mg/(m²·d),共 7 天或 4mg/(m²·d),共 3 天]的方案(HA),或以 HA+蒽环类药物组成的方案,如 HAD(HA+DNR)、HAA[HA+阿柔比星]等。

(2)诱导治疗失败的患者:

1)标准剂量 Ara-C 诱导治疗组:①大剂量 Ara-C 再诱导;②中剂量 Ara-C 为基础的方案,如 FLAG(氟达拉滨/Ara-C/G-CSF)或联合蒽环类、蒽醌类药物再诱导;③二线药物再诱导治疗;④临床试验;⑤配型相合的异基因 HSCT(二线方案达 CR 后再移植或直接移植);⑥无临床试验、等待供体者可行中、大剂量 Ara-C 治疗。

2)中、大剂量 Ara-C 诱导治疗组:①二线药物再诱导治疗;②临床试验;③异基因 HSCT(二线方案达 CR 后再移植或直接移植)。

(3)AML 患者获 CR 后的治疗:目前主张在 CR 后的治疗以短时间内(4~6 个月)的强烈化疗为主,即给予剂量递增和时间密集的化疗,以根除微小残留白血病。缓解后的治疗有以下方案:①中、大剂量 Ara-C 为基础的化疗方案(可联合蒽环类、蒽醌类、氟达拉滨、鬼臼类或吖啶类等药物);②自体造血干细胞移植(auto-HSCT);③异基因造血干细胞移植(allo-HSCT);④临床试验。缓解后治疗方案和强度主要根据患者的预后因素,特别是白血病细胞的遗传学特征和治疗反应决定。

2. M_3 的化疗方案

(1)诱导治疗:目前,ATRA 联合以蒽环类药物(加或不加砷剂)为主的化疗已经成为新诊断 M_3 患者的标准诱导方案,有助于改善 M_3 的凝血异常,控制白细胞数升高,减少严重出

血和维A酸综合征的发生率以及减少M_3的复发率,使M_3的CR率提高达到90%,具体方案见表8-7:

表8-7 M_3患者常用诱导化疗方案

危险分层	化疗方案
1. 低/中危组 (诱导治疗前 WBC ≤ 10×10^9/L,低危组 PLT > 40×10^9/L;中危组:PLT ≤ 40×10^9/L)	①ATRA+DNR/IDA ②ATRA+亚砷酸(ATO)/口服砷剂+蒽环类 ③ATRA+ATO/口服砷剂
2. 高危组 (诱导治疗前 WBC > 10×10^9/L)	①ATRA+ATO/口服砷剂+蒽环类 ②ATRA+蒽环类 ③ATRA+蒽环类±Ara-C

注:以上药物使用剂量:

ATRA:20mg/(m^2·d),口服至CR;

ATO:0.16mg/(m^2·d),静脉滴注至CR(28~35天);

口服砷剂:60mg/(m^2·d),口服至CR;

IDA:8~12mg/(m^2·d),静脉注射,第2、4、6天或第8天;

DNR:25~45mg/(m^2·d),静脉注射,第2、4、6天或第8天;

Ara-C:150mg/(m^2·d),静脉注射,第1~7天

(2)缓解后治疗:ATRA诱导缓解后除非使用巩固强化治疗,否则数周至数月内就会出现复发,而接受2~3个疗程的以蒽环类药物为基础的强化治疗可使90%~99%的患者PCR转阴,这一方法已成为这一阶段治疗的标准方法。对于高危组M_3患者,可增大蒽环类药物的剂量或采取中大剂量Ara-C巩固化疗。将ATO纳入巩固治疗有助于减少细胞毒性化疗,并协同增强其疗效。维持治疗对M_3是必需的,目前推荐的维持治疗方案为ATRA 45mg/(m^2·d),每3个月用15天,加6-MP 50mg/(m^2·d)和MTX 15mg/m^2(每周1次),共历时2年。复发后M_3的治疗首选ATO,但ATO再诱导的缓解一般不是持续性的。通常在达到分子生物学缓解后需接受大剂量化疗和自体干细胞移植。异基因造血干细胞目前已不作为一线治疗手段,如果进行挽救性治疗后PCR仍阳性,且有HLA全相合的供者,首选异基因造血干细胞移植。

3. 复发/难治性AML的化疗方案 难治性AML的治疗是一个棘手的问题,目前尚无统一的高效治疗方案。在选择化疗方案时应考虑患者的年龄、全身状况及CR1时间(小于或大于6个月)等因素:①年龄<60岁、CR1<6个月者可选择中、大剂量Ara-C联合IDA/MTZ/Acla/VP-16等方案、FLAG方案、CAG预激方案、HHT+Ara-C+IDA/DNR/Acla或进入新药试验;②年龄≥60岁或身体状况较差、CR1<6个月者可选择临床试验、支持治疗。6个月后复发者可再次使用原先有效的方案,但上述治疗方式均无法实现长期无病生存,复发/难治性AML唯一有长生存机会的挽救治疗方法是allo-HSCT。auto-HSCT是难治性白血病的另一选择,其最大的问题是复发,大多数复发发生于移植后第1年内。随造血干细胞移植的发展,新的移植技术不断应用,必将为难治性急性白血病提供更多的治疗选择。

4. 老年AML患者的化疗方案

(1)诱导治疗:临床试验、标准剂量Ara-C+蒽环类或MTZ(即3+7方案,可能需2个疗程)、HA方案、小剂量化疗或支持治疗。如患者年龄60~75岁,临床一般情况较差(PS

评分＞2），建议小剂量化疗或支持治疗。如年龄≥75 岁或有严重非血液学合并症，建议进入临床试验、小剂量化疗或支持治疗。

（2）CR 后的治疗包括：①标准剂量 Ara-C[75～100mg/(m² · d)，共 5～7 天]为基础的方案巩固强化，可与蒽环类、吖啶类、鬼臼类、HHT 等联合，周期性进行，总的缓解后化疗周期 2～4 个疗程；②一般情况良好、肾功能正常、正常或预后较好核型患者可接受 Ara-C 1～2g/(m² · d)，共 4～6 个剂量，1～2 个疗程，后改为标准剂量方案治疗，总的缓解后治疗周期 2～4 个疗程；③临床试验；④减低强度的造血干细胞移植（RIC-HSCT）。

（二）ALL 的治疗

1. 诱导治疗　成人 ALL 的诱导治疗基于长春碱类药物和糖皮质激素，加用蒽环类药物、CTX 和门冬酰胺酶（L-ASP）有助于提高缓解率并延长缓解期，故多药联合化疗已成为主流，但目前尚无统一的用药方案。费城染色体（Ph 染色体）阳性的 ALL（Ph⁺-ALL）患者需早期应用联合酪氨酸激酶抑制剂（TKI）并监测 bcr/abl 融合基因表达水平，以及时做出调整。

2. 缓解后治疗　对于大多数成人 ALL 患者，异基因造血干细胞移植是最佳的缓解后治疗方式。在进行移植之前接受中大剂量 Ara-C（1～3g/m²）和大剂量 MTX（3～6g/m²）巩固化疗有助于控制中枢神经系统白血病（CNSL），但其伴随的骨髓抑制、感染风险、黏膜毒性和脏器功能损伤必须引起重视。对于不具备移植条件的患者，需定期采用联合化疗方案巩固，但 60％～70％最终复发。Ph⁺-ALL 患者需持续应用 TKI。

3. 挽救治疗　ALL 的挽救治疗原则与 AML 类似，但 CR 率更低。奈拉滨、氯法拉滨、单克隆抗体、新一代 TKI 等新药的应用或有望提高 CR 率。CR 后接受异基因移植，仍可获得 4％～29％的长期生存率。对于挽救化疗仍不能获得 CR 的患者，直接进行异基因移植往往是最后的选择，尽管长期生存率仅为 8％～12％。

六、药学监护与药学服务

（一）AL 患者化疗的安全性监护

1. 骨髓抑制　大多数化疗药物使用后均会发生不同程度的骨髓抑制，以白细胞、血小板的下降最为明显，有时可见全血细胞的下降。AL 患者常用化疗药物中，蒽环类药物、阿糖胞苷、大剂量甲氨蝶呤（HD-MTX）或长期小剂量 MTX 等都可引起严重的骨髓抑制。因此，在化疗期间应密切监测患者血常规（每周至少 1 次），通常在化疗结束后 24～48 小时可使用 G-CSF 以减轻和避免严重的骨髓抑制，严重者可给予成分输血，并可应用抗菌药物来预防感染。

2. 胃肠道反应　胃肠道对化疗所产生的毒性作用的敏感性仅次于骨髓，常见表现包括恶心、呕吐、口腔黏膜炎、腹胀、腹泻等。呕吐多发生于化疗的第 1 天并且常常在此后持续数日，药师应根据患者和所用化疗药物的致吐风险等因素，选择合适的止吐方案。蒽环类药物、阿糖胞苷、MTX、环磷酰胺等均为中、高风险致吐药物，在化疗前应常规性给予预防性止吐，常用的止吐药物为 5-HT₃ 受体拮抗剂、地塞米松、NK-1 受体拮抗剂，可在此基础上根据患者情况加用劳拉西泮、H₂ 受体拮抗剂或质子泵抑制剂。

口腔黏膜炎的发生主要是由于化疗药物对口腔基底上皮组织的非特异性作用所致，抗代谢药物（如 MTX、Ara-C）和抗肿瘤抗生素是产生直接口腔毒性的最常见化疗药物，通常发生在化疗后 5～7 天,1～3 周内痊愈。应在易引起口腔黏膜炎的化疗药物使用后,密切观察患者是否出现口腔疼痛、溃疡等局部症状,同时在化疗期间及化疗后嘱咐患者使用含有局麻药、抗生素或糖皮质激素等成分的漱口水漱口,保持口腔清洁以及足够的水分和营养支持。部分患者由于口腔黏膜屏障破坏,使病原菌直接入血,从而引起威胁生命的感染或脓毒症,应对发生黏膜炎的患者进行相关感染并发症的评估,以便及时采取预防措施。

3. 肝肾功能损伤　AL 患者使用的化疗药物多数在肝内代谢,因此可引起不同程度的肝功能异常,如 CTX、MTX、砷剂、L-ASP、Ara-C、6-MP 等。常规剂量 CTX 很少引起肝毒性,高剂量使用则会引起弥漫性肝细胞损害;6-MP 可引起胆汁淤积和肝坏死;小剂量长期口服 MTX 可致转氨酶升高,大剂量应用则可导致急性肝细胞损伤。因此,在患者化疗前、中、后都应密切监测肝功能,对已存在严重肝功能异常者禁用化疗;对肝功能轻微异常且必须化疗患者,同时应用护肝药物;对化疗过程中出现肝功能异常患者,应评估其危险程度,以便及时调整化疗药物剂量或停止继续化疗。

大剂量 MTX 可引起急性肾小管梗阻,主要由于 MTX 在肾小管沉积所致,而沉积物在 pH<7 时很难溶解,因此,通常在用药前后给予充分的水化利尿措施,保证尿量在 100～200ml/h,同时给予碳酸氢钠碱化尿液,以保证尿 pH>7。若 MTX 的排泄受阻,可引起血中 MTX 浓度持续高水平,从而加重骨髓抑制和胃肠道反应。因此,MTX 使用后应及时给予甲酰四氢叶酸解救,并密切监测 MTX 血药浓度。

大剂量 CTX 静脉注射且缺乏有效预防措施时,可致出血性膀胱炎,表现为膀胱刺激症状、少尿、血尿和蛋白尿,系其代谢物丙烯醛刺激膀胱所致。因此,在化疗前需关注患者是否应用特异性尿道保护剂美司钠预防,同时应水化、利尿。一旦发生出血性膀胱炎,需及时停药并积极水化。

4. 心脏毒性　AL 患者常使用含蒽环类/蒽醌类药物的化疗方案,该类药物引起的心脏毒性往往呈进展性和不可逆性,在第一次使用时就可产生,随着多周期化疗后药物的蓄积效应,患者可出现心律失常、左心室功能不全等症状。蒽环类药物引起的心脏毒性可分为急性、慢性和迟发性,其中慢性和迟发性心脏毒性与其累积剂量呈正相关。在患者使用蒽环类药物前,应询问患者既往是否使用过该类药物,具体为哪一种蒽环类药物,累积剂量多少等问题,并且全面评估患者心功能状态,以决定患者是否适合蒽环类药物治疗。在患者用药期间应密切监测心脏毒性,监测手段包括心电图、左室射血分数以及一些生物标记物如心肌肌钙蛋白(cTn)和脑钠肽(BNP)。

减少蒽环类药物心脏毒性的方法除了化疗前充分评估患者心脏毒性的风险,适当调整用药剂量或方案,加强监测心功能,采用其他剂型(如脂质体剂型)等,大量的循证学证据表明右丙亚胺(DZR)是唯一可以有效地预防蒽环类药物所致心脏毒性的药物。推荐的 DZR 与蒽环类药物的剂量比为 10～20∶1(DZR∶ADM=20∶1,DZR∶DNR=20∶1,DZR∶EPI=10∶1,DZR∶MIT=50∶1),DZR 用专用溶媒乳酸钠配置,再用 0.9% 氯化钠或 5% 葡萄糖注射液稀释至 200ml 后快速静脉输注,30 分钟内滴完,滴完后即刻给予蒽环类药物。

5. 神经毒性　约 10% 的患者在使用大剂量 Ara-C 会出现中枢神经系统毒性,一般表现为中枢性脑病,其症状如精神躁动、淡漠、癫痫发作和昏迷,小脑毒性则表现为共济失调、步态不稳及协调困难等,且呈不可逆状态。L-ASP 也常常会导致中枢性脑病,临床上常常表现为嗜睡及精神错乱,偶尔有严重的大脑功能障碍。这些症状可以在用药早期(应用的几天内)出现或在治疗过程中相对晚些时候出现,急性综合征通常迅速消失,但延迟性症状往往可持续数周。因此在化疗期间或化疗出院后的随访过程中若发现患者出现神经系统临床表现时,可在下一周期化疗时通过调整药物剂量以继续患者的治疗。

长春碱类药物易引起周围神经炎,表现为指(趾)尖麻木、四肢疼痛、肌肉震颤、腱反射消失等,多发生于用药后 6~8 周,往往与一次剂量或总剂量有关。长春新碱较长春碱神经毒性明显,长春地辛介于两者之间,一般停药后可自行恢复。

6. 维 A 酸综合征　维 A 酸综合征(retinoic acid syndrome,RAS)是 ATRA 引起的最严重的并发症,发生率约 5%~29%,死亡率 1.4%~7.8%,尤其是高白细胞型或治疗后白细胞迅速上升的患者较易发生,表现为发热、体重增加、肌肉骨骼疼痛、呼吸窘迫、肺间质浸润、胸腔积液、心包积液、皮肤水肿、低血压、急性肾衰竭甚至死亡。临床观察中,以上表现不仅出现在初诊 M_3 经 ATRA 治疗后的患者中,也出现在经砷剂治疗的患者中,因此又称为分化综合征(differentiation syndrome,DS)。关于 DS 的预测因素,国内有报道称 M_3 患者接受 ATRA 诱导治疗时白细胞计数(WBC)峰值$>20×10^9$/L 的 DS 发生率比 WBC 峰值$<20×10^9$/L 时的发生率要高,提示在诱导治疗后白细胞的增多可提高 DS 的发生率。因此,建议对患者治疗过程中的白细胞计数进行密切监测,还应密切观察各种提示 DS 的症状和体征。由于 DS 的快速发展和致死性,不允许有治疗上的延误,应在怀疑 DS 的第一时间内予以地塞米松 10mg,静脉注射,每 12 小时 1 次,至少连用 3 天以上,只要获得疗效,建议使用至症状或体征完全消失。若患者 DS 症状十分严重,建议立即停用 ATRA 或砷剂。

7. 其他毒性反应　眼毒性是大剂量 Ara-C 常见的不良反应之一,症状包括结膜炎、流泪、烧灼样眼痛、畏光和视物模糊,通常预防性局部应用类固醇滴眼液能预防或减轻症状。

L-ASP 能够通过影响维生素 K 来减少由肝脏产生的纤维蛋白原和其他一些特殊凝血因子的合成,从而引起凝血功能异常,例如部分凝血活酶时间(APTT)和凝血酶原时间(PT)的延长。因此,在使用期间应密切关注患者 APTT、PT、抗凝血酶、纤维蛋白溶解原浓度等血凝指标,尤其在治疗的最初三周以及长期使用的患者最易发生。L-ASP 还可引起急性胰腺炎,表现为剧烈的上腹疼痛并伴有恶心、呕吐、血和尿的淀粉酶升高等,需给予密切监测。

(二) AL 患者化疗的有效性监护

1. AML(非 M_3)及 ALL 患者化疗的有效性监护

(1)诱导阶段疗效监护:诱导化疗结束后第 7~10 天进行骨穿确认骨髓增生状态。如非低增生状态则需在 1~2 周内复查以观察是否有白血病细胞持续缓解;如为低增生状态,则可在血象恢复之后再行复查。如患者在初诊时存在染色体或融合基因异常,骨穿时也应进行复查。患者诱导治疗达缓解后应行腰穿检查明确有无 CNSL 并进行鞘内注射加以预防。

(2)巩固治疗阶段疗效监护:通常在每次巩固化疗之前进行骨腰穿检查了解本病状态,微小残留病灶(包括流式方法和遗传学指标的检测)的监测对于早期发现复发倾向尤为重要。化疗间期患者出现有意义的血象异常,或化疗后 5 周内如患者血象仍未恢复,则须复查骨穿明确缓解状态。

(3)治疗结束后的随访:对于 AML 而言,结束后 2 年内需每 1~3 个月复查血常规,之后每 3~6 个月复查 1 次直至 5 年。在血象出现有意义的异常时需进行骨髓检查。对于 ALL 而言,治疗结束后第 1 年内每个月都需监测血常规,并定期复查骨腰穿;第 2 年开始每

3 个月进行体检和血常规检查;第 3 年开始每 6 个月进行 1 次体检和血常规检查,根据具体情况复查骨穿。

2. M_3 患者药物治疗的有效性监护

(1)诱导阶段疗效监护:ATRA 的诱导分化作用可以维持较长时间,在诱导治疗后较早进行骨髓评价可能不能反映实际情况。因此,骨髓评价一般在第 4～6 周、血细胞计数恢复后进行,此时细胞遗传学一般正常。分子学反应一般在巩固 2 个疗程后判断。

(2)巩固治疗和维持治疗阶段疗效监护:巩固治疗结束后进行患者骨髓融合基因(PML/RARα)的定性或定量 PCR 检测。融合基因阴性者进入维持治疗;融合基因阳性者 4 周内复查,复查阴性者进入维持治疗;阳性者按复发处理。维持治疗的 2 年内每 3 个月检测融合基因,持续阴性者继续维持治疗;阳性者 4 周内复查,复查阴性者继续维持治疗,阳性者按复发处理。

(3)治疗结束后的随访:完成维持治疗后的患者第 1 年建议每 3～6 个月进行 1 次融合基因检测,持续阴性者,继续观察;阳性者 4 周内复查,阴性者进入维持治疗阶段,确认阳性者按复发处理。

需要注意的是,对于长期生存的患者随访中应关注化疗药物(包括蒽环类、砷剂)的长期毒性反应。对于治疗结束的患者,应教育其定期监测心功能,注意继发性第二肿瘤等注意事项。

(三) 老年 AML 患者的药学监护

在过去的数十年里,高剂量化疗和造血干细胞移植已使成人 AML 的疗效取得长足进步,但老年 AML 从中获益不多。美国医学调研委员会 AML 第 8 次调研表明,不同年龄组 AML 患者接受同样治疗,<50 岁、60～69 岁和>70 岁 AML 患者的完全缓解率分别为 70%,52% 和 26%。因此,在 2008 年 WHO 修订的 AML 分类中,年龄被看作一个独立的预后因素。

随着年龄的增长,老年人各脏器的组织结构和生理功能出现退行性改变,影响着机体对药物的吸收、分布、代谢和排泄,这些改变直接影响着治疗药物,特别是化疗药物的疗效和不良反应的发生。因此,对于化疗药物的选择和剂量应慎之又慎,根据老年患者个体情况,选择合适的化疗方案和药物剂量。对于一般情况较差(PS>2)的老年患者或严重非血液学合并症的老年患者,主张予以小剂量化疗,如以小剂量 Ara-C 为基础的联合化疗方案或口服羟基脲控制白细胞数。除此之外,对于接受化疗的老年 AML 患者在药物不良反应方面应予以密切监护,包括:

1. 骨髓抑制 骨髓抑制是大多数化疗药物的常见不良反应,与年轻人相比,老年患者化疗后的骨髓抑制程度更深,时间更长,且不易恢复。对于需要接受化疗的老年患者,应在化疗前充分评估方案中各药物对骨髓的影响,避免同时使用对骨髓抑制作用均很强的化疗药物。同时,根据化疗前患者的血常规,谨慎确定化疗药物的剂量,在化疗期间及化疗后密切监测血常规,及时给予造血生长因子,必要时输血治疗。骨髓抑制常导致感染的发生率上升,老年患者由于自身免疫力差更易发生各种感染,应积极做好隔离净化措施,对于既往发生反复感染的患者及时给予抗菌药物预防感染的发生。

2. 肝肾功能损害 随着年龄的增加,老年人的肝肾功能出现生理性减退,如肝脏各种微粒体酶的功能下降,对药物的代谢和解毒作用明显下降,肾脏的重量逐渐减轻,肾血流量逐渐减少,肾脏滤过率降低,导致药物排泄变慢等,这些变化导致老年患者对化疗药物的耐受性明显降低。老年急性白血病患者在化疗过程中,应密切监测患者肝肾功能,出现异常时及时减量或停药,并积极对症治疗,特别是使用大剂量 Ara-C、MTX 及环磷酰胺后对肾功能的监测以及使用亚砷酸后对肝功能的监测。

3. 心脏毒性　老年患者由于心肺功能差,基础疾病多,对化疗的耐受性差,特别是使用含蒽环类药物的化疗方案,更易发生心脏毒性反应。因此,对于诊断明确的老年患者在化疗前一定要进行综合评估,如心血管评估、心脏毒性风险评估等,以明确患者是否适合接受化疗以及哪种方案的化疗。在治疗开始后应密切监测心血管功能,及时做好相应的处理。

4. 胃肠道反应　老年患者对化疗药物导致的恶心、呕吐、腹痛、腹胀、便秘等胃肠道反应更为敏感,化疗后常见食欲缺乏、呕吐等情况,化疗前应根据化疗药物的致吐风险,做好充分的预防性止吐措施。

(四) AL 患者的支持治疗及药学监护

1. 紧急处理高白细胞血症　循环血液中 WBC$>200\times10^9$/L 时,患者可产生白细胞淤滞症(leukostasis),表现为呼吸困难、低氧血症、言语不清、颅内出血、阴茎异常勃起等。病理学显示白血病血栓梗死与出血并存,而当患者接受化疗时,化疗药物导致的大量肿瘤细胞破坏可引发肿瘤溶解综合征(tumor lysis syndrome, TLS),表现为高尿酸血症、高钾血症、高磷血症和低钙血症的"三高一低"现象,可导致严重心律失常和急性肾衰竭。TLS 的发生取决于肿瘤溶解速度与肾脏的功能。除化疗外,促发 TLS 的因素还包括化疗前血尿酸水平高、血乳酸脱氢酶高、存在脱水和酸性尿等。利用血细胞分离机行白细胞清除术可快速安全地降低肿瘤细胞数量,适用于 WBC$>100\times10^9$/L 的患者,但因其可加重血凝异常,故禁忌用于 M_3 患者。及早开始化疗并予水化碱化处理有助于降低白细胞淤滞风险,控制高尿酸血症、酸中毒、电解质紊乱、凝血异常等并发症。为预防 TLS 发生,化疗前可选用短期预处理方案,如 AML 患者可采用羟基脲,而 ALL 患者可采用糖皮质激素及环磷酰胺。

2. 防治感染　AL 患者常伴有粒细胞减少,特别是在化、放疗后,可持续相当长时间,同时化疗常致黏膜损伤,故患者宜住消毒隔离病房或层流病房,所有医护人员和探访者在接触患者之前应洗手、消毒。G-CSF 或 GM-CSF 可缩短粒细胞缺乏期,适用于 ALL;对于老年、强化疗或伴感染的 AML 也可使用。如有发热,应积极寻找感染源并迅速经验性抗生素治疗,待病原学结果出来后调整抗感染药物。

3. 成分输血　严重贫血可吸氧、输浓缩红细胞,维持 Hb>80g/L,但白细胞淤滞时不宜马上输注,以免增加血黏度。PLT 过低会引起出血,需输注单采血小板,维持 PLT$\geqslant10\times10^9$/L,合并发热和感染者可适当放宽输注指征。M_3 作为一个特殊的 AML 类型,其治疗失败的一个主要原因是出血引起的死亡,表现为不同程度的弥散性血管内凝血(DIC)、纤溶亢进和蛋白质水解。高白细胞的患者具有极高的出血及死亡危险。活化部分凝血酶原时间(APTT)、凝血酶原时间(PT)、凝血酶时间(TT)、纤维蛋白原水平和血小板计数在治疗的早期一天至少检测两次。应该使用新鲜冰冻血浆(FFP)将凝血时间维持在正常水平。DIC 时纤维蛋白原水平可能降低,应该给予冷沉淀作为替代治疗使其接近 2g/L。由于有 M_3 相关的血栓形成危险,应该避免纤维蛋白原水平升高,这种危险还可能随着 ATRA 的使用而增加。血小板计数最好维持在 50×10^9/L 以上,直到确认已得到形态学的缓解。患者此时不适合接受任何侵入性的操作,如腰椎穿刺。

4. 代谢并发症　白血病细胞负荷较高者,尤其是在化疗期间,容易产生高尿酸血症、高磷血症和低钙血症等代谢紊乱,严重者会合并高钾血症和急性肾功能损害。因此临床上应充分水化(补液量>3L/d,每小时尿量>150ml/m²)、碱化尿液,同时予别嘌呤醇(每次100mg,每日3次)降低尿酸治疗。无尿和少尿患者按急性肾衰竭处理。

 案例分析

案例1:

患者,女,50岁。

主诉:诊断急性白血病4月余,复发1月余伴咳嗽咳痰1周。

现病史:四月前于外院诊断为 AML-M$_{2a}$,经 MA(米托蒽醌 8mg/m² + 阿糖胞苷 100mg/m²)方案诱导一疗程达缓解,后经 MA(米托蒽醌 8mg/m² + 阿糖胞苷 100mg/m²)方案、DA(柔红霉素 40mg/m² + 阿糖胞苷 100mg/m²)方案巩固各一疗程。1月前复查骨穿提示本病复发,再予 MA(米托蒽醌 8mg/m² + 阿糖胞苷 100mg/m²)方案诱导,化疗后患者持续处于粒细胞缺乏状态,复查骨穿提示未缓解状态。1周余前患者出现咳嗽,伴黄痰,症状进行性加重并出现胸闷气促。3天前开始出现反复发热,热峰达 38.7℃,为进一步治疗来院。

既往史:既往体健,无"高血压、糖尿病"等慢性病史,无传染病史,白血病治疗期间曾接受红细胞及血小板输注。

入院查体:T 38.4℃,P 94 次/分,R 18 次/分,BP 112/76mmHg。神志清,精神软,中度贫血貌,皮肤黏膜未见明显出血点,浅表淋巴结未及明显肿大,胸骨压痛阳性。两肺听诊呼吸音粗,未闻及明显干湿性啰音。腹软无压痛,肝脾肋下未及。四肢未无明显异常。

辅助检查:血常规:WBC 22.7×10⁹/L,Hb 75g/L,Plt 45×10⁹/L;查外周血涂片见11%原始细胞;胸部 CT:两肺纹理增粗,散在模糊影。

入院诊断:急性粒细胞白血病 AML-M2a,肺部感染。

诊疗经过:

1. 完善血、尿、粪常规、血凝常规、生化全套、超声心动、降钙素原检查。

2. 完善骨髓形态、免疫分型、染色体、融合基因及基因突变筛查。

入院后予哌拉西林/他唑巴坦抗感染治疗两天后体温平稳,肺部感染症状有所改善。骨髓检查提示 AML-M$_{2a}$骨髓象,免疫分型示髓系表达,染色体见 t(8;21)异常,融合基因提示AML1/ETO 融合基因阳性,基因突变检测发现 NPM1 突变。脏器功能检查未见明显异常。PCT 1.5ng/ml。予 IA 方案诱导化疗,主要治疗药物如下:

哌拉西林/他唑巴坦 4.5g + NS 250ml,静脉滴注,每8小时1次;

伊达比星 18mg + NS 250ml,静脉滴注,每天1次(第1~3天);

右丙亚胺 750mg + NS 250ml,静脉滴注,每天1次(第1~3天);

阿糖胞苷 150mg + NS 500ml,静脉滴注,每天1次(第1~7天);

5%碳酸氢钠 250ml + NS 500ml,静脉滴注,每天1次;

托烷司琼 5mg + NS 100ml,静脉滴注,每天1次。

化疗后第2天患者进入粒细胞缺乏状态(中性粒细胞计数 0.21×10⁹/L),迁入层流净化病房行环境保护。化疗后第3天患者再次出现畏寒、寒战,体温达 38.9℃,并出现感染性

休克,遂抗休克治疗,同时经验性加用万古霉素加强抗感染治疗:

万古霉素每次 1.0g＋5％GS 250ml,静脉滴注,每 12 小时 1 次。

化疗后第 4 天痰培养结果报告肺炎克雷伯菌,对哌拉西林/他唑巴坦耐药,对亚胺培南/西司他丁敏感,遂依据药敏调整抗感染治疗方案:

亚胺培南/西司他丁每次 1.0g＋NS 250ml,静脉滴注,每 8 小时 1 次。

调整后患者体温一度控制。化疗后第 7 天复查骨穿提示骨髓抑制状态(中性粒细胞计数 $0.12×10^9/L$),未见原始细胞。化疗后第 9 天患者再次出现高热,T:39.4℃,咳嗽咳痰症状再次加重。复查胸部 CT 见右肺下叶近胸膜处致密病灶,周围可见晕征,监测 GM 试验阳性。临床诊断为侵袭性曲霉菌感染,予静脉应用伏立康唑抗真菌治疗:

伏立康唑每次 300mg＋NS 250ml,静脉滴注,每 12 小时 1 次(第 1 天,负荷剂量);

伏立康唑每次 200mg＋NS 250ml,静脉滴注,每 12 小时 1 次(维持剂量)。

之后患者热峰逐渐下降,咳嗽咳痰症状好转。化疗后第 13 天患者粒细胞计数恢复正常,第 14 天复查骨穿提示完全缓解。患者继续静脉应用伏立康唑 1 周后复查胸部 CT 见右肺下叶病灶较前缩小,改为口服出院。嘱患者定期入院巩固治疗。

出院诊断:急性粒细胞白血病 AML-M$_{2a}$,肺部侵袭性真菌感染。

出院带药:伏立康唑片每次 200mg,每 12 小时 1 次(饭前 1 小时或饭后 1 小时温水送服)。

病例特点与诊断要点:

1. 患者外院诊断 AML 明确并接受诱导化疗达缓解,1 月前出现本病复发伴有呼吸道感染表现。

2. 辅助检查提示患者肺部感染明确,骨髓形态示 M$_{2a}$ 骨髓象并有再现性遗传学异常。

3. 治疗过程中反复发热,后胸部 CT 及病原学检查结果符合侵袭性真菌临床诊断标准

用药分析与监护要点:

1. 化疗方案分析与监护要点　本例患者 AML-M$_{2a}$ 诊断明确后接受诱导治疗达缓解,继续接受两周期巩固治疗后复查骨穿提示疾病复发(外周血涂片见 11％原始细胞)。患者第 1 次 CR 后仅在 6 个月内即出现复发,考虑为难治性 AML,提示白血病细胞对现有化疗方案产生耐药。难治性白血病的治疗原则包括:①使用无交叉耐药的新药组成的联合方案;②中、大剂量的阿糖胞苷组成的联合方案;③造血干细胞移植;④临床试验。患者入院见染色体见 t(8;21)异常,融合基因提示 AML1/ETO 融合基因阳性,基因突变检测发现 NPM1 突变,提示为低危组,不通过造血干细胞移植亦有望获得长期生存。但患者短期复发后继续给予原方案(MA 方案)再诱导,不符合治疗原则。患者再次诱导后复查骨穿提示未达缓解,此次入院给予新方案(伊达比星＋阿糖胞苷)再次诱导治疗。

(1)化疗期间监护要点包括:

1)肝肾功能监测:肝或肾功能不全可影响伊达比星和阿糖胞苷的代谢和排泄,化疗前和化疗中应常规监测患者肝、肾功能(以血清胆红素和血清肌酐作为评价指标)。相比大剂量阿糖胞苷,中剂量阿糖胞苷对肾脏及肝脏的影响较小,但仍应重视化疗期间水化、碱化尿液的重要性,同时需密切监测患者尿酸指标,以防止血尿酸增高及尿酸性肾病的出现。

2)骨髓抑制:伊达比星和阿糖胞苷均可引起严重的骨髓抑制,主要是白细胞和血小板的抑制,血象最低点一般出现在用药后 10～14 天。因此,用药期间应仔细监测患者血象,包括粒细胞、血红蛋白和血小板,必要时给予造血生长因子支持治疗,同时应积极预防感染。

3)心功能监测:蒽环类药物主要的不良反应为心脏毒性,多周期化疗后随着药物的蓄积效应,如当米托蒽醌累积剂量>160mg/m²,柔红霉素累积剂量>560mg/m² 易出现心律失常、左心室功能不全等症状,心脏病变常常出现在用药后 1~6 个月,尤其是既往接受过蒽环类药物的患者更易发生心脏毒性。本例患者既往接受 4 周期含蒽环类药物的化疗方案治疗,尚未达到最大累积剂量,但考虑到第一次接受蒽环类药物就有可能对心脏造成损害,因此在化疗前仍应充分评估患者心脏功能,化疗期间密切监测左室射血分数、心电图及患者的临床表现,一旦出现心脏功能损害的表现应立即停用伊达比星。同时在用药前使用右丙亚胺以预防蒽环类药物的心脏毒性。

(2)中性粒细胞缺乏伴发热的用药分析:感染是恶性血液病患者常见的并发症之一,特别是化疗后出现粒细胞缺乏(中性粒细胞计数<0.5×10⁹/L)的患者,更易发生感染,发热常常是其主要的临床表现。根据《2012 中国中性粒细胞缺乏伴发热患者抗菌药物临床应用指南》,对于粒细胞缺乏患者首先应对其感染发生的风险及程度进行评估,对于高危患者需要静脉使用抗菌药物,一线经验性抗菌药物推荐抗假单胞菌 β 内酰胺类药物,包括哌拉西林/他唑巴坦、头孢哌酮/舒巴坦、碳青霉烯类、头孢吡肟或头孢他啶。指南并不推荐在初始治疗中即加入万古霉素经验性抗革兰阳性菌,仅在特定的情况下可考虑加入抗阳性菌药物。

本例患者入院前 1 周出现咳嗽,伴黄痰,症状进行性加重并出现胸闷气促。3 天前开始出现反复发热,热峰达 38.7℃,考虑为上一周期化疗后粒细胞缺乏引起的上呼吸道感染。此次入院经验性给予哌拉西林/他唑巴坦后体温平稳,化疗第 3 天再次出现畏寒、发热,体温达 38.9℃,并出现感染性休克,血流动力学不稳定,因此加用了万古霉素抗 G⁺,同时送检痰培养。结果回报为肺炎克雷伯菌,根据药敏结果抗感染药物调整为亚胺培南/西司他丁后体温控制。综上所述,该患者抗菌药物选择是符合粒细胞缺乏伴发热患者抗感染治疗原则的。

侵袭性真菌病(invasion disease,IFD)是血液病患者常见的死亡原因之一,本例患者化疗后第 9 天再次出现高热,根据影像学结果、GM 试验结果,临床诊断为侵袭性曲霉菌感染,随即接受静脉伏立康唑治疗 10 余天,复查胸部 CT 显示好转,后改口服继续治疗。根据国内外的临床试验及用药经验,对于肺部或播散性曲霉菌感染,首选药物为伏立康唑。两性霉素B、伊曲康唑、卡泊芬净、米卡芬净、泊沙康唑也可作为备选药物进行初始或挽救治疗。

(3)抗感染治疗期间的药学监护要点包括:

1)万古霉素相关不良反应的监护:患者化疗后第 2 日出现感染性休克,在哌拉西林/他唑巴坦的基础上经验性加用万古霉素经验性抗感染治疗。万古霉素的主要不良反应之一为肾毒性。一般认为,万古霉素使用数天后,在没有其他原因能够解释的情况下,连续 2 次检测血肌酐浓度比基线水平升高超过 0.5mg/dl 或者≥50%,即认为是万古霉素引起的肾毒性。万古霉素本身的肾毒性并不常见(大概在 5%),肾毒性的发生常常出现在联合使用其他具有肾毒性药物的患者中,因此对于在联合使用肾毒性药物的患者,如本例患者同时在应用化疗药物,应充分考虑和评估这些药物的给药剂量和引起肾毒性的风险,加强对肾功能的监测,并及时采取药物浓度监测以减少肾毒性的发生。本例患者在经验性使用万古霉素第 2 日后痰培养结果报告肺炎克雷伯菌,随即停用万古霉素,并根据药敏结果调整用药。

万古霉素滴注过程中可发生红人综合征,常与输注万古霉素的剂量及速度有关,表现为脸、颈、躯干上部斑丘疹样红斑,还可出现寒战、高热、瘙痒、心动过速、血管性水肿、胸痛、头晕等症状。因此,输注时应注意药物的剂量及输注速度,配药时浓度不宜过高(一般 0.5g 的药物需要至少 100ml 的溶媒),静脉滴注时间在 60 分钟以上。当输注时或输注后出现上述症状时应立即停药,并给予抗组胺药或激素对症治疗。

2)伏立康唑相关不良反应的监护:伏立康唑最常见的不良反应包括神经功能障碍,视觉障碍,肝、肾功能异常等,一般为一过性,停药后症状即减轻或消失,肝毒性和神经毒性的发生率较高。给药前应严格纠正钾、镁、钙等电解质异常以及评估患者的肾功能(主要为血肌酐)和肝功能(主要为肝功能检查和胆红素),若存在肝功能损害,应根据其损害程度调整用药剂量。其次,避免可能发生的不良反应,如口服应至少在餐后 1 小时或餐前 1 小时服用,以减少食物与药物的相互作用。

对于侵袭性曲霉菌的治疗疗效评价为初始治疗后 6 周,若初始治疗无效而换用其他药物进行挽救治疗则应观察至 12 周。本例患者静脉应用伏立康唑 10 余天后复查胸部 CT 见右肺下叶病灶较前缩小,改为口服治疗,药师应对患者出院后进行随访,以了解患者临床相关感染症状是否继续好转,并告知应在出院后 3 周复查胸部 CT,以评价抗真菌药物治疗效果。

2. 用药指导

(1)伏立康唑:无论静脉滴注或口服给药,首次给药时第 1 天均应给予负荷剂量,即静脉滴注时第 1 个 24 小时每次 6mg/kg,每 12 小时 1 次,24 小时后每次 4mg/kg,每日 2 次。口服给药时,患者体重≥40kg,第 1 个 24 小时每次 400mg,每 12 小时 1 次,24 小时后每次 200mg,每日 2 次(体重<40kg 的患者剂量减半)。伏立康唑静脉滴注时,速度最快不超过每小时 3mg/kg(每瓶滴注时间需 1～2 小时以上)。

(2)托烷司琼:溶于 100ml 常用的输液中(如 0.9%氯化钠注射液、5%葡萄糖注射液或复方林格注射液)在化疗前快速静脉滴注或溶于 0.9%氯化钠注射液 5ml 中缓慢静脉推注(速度为 2mg/min)。

(3)阿糖胞苷:部分患者给予肾上腺皮质激素可能减轻中、大剂量阿糖胞苷引起的不良反应,如发热、肌痛、斑丘疹等阿糖胞苷综合征表现。配置后的浓度不应超过 100mg/ml。当阿糖胞苷用于鞘内注射时,不可用含防腐剂的 0.9%氯化钠注射液配置。

(4)右丙亚胺:DZR 与蒽环类药物的剂量比为 10～20:1(DZR:ADM=20:1,DZR:DNR=20:1,DZR:EPI=10:1,DZR:MIT=50:1)。DZR 用专用溶媒乳酸钠配置后,再用 0.9%氯化钠或 5%葡萄糖注射液稀释至 200ml 后快速静脉输注,30 分钟内滴完,滴完后即刻给予蒽环类药物。

案例 2:

患者,男,19 岁。

主诉:皮肤反复瘀点瘀斑半月。

现病史:半月来患者无明显诱因下半身皮肤黏膜反复出现瘀点瘀斑,并偶有牙龈出血。近日于社区医院就诊查血常规示白细胞明显升高,血红蛋白及血小板降低(具体不详),血片检查见大量幼稚细胞,遂来院就诊。病程中患者无明显咳嗽咳痰、胸闷气急,无恶心呕吐、腹痛腹泻。

既往史:既往体健,无慢性病及传染病史,无药物过敏史。

入院查体:T 37.1℃,P 79 次/分,R 16 次/分,BP 106/71mmHg。神志清,精神偏软,中度贫血貌,双侧颈前及锁骨上淋巴结可及肿大,无压痛。胸骨压痛阳性,两肺听诊呼吸音清,未及明显干湿性啰音。腹软,无压痛及反跳痛,肝脾肋下未及。四肢无明显异常,病理征阴性。

辅助检查:血常规提示 WBC 177.6×10⁹/L,Hb 78g/L,PLT 17×10⁹/L;查外周血涂片见 45%原始淋巴细胞;血凝常规检查未见明显异常。

入院诊断:急性淋巴细胞白血病。

诊疗经过:入院后完善与本病相关的骨髓检查及脏器功能检查,同时加强对症支持治疗,主要治疗药物如下:

5%碳酸氢钠 250ml+NS 500ml,静脉滴注,每天 1 次;

环磷酰胺 300mg+NS 500ml,静脉滴注,每天 1 次;

地塞米松 15mg+NS 100ml,静脉滴注,每天 1 次;

奥美拉唑 20mg,静脉注射,每天 1 次;

呋塞米 20mg,静脉注射,每天 1 次;

别嘌呤醇每次 100mg,口服,每天 3 次。

同时输注血小板并行白细胞清除术,密切监测生化指标。骨髓检查提示 ALL 骨髓象,免疫分型示 B 淋系表达。此时患者 B-ALL 诊断明确,血常规提示 WBC 21.9×10⁹/L,Hb 71g/L,PLT 22×10⁹/L,遂开始 CDOLP 方案诱导化疗,具体为:

长春地辛 4mg+NS 100ml,静脉滴注,每天 1 次(第 1、8、15、22 天);

伊达比星 12mg+5% GS 250ml,静脉滴注,每天 1 次(第 1~3 天);

右丙亚胺 750mg+NS 250ml,静脉滴注,每天 1 次(第 1~3 天);

环磷酰胺 1.2g+NS 500ml,静脉滴注,每天 1 次(第 1、15 天,用药前尿 pH>8);

美司钠 1.5g+NS 250ml,静脉滴注,每天 1 次(CTX 开始第 0、4、8 小时);

左旋门冬酰胺酶 10 000IU+NS 500ml,静脉滴注,每天 1 次(第 11、14、17、20、23、26 天);

地塞米松 15mg+NS 100ml,静脉滴注,每天 1 次(第 1~14 天,第 15 开始减量)。

化疗第 20 天患者血常规提示 WBC 4.5×10⁹/L,Hb 101g/L,PLT 66×10⁹/L,行腰穿检查并鞘内注射阿糖胞苷和甲氨蝶呤预防 CNSL,具体为:

阿糖胞苷 40mg+Dex 5mg+NS 3ml 鞘内注射;

甲氨蝶呤 15mg+Dex 5mg+NS 3ml 鞘内注射。

此时患者染色体检查示 t(9;22)异常,融合基因检测提示 BCR/ABL 融合基因阳性,诊断为 Ph(+)-ALL,遂开始口服伊马替尼 400mg,每天 1 次。治疗第 4 周复查骨穿,骨髓象提示完全缓解,染色体转阴,BCR/ABL 融合基因定量为 244/10 000ablcopies,再予 Ara-C 及 MTX 鞘内注射 1 次,并继续予口服伊马替尼治疗,嘱患者定期入院巩固化疗。

病例特点与诊断要点:

1. 患者因皮肤黏膜出血倾向入院,入院时白细胞异常升高。

2. 染色体检查见 t(9;22)异常,BCR/ABL 融合基因阳性,提示 Ph(+)-ALL 诊断明确,需联合酪氨酸激酶抑制剂治疗。

3. 在开始诱导化疗前,先采用环磷酰胺和地塞米松进行预处理并进行白细胞清除。

4. ALL 患者需注意 CNSL 的预防。

用药分析与监护要点:

1. 化疗方案分析与监护要点 该患者初诊时白细胞计数高达 177.6×10⁹/L,且伴有 Ph 染色体阳性,属高危组。对于高肿瘤负荷的患者,需进行预处理防止化疗过程中出现肿瘤溶解综合征,通常应用糖皮质激素 3～5 天,可联用 CTX 200mg/(m² • d)。Ph(＋)-ALL 患者的初始治疗推荐采用长春碱类、蒽环类及糖皮质激素为基础的诱导方案。待 Ph 染色体明确后,需加用酪氨酸激酶抑制剂(TKI)类药物。在诱导化疗结束后(通常在 28 天左右)复查骨髓及遗传学指标以判断疗效。由于 Ph(＋)-ALL 患者存在较高的 CNSL 风险,因此鞘内注射化疗必不可少。诱导缓解后仍应持续应用 TKI 药物,而最常用的巩固治疗方案为大剂量 MTX 和 Ara-C,对于有条件的患者应进行造血干细胞移植。

(1)化疗期间监护要点包括:

1)骨髓抑制:本化疗方案的主要不良反应之一为骨髓抑制。长春地辛的骨髓抑制毒性较长春碱轻,但较长春新碱强,常可引起白细胞或中性粒细胞降低。伊达比星可引起白细胞、血小板、血红蛋白的减少,为其剂量限制性毒性。骨髓抑制为环磷酰胺的常见不良反应。因此,化疗过程中应密切监测患者血象。

2)出血性膀胱炎:环磷酰胺可引起出血性膀胱炎,最初患者可无症状,仅有短暂的尿痛、尿频、血尿,停药后症状会在数天或数周消失。偶见难治的出血性膀胱炎导致死亡的病例。总体来说,出血性膀胱炎的预后相对较好。大量补充液体是预防环磷酰胺治疗患者发生出血性膀胱炎的主要手段,同时应用美司钠(膀胱保护剂)可大大降低膀胱毒性的发生率。用药过程中,应监测患者尿量、尿中红细胞及尿蛋白水平。

3)神经毒性:长春新碱引起的毒性主要表现为外周神经毒性,有累积性,早期主观症状表现为感觉异常(麻木或刺痛),包括双足和双手,通常在治疗的前几周出现,反射缺失通常在 50%～70% 的累积剂量超过 6～8mg 治疗的患者中出现。患者为初治 ALL,用药期间及用药后应观察是否出现感觉异常等症状。

4)心功能监测:使用伊达比星治疗前应常规测定心功能,如心电图等,以评估患者是否适合接受蒽环类药物治疗。化疗期间及化疗后可监测左室射血分数(LVEF),同时密切监测血象,肝肾功能水平,必要时给予心电监护。

5)过敏反应:门冬酰胺酶(L-ASP)在滴注过程中可发生过敏反应,为 I 型过敏反应,常发生在多次反复注射患者中,表现为突然发生的呼吸困难、皮疹、皮肤瘙痒、面部水肿等,严重者出现呼吸窘迫、休克甚至死亡,因此在用药过程中及用药后密切观察患者反应,如出现上述症状,应立即停药并给予对症治疗。

6)急性胰腺炎:L-ASP 可引起急性胰腺炎,表现为剧烈的上腹部疼痛并伴恶心、呕吐、血和尿的淀粉酶升高等,少数可发生暴发型胰腺炎致命,用药期间应密切监测血、尿淀粉酶。

7)凝血功能异常:L-ASP 在治疗的最初 3 周可发生凝血功能异常,表现为出血或血栓。部分凝血活酶时间、凝血酶原时间、凝血酶时间可能延长,血小板计数可能增加,需对上述指标及其他血凝指标密切监测。总的来说,L-ASP 在治疗开始前及治疗期间应随访周围血象、血浆凝血因子、血糖、血/尿淀粉酶、血尿酸、肝功能、肾功能、血清钙、中枢神经系统症状等。

(2)伊马替尼的用药分析及药学监护:伊马替尼临床主要用于 Ph 染色体阳性的 ALL,急变期、加速期或 α-干扰素失败的慢性期慢性髓性白血病(CML)以及不能手术切除和(或)转移的成人恶性胃肠道间质肿瘤的治疗。我国的 ALL 诊疗指南中推荐,对于 Ph(＋)-ALL 患者,开始治疗后即可加用伊马替尼,400～600mg/d,持续应用。但患者粒细胞缺乏(中性粒细胞计数＜0.5×10⁹/L)超过 1 周、出现感染发热等并发症时需暂停用药。

通常伊马替尼的耐受性较好,常见的不良反应包括水肿、发热、肌肉抽筋和皮疹。治疗期间应定期监测血象,肝肾功能,当胆红素超过正常上限 3 倍或转氨酶超过正常上限 5 倍时,应停药。大约有 1%～2% 的患者可发生严重的液体潴留(胸水、水肿、肺水肿和腹水),因此建议患者监测体重,并且仔细评价体重的增加,必要时采取适当的支持治疗或停药。

(3)肿瘤溶解综合征的防治:该患者初诊时白细胞计数高达 $177.6 \times 10^9/L$,存在白细胞淤滞及肿瘤溶解综合征的风险,故在化疗前给予白细胞清除术及地塞米松、环磷酰胺预治疗,待白细胞计数降至 $30 \times 10^9/L$ 以下后开始诱导化疗。化疗期间给予别嘌醇抑制尿酸生成,并予充分水化(>3L/d)和碱化,保持尿 pH>7.0。在评估风险和化疗期间密切监测血液学指标,如 24 小时尿量、白细胞计数、血肌酐、血尿素氮、钠、钾、钙、磷、乳酸脱氢酶和尿酸水平,必要时给予心电监护。

(4)中枢神经系统白血病的防治:在 ALL 诊断时中枢神经系统(CNS)受侵犯<10%,但如果不予 CNS 预防,70% 患者会在疾病过程中发生 CNS 的病变,其发生的高危因素包括发病时高 WBC、高 LDH 水平、成熟 B-ALL、T-ALL、创伤性腰穿等。预防措施主要有鞘内化疗、放射治疗、大剂量全身化疗以及多种措施联合应用。本例患者诊断明确后接受了全身化疗,并且在治疗后第 3 周、第 4 周均接受了鞘内注射。通常鞘内注射的药物包括地塞米松、甲氨蝶呤(MTX)、Ara-C,用法为 MTX(10～15mg)或 MTX＋Ara-C(30～50mg)＋地塞米松三联或两联用药,注射频率一般不超过每周 2 次。

2. 用药指导:

(1)美司钠:在确保 CTX 毒性代谢物存在期间,尿中美司钠应保持足量。由于美司钠的半衰期很短,因此需要重复给药,通常在 CTX 给药的 0、4、8 小时各给予 1 次。若患者接受 CTX 持续输注,则应自滴注 CTX 前 1 小时持续应用美司钠至 CTX 滴注结束后 12 小时。在整个治疗过程中,应维持尿排出量,避免频繁排尿。

(2)门冬酰胺酶:初次使用或既往使用过但已停用 1 周以上的患者,需做皮试,皮试后至少观察 1 小时,如有红斑或风团即为阳性,患者必须阴性才可继续使用。本品可静脉注射、静脉滴注以及肌内注射,静脉注射的时间不得短于半小时。静脉滴注时,可用 0.9% 氯化钠或 5% 葡萄糖注射液稀释。肌内注射时每一个肌注部位每一次的肌内注射量不应超过 2ml。使用期间,应大量补液,碱化尿液,口服别嘌醇以预防高尿酸血症和尿酸性肾病。

(3)伊马替尼:进餐时服用,并饮一大杯水。通常成人每日 1 次,每次 400mg 或 600mg,或每日 2 次,每次 400mg。无法吞咽的患者,可将药片分散于不含气体的水或苹果汁中并搅拌(100mg 约用 50ml 液体),一旦药片崩解完全应立即服用。治疗期间建议每天测体重。

案例 3:

患者,女,17 岁。

主诉:反复鼻出血 1 周。

现病史:1 周前无明显诱因下开始出现反复鼻出血,填塞止血效果不佳。无明显鼻塞、流涕症状,无明显上呼吸道感染表现。于当地医院查血常规提示血小板异常低下,为进一步诊治来院。病程中患者无明显乏力、纳差表现,一般情况尚可。

既往史:既往体健,无慢性病及传染病史,无药物过敏史。

入院查体:T 36.8℃,P 71 次/分,R 17 次/分,BP 119/81mmHg。神志清,精神软,轻度贫血貌,皮肤黏膜未见明显出血点,浅表淋巴结未及明显肿大,胸骨压痛阳性,两肺听诊呼吸音粗,未闻及明显干湿性啰音。腹软无压痛,肝肋下未及,脾脏肋下 10cm,质硬,无明显压痛。四肢未及明显异常。

辅助检查:血常规示 WBC 24.0×10^9/L,Hb 101g/L,Plt 12×10^9/L;查外周血涂片见78%早幼粒细胞。

入院诊断:急性早幼粒细胞白血病。

诊疗经过:患者入院后急查血凝常规、生化全套,并完善骨髓形态、染色体、免疫分型和融合基因等本病相关检查。血凝、生化大致正常,骨髓形态提示 AML-M_3 骨髓象,免疫分型示染色体 t(15;17)异常,融合基因提示 PML/RAR 融合基因阳性。明确为急性早幼粒细胞白血病。予维 A 酸及亚砷酸双诱导治疗,主要治疗药物如下:

维 A 酸每次 10mg,口服,每天 3 次;

亚砷酸注射液 10mg+NS 500ml,静脉滴注,每天 1 次。

同时对症支持治疗。治疗第 3 天开始患者白细胞迅速升高,达 56.5×10^9/L,血小板未脱离输注,同时伴有多处皮肤黏膜瘀斑出现。测 Fbg 1.2g/L,PT 及 APTT 显著延长,3P试验阳性,且血清肌酐有上升趋势,体重进行性增加。遂予暂停维 A 酸治疗,并加用:

伊达比星 10mg+NS 250ml,静脉滴注,每天 1 次;

右丙亚胺 750mg+NS 250ml,静脉滴注 每天 1 次;

地塞米松 20mg+NS 100ml,静脉滴注 每天 1 次;

奥美拉唑 20mg,静脉注射,每天 1 次。

同时间段输注血浆及纤维蛋白原,监测血凝常规至 7 天后恢复正常,白细胞下降至 7.1×10^9/L。后继续维 A 酸诱导,至第 28 天复查骨穿提示完全缓解,PML/RAR 基因定量检测阴性。予 Ara-C 鞘内注射治疗后出院观察,并预约定期入院巩固化疗。

病例特点与诊断要点:

1. 患者染色体提示 t(15;17)异常,融合基因检查发现 PML/RAR 融合基因阳性,诊断M_3 明确。

2. 患者因反复鼻出血入院,入院时血小板极度低下,但尚无 DIC 表现。

3. 诱导分化过程中患者出现维 A 酸综合征表现及 DIC。

4. M_3 患者需注意 CNSL 的预防。

用药分析与监护要点:

1. 化疗方案分析与监护要点　患者入院后,结合病史、临床表现、骨髓象、免疫分型以及基因检测结果,明确诊断为 M_3,结合初诊时白细胞计数,受累细胞的颗粒中含有髓过氧化物酶和凝血酶原物质,一经释放可引起弥散性血管内凝血(DIC)和出血等并发症,这些并发症可出现于诊断时,也可出现在治疗过程中。本例患者入院时尚无 DIC 表现,在接受了维 A 酸联合亚砷酸双诱导治疗后出现了维 A 酸综合征及 DIC,后经停药、小剂量化疗以及对症支持治疗后好转。

该患者在治疗过程中的监护要点包括:

(1)维 A 酸综合征(RAS):RAS 是维 A 酸(ATRA)治疗的并发症,表现为发热、气促、低氧血症、体重增加、胸水或心包积液等。典型的 RAS 多出现在开始 ATRA 治疗后的 2～14 天内发生,并且与患者 WBC 计数密切相关。用药期间应警惕 RAS 的发生,密切监测患者 WBC 计数和临床体征,一旦发生 RAS,应立即给予地塞米松 10mg,每天 2 次,应用 2 周以上。症状严重时需停止 ATRA 的使用,同时密切关注容量负荷和肺功能状态,加用蒽环类药物化疗可降低 RAS 发生的危险性。本例患者在维 A 酸联合砷剂治疗的第 3 天出现了维 A 酸相关临床症状,白细胞计数、血肌酐及体重上升,随即停用了维 A 酸,并给予地塞米松以及伊达比星治疗,后患者症状缓解。由于地塞米松的消化道反应较大,同时给予患者奥美拉唑护胃治疗。

(2)凝血功能异常:凝血障碍是 M_3 特有的临床特征,常可导致自发的致命的大出血。初始治疗的 M_3 患者前 3 周病情较重,可因严重感染、出血危及生命,应密切监测血常规及凝血指标。本例患者入院时虽血小板极度低下,但尚无 DIC 表现,开始治疗后,多处皮肤黏膜出现瘀斑,测 Fbg 1.2g/L,PT 及 APTT 显著延长,血浆鱼精蛋白副凝试验(3P 试验)阳性,考虑为 DIC。DIC 诊断明确后,应立即给予支持治疗,措施包括:输注血小板以维持 PLT≥$30×10^9$/L;输注冷沉淀、纤维蛋白原、凝血酶原复合物和冰冻血浆维持 Fg>1.5g/L,PT 和 APTT 值接近正常。每日监测 DIC 直至凝血功能正常。

(3)肝肾功能:砷剂的主要不良反应之一为肝脏损害,表现为 AST、ALT、血清胆红素等指标的升高,用药期间应仔细监测肝功能指标。发生 3~4 度肝损害时,需减量甚至停药,并给予积极保肝治疗。用药前还应关注患者肾功能情况,因肾排泄是砷剂消除的主要途径,以免造成药物蓄积。

(4)心脏毒性:注意监测蒽环类药物的累积毒性,尤其是高危和老年患者更应注意心脏毒性,可在应用蒽环类药物前应用右丙亚胺预防性治疗。在砷剂的使用期间也可出现与心血管系统相关的一些不良反应,如心悸、胸闷等,个别甚至有心前区的疼痛,偶见早期心肌损伤,一般也是可逆性的。治疗期间还可出现电解质紊乱,因此治疗前应进行心电图(评估有无 Q-Tc 间期延长)检查,血电解质(钙、镁、钾离子)和肌酐的检查;治疗期间维持血钾>4mmol/L,维持血镁>18mg/L。

(5)其他监测项目:该化疗方案其他常见不良反应有唇炎、唇干、结膜炎、光敏感、皮肤干燥、红斑、色素沉着、恶心呕吐、腹胀、腹泻、肌肉关节酸痛等。其中一些不良反应程度与患者个体对砷化物的敏感性和代谢能力有关。

2. 用药指导:

(1)亚砷酸注射液:用 5%葡萄糖注射液或 0.9%氯化钠注射液 500ml 稀释后静脉滴注 3~4 小时。若发生急性中毒,可用二巯基丙磺酸钠类药物解救。

(2)维 A 酸:具有致畸性,育龄妇女及其配偶在服用本品期间及服药前 3 个月和服药后 1 年应严格避孕,育龄妇女服药前、停药后应做妊娠免疫试验。

(陈 佳 夏 凡 缪丽燕)

第四节 慢性白血病的药物治疗

一、概述

(一)定义

根据主要受累的细胞系列可将慢性白血病分为慢性髓细胞性白血病(chronic myelogenous leukemia,CML)、慢性淋巴细胞白血病(chronic lymphocytic leukemia,CLL)及少见类型的白血病如毛细胞白血病(hairy cell leukemia,HCL)、幼淋巴细胞白血病(prolymphocyte leukemia,PLL)等。

CML是起源于多能造血干细胞的恶性克隆性疾病。95%以上患者可检出 Ph 染色体和(或)BCR/ABL 融合基因。本病的特点为白细胞增多,粒细胞成熟障碍,嗜碱性粒细胞增多,贫血与血小板增多常见,骨髓中粒系细胞增生明显,脾大。CLL 是一种以体积小而形态成熟的淋巴细胞在血液、骨髓和淋巴细胞中克隆性增殖为特点的恶性疾病。98%的 CLL 是B 细胞型(B-CLL),少于 2%的 CLL 细胞为 T 淋巴细胞表型(T-CLL)。

(二)流行病学

我国 CML 的发病率为 0.36/10 万,各年龄组均可发病,以中年多见,中位发病年龄53 岁。CLL 发病率为 0.05/10 万,患者多系老年,中位发病年龄 65 岁。CLL 在西方国家为最常见的成人白血病,占所有成人白血病的 30%,年发病率为 2.7/10 万;我国及亚洲其他地区该病较少见,在我国 CLL 仅占所有白血病的 1.7%,年发病率为 0.05/10万。CLL 发病率随年龄的增长而增加,60~80 岁达高峰。本病男性多见,男女患者比例约为 2:1。

(三)病因和发病机制

1. 慢性髓细胞白血病　接触大剂量离子辐射可以增加 CML 的发生率,包括细胞毒药物在内的化学药物未被发现与本病有关。大量研究表明,CML 是起源于多能造血干细胞的恶性克隆性疾病。引起多能造血干细胞恶性病变的原因是发生于 9 号染色体 ABL 原癌基因和 22 号染色体 BCR 基因之间易位。该易位导致 22 号染色体缩短,即为费城染色体(Ph 染色体)。易位产生的融合基因最终翻译成 BCR-ABL 嵌合蛋白质(P210),具有很强的酪氨酸激酶活性,可使一系列信号蛋白发生持续性的磷酸化,影响细胞的增殖、分化、凋亡和黏附,最终导致细胞的恶性转化和白血病的发生。在粒系、红系、巨核系及 B 淋巴细胞系均可发现 Ph 染色体,但不见于体细胞、骨髓成纤维细胞及 T 淋巴细胞,表明 CML 是造血干细胞突变所致的克隆。

2. 慢性淋巴细胞白血病　本病病因不明。放射线、烷化剂或其他已知可致白血病的化学物质等环境因素未被证实可以增加 CLL 的患病概率。以色列的欧洲移民中 CLL 发病率明显高于非洲和亚洲移民,夏威夷的日本移民 CLL 发病率低于当地土著居民,在东亚血统人群中该病罕见,这些现象均提示 CLL 发病与种族遗传有关。本病的发生有明显的家族聚集现象,回顾性研究表明 CLL 在近亲中的发病率为对照人群的 2~7 倍。50%的 CLL 患者存在染色体异常,最常见者为 13 号染色体长臂缺失,其他如 12 号染色体三倍体和 11 号染色体长臂缺失等染色体异常也常见。此外,CLL 患者常合并自身免疫性疾病、低免疫球蛋白血症和细胞免疫缺陷,提示免疫学异常可能在该病发生过程中起重要作用。

二、临床表现和辅助检查

慢性白血病起病缓慢,早期多无自觉症状,常因其他原因就医时才被发现。

(一)慢性髓细胞白血病

CML 的病程发展历经慢性期(chronic phase,CP)、加速期(accelerated phase,AP)、最

终至急变期(blastic phase,BP)。

1. 慢性期 一般持续 1～4 年,患者多有乏力、低热、多汗或盗汗、体重减轻等代谢亢进症状及脾大产生的腹部胀感。脾大为最显著体征,可为巨脾,质硬,无压痛。如脾脏梗死,则脾区出现疼痛及压痛。

血象检查发现白细胞计数常高于 $20\times10^9/L$ 甚至 $100\times10^9/L$ 以上,以中性中晚幼粒杆状核粒细胞居多,原始细胞<10%。嗜酸、嗜碱性粒细胞增多,后者有助于诊断。血小板多在正常水平,部分患者增多,晚期减少并出现贫血。中性粒细胞碱性磷酸酶(NAP)活性减低或阴性,治疗有效时 NAP 活性可恢复,复发时又下降。

骨髓检查示增生明显至极度活跃,原始细胞<10%。染色体检查 95% 以上的 CML 出现 t(9;22)(q34;q11)异常(即 Ph 染色体)。BCR-ABL 融合基因是 CML 的特征性分子学异常,其编码蛋白主要为 P210。

2. 加速期 常有发热、虚弱、进行性体重下降、骨骼疼痛,脾脏进一步肿大,并出现贫血及出血表现,原有治疗可失效。AP 可持续数月至数年,外周血或骨髓原始细胞≥10%,外周血嗜碱性粒细胞>20%,不明原因的血小板减少或增加。除 Ph 染色体以外可出现附加染色体异常。

3. 急变期 临床表现与急性白血病类似,多为急粒变。外周血中原粒＋早幼粒细胞>30%,骨髓中原始细胞>20%,并可出现髓外浸润。急变期预后极差,常在数月内死亡。

(二)慢性淋巴细胞白血病

早期症状可能有乏力、疲倦,而后出现食欲减退、消瘦、发热、盗汗等症状。大多数患者存在淋巴结肿大,质硬,无压痛。脾大见于半数以上的患者。感染为常见并发症,亦可出现自身免疫性溶血性贫血、Evans 综合征、免疫性血小板减少性紫癜等自身免疫现象。终末期可出现幼淋巴细胞白血病(PLL)、Richter 综合征等。临床常用的 CLL 分期包括 Rai 分期(表 8-8)和 Binet 分期(表 8-9)。

外周血检查可见 WBC>$10\times10^9/L$,淋巴细胞比例≥50%,绝对值≥$5\times10^9/L$,形态以成熟淋巴细胞为主,可见幼稚或不典型淋巴细胞。骨髓象示增生明显活跃,成熟淋巴细胞≥40%,活检可见淋巴细胞呈结节型、间质型或弥漫型浸润。免疫分型提示 CLL 绝大多数为 B 细胞来源,常见的染色体异常包括 13q14、11q22～23、17p 缺失及三体 12,p53 基因缺失与不良预后相关。

表 8-8 Rai 临床分期

分期系统	原始分期系统	临床特点	中位生存时间(月)
低危	0	外周血及骨髓淋巴细胞增多	>150
	I	淋巴细胞增多伴淋巴结肿大	101
中危	II	淋巴细胞增多伴脾大和(或)肝大	>71
高危	III	淋巴细胞增多伴贫血(Hb<11g/dl)	19
	IV	淋巴细胞增多伴有血小板减少(PLT<100 000/μl)	19

表 8-9 **Binet 临床分期**

分期	临床特点	中位生存时间(年)
A	外周血及骨髓淋巴细胞增多,<3 个区域* 可触及的淋巴组织肿大	>7
B	外周血及骨髓淋巴细胞增多,≥3 个区域可触及的淋巴组织肿大	<5
C	与 B 期有相同的临床症状并伴有贫血(男性 Hb<11g/dl 或女性 Hb<10g/dl)或血小板减少(PLT<100 000/μl)	<2

注:* 指肝、脾与颈、腋下、腹股沟淋巴结共 5 个区域。当肝和脾作为一个区域,就相当于左侧与右侧的颈部淋巴结。但是,双侧的腋窝或腹股沟淋巴结肿大作为 2 个区域,因此肿大的淋巴结区域分为 1~5 个区域

三、诊断和鉴别诊断

凡有不明原因白细胞升高的患者,根据临床表现、血象和骨髓象特点、免疫表型及遗传学异常即可作出慢性白血病诊断。应注意鉴别的疾病包括感染引起的类白血病反应或淋巴细胞升高、骨髓增殖性疾病、淋巴瘤白血病及部分少见白血病(如 PLL、毛细胞白血病等)。

四、治疗计划

(一) 总体治疗原则

1. CML 应根据患者的疾病分期和年龄来制订不同的方案。传统的诱导药物包括白消安、羟基脲,目前已很少应用。在伊马替尼问世之前,α 干扰素(IFN-α)是唯一能诱导完全细胞遗传学缓解的药物,近来亦有报道认为其与伊马替尼联用可增强后者的疗效。

靶向作用于 BCR-ABL 的酪氨酸激酶抑制剂(TKIs)已成为 CML 的一线治疗药物,目前广泛应用于临床的 TKIs 包括一代的伊马替尼及二代的尼洛替尼和达沙替尼。新一代 TKIs 也正在研究之中。对于急变期 CML 患者,往往有必要在应用 TKIs 同时联合细胞毒性化疗以诱导缓解。尽管造血干细胞移植在 CML 治疗中的地位受到了 TKIs 的挑战,但对于 TKIs 疗效不佳、无法口服 TKIs 或进展期的 CML 患者,HSCT 仍是唯一具有潜在治愈效果的手段。

2. CLL 鉴于其本身具有较高异质性,部分处于"静止期"的患者可多年不出现临床表现,对于这部分患者进行积极治疗并不能有效延长患者生存,因此通常采取"wait and watch"的策略,而治疗主要针对进展期或合并骨髓衰竭的患者(Rai 分期Ⅲ或Ⅳ期,Binet 分期 C 期)。对于非进展期患者,只有出现下列某一种情况时才考虑治疗:严重的 B 组症状(6个月内体重下降 10% 或以上、发热大于 38℃超过 2 周、盗汗);排除其他疾病引起的极度疲劳感;重度肝、脾大或淋巴结肿大引起压迫症状或淋巴结直径>10cm;淋巴细胞 2 个月内增加>50%,或倍增时间<6 个月;合并自身免疫性贫血或血小板减少而对糖皮质激素无反应。随着 ZAP70、CD38、IgH 重排及一些遗传学指标(如 17p-、p53 缺失等)的预后意义被陆续发现,高危患者或需采取积极治疗措施。

针对 CLL 的治疗药物包括糖皮质激素、烷化剂(苯丁酸氮芥、苯达莫司汀等)、核苷酸类似物(氟达拉滨、克拉屈滨、喷妥司汀等)等。单克隆抗体与上述部分药物组成联合化疗方案显著改善了进展期 CLL 的治疗效果,目前广泛应用的主要是利妥昔单抗。自体或异基因

HSCT 是高危/进展期 CLL 患者的治疗选择之一。鉴于 CLL 患者多为老年,一般情况相对较差,减低强度预处理是 CLL 行 HSCT 的主要发展方向,而自体移植领域的体内/体外净化也是研究热点之一。

(二) 预后

慢性白血病的预后很大程度上取决于所在病期,早期患者多有较长的生存期,进展期患者预后相对不良。除此之外,临床已发现部分生物学标志或临床指标组成的预后积分系统对预后也有意义。一般而言,异基因 HSCT 仍是唯一具有潜在治愈性的治疗手段。靶向药物的应用显著改善了疗效,新一代药物的研究值得期待。

五、药物治疗方案

(一) CML 的药物治疗

1. TKIs 靶向治疗

(1)伊马替尼:慢性期患者建议首选伊马替尼 400mg/d,每日晨起口服 1 次;加速期和急变期每日剂量可增至 600～800mg。

(2)尼洛替尼:推荐剂量为每日 2 次,每次 400mg,间隔约 12 小时,饭前至少 1 小时或饭后 2 小时服用。

(3)达沙替尼:慢性期患者起始剂量为 100mg/d,每日 1 次口服;加速期及急变期推荐起始剂量为 70mg,每日 2 次,分别于早晚口服。

2. 羟基脲　起效快但持续时间短。常用剂量为 3g/d,分 2 次口服,待 WBC 降至 20×10^9/L 后剂量减半,至 10×10^9/L 左右改为小剂量(0.5～1g/d)维持。需动态监测血象以调整药物剂量。

3. 白消安　起效慢且作用持续时间长,剂量不易掌握。初始剂量 4～6mg/d,待 WBC 降至 20×10^9/L 左右停药,待稳定后改为 0.5～2mg/d 或更低,使 WBC 维持在 $(7～10)\times10^9$/L。

4. α 干扰素(IFN-α)　剂量为 300 万～500 万 $U/(m^2 \cdot d)$,皮下或肌内注射,每周 3～7 次持续数月至数年不等。IFN-α 起效较慢,对 WBC 显著增多者宜在初期联合羟基脲或小剂量阿糖胞苷。聚乙二醇化的干扰素 α(PEG-IFN-α)每周用药 1 次,可减轻不良反应。

(二) CLL 的药物治疗

1. 一线治疗方案选择　CLL 患者的一线治疗选择常根据 FISH 结果、年龄及身体适应性进行分层治疗,治疗前需评估患者的伴发疾病(CIRS 评分)和身体适应性。身体适应性好的患者及 CIRS≤6 建议选择一线标准治疗方案,其他患者则使用减低剂量或支持治疗,具体治疗药物剂量及方案选择见表 8-10 和表 8-11:

表 8-10　CLL 患者的分层治疗

	方案选择
1. 无 del(17q) 或 del(11q)	
(1)存在严重伴随疾病的虚弱患者(不能耐受氟达拉滨)	①苯丁酸氮芥±泼尼松;②环磷酰胺±泼尼松;③单用利妥昔单抗(RTX);④皮质类固醇冲击疗法

续表

	方案选择
(2)≥70 岁或存在严重伴随疾病(CIRS>6 分)的<70 岁的患者	①苯丁酸氮芥±泼尼松±RTX；②环磷酰胺±泼尼松±RTX；③RTX；④FR(氟达拉滨＋RTX)；⑤氟达拉滨
(3)<70 岁或≥70 岁但无严重伴随疾病的患者	①FCR(氟达拉滨＋环磷酰胺＋RTX)；②FR；③FC(氟达拉滨＋环磷酰胺)；④氟达拉滨；⑤苯丁酸氮芥±泼尼松±RTX；⑥环磷酰胺±泼尼松±RTX
2. 伴 del(17q)	①FCR；②FR；③大剂量甲泼尼龙（HDMP）±RTX；④FC；⑤氟达拉滨；⑥苯丁酸氮芥±泼尼松±RTX；⑦环磷酰胺±泼尼松±RTX
3. 伴 del(11q)	
(1)≥70 岁或存在严重伴随疾病的<70 岁的患者	①苯丁酸氮芥±泼尼松±RTX；②环磷酰胺±泼尼松±RTX；③减低剂量 FCR；④RTX；⑤FR；⑥氟达拉滨
(2)<70 岁或≥70 岁但无严重伴随疾病的患者	①FCR；②FC；③氟达拉滨；④苯丁酸氮芥±泼尼松；⑤环磷酰胺±泼尼松
4. 细胞遗传学不明的 CLL 初诊患者	参照"无 del(17q)或 del(11q)的 CLL 患者的治疗推荐"

表 8-11　CLL 患者常用一线化疗方案

化疗方案	具体用法用量
苯丁酸氮芥	0.4mg/(kg・d)，口服，第 1 天，14 天为 1 疗程；如能耐受，每疗程可增加 0.1mg/(kg・d)，直到缓解，最大剂量 0.8mg/(kg・d)
苯丁酸氮芥±泼尼松	苯丁酸氮芥 0.3mg/(kg・d)，口服，第 1～5 天；泼尼松 40mg/(m² ・ d)，口服，第 1～5 天，每 4 周 1 个疗程，可连续治疗 3 年
利妥昔单抗	375mg/m²，静脉滴注，第 1 天，7～14 天为 1 个疗程
氟达拉滨	25mg/(m² ・ d)，静脉滴注，第 1～5 天；或 40mg/(m² ・ d)，口服，第 1～5 天；28 天为 1 个疗程
FC	氟达拉滨 25mg/(m² ・ d)，静脉滴注，第 1～3 天；环磷酰胺 250mg/(m² ・ d)，静脉滴注，第 1～3 天；28 天为 1 个疗程
FR	氟达拉滨 25mg/(m² ・ d)，静脉滴注，第 1～5 天；利妥昔单抗 375mg/m²，静脉滴注，第 0 天；28 天为 1 个疗程
FCR	氟达拉滨 25mg/(m² ・ d)，静脉滴注，第 1～3 天；环磷酰胺 250mg/(m² ・ d)，静脉滴注，第 1～3 天；利妥昔单抗 375mg/m²，静脉滴注，第 0 天；28 天为 1 个疗程

　　2. 复发、难治患者的治疗选择　治疗指征、治疗前检查及治疗原则同一线治疗方案，同时应考虑缓解时间。除上述治疗方案外，其他可供选择的方案包括 CHOP(环磷酰胺＋多柔比星＋长春新碱＋泼尼松)±RTX、HyperCVAD(环磷酰胺＋长春新碱＋多柔比星＋地塞米松)/甲氨蝶呤-阿糖胞苷±RTX 等。

六、药学监护与药学服务

（一）CML 患者药物治疗的安全性监测

1. 骨髓抑制　骨髓抑制是 CML 患者靶向药物治疗的常见不良反应之一，主要表现为中性粒细胞和血小板的减少。伊马替尼引起的骨髓抑制通常发生于 CML 治疗后 6～15 天，其严重程度与用药剂量和 CML 的病期有关，当用药剂量＞750mg/d 时或处于疾病进展期的患者更易发生骨髓抑制。用药期间应密切监测血常规，对血液学不良反应Ⅲ～Ⅳ级的患者可给予成分输血及粒细胞集落刺激因子等支持治疗；严重的患者可减量或短暂停药（停药时间＜2 个月）。对于 CML 慢性期的患者，在靶向药物治疗期间，若 ANC（中性粒细胞计数）＜$1×10^9$/L（达沙替尼：ANC＜$0.5×10^9$/L）或 PLT（血小板）＜$50×10^9$/L 时，应暂停治疗，待 ANC≥$1×10^9$/L（伊马替尼：ANC≥$1.5×10^9$/L）和 PLT≥$50×10^9$/L（伊马替尼：PLT≥$75×10^9$/L）时重新以原剂量恢复治疗。骨髓抑制期间应密切注意感染的防治以及出血相关事件。

白消安、羟基脲亦可引起骨髓抑制，表现为白细胞和血小板的下降。羟基脲可引起全血细胞减少，多数患者在停药后可自行恢复。少数患者抑制时间较久，需要给予适当措施。用药期间密切监测血象。

2. 水肿和水钠潴留　CML 患者靶向治疗过程中常可见水肿和水钠潴留，其发生率与药物剂量和年龄有关，65 岁以上患者水肿的发生率相对增高。主要表现为眼眶周围水肿、周围性或双下肢水肿，严重时可出现胸腔积液、腹腔积液和肺水肿。水肿和水钠潴留一般程度较轻，可通过暂时停药、使用利尿剂或其他支持疗法缓解。用药期间教育患者定期监测体重，仔细评估体重的增加，对老年用药患者应定期进行随访。水潴留可以加重或导致心功能衰竭，用药前应充分评估患者心功能状态。青光眼患者应慎用。

3. 肝功能异常　伊马替尼使用期间可见氨基转移酶升高或胆红素升高，但程度轻微，一般能耐受，无须减量或停药。当氨基转氨酶和胆红素显著升高时需考虑减量或暂时停药。患者用药前应评估肝功能状态，用药过程中每月监测 1 次肝功能或根据临床情况决定，必要时调整剂量。当伊马替尼与大剂量化疗同时使用时，可见一过性的肝毒性，应适当增加监测肝功能的频率。严重肝功能衰竭的患者必须仔细评估用药风险。

4. 心功能异常　使用伊马替尼的患者可见左心室射血分数（LVEF）减少，以及充血性心力衰竭，极少数使用达沙替尼的患者（1.6%）有心肌病、充血性心力衰竭、左心室功能不全、致死性心肌梗死以及舒张功能不全的报道。因此，对有心脏疾病史、老年患者应密切监测心功能，仔细评价用药风险。用药期间若患者出现明显的心衰症状应进行全面检查，并根据临床症状进行相应治疗。

达沙替尼可能会延长 Q-T 间期，应慎用于出现或可能出现 Q-Tc 延长的患者，主要包括低钾血症或低镁血症的患者、先天性 Q-T 延长综合征的患者、正在服用抗心律失常药或其他可能导致 Q-T 时间延长药物的患者，以及接受累积高剂量蒽环类药物治疗的患者。治疗前应检查患者电解质水平，及时纠正低钾血症或低镁血症。

5. 其他常见不良反应　α 干扰素严重不良反应较少，主要表现为流感样症状，如寒战、发热等。随着疗程的延长，发热可逐渐减轻，一般 7 天后可停止发热。可预先使用对乙酰氨基酚避免发热。另外部分患者在注射部位出现红斑并有压痛，24 小时后可消退。

(二) CML 患者药物治疗的有效性监护

CML 患者接受 TKI 治疗过程中疾病评价应包括血液学、细胞及分子遗传学反应分析(表 8-12),及时评价治疗反应以及检测早期复发对于优化 CML 治疗具有重要而积极的意义。定期对治疗反应评估,可随时调整治疗方案(表 8-13)。早期的分子学反应至关重要,特别是伊马替尼治疗 3 个月的 BCR-ABL 融合基因水平。临床治疗反应包括最佳反应、次佳反应以及治疗失败,后两者患者在评价治疗依从性、患者的药物耐受性、合并用药的基础上及时行 BCR-ABL 激酶突变检测,适时更换第二代 TKI,如尼洛替尼、达沙替尼,有合适供者的患者可考虑行 allo-HSCT。

表 8-12　慢性白血病慢性期治疗反应的定义

治疗反应	定义
血液学反应(HR) 完全血液学反应(CHR)	PLT<450×10^9/L;WBC<10×10^9/L;外周血无髓性不成熟细胞,嗜碱粒细胞<0.05;无疾病的症状、体征,可触及的脾大已消失
细胞遗传学反应(CyR) 完全 CyR(CCyR) 部分 CyR(PCyR) 次要 CyR(mCyR) 微小 CyR(miniCyR) 无 CyR	Ph$^+$ 细胞 0 Ph$^+$ 细胞 1%～35% Ph$^+$ 细胞 36%～65% Ph$^+$ 细胞 66%～95% Ph$^+$ 细胞 >95%
分子学反应(MR) 完全分子学反应(CMR) 主要分子学反应(MMR)	定量检测未检测到 BCR-ABL 转录本(国际标准化,IS) BCR-ABL^{IS}≤0.1%

表 8-13　400mg/d 伊马替尼治疗慢性髓性白血病慢性期患者治疗调整

治疗反应	评估	治疗方案调整
最佳治疗反应		继续 400mg/d 伊马替尼
次佳治疗反应	评价患者依从性 评价药物相互作用 BCR-ABL 激酶突变分析	更换第 2 代 TKI 继续 400mg/d 伊马替尼
治疗失败	评价患者依从性 评价药物相互作用 BCR-ABL 激酶突变分析	更换第 2 代 TKI 干细胞移植(SCT)评估 临床试验
不耐受		更换第 2 代 TKI 干细胞移植(SCT)评估 临床试验

频繁长期的 TKI 治疗中断以及患者服药依从性差可能导致药物疗效不佳,因此,在 TKI 治疗前临床药师应对患者进行用药教育,包括 TKI 的不良反应及对症治疗措施、治疗

过程中定期监测各项药效学指标的重要性等。在 TKI 的治疗过程中,应定期对患者进行随访,了解患者的用药情况、对药物的耐受情况以及是否自行停药等。如发现患者对伊马替尼的副作用无法耐受时,应建议其及时更换第二代 TKI。良好的服药依从性教育以及严密监测对于获得最佳临床疗效非常重要。

(三) CLL 患者药物治疗的安全性监护

1. 骨髓抑制 氟达拉滨、克拉屈滨、苯丁酸氮芥均具有明显的骨髓抑制作用,主要是贫血、血小板减少和中性粒细胞减少。苯丁酸氮芥对淋巴细胞影响较大,对血小板、粒细胞及红细胞影响较小,药物使用期间应严密监测血象,必要时使用造血生长因子支持治疗。

2. 神经系统毒性 氟达拉滨在推荐剂量下($25mg/m^2$)一般很少出现神经系统症状或只出现轻微的症状,当剂量$>90/m^2$时可出现严重的神经毒性症状,包括精神状态的改变、畏光、暂时性失明、癫痫的全面发作、痉挛性或迟缓性麻痹等,当观察到以上症状时说明患者有显著的神经毒性,必要时需要停药。

3. 单克隆抗体的用药监护 利妥昔单抗是 CD20 的单克隆抗体,该类药物耐受性较好,主要的不良反应表现为寒战、发热、恶心、瘙痒、皮疹、呼吸困难等,通常发生在首次输注开始后 30 分钟～2 小时,预防性应用地塞米松或非甾体抗炎药可减少其发生率。在最初用药时应密切观察不良反应,输液过程中注意监测血压和脉搏。

利妥昔单抗有导致感染乙肝病毒或激活乙肝病毒的可能,因此在接受利妥昔单抗、阿伦单抗治疗的患者应先检查乙肝表面抗原(HBsAg),若为阳性则必须在开始治疗前检测病毒载量并启动合适的抗病毒治疗。在利妥昔单抗治疗期间,应密切监测 HBV 各项指标的变化,在完成治疗后的至少半年内仍有必要保持抗病毒治疗。阿伦单抗也被证实可发生巨细胞病毒重新激活,因此用药期间患者应每 2～3 周行定量 PCR 法检测 CMV 病毒血症。

(四) CLL 患者药物治疗的有效性监护

CLL 患者化疗结束至少 2 个月评估疗效,评估的内容包括两方面:①反映肿瘤负荷的指标,如淋巴结肿大、肝脾大、外周血淋巴细胞绝对数(ALC)、骨髓;②反映造血系统功能的指标,如血小板计数、血红蛋白水平以及中性粒细胞计数。

CLL 的患者完成诱导治疗后(一般 6 个疗程)达到 CR 或 PD,无需进一步治疗,应定期进行随访,包括每 3 个月进行血细胞计数及肝、脾、淋巴结触诊等检查。应特别注意出现免疫性血细胞减少、继发恶性肿瘤等情况。

 案例分析

患者,男,66 岁。

主诉:腹胀伴乏力 3 周。

现病史:患者 3 年前曾诊断为 CML,初诊血常规提示 WBC 156×10^9/L,Hb 121g/L,PLT 330×10^9/L;染色体核型分析见 Ph 染色体。口服羟基脲治疗 1 年后,改为伊马替尼 400mg/d 口服,期间间断测 WBC 维持在$(3\sim6)\times10^9$/L,未监测 BCR-ABL 融合基因定量。三周前患者自觉腹胀进行性加重,并感乏力。为进一步治疗来我院。

既往史:既往体健,无"高血压、糖尿病"等慢性病史,无传染病史。无血制品使用史。

过敏史：无食物、药物过敏史。

个人史：生长于原籍，无毒物及放射性物质接触史，无烟酒嗜好。

婚育史：适龄结婚，育有一子，家人体健。

入院查体：T 36.9℃，P 75 次/分，R 17 次/分，BP 120/82mmHg。神志清，精神软，轻度贫血貌，皮肤黏膜未见明显出血点，浅表淋巴结未及明显肿大，胸骨压痛阳性，两肺听诊呼吸音粗，未闻及明显干湿性啰音。腹软无压痛，肝肋下未及，脾脏肋下七指，质硬，无明显压痛。四肢无明显异常。

辅助检查：血常规 WBC 118.1×10⁹/L，Hb 97g/L，PLT 86×10⁹/L。

入院诊断：慢性粒细胞白血病（考虑进展期）。

诊疗经过：

1. 完善生化全套、血凝常规、腹部B超等相关检查评价患者一般情况。

2. 完善骨髓形态、免疫分型、染色体、BCR-ABL 融合基因定量及 TKI 耐药突变筛查。

入院后予白细胞清除术 1 次，口服羟基脲 2.0g，每日 3 次，同时水化碱化治疗并动态监测血常规。患者经治疗后 WBC 降至 10×10⁹/L 以下，予羟基脲逐渐减量。骨髓检查提示患者进入加速期，染色体核型分析见 Ph 染色体及＋8 异常，BCR-ABL 融合基因定量提示 13 783/10 000copies，突变筛查发现 V255K 突变阳性。考虑患者 CML-AP 诊断明确，遂停用羟基脲，并加用达沙替尼 70mg，每天 2 次，口服治疗。治疗 1 个月后血常规提示 WBC 5.8×10⁹/L，Hb 114g/L，PLT 105×10⁹/L；复查骨穿形态提示慢性期表现，染色体转阴，BCR-ABL 融合基因定量为 259/10 000copies。B超示患者轻度脾脏大（长径 101mm），双侧胸腔少量积液，予以出院，院外继续予达沙替尼治疗，嘱患者定期复查。

出院诊断：慢性粒细胞性白血病。

病例特点与诊断要点：

1. 患者既往有 CML 病史 3 年，曾接受羟基脲和伊马替尼治疗。

2. 患者口服伊马替尼期间出现脾脏进行性肿大表现，血常规提示 WBC 异常升高而 Hb、PLT 下降，染色体检查附加异常，BCR-ABL 融合基因定量升高，提示 CML 进入加速期。

3. 患者 TKI 耐药突变筛查见 V255K 突变阳性，该突变存在提示肿瘤细胞对伊马替尼、尼洛替尼均不敏感，因此改用达沙替尼治疗，1月后患者获得第 2 次缓解期（CR2）。

用药分析与监护要点：

1. 高白细胞白血病患者治疗分析及监护要点　白血病患者周围血象中白细胞计数超过 100×10⁹/L 时称为高白细胞白血病（HLL）。HLL 发病急，病情进展迅速，早期病死率高，属于临床急症。其治疗的关键在于快速降低肿瘤负荷、预防并发症及保护重要器官功能，目前主要的治疗手段包括白细胞清除术、羟基脲，同时予以碱化尿液、水化等对症支持治疗。

本例患者入院 WBC 118.1×10⁹/L，为高白细胞症，遂给予白细胞清除术 1 次，同时口服羟基脲 2.0g，每天 3 次，水化碱化治疗并动态监测血常规。患者经治疗后 WBC 降至 10×10⁹/L以下，予羟基脲逐渐减量，其降白细胞治疗符合治疗原则。治疗期间应密切监测血常规，同时由于治疗过程中大量白细胞被破坏，可引起急性肿瘤溶解综合征，需监测电解质及尿酸水平，包括血钾、血磷、血钙等，服用羟基脲期间应嘱咐患者多饮水以利尿。由于羟基脲的排泄个体差异较大,用于老人及儿童时剂量要个体化。

2.伊马替尼耐药后的治疗策略分析及监护要点 CML 的患者使用伊马替尼期间,应对疗效进行严密监测并及时调整治疗方案,特别是早期的分子学反应至关重要(伊马替尼治疗 3 个月的 BCR-ABL 融合基因水平)。本例患者服用伊马替尼期间,仅间断监测血常规,未接受正规疗效监测,导致了未能及时发现伊马替尼耐药,从而延误了治疗方案的调整。此次入院相关检查提示 CML 进入加速期,同时 TKI 耐药突变筛查见 V255K 突变阳性,该突变存在提示肿瘤细胞对伊马替尼、尼罗替尼均不敏感,因此改用达沙替尼治疗。

达沙替尼对于伊马替尼耐药或不耐受的 CML 患者、新诊断的 CML 患者的疗效和安全性已在多项临床研究中证实。目前 NCCN(national comprehensive cancer network)指南推荐达沙替尼用于 CML 各期患者的一线及二线治疗。在不良反应方面,骨髓抑制以及体液潴留是达沙替尼使用过程中最重要的不良事件。与伊马替尼相比,达沙替尼的血液学不良反应明显,尤其是晚期患者中发生率更高,在慢性期患者中,大约 50% 的患者出现 3~4 级中性粒细胞和血小板减少,在进展期患者中 3~4 级血液学不良反应发生率更可高达 80% 左右。因此,用药期间对血象的检测至关重要,当 ANC$<0.5\times10^9$/L 或 PLT$<50\times10^9$/L 时,应暂停治疗,待血象恢复后继续治疗。

其他常见的非血液学不良反应包括水钠潴留、肝毒性(一般为 1~2 级且更易发生在急变期患者中)、头痛、皮疹、恶心等。对于有合并心血管病史的患者,水钠潴留和心脏不良反应的发生率会相对提高,因此对老年患者以及合并心血管系统疾病的患者,治疗前因充分评估患者的心功能状态,治疗期间密切监测体重、血压及其他心功能指标。

用药指导:

1.羟基脲 与戊巴比妥类、安定类、麻醉药、吩噻嗪类等药物合用时可增加中枢神经抑制作用。与氟尿嘧啶(5-FU)联合使用时,可降低 5-FU 的疗效。对羟基脲的处理过程应该谨慎。配药或者接触装有羟基脲的药瓶时应当戴上一次性手套,且在接触含有羟基脲的药瓶或者胶囊(片)前后都要洗手。

2.氟达拉滨 配制磷酸氟达拉滨时应特别谨慎,如溶液接触到皮肤或黏膜,应该用水和肥皂彻底清洗该部位,如接触到眼睛,应该用大量的水彻底清洗。使用氟达拉滨前应评估患者肾功能水平,当肌酐清除率≤30ml/min 时禁用。

应避免与双嘧达莫及其他腺苷吸收抑制剂合用,因其可减弱氟达拉滨的疗效。不推荐氟达拉滨与喷司他丁联合使用,可引起致死性的肺毒性。另外,氟达拉滨可导致自身免疫性溶血现象,因此,不适用于合并自身免疫性溶血的患者或伴随其他溶血性疾病的患者。

3.伊马替尼、尼洛替尼 用药期间应密切关注患者联合用药情况,多种药物可与伊马替尼产生相互作用,例如 CYP3A4 抑制剂酮康唑可增加该类药物的血药浓度,从而增加不良反应发生的风险,CYP3A4 诱导剂利福平可加快药物的清除,导致疗效的减低。伊马替尼还可增加经 CYP3A4 代谢的其他药物(如苯二氮䓬类、双氢吡啶、钙通道阻滞剂和其他 HMG-CoA 还原酶抑制剂等)的血浆浓度。因此,当同时服用治疗窗狭窄的 CYP3A4 底物(如环孢素、匹莫齐特)时应谨慎。伊马替尼在体外还可抑制 CYP2C9 和 CYP2C19 的活性,同时服用华法林后可见到凝血酶原时间延长,应定期监测凝血酶原时间。此外,应避免进食西柚汁和其他能抑制 CYP3A4 的食物。

4.尼洛替尼 推荐剂量为每日 2 次,每次 400mg,间隔约 12 小时;饭前至少 1 小时和饭后至少 2 小时后服药。肾功能损害的患者不需要特别的剂量调整,因为尼洛替尼只有一小部分通过肾脏代谢,但对于转氨酶高于正常上限 2.5 倍或者胆红素高于正常上限 1.5 倍的患者则不推荐使用。注意低脂饮食。

（陈　佳　夏　凡　缪丽燕）

第五节　淋巴瘤的药物治疗

一、概述

(一) 定义

淋巴瘤(lymphoma),又称恶性淋巴瘤(malignant lymphoma),是一组发生于淋巴结和(或)结外淋巴组织的肿瘤。根据组织病理学特征将淋巴瘤分为霍奇金淋巴瘤(hodgkin lymphoma,HL)和非霍奇金淋巴瘤 (non-hodgkin lymphoma,NHL)两大类。

(二) 流行病学

淋巴瘤的发病一般男性较女性多见,发病随着年龄的增加而增加,在不同国家淋巴瘤的发病率存在差异。我国淋巴瘤的发病率明显低于欧美各国及日本。不同地区淋巴瘤的亚型分布也存在差异,HL 的发病率以北美、北欧最高,东亚的发病率较低。我国 HL 占淋巴瘤的 8%~11%,与国外占 25% 有显著不同。美国滤泡性淋巴瘤约占 NHL 的 30%,但在许多发展中国家相对较少见。伯基特淋巴瘤最常见于赤道非洲国家。T 细胞白血病/淋巴瘤最常见于日本西南部、美国东南部、南美东北部和加勒比盆地。

(三) 病因和发病机制

淋巴瘤的病因和发病机制尚不清楚。但已知某些因素可能与淋巴瘤的发生有较密切关系。

1. 霍奇金淋巴瘤

(1)病毒感染:EB 病毒:曾患传染性单核细胞增多症的 EB 病毒感染者发生 HL 的风险增加 3 倍,HL 患者血清 EB 病毒衣壳抗体的滴度显著高于对照组,而且在发生肿瘤以前已存在数年。原位杂交研究显示约 50% HL 患者的 Reed-Sternberg 细胞(R-S 细胞)内可以检出含有 EB 病毒编码的小 RNA,这种情况尤其易见于混合细胞亚型及年龄大于 60 岁的患者。

人类免疫缺陷病毒(human immunodeficiency virus,HIV):HIV 感染与霍奇金淋巴瘤的发病也有密切关系,HIV 感染者发生霍奇金淋巴瘤的风险是正常人群的 10~20 倍。

人类疱疹病毒(human herpesvirus,HHV):HHV 是一种 T 淋巴细胞双链 DNA 病毒,广泛存在于成年人中。HL 患者的 HHV-6 阳性率和抗体滴度均较 HL 者高,且随着 HL 疾病进展,HHV-6 的抗体滴度也逐渐升高。

(2)遗传因素:遗传易感性在 HL 的发病中也有重要作用。有 HL 家族史患本病的危险较其他人高;单卵双生同胞之一发生 HL,另一同胞患该病的风险是异卵双生者的 100 倍。HL 患者第一代亲属罹患该病的风险增加 5 倍。具有自身免疫性疾病尤其结节病病史或家族史者,HL 的患病风险增加。

(3)某些免疫性疾病:如移植后应用免疫抑制剂的患者、先天性免疫缺陷者(如共济失调毛细管扩张,细精管发育障碍症,白细胞异常色素减退综合征,湿疹-血小板减少-免疫缺陷综合征)及自身免疫性疾病患者(类风湿关节炎、非热带性口炎性腹泻、干燥综合征、系统性红斑狼疮)等可轻度增加 HL 的发病风险。

2. **非霍奇金淋巴瘤** 大多数 NHL 患者很难查明确切的病因。NHL 的危险因素包括:

(1)免疫缺陷:分为先天性和获得性,前者包括严重联合免疫缺陷症、X 连锁淋巴增殖性疾病、细精管发育障碍症、白细胞异常色素减退综合征、共济失调毛细血管扩张症、湿疹-血小板减少-免疫缺陷综合征等;获得性免疫缺陷病如实体器官移植发生淋巴增殖性疾病者在20%以上,类风湿关节炎发生 NHL 的风险增加 2 倍,干燥综合征发生边缘区淋巴瘤的风险增加了 30～40 倍,桥本甲状腺炎、自身免疫性疾病应用甲氨蝶呤治疗者甲状腺淋巴瘤的风险增加。

(2)感染:HIV 感染者发生 NHL 的风险增加 100 倍以上。在 95%以上的地方性伯基特淋巴瘤和约 40%散发性伯基特淋巴瘤患者的细胞内可检出 EB 病毒基因组,EB 病毒与大多数移植后淋巴增殖性疾病也有一定关系。在所有成人 T 细胞白血病/淋巴瘤患者均可检出人 T 淋巴细胞病毒 1 型(HTLV-1),感染 HTLV-1 者约 3%有发生淋巴瘤的风险,而在感染流行区,50%以上 NHL 患者发病可能与 HTLV-1 有关。人类疱疹病毒 8(HHV-8,卡波济肉瘤相关疱疹病毒)与免疫缺陷者发生原发渗出性淋巴瘤及多中心型卡斯特尔曼代病病有关。流行病学证据显示丙型肝炎病毒与淋巴浆细胞淋巴瘤和脾脏边缘区淋巴瘤有关。幽门螺杆菌与胃结外边缘区黏膜相关淋巴组织(MALT)淋巴瘤发病有关。伯氏疏螺旋体与皮肤边缘区 B 细胞淋巴瘤有关。也有证据显示鹦鹉热衣原体与眼睛附件淋巴瘤、空肠弯曲菌与免疫增生性小肠病有关。

(3)职业与环境因素:杀虫剂、有机溶剂、染发剂、紫外线、吸烟等与 NHL 的发病有一定的关系。高脂饮食可能与 NHL 发病有关。大量吸烟者发生滤泡性淋巴瘤的风险增加。乳糜泻与肠病性 T 细胞淋巴瘤有关。

(4)遗传因素:NHL 患者的同胞、淋巴瘤或其他血液肿瘤患者的第一代亲属患 NHL 的风险轻度增高。

(四)病理和病理生理

HL 在淋巴结或结外组织中可找到 R-S 细胞。R-S 细胞来源于被激活的生发中心后期B 细胞,大小不一,约 20～60μm,多数较大,形态极不规则,胞浆嗜双色性,核外形不规则,可呈"镜影"状,也可多叶或多核,偶有单核。核染色质粗细不等,核仁大而明显,可达核的1/3。镜下 HL 切片显示少数 R-S 细胞散在分布于各种非肿瘤的炎症细胞成分、毛细血管增生以及不同程度的纤维化的背景中。HL 在初诊和复发时作基因重排可显示异常 B 细胞克隆存在。尽管肿瘤起源于 B 细胞,但是因缺乏激活免疫球蛋白启动子所必需的转录因子,HL 细胞不能产生完整的抗体。不产生抗体的 B 细胞应该凋亡,但 R-S 细胞避免了凋亡,可能由于这些细胞内抗凋亡的核转录因子 NF-κB 持续激活所致。

NHL 源于免疫系统的细胞在分化的不同阶段发生突变而致。在有些病例,细胞起源与淋巴瘤的形态学、免疫学和临床特征直接相关。NHL 呈跳跃式播散,越过邻近淋巴结向远处淋巴结转移,有的在临床确诊时已播散全身。侵袭性 NHL 常原发累及结外淋巴组织,发展迅速。NHL 的淋巴结其切面外观呈鱼肉样。镜下正常淋巴结构破坏,淋巴滤泡和淋巴窦可以消失。增生或浸润的淋巴瘤细胞成分单一、排列紧密。NHL 细胞来源于不同分化阶段的免疫细胞。不同来源的 NHL 细胞的免疫表型、染色体核型、受累基因及临床表现也不相同，从而形成各种 NHL 亚型。正常免疫细胞转化为恶性淋巴瘤细胞可能存在特定的遗传学和分子遗传学异常，部分 NHL 亚型的原癌基因的激活与特定的遗传学异常有关。

B 细胞肿瘤的各亚型由不同分化阶段的 B 细胞恶变而来。往往伴随免疫缺陷或自身免疫性疾病。B 细胞抗原如 CD10、CD19、CD20、CD22、CD79 等，在各种 B 淋巴细胞肿瘤中均有不同程度的表达。在欧美国家 B 细胞来源的淋巴瘤占 85%～90%，最常见的类型是弥漫大 B 细胞型淋巴瘤，占所有 NHL 31%；滤泡型淋巴瘤占 22%，该型在亚洲国家相对较少。其余 5%～10% 为结外边缘区/MALT 淋巴瘤、外周 T 细胞淋巴瘤、小淋巴细胞淋巴瘤和套细胞淋巴瘤；原发纵隔大 B 细胞淋巴瘤 1% 左右，伯基特淋巴瘤少于 1%。

T 和 NK 细胞肿瘤在亚洲较西方国家多见，亚型的确定主要根据临床和病理组织细胞形态学特点，可将 T 细胞和 NK 细胞肿瘤分成 4 组：①白血病型或播散型：T 淋巴母细胞淋巴瘤/白血病、成人 T 细胞淋巴瘤/白血病；②结外型：NK/T 细胞淋巴瘤鼻型、肠病型 T 细胞淋巴瘤、肝脾 γδ T 细胞淋巴瘤、原始 NK 细胞淋巴瘤；③皮肤型：皮下脂膜炎样 T 细胞淋巴瘤、蕈样肉芽肿/塞扎里综合征、皮肤型间变大细胞性淋巴瘤；④结内型：外周 T 细胞淋巴瘤、血管免疫母细胞性淋巴瘤、全身性间变大细胞性淋巴瘤。

2008 年世界卫生组织(WHO)造血与淋巴组织病理学分类确定的淋巴肿瘤疾病分类如表 8-14：

表 8-14　WHO 关于淋巴系统肿瘤的分类(2008 年)

霍奇金淋巴瘤	B 细胞肿瘤	T 细胞和 NK 细胞肿瘤
结节性淋巴细胞为主型	前体 B 细胞淋巴瘤	前体 T 细胞淋巴瘤
富于淋巴细胞型	B 淋巴母细胞性白血病/淋巴瘤	T 淋巴母细胞白血病/淋巴瘤
结节硬化型	成熟 B 细胞淋巴瘤	成熟 T 细胞和 NK 细胞肿瘤
混合细胞型	慢性淋巴细胞白血病/小淋巴细胞淋巴瘤	T 细胞幼淋巴细胞白血病/淋巴瘤
淋巴细胞消减型	B 细胞幼淋巴细胞白血病	T 细胞大颗粒淋巴细胞性白血病
	脾脏 B 细胞边缘区淋巴瘤	侵袭性 NK 细胞淋巴瘤
	毛细胞白血病	儿童系统性 EB 病毒阳性 T 细胞淋巴增殖性疾病
	脾脏 B 细胞淋巴瘤/白血病，无法分类	牛痘水泡样淋巴瘤
	脾脏弥漫红髓小 B 细胞淋巴瘤	成人 T 细胞白血病/淋巴瘤
	毛细胞白血病变异型	结外 NK/T 细胞淋巴瘤，鼻型
	淋巴浆细胞性淋巴瘤	肠病相关性 T 细胞淋巴瘤
	重链病	肝脾 T 细胞淋巴瘤
	浆细胞骨髓瘤	皮下脂膜炎样 T 细胞淋巴瘤
	黏膜相关淋巴样组织结外边缘区淋巴瘤	蕈样肉芽肿

霍奇金淋巴瘤	B 细胞肿瘤	T 细胞和 NK 细胞肿瘤
	淋巴结边缘区淋巴瘤	塞扎里综合征
	滤泡性淋巴瘤	原发皮肤 CD30 阳性 T 细胞淋巴增殖性疾病
	原发皮肤滤泡中心淋巴瘤	原发皮肤 γδT 细胞淋巴瘤
	套细胞性淋巴瘤	外周 T 细胞淋巴瘤,非特指型
	弥漫大 B 细胞淋巴瘤,非特指性	血管免疫母细胞性 T 细胞淋巴瘤
	慢性炎症相关性弥漫大 B 细胞淋巴瘤	间变大细胞性淋巴瘤,ALK(＋)
	淋巴瘤样肉芽肿	间变大细胞性淋巴瘤,ALK(－)
	原发纵隔(胸腺)大 B 细胞淋巴瘤	
	血管内大 B 细胞淋巴瘤	
	ALK 阳性大 B 细胞淋巴瘤	
	浆母细胞淋巴瘤	
	源于 HHV8 相关多中心性 Castleman 病的大 B 细胞淋巴瘤	
	原发渗出性淋巴瘤	
	伯基特淋巴瘤/白血病	
	具有介于弥漫大 B 细胞淋巴瘤和伯基特淋巴瘤特征的 B 细胞淋巴瘤,未分类型	
	具有介于经典型霍奇金淋巴瘤和伯基特淋巴瘤特征的 B 细胞淋巴瘤,未分类型	

二、临床表现和辅助检查

(一)淋巴结肿大

为最常见的首发临床表现,大多数为无痛性淋巴结进行性肿大,可发生在颈部、锁骨上、腋下及腹股沟等浅表部位。肿大的淋巴结可以活动,也可互相粘连,融合成块,触诊有软骨样感觉。少数患者仅有深部淋巴结肿大,表现为纵隔或后腹膜肿块。

(二)全身症状

发热、消瘦、盗汗是淋巴瘤常见的晚期临床症状,但部分患者也可以原因不明的持续发热为首发表现。约 1/6 的 HL 患者出现周期性发热(Pel-Ebstein 热),表现为有规律的高热数天后体温恢复至正常或低于正常,维持数天后再次发热。皮肤瘙痒可以是淋巴瘤患者早期就诊时的唯一症状,也可以出现在疾病的其他阶段。

（三）淋巴结外器官受累表现

HL 累及淋巴结外器官较 NHL 相对少见。NHL 几乎可以累及全身任何器官而出现相应症状，如累及中枢神经系统可出现相应的神经症状，肺黏膜相关淋巴组织淋巴瘤出现胸闷、气短，胃淋巴瘤出现恶心和上腹部疼痛，小肠淋巴瘤出现小肠梗阻，皮肤淋巴瘤所致的皮肤损害等。骨髓受累及可致全血细胞减少，表现为贫血、感染和出血。淋巴瘤也可并发各种免疫异常，如自身免疫性溶血性贫血和免疫性血小板减少性紫癜等。

此外，患者可因淋巴瘤压迫或浸润相邻器官出现上腔静脉综合征、脊髓压迫症、肠梗阻以及肾功能不全等临床表现。

（四）实验室检查和特殊检查

1. 血液和骨髓检查　HL 患者常有轻到中度贫血，通常发生于疾病晚期，贫血常为慢性病贫血，很少发生溶血性贫血；白细胞可轻度或明显增加，以中性粒细胞增多为主，约 1/5 的患者嗜酸性粒细胞升高；血细胞减少常见于疾病进展期及淋巴细胞消减型 HL 患者。12% 的初诊患者有骨髓受累。骨髓穿刺涂片及骨髓活检病理学检查发现 R-S 细胞是 HL 侵犯骨髓的主要依据。

NHL 患者多数白细胞计数正常，但部分患者可伴有淋巴细胞绝对或相对增多。病变如累及骨髓可表现为一系或多系血细胞减少，当骨髓淋巴瘤细胞≥25% 时，常出现淋巴细胞白血病样血象变化。骨髓穿刺及骨髓活检对于明确淋巴瘤是否累及骨髓有重要价值。

2. 影像学检查　所有患者均应作胸部、腹部和盆腔的 CT 检查，当骨骼或软组织受累及而又需要同时精确判断受累的范围时或静脉应用造影剂有禁忌时进行磁共振检查。因 67 镓扫描易出现假阳性和假阴性结果，检查的意义不大。PET-CT 用于疾病的分期检查和治疗后残留病灶的检查灵敏度和特异度高于 CT 或 67 镓扫描。PET-CT 最大优点是能够更准确、全面的进行疾病的分期，并且可以在治疗过程中或疗程完成后发现微小残留病灶，为调整治疗方案提供依据，但需要注意的是 PET-CT 扫描判断骨髓是否存在病变时可出现假阳性，这在化疗后骨髓造血恢复或应用造血细胞集落刺激因子时易于出现。在随访过程中，当出现胸腺增生、肉芽肿病或感染性疾病时也可导致 PET-CT 出现假阳性。总之，PET-CT 诊断的准确度有赖于影像医学医生的诊断水平以及提供病史的完整性。在大多数情况下，尤其 PET-CT 发现此前 CT 未发现的病灶时，常需要组织活检以进一步确诊。

3. 病理活组织检查　活检标本进行病理学和免疫标志检查是确诊淋巴瘤的基本方法。活检操作应选取较大的淋巴结，完整地取出，避免挤压，切开后在玻片上作淋巴结印片，然后置于固定液中。淋巴结印片血常规染色后作细胞形态学检查，固定的淋巴结经切片和 HE 染色后作组织病理学检查。深部淋巴结可依靠 B 超或在 CT 引导下细针穿刺涂片作细胞病理形态学检查，但单纯细针穿刺往往不能确诊；如果只有纵隔淋巴结肿大，最好做纵隔镜活检；也可以考虑做 CT 引导下的活检。

4. 剖腹探查　如发热待查病例，临床高度怀疑淋巴瘤，B 超发现有腹腔淋巴结肿大，但无浅表淋巴结或病灶可供活检的情况下，宜选择剖腹探查或腹腔镜活检，尤其后者对患者的创伤较小，值得推荐。但单纯为了临床分期，不推荐剖腹探查。

三、诊断和鉴别诊断

（一）诊断

淋巴瘤的确诊依赖于病理学检查,初次诊断为淋巴瘤的患者需要作全面评估以确定临床分期。常规评估检查流程见表 8-15。

表 8-15　初次诊断的淋巴瘤的常规评估检查

1. 活检确定诊断
2. 仔细的病史询问和细致的体格检查
3. 实验室评估：A. 血常规检查；B. 生化检查：包括 LDH 等
4. 影像学检查：A. 胸、腹、盆腔 CT 检查；B. PET 检查
5. 其他活检：A. 骨髓活检；B. 检查结果可能改变治疗方案的任何可疑病变部位

（二）临床分期

根据病理组织学和免疫分型作出淋巴瘤的分类诊断后,还需要按全身淋巴瘤病变累及的范围进行分期。现常用 Cotswold 改良的 Ann Arbor 分期系统,将淋巴瘤分为 4 期(表 8-16),脾脏和咽淋巴环分别作为一个淋巴结区,Ⅳ期为结外病变,主要为骨髓、肺、骨骼或肝脏受累。各期按全身症状(发热、盗汗、体重减轻)又分为 A、B 两组。PET-CT 检查有助于疾病的准确分期。准确分期的目的是为了合理治疗和预后评估。

表 8-16　淋巴瘤分期标准

分期	标准
Ⅰ	累及单个淋巴结区域或结外淋巴组织(如脾脏、胸腺、咽淋巴环)($Ⅰ_E$)
Ⅱ	累及横膈同侧 2 个或多个淋巴结区域(纵隔作为一个淋巴结区域,单侧肺门淋巴结应该看作一个区域,如果两侧均有淋巴结受累及,应分为Ⅱ期)或局部结外淋巴组织和一个或多个淋巴结区域($Ⅱ_E$)
Ⅲ	累及横膈两侧的淋巴结区域或伴有局灶性的结外淋巴组织($Ⅲ_E$),包括脾脏($Ⅲ_S$)或局限性结外器官受累($Ⅲ_E$),或脾脏和结外脏器均局限性受累($Ⅲ_{ES}$)
Ⅳ	弥漫累及一个或多个淋巴结外器官或组织,伴或不伴淋巴结受累
A	无症状
B	至少存在如下症状之一：在分期以前 6 个月内,不能以其他原因解释的体重下降 10% 以上,或不能以其他原因解释的持续或反复发热,体温超过 38℃,或反复盗汗。

注：巨块型指肿瘤的最大直径大于 10cm 或纵隔肿块最大直径与 T5/6 水平胸腔横径之比大于 0.33

（三）鉴别诊断

以发热为主要表现的淋巴瘤,须和结核病、败血症、结缔组织病、坏死性淋巴结炎和恶性组织细胞病等相鉴别。局部淋巴结肿大还需要排除淋巴结炎和恶性肿瘤转移的可能性。结核性淋巴结炎多局限于颈部两侧,可彼此融合,与周围组织粘连,晚期由于软化、溃破而形成窦道。结外淋巴瘤须和相应器官的其他恶性肿瘤相鉴别。累及纵隔的淋巴瘤胸部影像学表现有时与肺癌、结节病或结核相似。

病理学检查发现 R-S 细胞对 HL 的诊断有重要价值,但 R-S 细胞也可见于传染性单核细胞增多症、结缔组织病及其他恶性肿瘤,因此在缺乏 HL 其他组织学特征,仅见到 R-S 细胞时不能肯定诊断。

各阶段 B 淋巴细胞免疫表型的特点在亚型诊断中有很大的价值,免疫组化染色结果往往是分型诊断的重要依据。T 细胞和 NK 细胞肿瘤亚型的确定主要依据临床表现和病理组织细胞形态学。细胞遗传学和分子遗传学对于疑难病例的诊断很有帮助。如 t(8;14)的存在支持伯基特淋巴瘤的诊断,而 t(11;14)伴 Cyclin D1 的过度表达可确定套细胞淋巴瘤的诊断。一部分患者骨髓涂片中可找到淋巴瘤细胞,晚期可并发淋巴瘤细胞白血病或伴发噬血细胞综合征。

四、治疗计划

(一) 治疗策略

1. 霍奇金淋巴瘤　霍奇金淋巴瘤的治疗手段包括放射治疗(放疗)、化学治疗(化疗)以及造血干细胞移植三类。一般根据患者的临床分期以及有无 B 症状作为治疗策略的制订原则。由于大多数 HL 预后较好,甚至可以治愈,因此,为提高患者长期生存的生活质量,选择治疗策略时除应考虑患者的近期疗效外,还应考虑最大限度地减少治疗相关的远期并发症。

2. 非霍奇金淋巴瘤　非霍奇金淋巴瘤的治疗手段也包括放疗、化疗以及造血干细胞移植三类。但 NHL 因多中心发生的倾向使得临床分期价值和扩野照射的治疗作用不如 HL,治疗策略应以化疗为主。NHL 的肿瘤的生物学行为在不同的组织学类型之间存在相当显著的差异。除此以外,还与病变的部位、肿块大小及患者的体能状态等有关。有些类型的 NHL 在确诊后只需要观察而无需治疗,放疗常单独或与化疗联合应用于病灶局限的 NHL,有时用于巨块型 NHL 化疗后的巩固治疗,也可用于淋巴瘤复发部位的照射以缓解症状。

(二) 治疗原则

1. 霍奇金淋巴瘤

(1)IA 期结节性淋巴细胞为主型:可给予受累野或区域放疗。

(2)预后好的早期患者:通常给予 2~4 周期 ABVD 方案化疗,达 CR 后,受累野 20~30Gy 放疗。

(3)预后不良的早期患者:通常给予 4~6 周期 ABVD 方案化疗,后续巩固放疗(受累野或区域放疗 20~36Gy)。

(4)晚期患者:一般给予 6~8 周期 ABVD 方案化疗,达 CR 后,后续 2 周期 ABVD 方案巩固化疗。伴有巨块病变者给予巩固放疗(受累野或区域放疗 20~36Gy)。

(5)初治联合化疗方案如 ABVD 不能达到 CR 的患者,或 CR 后 12 个月内短期复发病例:选择与原方案无明显交叉耐药的新方案,如 ICE、DHAP、ESHAP、mini-BEAM 等,或选用大剂量化疗联合自体造血干细胞移植。

2. 非霍奇金淋巴瘤

(1)低度恶性淋巴瘤:低度恶性淋巴瘤又称为惰性淋巴瘤,I 期或 II 期患者治疗不宜太积极:可采用观察等待的原则,必要时进行治疗。III、IV 期患者以联合化疗为主,多采用 COPP 或 CHOP 方案化疗,必要时增加局部放疗。也可用干扰素治疗。或全身低剂量放疗

150cGy/5 周。

(2)中度恶性淋巴瘤：

1)IA、IB、ⅡA 期：全淋巴结照射、根治量，加化疗 CHOP 或 BACOP 4 个周期。

2)ⅡA、ⅡB 期且浸润广泛，化疗 2～3 个周期后放疗，全淋巴结照射，根治量再化疗（6 个周期以上，即达 CR 后再加 2 个周期）。

3)Ⅲ、Ⅳ期以联合化疗为主，必要时加局部放疗。

(3)高度恶性淋巴瘤：积极的全身化疗，必要时加局部放疗。取得 CR 后及时进行大剂量放化疗联合自体造血干细胞移植或异基因造血干细胞移植。

(4)低、中、高度复发淋巴瘤：增加化疗药物剂量；改变药物种类、选择新化疗药物。造血干细胞移植在难治与复发患者的治疗中占有重要地位。

（三）预后

1. 霍奇金淋巴瘤 霍奇金淋巴瘤的预后与组织学类型及临床分期有密切关系，淋巴细胞为主型（包括 NLPHL 和 LRCHL）预后最好，5 年生存率可达 94.3%，淋巴细胞消减型最差，5 年生存率仅达 27.4%。霍奇金淋巴瘤临床分期为 I 期与 Ⅱ 期 5 年生存率在 90% 以上，Ⅳ 期为 31.9%。有全身症状较无全身症状为差；儿童及老年患者预后较中青年为差。

国际上将年龄、性别、Ann Arbor 分期、白细胞计数、淋巴细胞计数、血红蛋白浓度、人血白蛋白水平这七个因素综合起来，以评估患者的预后，结果显示，年龄 $\geqslant 45$ 岁、Ann Arbor 分期为 Ⅳ 期、白细胞计数 $\geqslant 15 \times 10^9/L$、淋巴细胞绝对值 $< 15 \times 10^9/L$、血红蛋白 $< 105g/L$、人血白蛋白 $< 40g/L$ 中，具有上述 5～7 个因素的患者，5 年的无进展生存率只有 42%。

2. 非霍奇金淋巴瘤 国际预后指数（IPI）评估系统目前被广泛用于评价 NHL 化疗后获得缓解长期生存的概率。危险预后因素包括 5 项指标：年龄 >60 岁、体能状态评分 2～4、乳酸脱氢酶（LDH）水平升高、淋巴结外累及区 >1 和疾病临床分期 Ⅲ/Ⅳ。每 1 项积 1 分。IPI 最初用于弥漫大 B 细胞型淋巴瘤，但用于评价其他类型淋巴瘤也有一定价值。对于年龄 $\leqslant 60$ 岁患者可采用年龄校正的国际预后指数（age-adjusted international index，aaIPI），危险预后因素为 3 项指标：体能状态评分 2～4、血清 LDH 水平升高及疾病临床分期 Ⅲ/Ⅳ（表 8-17）。IPI 与 aaIPI 危险分组与患者预后关系见表 8-18。由于滤泡性淋巴瘤患者初次诊断时较少出现体能降低，而淋巴结累及相对广泛，因此，近年又推出了滤泡性淋巴瘤国际预后指数（FLIPI），5 项危险预后因素指标为：临床分期 Ⅲ/Ⅳ 期、Hb $< 120g/L$、淋巴结受累区域 >4 个、年龄 >60 岁、LDH 升高，每 1 项为 1 分。低危组（0～1 分），中危组（2 分）和高危组（$\geqslant 3$ 分）。3 组患者的 10 年生存率分别为 71%、51% 和 36%。中位生存时间分别为 5 年、10 年和 15 年。

表 8-17 IPI 与 aaIPI 危险分组

危险分组	IPI 积分	aaIPI 积分
	所有患者	年龄 $\leqslant 60$ 岁患者
低	0 或 1	0
低/中	2	1
高/中	3	2
高	4 或 5	3

表 8-18　NHL 国际预后指数分组与预后的关系

危险度分组	国际预后指数得分（危险因素个数）	完全缓解率（%）	5 年无复发生存率（%）	5 年总生存率（%）
所有患者△				
低危	0 或 1	87	70	73
低中危	2	67	50	51
中高危	3	55	49	43
高危	4 或 5	44	40	26
经年龄调整，年龄≤60 岁*				
低危	0	92	86	83
低中危	1	78	66	69
中高危	2	57	53	46
高危	3	46	58	32

　△ 对于所有患者不良预后因素：年龄>60 岁，LDH 增高，体力状态 2~4，一个以上的结外病变，Ann Arbor 分期Ⅲ或Ⅳ期；

　* 对于≤60 岁患者：LDH 增高，体能状态 2~4，Ann Arbor 分期Ⅲ或Ⅳ期

五、药物治疗方案

（一）霍奇金淋巴瘤的治疗

1. 经典型霍奇金淋巴瘤的治疗

（1）病变局限的霍奇金淋巴瘤的治疗：该类患者（临床分期为Ⅰ期或Ⅱ期、非巨块型、无B症状）无论病变发生的部位或组织学类型，大多可以治愈。两个疗程的 ABVD 方案化疗加上病变部位的放疗可使 95% 的患者治愈，很少发生不育、过早绝经、白血病等治疗相关的并发症，如果经过 2 个疗程的化疗肿瘤不能完全缩小者，宜行 PET-CT 检查评估，以决定是否联合放疗。

关于 MOPP 方案与 ABVD 方案的比较，研究发现当前者无效时，应用 ABVD 方案依然有效，而且 ABVD 方案的毒副作用更少，因此，ABVD 方案目前作为一线首选方案。放疗是霍奇金淋巴瘤重要的治疗方法之一。受累野放疗是指仅仅照射病变淋巴结区域。如果患者颈部上方、女性患者的腋下没有受累，应避免成为照射野。如果计划行盆腔照射，对于停经前的女性应保护卵巢功能。

（2）进展期霍奇金淋巴瘤的治疗：进展期 HL 也采用 ABVD 方案化疗作为一线治疗方案。联合放疗可以显著提高患者 10 年疾病无进展生存率，但不能改善总的生存率，因为放疗增加了与淋巴瘤无关的其他原因所致的死亡，对于已经取得完全缓解的患者再给予放疗无意义。由于放疗的远期并发症以及对总生存率的改善有限，因此对于进展期的 HL 是否采用放疗应该权衡利弊。利用 PET-CT 检查鉴别残留物是纤维化组织还是淋巴瘤残存，以此选择患者进行局部放疗对于某些患者可能有益。改良的 Stanford V 方案（阿霉素、长春碱、氮芥、依托泊苷、长春新碱、博来霉素和泼尼松）和增加剂量的 BEACOPP 方案（博来霉

素 10mg/m², 第 8 天; 依托泊苷 200mg/m², 第 1～3 天; 阿霉素 35mg/m², 第 1 天; 环磷酰胺 1250mg/m², 第 1 天; 长春新碱 1.4mg/m², 第 8 天; 泼尼松 40mg/m², 第 1～14 天和丙卡巴肼 100mg/m², 第 1～7 天。每 3 周 1 个疗程, 共 8 个疗程) 在国外已广泛应用于临床。对有 0～3 种不良预后因素的低危患者最常采用 ABVD 方案作为起始的治疗方案, 70% 患者有望治愈, 其余 30% 病情仍然进展者, 应给予大剂量化疗和自体造血干细胞移植。具有 4 种以上不良预后因素的高危患者常规化疗治愈可能性小于 50%, 在开始治疗时即采用 Stanford Ⅴ 或 BEACOPP 方案进行强烈化疗(表 8-19、表 8-20)。

表 8-19　霍奇金淋巴瘤的常用化疗方案

方案	药物	剂量和用法
ABVD	阿霉素	25mg/m², 静脉注射, 第 1 天、15 天
	博来霉素	10mg/m², 静脉注射, 第 1 天、15 天
	长春碱	6mg/m², 静脉注射, 第 1 天、15 天
	达卡巴嗪	375mg/m², 静脉注射, 第 1 天、15 天
ICE	异环磷酰胺	1.5g/m², 静脉注射, 第 1～3 天
	卡铂	300mg/m², 静脉注射, 第 2 天
	依托泊苷	100mg/m², 静脉注射, 第 1～3 天
DHAP	地塞米松	40mg/m², 静脉注射, 第 1～4 天
	顺铂	100mg/m², 静脉注射, 第 1 天
	阿糖胞苷	2g/m², 静脉滴注 3 小时, 每 12 小时 1 次, 第 2 天
ESHAP	依托泊苷	40mg/m², 静脉滴注 2 小时, 第 1～4 天
	甲泼尼龙	500mg/m², 静脉滴注, 第 1～4 天
	阿糖胞苷	2g/m², 静脉滴注 3 小时, 第 5 天
	顺铂	25mg/m², 静脉滴注, 第 1～4 天

表 8-20　成人霍奇金淋巴瘤的治疗方案

分期	预后因素	治疗方案
Ⅰ A 或 Ⅱ A, 无巨块型瘤体	≤3 不良因素	4 疗程 ABVD 方案或 2 疗程 ABVD 方案化疗联合受累部位放疗
Ⅰ B, Ⅱ B, Ⅲ 或 Ⅳ, 无巨块型瘤体	≤3 不良因素	6～8 个疗程 ABVD 方案化疗
存在巨块型瘤体(无论分期)	≥4 不良因素	Stanford Ⅴ 方案或 BEACOPP 方案或 6 疗程 ABVD 方案化疗联合受累部位的放疗

(3)难治或复发的霍奇金淋巴瘤的治疗: 大剂量化疗/自体造血干细胞移植(HDC/HSCT)对于以下两类患者均有益: 在初始化疗过程中或 3 个月内疾病继续进展(难治性 HL)和完成完整的化疗疗程 3 个月后复发者(复发性 HL)。对于仅在初发部位复发、未进行过淋巴结放疗、无 B 症状或结外病变者进行放疗可使 40%～50% 的患者治愈; 对于化疗

结束 1 年以后复发、无 B 症状者,再次给予化疗,联合或不联合放疗可使治愈率达到 30%～40%。这两组患者在 HDC/HSCT 后 10 年无病生存率达 80%。因此,对于进展期 HL 患者给予标准化疗疾病仍然进展者,不管复发时的特征如何,大剂量化疗后自体造血干细胞移植是标准的治疗方法。

2. **淋巴细胞优势型霍奇金淋巴瘤的治疗** 这种类型的霍奇金淋巴瘤病程呈惰性过程,经治疗后偶有晚期复发,疾病的自然史和对治疗的反应与经典型霍奇金淋巴瘤明显不同。德国的一项研究显示导致治疗失败的不良预后因素包括:分期为进展期、贫血、淋巴细胞减少以及年龄(≥45 岁),这些指标是影响总生存率不良的预后因素。早期预后良好的 LPHL 的治疗方案与经典型霍奇金淋巴瘤不同,单纯放疗或(和)化疗可有效治疗 I～Ⅱ 期的 LPHL,IA 期患者仅给予受累野照射或区域照射的 5 年无复发生存率 95%,5 年生存率 100%。进展期 LPHL 患者的预后比早期患者差,大多数患者可采用化疗(MOPP 或 ABVD 方案),联合或不联合放疗。常用的化疗方案有 ABVD、CHOP、CVP、EPOCH 方案(依托泊苷、泼尼松、长春新碱、环磷酰胺和多柔比星)单独或联合利妥昔单抗,或者单用利妥昔单抗用于 LPHL 的治疗。不同化疗方案的优劣,目前尚无随机对照临床试验进行疗效比较。

(二)非霍奇金淋巴瘤的治疗

1. **惰性淋巴瘤** B 细胞惰性淋巴瘤包括小淋巴细胞淋巴瘤、浆细胞样淋巴细胞淋巴瘤、边缘区淋巴瘤和滤泡细胞淋巴瘤等;T 细胞惰性淋巴瘤指蕈样肉芽肿/塞扎里综合征。惰性淋巴瘤发展较慢,化、放疗有效,但不易缓解。I 期和 Ⅱ 期患者放疗或化疗后存活可达 10 年左右,部分患者可自发性肿瘤消退。Ⅲ 期和 Ⅳ 期患者化疗后虽可能多次复发,但中位生存时间也可达 10 年。故在疾病早期主张观察和等待的姑息性治疗原则,尽可能推迟化疗,如病情有所发展,可单独给苯丁酸氮芥 4～6mg/(m² • d),以后递减或 6～8mg/(m² • d),每 2～3 周连服 3～5 天。或环磷酰胺 100mg,每日 1 次口服。联合化疗可用 CVP 方案或 CHOP 方案(表 8-21)。疾病进展不能控制者可试用 FC 方案:氟达拉滨 25mg/m² 静脉滴注,每天 1 次,共 3 天;环磷酰胺 0.6/m²,静脉注射 1 次,共 3 天。

2. **侵袭性淋巴瘤** B 细胞侵袭性淋巴瘤包括套细胞淋巴瘤、弥漫大 B 细胞淋巴瘤和伯基特淋巴瘤等,T 细胞和 NK 细胞淋巴瘤除了皮肤型这一组外大部分均为侵袭性。侵袭性淋巴瘤不论分期均应以化疗为主,对化疗残留肿块、局部巨大肿块或中枢神经系统累及可行局部放疗扩野照射作为化疗的补充。

CHOP 方案(表 8-21)与其他化疗方案比较,疗效高而毒性较低,因此,该方案为侵袭性 NHL 的标准治疗方案。CHOP 方案每 2～3 周为一疗程(CHOP-14 可能比 CHOP-21 更有效),4 个疗程不能缓解应改变化疗方案。完全缓解后巩固 2 个疗程就可结束治疗,但化疗不应少于 6 个疗程。长期维持治疗并无好处。本方案 5 年无病生存率达 41%～80%。化疗前加用利妥昔单抗,即 R-CHOP 方案可提高 CD20 阳性 B 细胞淋巴瘤疗效。挽救性治疗可选用 MINE 方案(美司钠、异环磷酰胺、米托蒽醌、依托泊苷)或 ESHAP 方案(依托泊苷、甲泼尼龙、阿糖胞苷、顺铂)等,对淋巴母细胞淋巴瘤/白血病、伯基特淋巴瘤等高度恶性淋巴瘤,可试用治疗急性淋巴细胞白血病的化疗方案。

CD20 阳性的 B 细胞淋巴瘤可用 CD20 单抗(利妥昔单抗)治疗。临床研究报告 CD20 单抗(每次 375mg/m²)与 CHOP 等联合化疗方案(R-CHOP)可明显提高 CR 率和延长无病生存时间。B 细胞淋巴瘤在造血干细胞移植前用 CD20 单抗作体内净化,可减少移植后的复发。

表 8-21　NHL 常用化疗方案

方案	剂量	给药时间	给药周期
R-CHOP			每 21 天
环磷酰胺	750mg/m², iv	第 1 天	
多柔比星	50mg/m², iv	第 1 天	
长春新碱(总剂量不超过 2mg)	1.4mg/m², iv	第 1 天	
泼尼松(固定剂量)	100mg, po	第 1～5 天	
利妥昔单抗	375mg/m², iv	第 1 天	
CVP-R			每 21 天
环磷酰胺	1000mg/m², iv	第 1 天	
长春新碱(总剂量不超过 2mg)	1.4mg/m², iv	第 1 天	
泼尼松(固定剂量)	100mg, po	第 1～5 天	
利妥昔单抗	375mg/m², iv	第 1 天	
FCR			每 28 天
氟达拉滨	25mg/m², iv	第 1～3 天	
环磷酰胺	250mg/m², iv	第 1～3 天	
利妥昔单抗	375mg/m², iv	第 1 天	

(三) 造血干细胞移植

55 岁以下、重要脏器功能正常、缓解期短、难治、易复发的侵袭性淋巴瘤,4 个疗程 CHOP 方案能使淋巴结缩小超过 3/4 者,可考虑全淋巴结放疗(斗篷式合并倒"Y"字式扩野照射)及大剂量联合化疗后进行异基因或自身骨髓(或外周造血干细胞)移植,以期最大限度地杀灭肿瘤细胞,取得较长期缓解和无病存活。

自身造血干细胞移植治疗侵袭性淋巴瘤,其中 40%～50% 以上获得肿瘤负荷缩小,18%～25% 的复发病例被治愈,比常规化疗增加长期生存率 30% 以上。自身外周造血干细胞移植用于淋巴瘤的治疗时,移植物受淋巴瘤细胞污染的机会小,造血功能恢复快,并适用于骨髓受累或经过盆腔照射的患者。

六、药学监护与药学服务

(一) 淋巴瘤患者的化疗安全性监护

1. 骨髓造血功能抑制　淋巴瘤化疗方案中各种细胞毒药物如烷化剂、长春碱类、蒽环类、鬼臼类、抗代谢类等都有不同程度抑制骨髓造血功能的毒副作用,严重程度主要取决于化疗方案中药物的数量和剂量,总体上讲,淋巴瘤的化疗强度要弱于急性白血病,因此骨髓造血功能抑制也相对较轻,但随着 WHO(2008 年)造血与淋巴组织肿瘤分类标准的推广应用,部分新定义的疾病实体打破了原有淋巴细胞白血病与淋巴瘤之间的界限,尤其是 B 或 T 细胞起源的淋巴母细胞淋巴瘤/原始淋巴细胞白血病、伯基特淋巴瘤/白血病分别视为同一疾病实体,急性淋巴细胞白血病和淋巴母细胞淋巴瘤的化疗方案已趋向于一致。因此,化疗后骨髓可能受到较为严重的抑制,如出现粒细胞缺乏症和血小板计数危急值,需要紧急输注血小板悬液和注射粒细胞集落刺激因子。骨髓造血功能抑制期间,应该密切监测血常规、有无感染及出血症状。

2. 胃肠道反应 请参见本章第三节。

3. 肝肾功能损伤 请参见本章第三节。

4. 心脏毒性 请参见本章第三节。

5. 神经毒性 请参见本章第三节。

6. 肺毒性 甲氨蝶呤、博来霉素、白消安对肺有明显毒性。环磷酰胺、丙卡巴肼、苯丁酸氮芥、丝裂霉素对肺也有一定的毒性。

甲氨蝶呤可以造成弥漫性间质性肺泡肺炎,这种肺炎能引起呼吸功能改变,甚至可以威胁生命。甲氨蝶呤肺炎是一种直接的肺毒性还是一种变态反应尚未完全清楚,但似与药物的总剂量无关。甲氨蝶呤肺炎最早在用药后 12 天发生,最晚至用药后 5 年才出现症状。有资料表明,间歇性给药患者较每日给药患者的肺脏损伤发生率低。甲氨蝶呤肺炎在停药后大多可逆,糖皮质激素对逆转有益。

博来霉素肺毒性发生率在 2%～45% 之间,这种肺毒性据认为与剂量有关。接受博来霉素少于 450mg 者,肺的纤维化改变很少发生,超过此剂量发生肺纤维化的危险性可高达 20% 左右。故其最大用量应限制在 450mg 以内。对用博来霉素治疗的患者应常规作肺功能测定。

博来霉素的肺毒性除与剂量相关外,年龄大于 70 岁、肺和纵隔接受放疗者,也是高危因素。博来霉素的肺毒性无肯定有效的药物治疗。部分纤维化患者在停药后病情可逆转。本病不宜吸氧,因氧浓度越高病损越严重。

白消安的肺毒性多发生在用药时间长达 3～4 年的患者。当患者出现类似阿狄森综合征的表现时,如面部色素沉着,女性停经、脱毛等,常提示可能同时存在肺损伤。故应每 6 个月或时间更短一些进行肺功能测定。

7. 其他毒性反应 使用博来霉素后 4～5 小时内,可能有发热现象,但可自然消退,必要时也可适当应用解热镇痛药。

氟达拉滨可诱发和加重自身免疫性溶血性贫血(AIHA),如患者治疗前就合并存在AIHA,一般不考虑应用含氟达拉滨的化疗方案,如在治疗过程中诱发 AIHA,则应及时停用氟达拉滨。氟达拉滨应用期间,血液制品一般应经辐照后输注。氟达拉滨的另一主要不良反应是骨髓抑制和 $CD4^+T$ 细胞受损,故机会性感染的发生率较高,尤其与糖皮质激素或利妥昔单抗联合应用时,应重视感染的预防。

利妥昔单抗是一种人源化鼠抗人单克隆抗体,为了避免过敏反应,输注前 30 分钟给予地塞米松 5mg 静脉注射,异丙嗪 25mg 肌内注射。首次滴注的 100mg 应放慢滴速,维持在 4 小时左右。以后滴注速度可以逐步加快至每小时 50mg,如无不良反应,每 30 分钟递增 50mg,最大可达 400mg/h。治疗过程中如出现皮肤过敏、低血压或支气管痉挛,应暂停输注,立即给予抗过敏治疗。

计划接受利妥昔单抗治疗患者应常规作乙肝病毒标志物检测,如 HBsAg 或 HBeAg 阳性,应检测乙肝病毒 DNA 拷贝数量,HBsAg 阳性或乙肝病毒 DNA 拷贝数 $\geqslant 1 \times 10^3$,在接受免疫抑制治疗前,应予以抗乙肝病毒治疗,如拉米夫定、阿德福韦、恩替卡韦。乙肝患者接受免疫抑制药物治疗前应肝功能正常、乙肝病毒 DNA 拷贝数$<1\times10^3$。化疗期间密切监测肝功能和乙肝病毒 DNA 拷贝数。如发生乙肝病毒再激活,需要及时治疗。

(二)淋巴瘤患者的化疗疗效的监护

淋巴瘤化疗患者疗效评价包括临床表现、影像学、病理学(含骨髓穿刺涂片)以及血清 LDH 等指标。原则上每个疗程化疗结束后都应选择以上部分或全部指标作疗效评估,其中 CT 为评价淋巴结病变的主要手段:不论治疗前病变范围如何,治疗后均需进行胸腹及盆腔 CT 检查。B 超检查对于浅表和腹部淋巴结及肿块变化的监测经济实用,应作为常规评估方法之一。初次治疗前如骨髓穿刺和活检未发现淋巴瘤累及者,不需要每个疗程后进行复查,但如果在初次治疗前骨髓有阳性发现或新出现异常血象时必须作骨髓情况评估。对符合淋巴瘤合并白血病诊断标准者,应同时采用淋巴瘤/白血病的疗效评估标准。

淋巴瘤的疗效评估标准如下:

1. 完全缓解(CR)

(1)所有临床上、影像学上可检测的病灶消失,治疗前存在的与疾病相关的症状消失和生化指标(如 LDH)恢复正常。

(2)所有淋巴结及肿块必须缩小至规定的正常大小、及治疗前最大横径>1.5cm 者缩小至$\leqslant1.5$cm;治疗前最大横径 $1.1\sim1.5$cm 者缩小至$\leqslant1.0$cm;或者两个最大垂直乘积之和(SPD)缩小$>75\%$。

(3)治疗前 CT 扫描发现的脾增大,必须回缩且体检不能扪及(由于准确评估肝、脾大小有困难,所以标准未规定其正常大小);治疗前影像学监测到的其他器官肿块应消失;治疗前其他器官(如肝、肾)的弥漫增大如考虑为淋巴瘤侵犯的必须缩小。

(4)如治疗前骨髓侵犯,需经重复同样部位的穿刺活检证实病变已消失(要求取得足够的骨髓活检样本得出结论,例如使用>20mm 的活检针芯)。

2. 不确定的完全缓解(CRu)　符合上述 CR 标准的 1 和 3,且具有如下 1 个或 2 个特征:

(1)残存淋巴结肿块最大径>1.5cm,但与治疗前比较 SPD 已缩小$>75\%$,治疗前融合的淋巴结在治疗后若变为多个淋巴结,则治疗后多个淋巴结的 SPD 与治疗前融合肿块相比应缩小$>75\%$。

(2)不确定的骨髓侵犯(指淋巴细胞数目增多或聚集成团,但无细胞学和结构上的异常改变)。

3. 部分缓解(PR)

(1)6 个最大淋巴结或淋巴结肿块 SPD 缩小$\geqslant50\%$。所选择的淋巴结或淋巴结肿块的标准是:①两个垂直径能准确测量;②尽可能在身体的不同部位;③若纵隔、腹膜后受侵,应包括这些部位。

(2)其他的淋巴结(6 个选定淋巴结以外的淋巴结)、肝、脾不增大。

(3)脾、肝结节的 SPD 缩小$>50\%$。

(4)除脾、肝结节外,其他器官的侵犯视为可评价不可测量病灶,这些病灶没有进展。

(5)骨髓侵犯属于可评价不可测量病灶,被视为与评价 PR 无关,但如果阳性,应明确淋巴瘤的病理类型。

（6）无新的病灶。

4. 疾病稳定（SD）　既不符合 PR，又非 PD 者。

5. 复发（适用于获得 CR/CRu 者）

6. 疾病进展（PD）（适用于 PR 或治疗无反应者）

（1）任何治疗前确定的异常淋巴结与先前 SPD 最小值相比增加≥50％。

（2）治疗期间或治疗结束出现新的病灶。

（三）淋巴瘤患者的支持治疗及药学监护

1. 血细胞减少的处理　淋巴瘤患者化疗后一般都会发生外周血粒细胞、红细胞以及血小板计数的减少，程度视化疗方案的强度而异。如白细胞计数轻度减少，而中性粒细胞绝对值＞1.5×10^9/L，可给予提升白细胞药物如利可君、鲨肝醇、维生素 B_4、氨肽素等口服，如中性粒细胞绝对值＜0.5×10^9/L，即所谓粒细胞缺乏症（简称粒缺），需要紧急处理。原则上需要安置于消毒隔离病房或无菌层流室内，给予 G-CSF 或 GM-CSF $100 \sim 300 \mu g$/d，皮下注射，连续 $5 \sim 7$ 天甚至更长时间。血小板计数在$(25 \sim 80) \times 10^9$/L 之间，如无皮肤黏膜出血点，一般不需要特别处理，如血小板计数＜25×10^9/L 或有出血症状，应给予输注单采血小板悬液，同时可皮下注射 TPO15 000U/d。由于红细胞平均寿命为 120 天，更新时间明显较中性粒细胞和血小板为长，所以每次化疗后 $2 \sim 3$ 周的化疗间歇期往往难以使红细胞计数和 Hb 值恢复至化疗前的水平。当患者经历 $2 \sim 6$ 个疗程的化疗后均会出现轻重不一的贫血。贫血的处理应根据患者的 Hb 水平及临床表现酌定。如患者 Hb＞60g/L，无明显心慌、气喘、乏力等缺氧症状，可给予 EPO 10 000U，隔日一次，皮下注射。如Hb＜60g/L，或患者有明显缺氧症状，可予以输注红细胞悬液。

2. 保护重要脏器功能　为了减轻化疗药物对患者脏器的损害，水化碱化应在化疗前 24 小时开始，直至化疗后 24 小时结束。化疗期间每日记录出入量，如尿量少于 2000ml/d，可酌情使用利尿剂。常规应用保护心、肝、肾等重要脏器的药物。如辅酶 Q_{10}、葡萄糖极化液、还原型谷胱甘肽片、别嘌醇等。注意水、电解质平衡，及时处理高钙血症、低钠血症及乳酸性酸中毒，如患者发生低蛋白血症，可给予静输注人血白蛋白注射液。

3. 紧急治疗淋巴瘤并发症

（1）上腔静脉综合征：上腔静脉综合征又称上腔静脉阻塞综合征或纵隔综合征，是由于流经上腔静脉的血流受阻而产生的一系列临床症状，如上肢、颈部及颜面部瘀血水肿、上半身浅静脉曲张、口唇发绀、声音嘶哑、霍纳综合征等，严重者可继发颅内压增高出现头痛、视力障碍等中枢神经系统症状。

对于淋巴瘤合并的上腔静脉综合征紧急处理原则为：①患者取半卧位或高枕卧位，抬高头部吸氧；②限制液体量及钠盐摄入，使用利尿剂改善水肿；③糖皮质激素：不仅可以缓解呼吸困难及脑水肿，而且对淋巴瘤本身有治疗作用，可以迅速缓解部分症状；④化疗：化疗是治疗淋巴瘤合并上腔静脉综合征的最根本措施。如淋巴瘤诊断已经明确，可紧急给予化疗，此时的化疗策略宜选择含糖皮质激素的化疗方案，剂量应足够大、具有冲击作用，使淋巴瘤病灶短时间内缩小，解除压迫症状。⑤放射治疗：淋巴瘤一般对放射治疗都很敏感，肿块局部照射可作为化疗的辅助手段。

（2）脊髓压迫症：脊髓压迫症是指肿瘤或非肿瘤病变压迫脊髓、神经根或血管，从而引起脊髓水肿、变性及坏死等病理变化，最终导致脊髓功能丧失的临床综合征。脊髓和神经根受压的首发症状通常为受累区域的疼痛、无力、感觉异常,疾病进展时可出现大小便失禁甚至截瘫。淋巴瘤合并的脊髓压迫症可通过 MRI 检查确诊。

脊髓压迫症的治疗目标是迅速解除引起压迫的病因,恢复和保留神经功能。延迟治疗常导致不可逆的麻痹和括约肌失控,尤其是出现截瘫后很难恢复功能。

治疗方法包括:①立即给予地塞米松静脉注射,首次剂量 10mg,然后每 6 小时 4mg,对缓解疼痛和改善神经功能疗效确切;②放射治疗:是硬膜外脊髓压迫症最常用的方法。一旦确诊,应在 30 分钟至 2 小时内即给予首次照射,以后再给予分次照射,总剂量一般需要达到 25Gy 以上;③手术治疗:椎板切除术可迅速解除脊髓压迫,可以作为紧急处理措施,但往往不能完全切除淋巴瘤病灶,需要后续化疗巩固疗效;④化疗:对淋巴瘤引起的脊髓压迫症有明显疗效,但起效不如手术或放疗迅速,常安排在手术或放疗之前进行。

(3)急性肿瘤溶解综合征:急性肿瘤溶解综合征是由于对细胞毒药物或放疗高度敏感的肿瘤细胞经治疗后迅速溶解破坏,其代谢产物进入血液引起"三高一低"(高尿酸血症、高钾血症、高磷酸盐症及低钙血症)甚至合并肾衰竭的一系列代谢紊乱综合征。急性肿瘤溶解综合征常见于高度恶性淋巴瘤和急性白血病化疗后,也可见于少数实体瘤,如转移性乳腺癌及小细胞肺癌。

预防措施:①别嘌呤醇化疗前 2 天至化疗结束后 2 天,0.1~0.2,每天 3 次,口服;②化疗前 1 天至化疗结束后 2 天,给予糖盐水 2000~2500ml/m² 水化,使每日尿量保持在 3000~4000ml,必要时用甘露醇或利尿剂促进利尿;③每 12~24 小时检测一次血清电解质、尿酸、尿素氮及肌酐水平。

治疗措施:①静脉注射 5% 碳酸氢钠注射液碱化尿液,维持尿 pH≥7.0;②高钾血症可用离子交换树脂每日 40~50mg 口服或灌肠,或用 5% 碳酸氢钠 60~100ml,在 5 分钟内静脉注射,必要时 15~30 分钟后重复一次。往往较快起效。有明显心律不齐或心电图显示 QRS 波增宽者,可立即给予 10% 葡萄糖酸钙 20~30ml 静脉注射,随后可持续静脉滴注 2~4g。静脉注射 25% 葡萄糖注射液 100~200ml 也很有效;③如有以下指征之一可考虑血液透析:血钾≥6mmol/L;血尿酸≥0.6mmol/L;血磷迅速上升或≥2.02mmol/L;液体容量过度;症状明显的低钙血症。

 案例分析

案例 1:

患者,男,54 岁。

主诉:发现左侧锁骨上无痛性肿块 1 月余。

现病史:患者 1 月前无意中发现左侧锁骨上有一花生米大小肿块,触摸无疼痛,当时并未引起重视。之后肿块逐渐增大,两周前因"感冒"发热去附近医院就诊,测体温 38.5℃,查血常规无异常,给予静脉滴注头孢类抗生素 3 天,体温不退,肿块无明显变化,即来院就诊。经肿块取活检后病理报告为"霍奇金淋巴瘤",转血液科进一步诊治。患者起病以来无盗汗及体重减轻,食欲可,二便无异常,皮肤无瘙痒,睡眠正常。

既往史:患者既往体健。无高血压、糖尿病、胃溃疡、慢性肾炎病史。无药物过敏史。

家族史:否认家族遗传性疾病史。

个人史:生长于原籍,无外地久居史和疫区居住史。偶尔饮酒,无特殊化学药品及放射性物质接触史。

入院查体：体温38.6C，神志清，精神可，查体合作。巩膜皮肤无黄染，皮肤黏膜未见出血点。无肝掌和蜘蛛痣。左侧锁骨上可扣及一个3cm×4cm大小肿块，质地中等，光滑无触痛，活动度差。胸骨无压痛。扁桃体无肿大。两肺听诊呼吸音清，心率80次/分，律齐。各瓣膜区听诊未闻及病理性杂音。腹部平软，未扣及肿块。肝脾肋缘下未触及。神经系统未引出病理性反射。

辅助检查：血常规 WBC $8.6×10^9/L$，N62%，L35%，RBC $4.5×10^{12}/L$，Hb136g/L，PLT $175×10^9/L$。腹部B超示肝脏正常，腹膜后未见淋巴结肿大。胸部CT可见多枚纵隔淋巴结肿大。

诊疗经过：入院后完善相关检查。血沉12mm/h，Coombs试验（－），肝功能正常，人血白蛋白40g/L，球蛋白35g/L，乙肝标志物检查：阴性；肾功能正常。心电图未见异常。腹部B超示肝脾正常，腹膜后未见淋巴结肿大。胸部CT可见多枚纵隔淋巴结肿大。

骨髓穿刺涂片：大致正常骨髓象。骨髓活检未发现淋巴瘤侵犯。左侧锁骨上肿块活检病理检查诊断：霍奇金淋巴瘤（结节硬化型），免疫酶标检查：CD5（－）、CD20（＋）、CD10（＋）、CD30（＋）、BCL-6（＋）、MUM-1（－）、Ki-67：56%（＋）。

入院诊断：霍奇金淋巴瘤（结节硬化型），ⅡB期。

主要治疗药物如下：

NS 100ml＋表柔比星50mg，静脉滴注，第1、15天；

NS 20ml＋长春新碱2mg，静脉注射，第1、15天；

5%GS 500ml＋达卡巴嗪600mg，静脉滴注，第1、15天；

NS 20ml＋博来霉素15mg，静脉注射，第1、15天。

病例特点与诊断要点：

1. 患者因发现左侧颈部无痛性肿块入院，无其他明显不适主诉。

2. 肿块病理学诊断为霍奇金淋巴瘤（结节硬化型）。

3. 患者病变累及纵隔。

4. 患者发热两周，体温达到38.5C，有B症状。

用药分析与监护要点：

1. 化疗方案分析与监护要点　该患者根据肿块的病理学和免疫酶标检查诊断为霍奇金淋巴瘤，结节硬化型。临床全面检查发现病变累及部位属于Ⅱ期。有B症状。治疗原则应以化疗为主，联合局部放疗。目前霍奇金淋巴瘤初治推荐的化疗方案有MOPP、COPP以及ABVD等。由于MOPP方案可能引起第二肿瘤，总体疗效也不如ABVD方案，所以目前初治的霍奇金淋巴瘤一般首选ABVD方案。

蒽环类化疗药物、烷化剂、长春碱类均有不同程度胃肠道反应，主要表现为恶心、呕吐。现认为化疗药物诱发的恶心、呕吐发生机制在于激发中枢神经系统的化学感受器，因此，大多选用5-HT$_3$受体拮抗剂作为预防措施。托烷司琼是一种短效抑制剂，所以化疗期间应每天给药。没有明显诱发恶心、呕吐的毒副作用，因此，在单独应用糖皮质激素期间，不必应用5-HT$_3$受体拮抗剂。但糖皮质激素有诱发胃酸分泌过多，引起胃溃疡的毒副作用，一般可用质子泵抑制剂常规预防。老年患者还应特别注意是否出现高血压、股骨头坏死及精神症状。

阿霉素(多柔比星)为蒽环类化疗药物,心脏毒性的发生率为 6%～30%,常见为一过性心电图改变(S-T 段与 T 波改变)、室上性心动过速、室性期前收缩。大约 1% 的患者出现延迟性进行性心肌病,表现为停药 1～6 个月内发生急性充血性心力衰竭。心脏毒性与用药的累积剂量相关,当累积剂量超过 $500mg/m^2$ 时,心脏毒性发生率低于 1%,而超过 $550mg/m^2$ 时,心力衰竭的发生率明显增多,平均累积剂量为 $468/m^2$。表阿霉素(表柔比星)为阿霉素的主体异构体,体内代谢和排泄较阿霉素为快,平均血浆半衰期约 40 小时,因此,毒副作用相对较轻,引起心脏毒性的平均累积剂量为 $935/m^2$,但以往作过胸部放射治疗或大剂量环磷酰胺者应酌情减少每次用量和总累积剂量。

右丙亚胺可以通过铁离子代谢减轻蒽环类药物对心脏的毒性作用,已在国内外广泛应用于苯环类药物心脏毒副作用的预防。除右丙亚胺外,辅酶 Q_{10} 和其他营养心肌的药物也可在化疗期间酌情应用。

化疗期间由于肿瘤细胞大量杀灭,可导致血清尿酸水平增高,严重者引起急性肾功能不全。碳酸氢钠静脉滴注或口服可碱化尿液,促进尿酸排泄。别嘌醇可抑制次黄嘌呤转化为尿酸,化疗期间可常规口服。但别嘌醇偶有诱发皮疹、甚至剥脱性皮炎的报道,应引起重视。

环磷酰胺的主要毒副作用之一是发生出血性膀胱炎。预防方法除了碱化尿液、促进排尿外,可给予美司钠注射。

长春碱类药物突出的毒副作用为末梢神经炎,患者往往随着累积剂量的增大而加重。目前尚无有效的预防和解救方法,一般可给予维生素 B 类药物处理。

博来霉素是一种碱性水溶性糖肽类抗肿瘤抗生素。博来霉素的二噻唑环嵌入 DNA 的 G-C 碱基对之间,在末端三肽氨基酸的正电荷和 DNA 磷酸极作用下使其解链,与铁的复合物结合导致超氧或羟自由基的生成,引起 DNA 链断裂,但不引起 RNA 链断裂。博来霉素属于细胞周期非特异性药物,作用于 G_2 及 M 期,并有延缓 S/G_2 边界期作用。博来霉素除了骨髓抑制、心脏毒性、消化道反应等一般化疗药常见的不良反应外,还有其特殊的不良反应:①肺毒性。大约有 10%～23% 的患者会出现非特异性肺炎和肺纤维化。严重者迅速死于肺纤维化。累积用量达到 400mg,肺功能损害发生率约为 10%,1%～2% 死于肺纤维化;累积用量达到 500mg 时,其死亡率达 3%～5%。因此,累积剂量一般不宜超过 400mg。用药时应特别注意监测肺功能,尤其出现肺活量、一氧化碳扩散容积、动脉内氧分压等指标变化及胸部影像学改变时,立即停药;②发热。约有 1/3 患者用药后 3～5 小时出现发热,一般在38℃左右,可在数小时后自行下降。用于淋巴瘤患者偶见高热,甚至过敏性休克。预防措施包括注射博来霉素前先用吲哚美辛 50mg,或注射地塞米松 2.5mg;首次应用时,可先肌内注射 1/3 剂量,观察无不良反应后再注射其余部分。静脉注射应缓慢,每次时间不少于 10 分钟。

达卡巴嗪为嘌呤生物合成的中间体。进入人体后,在肝微粒体中去甲基形成单甲基化合物,具有直接细胞毒性作用。主要作用于 G_2 期细胞。可抑制嘌呤、RNA、蛋白质的合成,是烷化剂类抗肿瘤药。主要不良反应有骨髓抑制、消化道反应、黏膜炎及精神神经症状。偶见流感样综合征。因此,用药期间应监测血常规和肝肾功能。

化疗药物引起的骨髓造血功能抑制严重程度与化疗药物的种类、剂量及疗程密切相关。如造血功能严重受抑,发生粒细胞缺乏,容易合并各种感染;如血小板计数低于 $20×10^9/L$,有发生出血的危险。因此,化疗结束后 24 小时以上可酌情给予 G-CSF 或 GM-CSF 皮下注射,常规剂量 $300\mu g/d$,一般需要连续 5～7 天。如发生血小板减少,也可应用血小板生长因子(TPO)或 IL-11 皮下注射。

2. 用药指导:

(1)右丙亚胺:右丙亚胺(DZR)原药并非有效的螯合剂,但在细胞内可水解成开环式后具有螯合作用,能与铁和其他重金属及蒽环类药物复合物螯合,从而抑制自由基产生,发挥保护心肌细胞的作用。右丙亚胺(DZR)预防蒽环类药物的毒副作用,剂量根据不同药物推荐为 10～20∶1(DZR∶阿霉素或柔红霉素＝20∶1,DZR∶表柔比星＝10∶1,DZR∶米托蒽醌＝50∶1,DZR∶脂质体阿霉素＝10∶1)。

(2)美司钠:异环磷酰胺和环磷酰胺含有氧氮磷杂环己烷结构,其丙烯醛及氮芥的 4-羟基代谢物经膀胱排泄可引起出血性膀胱炎,并可产生剂量相关性膀胱上皮毒性。美司钠是一种含巯基的化合物,通过形成惰性的硫醚键使烷化剂代谢物失活,可减轻异环磷酰胺和环磷酰胺的毒性,但作用仅限于泌尿道。美司钠半衰期短,需要重复给药,常规用法在 CTX 或异环磷酰胺给药的 0、4、8 小时各静脉注射一次。剂量为 IFO、CTX 的 20%。一般常用剂量为每次 400mg。如果环磷酰胺持续滴注,美司钠应在 CTX 给药前 1 小时持续应用至CTX 滴注结束后 12 小时。

高尿酸血症是血液肿瘤如白血病、淋巴瘤、骨髓瘤化疗期间容易出现的并发症。高尿酸血症发生的机制是瘤细胞被大量杀死,核酸分解产生大量嘌呤类物质,尿酸是嘌呤的最终产物,当血清 pH7.4 以上时尿酸为可溶性尿酸钠盐,血清尿酸值超过 1182.61μmol/L 时,易出现急性肾功能不全甚至尿酸性肾病。pH 小于 5 时则成为不溶性尿酸盐结晶沉积于远端肾小管,导致急性高尿酸血症肾病。预防和处理要点:①监测血尿酸浓度;②化疗期间每日尿量维持在 2000ml 以上;③口服别嘌醇 300～600mg/d,可减少尿酸的产生;④化疗前一天开始静脉注射或口服碳酸氢钠;⑤可用 20%甘露醇注射液或利尿剂提高尿量;⑥发生急性肾衰竭需要进行透析治疗。

案例 2:

患者,男,46 岁。

主诉:发现左侧颈部无痛性肿块 2 周。

现病史:患者两周前在洗澡时发现左侧颈部有一核桃大小肿块,次日即去社区医院就诊,查血常规无异常,给予左氧氟沙星口服 3 天,肿块无明显变化,即转来医院就诊。取肿块活检后病理报告为"弥漫大 B 细胞性淋巴瘤",转血液科进一步诊治。患者起病以来无发热、盗汗及体重减轻。食欲可,二便无异常,皮肤无瘙痒,睡眠正常。

既往史:患者有乙肝表面抗原阳性史 15 年。无高血压、糖尿病、胃溃疡、慢性肾炎病史。无药物过敏史。

家族史:父母体健,否认遗传性疾病史。

个人史:生长于原籍,无外地久居史和疫区居住史。偶尔饮酒,无特殊化学药品及放射性物质接触史。

入院查体:T 37.1℃,P 78 次/分,R 19 次/分,BP 115/76mmHg。神志清,精神可,查体合作。巩膜皮肤无黄染,皮肤黏膜未见出血点。无肝掌和蜘蛛痣。左侧颈部可扪及一个3cm×4cm 大小肿块,质地中等,光滑无触痛,活动度差。右侧腹股沟可及一枚约 2cm×2.5cm 大小淋巴结,质地中等无触痛。胸骨无压痛。扁桃体无肿大。两肺听诊呼吸音清,心率 80 次/分,律齐。各瓣膜区听诊未闻及病理性杂音。腹部平软,未扪及肿块。肝脾肋缘下未触及。神经系统未引出病理性反射。

辅助检查:血常规示 WBC 5.9×10^9/L,N58%,L37%,RBC 4.8×10^{12}/L,Hb146g/L,PLT 135×10^9/L。腹部 B 超示肝脾正常,腹膜后有多发性淋巴结肿大。胸部 CT 未见肺部及纵隔异常。PET-CT 检查:左颈部、左腹股沟各见 1 个肿大淋巴结,及腹膜后见多个肿大淋巴结,SUV 值在 8~16 之间。

诊疗经过:入院后完善相关检查。血沉 12mm/h,Coombs 试验(—),肝功能正常,人血白蛋白 40g/L,球蛋白 35g/L,乙肝标志物检查:肾功能正常。心电图未见异常。胸部 CT 未见肺部及纵隔异常。腹部 B 超示肝脾正常,腹膜后有多发性淋巴结肿大,骨髓穿刺涂片:大致正常骨髓象。骨髓活检未发现淋巴瘤侵犯。左侧颈部肿块活检病理检查诊断:弥漫大 B 细胞淋巴瘤,免疫酶标检查:CD5(—)、CD20(+)、CD10(+)、BCL-6(+)、MUM-1(—)Ki-67 65%(+)。

入院诊断:弥漫大 B 细胞淋巴瘤,Non-GCB 型,ⅢA 期。

主要治疗药物如下:

5% 碳酸氢钠 250ml,静脉滴注,每天 1 次;

NS 100ml+利妥昔单抗 0.1g,静脉滴注,每天 1 次(输注 2 小时以上);

NS 100ml+利妥昔单抗 0.1g,静脉滴注,每天 1 次(输注 1 小时以上);

NS 500ml+利妥昔单抗 0.5g,静脉滴注,每天 1 次(输注 3 小时以上);

NS 100ml+环磷酰胺 1.2g,静脉滴注;

NS 20ml+长春新碱 2mg,静脉注射;

NS 20ml+表柔比星 100mg,静脉注射;

泼尼松片 100mg,口服,每天 1 次。

病例特点与诊断要点:

1. 患者因发现左侧颈部无痛性肿块入院,无其他明显不适主诉。

2. 肿块病理学诊断为弥漫大 B 细胞性淋巴瘤,免疫酶标提示为 Non-GCB 型。

3. 患者病变累及横膈上下,但纵隔、肝、脾及骨髓未发现累及。

4. 患者起病以来无发热、盗汗、体重减轻等 B 症状。

用药分析与监护要点:

化疗方案分析与监护要点。该患者根据肿块的病理学和免疫酶标检查诊断为弥漫大 B 细胞淋巴瘤,Non-GCB 型。临床全面检查发现病变累及部位属于ⅢA 期。无 B 期症状。心肺肝肾功能正常。Coombs 试验(—)、总胆红素在正常范围,Hb146g/L,网织红细胞百分比正常,MCV 86fl,提示未合并溶血性贫血。

目前 R-CHOP 方案是治疗 CD20(+)弥漫大 B 细胞淋巴瘤的首选方案。利妥昔单抗可以在化疗的第一天给药,由于利妥昔单抗是一种生物制剂,有可能引起严重的过敏反应,轻者出现皮疹、发热,严重者可发生心慌、呼吸困难、血压下降。预防的措施除了使用前应给予抗过敏药物和糖皮质激素外,还应严格控制利妥昔单抗的滴注速度。开始滴注的速度不宜超过 50mg/h,30 分钟后逐渐加快,最大滴速不超过 400mg/h。

由于利妥昔单抗的作用机制是通过 CD20 标志发挥 ADCC 和 CDCC 效应的,除了对 CD20 阳性淋巴瘤细胞外,正常表达 CD20 的 B 淋巴细胞也会遭遇清除,导致正常免疫功能的下降。有报道乙肝患者应用利妥昔单抗诱发急性肝功能衰竭死亡的个案。因此,对于

HBsAg（＋）或 HBeAb（＋）、HBcAb（＋）的患者,必须常规定量检测血清乙肝病毒 DNA 拷贝数,如大于 $1×10^3/L$,不宜应用利妥昔单抗,应先给予抗乙肝病毒治疗,等到乙肝病毒 DNA 拷贝数下降至 $1×10^3/L$ 以下,方可谨慎使用。抗病毒治疗一般需要维持至停用利妥昔单抗后半年以上。

蒽环类化疗药物、烷化剂、长春碱类的监护原则及用药指导见上一案例。

案例 3:

患者,男,35 岁。

主诉:确诊外周 T 细胞性淋巴瘤,非特指型 3 月余。

现病史:患者 3 月前因腹部疼痛就诊,检查发现腹部肿块经剖腹探查病理活检确诊为外周 T 细胞性淋巴瘤-非特指型,Ⅱ 期 A 组。经 CHOP 方案化疗三个疗程后评估为疾病进展。患者近一月以来出现不明原因发热,体温最高达 39.5℃,服用解热镇痛药或泼尼松后体温可降至正常。患者自起病以来体重减轻 10kg 左右。

既往史:患者无高血压、糖尿病、胃溃疡、慢性肾炎病史。无药物过敏史。

家族史:父母体健,否认遗传性疾病史。

个人史:生长于原籍,无外地久居史和疫区居住史。偶尔饮酒,无特殊化学药品及放射性物质接触史。

入院查体:T 37.0℃,P 81 次/分,R 20 次/分,BP 118/80mmHg。神志清,精神可,查体合作。巩膜轻度黄染,皮肤黏膜未见出血点。无肝掌和蜘蛛痣。全身浅表淋巴结未肿大。胸骨无压痛。两肺听诊呼吸音清,心率 80 次/分,律齐。各瓣膜区听诊未闻及病理性杂音。腹部平软,未扪及肿块,肝肋下 2.5cm,质地中等,有轻触痛,脾肋缘下未触及。神经系统未引出病理性反射。

辅助检查:血常规 WBC $3.9×10^9/L$,N58％,L37％,RBC $2.8×10^{12}/L$,Hb85g/L,PLT $135×10^9/L$。肝功能检查总胆红素增高,肝酶上升。腹部 B 超示肝脏增大,可见多个低回声结节,脾大小正常。腹膜后有多发性淋巴结肿大。胸部 CT 未见肺部及纵隔异常。PET-CT检查:提示腹膜后多个淋巴结增大及肝脏淋巴瘤累及。

诊疗经过:入院后完善相关检查。乙肝标志物检查:心电图未见异常。骨髓穿刺涂片:发现幼稚淋巴样细胞占骨髓有核细胞 5％,骨髓活检提示有淋巴瘤累及。

入院诊断:外周 T 细胞性淋巴瘤,非特指型,ⅣB 期。

主要治疗药物如下:(Hyper-CVAD 方案)

A 方案:

5％ 碳酸氢钠 250ml,静脉滴注,每天 1 次;

NS 100ml＋环磷酰胺 300mg/m²,静脉滴注,每 12 小时 1 次,第 1～3 天;

NS 20ml＋长春新碱 2mg,静脉注射,第 4 天,第 11 天;

NS 20ml＋表柔比星 40mg/m²,静脉注射;

5％ GS 250ml＋地塞米松 40mg,静脉滴注,每天 1 次,第 1～4 天,第 11～14 天。

B 方案:

5％ 碳酸氢钠 250ml,静脉滴注,每天 1 次;

NS 500ml＋甲氨蝶呤 3.0g/m²,静脉滴注,每天 1 次,第 1 天;

5％ GS 500ml＋阿糖胞苷 2.0g/m²,静脉滴注,每 12 小时 1 次,第 2、3 天。

病例特点与诊断要点：

1. 患者确诊外周 T 细胞性淋巴瘤，非特指型，Ⅱ期 A 组 3 个月，经 CHOP 方案化疗 3 个周期评估为疾病进展。

2. 患者病变累及肝、腹膜后以及骨髓。

3. 患者近一月有发热、体重减轻等 B 症状。

4. 目前病情评估为外周 T 细胞性淋巴瘤/非特指型，ⅣB 期，疾病进展。

用药分析与监护要点：

1. 化疗方案分析与监护要点　该患者确诊外周 T 细胞性淋巴瘤，非特指型，Ⅱ期 A 组 3 个月，经 CHOP 方案化疗 3 个周期评估为疾病进展。表明 CHOP 方案疗效不理想。目前患者心、肺、肾功能正常。血常规检查有中度贫血，肝脏、腹膜后及骨髓均有淋巴瘤播散。

外周 T 细胞性淋巴瘤，非特指型占 T 细胞淋巴瘤的 30% 左右，是 T 细胞淋巴瘤的最常见类型。目前 CHOP 方案是治疗外周 T 细胞性淋巴瘤，非特指型的首选推荐方案之一。但疗效不如用于治疗弥漫大 B 细胞淋巴瘤，CR 率仅为 55% 左右。

Hyper-CVAD 方案是 NCCN 指南推荐用于难治性非霍奇金淋巴瘤的主要方案之一。该方案由 A 方案和 B 方案组成。A 方案采用较高剂量环磷酰胺分段应用并联合蒽环类和长春碱类药物。B 方案由大剂量 MTX 和大剂量 Ara-C 组成。

MTX 属于抗代谢类化疗药物，主要作用于细胞周期的 S 期。MTX 的作用机制是对二氢叶酸还原酶具有高度亲和力，MTX 竞争性地与二氢叶酸还原酶结合后，使二氢叶酸不能还原成四氢叶酸，从而导致 DNA 合成受阻。用药前应水化碱化，有条件的单位应将用药后 24 小时、48 小时、72 小时的血清 MTX 浓度作为常规监测措施。为了减少 MTX 的毒副作用，大剂量 MTX 用药后 24 小时必须采用四氢叶酸解救，剂量一般为 MTX 用量的 1%～10%。

应用 Hyper-CVAD 方案的患者多数造成造血功能抑制较为严重，发生粒细胞缺乏，容易合并各种感染；血小板计数减少有发生出血的危险。因此，化疗结束后 24 小时以上可酌情给予 G-CSF 或 GM-CSF 皮下注射，常规剂量 300μg/d，一般需要连续应用 5～7 天。如发生血小板减少并伴有皮肤黏膜出血症状，可采用血小板生长因子(TPO)或 IL-11 皮下注射并酌情应用止血药。如血小板计数<25×10⁹/L，易发生颅内出血，应输注单采血小板悬液。

粒细胞缺乏伴发热患者的抗生素应用可参见本章第三节。

2. 用药指导：

(1)美司钠：半衰期短，需要重复给药，常规用法在 CTX 或异环磷酰胺给药的 0、4、8 小时各静脉注射一次。

(2)MTX 和其代谢产物可沉积在肾小管而导致高尿酸血症肾病，出现血尿、蛋白尿、少尿、氮质血症甚至尿毒症，因此，有肾脏疾病史或发现肾功能不全者不宜应用大剂量 MTX。用药后血清浓度 24 小时 10μmol/L，48 小时 0.1～1.0μmol/L，72 小时<0.1μmol/L 为安全值。用药前一天至用药结束后 2 天，常规应用碳酸氢钠碱化尿液，每天输液量 3000ml 以上，每天尿量保持不低于 2000ml。

大剂量 MTX 应用后必须采用四氢叶酸解救，解救时间不宜超过 MTX 滴注结束后 24 小时，可每 3～6 小时肌内注射四氢叶酸钙 9～12mg，也可 30mg/m² 静脉滴注，每 6 小时 1

次,直至血清 MTX 浓度降至<0.1μmol/L。

大剂量 MTX 的另一突出的毒副作用是消化道反应。可表现为口腔炎、口腔黏膜溃疡、恶心、呕吐、腹痛、腹泻、消化道出血以及肝功能损害。除进行四氢叶酸解救外,还应作相应的止吐、护肝、止血等对症处理。

(3)阿糖胞苷为嘧啶类的抗代谢药,对处于 S 期的细胞最为敏感,属于细胞周期特异性化疗药物。阿糖胞苷进入人体后经激酶磷酸化后转为阿糖胞苷三磷酸和阿糖胞苷二磷酸,前者能强力抑制 DNA 聚合酶的合成,后者能抑制二磷酸胞苷转变为二磷酸脱氧胞苷,从而抑制细胞 DNA 聚合及合成,对 RNA 和蛋白质合成抑制作用较弱。阿糖胞苷静脉滴注后脑脊液的浓度为血药浓度的 40%～60%,故可用于白血病和淋巴瘤中枢神经累及的预防及治疗。中大剂量的阿糖胞苷常用于难治与复发白血病与淋巴瘤的治疗。所谓中剂量阿糖胞苷是指每次 500～1000mg/m²,每 12 小时 1 次,2～6 日为一疗程。大剂量阿糖胞苷是指每次 1000～3000mg/m²,每 12 小时 1 次,2～6 日为一疗程。

中大剂量的阿糖胞苷应用除了骨髓抑制作用和消化道反应严重外,还应注意是否出现神经精神症状,如性格改变、嗜睡、昏迷。剂量超过 3g/m² 时,易发生小脑功能障碍,尤多见于老年患者。阿糖胞苷综合征多出现于用药后 6～12 小时,表现为骨痛、肌痛、咽痛、腹痛以及发热、皮疹、结膜炎等,应与淋巴瘤症状及合并感染相鉴别。

(许小平　颜明明)

第六节　浆细胞病的药物治疗

一、概述

(一) 定义

浆细胞病(plasma cell disorders)是一组克隆性浆细胞或浆样淋巴细胞增生性疾病,血清和(或)尿中出现单克隆免疫球蛋白(monoclonal protein,M 蛋白)。本组疾病包括意义未明的单克隆免疫球蛋白血症(monoclonal gammopathy of undetermined significance, MGUS)、多发性骨髓瘤(MM)、浆细胞瘤、免疫球蛋白沉积症、Waldenstrom 巨球蛋白血症(Waldenstrom macroglobulinemia,WM)以及重链病(heavy chain disease),其中以 MGUS 为最常见,其次为 MM。

(二) 流行病学

根据美国梅奥诊所临床研究中心分析 1026 例血清 M 蛋白阳性患者的结果,浆细胞病以 MGUS 最为多见,占 56%,其次为多发性骨髓瘤,占 18%,随后是轻链型淀粉样变,占 10%。

MUGS 在欧美国家的发病率为 3.2%,男性发病率显著高于女性,分别 4.0% 和 2.7%;发病率随着年龄的增长而升高,其中≥70 岁人群发病率为 5.3%,85 岁以上老人发病率上升至 7.5%。另一项大样本研究结果显示,美国黑人的发病率比白种人高 3 倍。

MM 在不同地区人群中的发病率从 0.4/10 万～5/10 万不等。随着年龄的增长,发病率迅速上升,85 岁以上白人男性发病率为 52/10 万,80～84 岁白人女性发病率为 33/10 万。

1999年美国肿瘤发病统计学资料表明,MM在血液肿瘤中的发病率已经超过急性髓细胞白血病,仅次于非霍奇金淋巴瘤,占血液肿瘤的10%左右。

美国原发性系统性淀粉样变的发病率为(5.1～12.8)/100万,与英国每年新增600例患者的发病率相似。本病以中老年患者多见,男女发病率无差异。Mayo Clinic临床研究中心474例患者中,60%诊断时年龄为50～70岁,只有10%的患者<50岁。英国国立淀粉样变中心800例患者中,年龄50～70岁的占66%,<50岁占17%,仅有4%的患者年龄<40岁。

Waldenstrom巨球蛋白血症发病率大约为3/100万,占血液肿瘤的1%～2%,白色人种的发病率较黑种人高。发病年龄中位数为63～68岁,其中男性超过女性,占55%～70%。

(三) 病因和发病机制

病因不甚清楚,可能与电离辐射、化学毒物、遗传倾向、长期抗原刺激和某些病毒感染有关。在致病因子作用下,当某一株浆细胞前体细胞发生恶性克隆性增生,产生大量结构均一的免疫球蛋白或其多肽链亚单位,即为M蛋白。不同浆细胞病的M蛋白性质不完全相同。M蛋白可以是某一种类型的完整免疫球蛋白,也可以是仅为免疫球蛋白的部分结构片段,如游离的轻链或重链。由于恶性浆细胞的大量增生,导致正常浆细胞的增生受到抑制,故正常免疫球蛋白合成减少。

二、临床表现和辅助检查

(一) 多发性骨髓瘤

骨痛是MM患者最常见的早期症状,见于80%的初诊病例。2/3的患者可发生病理性骨折。贫血见于3/4患者,多为轻、中度贫血。约有25%～50%的患者出现肾脏改变,超过80%的患者有肾脏病理改变。实验室检查可见蛋白尿、血尿、管型尿、血清肌酐和尿素氮升高。少数患者可因肾衰竭就诊检查而发现MM。高钙血症发生率为10%～30%,表现为头痛、嗜睡、恶心、呕吐、烦躁,严重者出现心律失常、昏迷甚至死亡。MM出血症状一般较轻,常见为皮肤紫癜、牙龈出血、鼻出血。高黏滞血症可表现为头痛、头晕、耳鸣、视力障碍、肢体麻木等。淀粉样变性可累及体内多个器官和组织。心脏是最常见的累及器官,导致心肌肥厚、心脏扩大、心律失常以及难治性心力衰竭。胃肠道受累可表现为腹泻、便秘、营养吸收不良。淀粉样物质沉积于腕部屈肌的肌腱附近,影响正中神经,发生腕管综合征。其他累及的常见部位有舌、腮腺、肝、脾、淋巴结等。神经系统症状表现多样,常见有神经根痛、感觉缺失、括约肌功能障碍甚至截瘫。

(二) Waldenstrom 巨球蛋白血症

初期阶段通常症状不明显,可有疲乏、体重下降、食欲减退等。随着疾病进展,可出现贫血、出凝血功能异常、高黏滞血症、雷诺现象、肾功能损害、淀粉样变。部分患者也可有淋巴结和肝、脾大。

(三) 意义未明单克隆丙种球蛋白血症

患者多因体检或其他无关疾病检查时发现。无浆细胞疾病的相关临床表现和体征。

(四) 原发性淀粉样变性

患者早期临床表现常为乏力、食欲缺乏及体重减轻等,不易被确诊。随着病情进展,逐步出现肾病综合征或肾功能不全、充血性心肌病伴心力衰竭、周围神经病变、腕管综合征、恶心、肝脾大及巨舌等症状。

（五）POEMS 综合征

POEMS 综合征的命名即以其临床表现：多发性神经病（polyneuropathy）、器官肿大（orga-nomegaly）、内分泌病变（endocrinopathy）、M 蛋白（M protein）和皮肤改变（skin changes），5 种表现名称英文单词的第一个字母组合而成。以多发性神经病变最为常见，见于 89%～100% 的患者。器官肿大以肝脏最多见（24%～78%），其次是脾脏（22%～52%）。淋巴结肿大相对少见（11%～24%）。内分泌病变受累器官可见于肾上腺、甲状腺、垂体、性腺、甲状旁腺等，以性腺功能异常最为多见。M 蛋白阳性率为 75%～85%。皮肤改变发生率为 50%～93%，以弥漫性或局灶性皮肤色素沉着最为多见。其他常见临床表现有浆膜腔积液和水肿、硬化性骨病变。

（六）浆细胞白血病

根据患者以前有无 MM 病史，分为原发性和继发性两类。其中原发性浆细胞白血病占 60%～70%，临床表现与急性白血病相似。继发性浆细胞白血病大多为 MM 的终末期表现，约占 MM 的 1.6%～4%，少数也可继发于原发性巨球蛋白血症、淋巴瘤和淀粉样变。

浆细胞病的辅助检查应包括血常规、出凝血功能、血沉、肝肾功能、血清电解质、血清免疫球蛋白定量、血和尿免疫固定电泳、骨髓穿刺涂片和活检、骨髓瘤细胞免疫分型、骨髓细胞染色体、全身扁平骨 X 线摄片、心脏超声等。

三、诊断和鉴别诊断

（一）诊断：

典型的 MM 的诊断取决于是否存在骨髓单克隆浆细胞、血、尿 M 蛋白以及有无终末器官损害，如高钙血症、肾功能不全、贫血和骨质破坏等三方面的依据。MM 还包括冒烟型骨髓瘤、不分泌型骨髓瘤、浆细胞白血病（PCL）三个变异型。MM 及其变异型的诊断标准见表 8-22。其他几种浆细胞病的诊断标准见表 8-23。系统性淀粉样变性的确诊必须依靠活体组织病理检查及刚果红染色证实。

表 8-22　MM 及其变异型的诊断标准

类型	诊断标准
MM	必须符合下列三个条件：
	1. 骨髓克隆性浆细胞≥10% 或经活检证实存在浆细胞瘤
	2. 血清和（或）尿液中存在 M 蛋白：IgG>35g/L，IgA>20g/L，IgM>15g/L，IgD>2g/L，IgE>2g/L，尿轻链>1g/24h
	3. 存在任何骨髓瘤相关的终末器官损害（CRAB）*
冒烟型 MM	必须符合下列两个条件：
	1. 血清 M 蛋白（IgG>35g/L，IgA>20g/L）和（或）骨髓克隆性浆细胞≥10%
	2. 无骨髓瘤相关的终末器官损害*
不分泌型 MM	必须符合下列三个条件：
	1. 血、尿免疫固定电泳 M 蛋白阴性

续表

类型	诊断标准
	2. 骨髓克隆性浆细胞≥10%或出现浆细胞瘤
	3. 存在任何骨髓瘤相关的终末器官损害*
PCL	必须符合下列两个条件:
	1. MM 的诊断条件
	2. 外周血克隆性浆细胞占有核细胞 20%或以上,或绝对计数≥2×10⁹/L

* 血钙>正常上限 0.25mmol/L 或>2.75mmol/L,肌酐>173μmol/L,Hb 低于正常下限 20g/L 或<100g/L,骨质病变:溶骨性破坏、严重骨质疏松或病理性骨折;其他:高黏滞血症、淀粉样变或反复细菌感染(12 个月内发作>2 次)

表 8-23　其他几种浆细胞病的诊断标准

疾病	诊断标准
MGUS	必须符合下列所有条件:
	1. 骨髓克隆性浆细胞<10%
	2. 血清 M 蛋白(IgG<35g/L,IgA<20g/L)
	3. 不存在任何浆细胞病相关的终末器官损害(CRAB 或其他)
WM	必须符合下列所有条件:
	1. 血清中存在单克隆 IgM(M 蛋白量不限)
	2. 骨髓中克隆性淋巴样浆细胞≥10%
	3. 瘤细胞具有典型的免疫表型(sIgM⁺、CD5⁺/⁻、CD10⁻、CD19⁺、CD20⁺、CD23⁻),以排除其他淋巴增殖性疾病
孤立性骨髓瘤	符合下列所有条件:
	1. 活检证实孤立性骨或软组织病灶存在克隆性浆细胞
	2. 骨髓正常,无克隆性浆细胞
	3. 除外原发孤立性病灶外,骨骼检查(包括脊柱和骨盆的 MRI)正常
	4. 无淋巴浆细胞增殖性疾病相关的终末器官损伤如 CRAB
系统性淀粉样变	符合下列所有条件:
	1. 存在淀粉样变相关的系统综合征(如肾、肝、心、胃肠道或周围神经累及)
	2. 任何组织(即脂肪、骨髓或器官活检)刚果红染色阳性
	3. 淀粉样物质直接检查(免疫组化染色和测序等)证实为轻链相关
	4. 单克隆浆细胞病的依据(血或尿 M 蛋白、异常游离轻链比率或骨髓克隆性浆细胞)
POEMS综合征	符合下列所有条件:
	1. 存在单克隆浆细胞病
	2. 存在周围神经病变
	3. 至少存在下列 7 个特征中的一个:

续表

疾病	诊断标准
	(1)骨硬化性骨病
	(2)Castleman 病
	(3)器官肿大
	(4)内分泌病(糖尿病或甲状腺功能减退除外)
	(5)水肿
	(6)典型皮肤改变
	(7)视神经乳头水肿

(二)多发性骨髓瘤的临床分期

多发性骨髓瘤的临床分期反映病程的早晚,病程的早晚主要取决于患者体内骨髓瘤细胞的总数量。骨髓瘤细胞的增殖周期在病程早期较快,晚期较慢。当瘤细胞数量有限时,不引起临床症状,称临床前期,此期一般为 1～2 年,但少数病例的临床前期可长达 4～5 年或更长时间。瘤细胞总数不仅与血清单克隆免疫球蛋白的水平、尿中轻链含量、血红蛋白水平、骨质破坏程度、血清钙值等有密切关系,而且也与治疗反应及预后有密切关系。Durie 和 Salmon 根据上述研究结果,于 1975 年提出下述多发性骨髓瘤临床分期标准(表 8-24)。

表 8-24　Durie-Salmon 分期系统

分期	分期标准	瘤细胞数($\times 10^{12}$/L)
Ⅰ期	符合所有下列条件:	<0.6
	1. Hb$>$100g/L	
	2. 血钙正常	
	3. X 线检查无异常发现	
	4. 低 M 蛋白量	
	5. IgG$<$50g/L	
	6. IgA$<$30g/L	
	7. 本周蛋白$<$4g/24h 尿	
Ⅱ期	既不符合Ⅰ期也不符合Ⅲ期	0.6～1.2
Ⅲ期	符合下列任何一项或以上:	
	1. Hb$<$85g/L	
	2. 血钙$>$2.75mmol/L	
	3. X 线检查示溶骨性病灶$>$3 个	$>$1.2
	4. 高 M 蛋白量	
	5. IgG$>$70g/L	
	6. IgA$>$50g/L	
	7. 本周蛋白$>$12g/24h 尿	

A 组:血肌酐浓度$<$173μmmol/L;B 组:血肌酐浓度$\geqslant$173μmmol/L

（三）鉴别诊断

浆细胞病需要与感染相关的反应性浆细胞增多症、骨转移癌、风湿性疾病、慢性肝病相鉴别。通过骨髓细胞形态学、免疫固定电泳、血和尿轻链定量及 κ/λ 比率检测鉴别一般并无困难。需要注意的是并非所有 M 蛋白阳性患者均可诊断为恶性浆细胞病，M 蛋白偶尔也可见于感染性疾病患者及自身免疫性疾病患者。

四、治疗计划

（一）治疗目标

大部分浆细胞疾病患者目前仍难以彻底治愈，因此本组疾病的总体治疗目标是使患者获得最大程度的缓解、控制病情进展，提高生活质量，延长生存期。

（二）治疗原则

1. 冒烟性骨髓瘤　又称无症状骨髓瘤，该类患者的特点是虽然骨髓中瘤细胞数量和血清中 M 蛋白已经达到骨髓瘤诊断标准，但无溶骨性损害、贫血、肾衰竭及高钙血症等临床表现。可暂不予以治疗，只需密切随访，等到疾病进展或出现临床症状时再开始治疗。

2. 孤立性骨髓瘤和髓外浆细胞瘤的治疗　以放疗为主。

3. 有症状的多发性骨髓瘤、不分泌型骨髓瘤、浆细胞白血病　以化疗为主。对于≤65 岁新诊断的多发性骨髓瘤患者，应首选含自体造血干细胞移植的治疗策略，移植前的诱导治疗推荐含蛋白酶体抑制剂或免疫调节药的化疗方案。对于＞65 岁的患者一般不推荐自体造血干细胞移植，但治疗目标同样是获得最大程度的缓解，因此也应首选含蛋白酶体抑制剂或免疫调节药的化疗方案。

4. Waldenstrom 巨球蛋白血症　如出现 M 蛋白相关的临床症状，由于 WM 患者多数进展缓慢，部分患者临床症状轻微，因此，应首选简单、方便、安全、经济的治疗策略。如合并自身免疫性溶血或（和）自身免疫性血小板减少，可与糖皮质激素联合治疗。如出现高黏滞血症引起的神经病变、视力模糊、周围神经病变、淀粉样变症状、造血功能抑制等，需要尽快控制症状，可考虑利妥昔单抗或硼替佐米联合的化疗方案予以积极治疗。

5. 意义未明的单克隆丙种球蛋白血症（MGUS）　无需治疗，但需要长期随访观察。随访时间应根据危险分组有所差别。低危组可在诊断后 6 个月复查血清蛋白电泳、血常规、血钙、血肌酐，如指标稳定，每 2～3 年检查一次，或出现恶性浆细胞增长时再检查。中高危组也在诊断后 6 个月时复查，但以后需要每年检查一次至终身。

6. 系统性淀粉样变的治疗　原则是在采用化疗药物抑制恶性浆细胞增殖的同时，尽可能保护轻链沉积发生淀粉样变的器官。

7. 重链病　可根据病理分期选择治疗方案。Ⅰ期可考虑先用抗生素治疗。Ⅱ期与Ⅲ期患者采用联合化疗，一般首选 CHOP 方案。

8. POEMS 综合征　可采用烷化剂联合糖皮质激素治疗。

（三）预后

1. 2005 年国际骨髓瘤工作组（IMWG）对欧、亚、美等 17 个中心的 11 751 例有症状的 MM 患者进行研究，经多变量分析发现，β_2-MG 和人血白蛋白两项指标与 MM 的疾病状态及预后关系最为密切，并以此为依据制订了国际 MM 分期系统（ISS）。该分期系统的标准及与患者中位生存期的关系见表 8-25。

表 8-25　MM 国际分期系统和中位生存期

分期	分期标准	中位生存期（月）
Ⅰ期	血清 β_2-MG$<$3.5mg/L 和人血白蛋白$>$35g/L	62
Ⅱ期	血清 β_2-MG$<$3.5mg/L 和人血白蛋白$<$35g/L；或 血清 β_2-MG$\geqslant$3.5mg/L，但$<$5.5mg/L	44
Ⅲ期	血清 β_2-MG$>$5.5mg/L	29

2. WM 患者的预后　可参照 2006 年美国血液病年会制订的预后评分系统。该评分系统根据年龄$>$65 岁、Hb$\leqslant$115g/L、血小板计数$\leqslant$100$\times$10^9/L、β_2-MG$>$3mg/L、血清单克隆球蛋白浓度$>$70/L 这 5 个危险因素将患者分成低、中、高三组。年龄$\leqslant$65 岁和$\leqslant$1 个危险因素为低危组，具有 2 个危险因素或年龄$>$65 岁的为中危组，多于 2 个危险因素的为高危组。低危组、中危组和高危组的 5 年生存率分别为 87%、68%、36%。

3. MGUS 的预后因素　可根据：①血清 M 蛋白水平；②免疫球蛋白类型；③血清 FLC 比例，将患者预后分为 4 组：①低危组：血清 M 蛋白$<$1.5g/dl，M 蛋白为 IgG，FLC 比例正常（0.25～1.65）；②低中危组：上述任何一个因素异常；③高中危组：上述任何两个因素异常；④高危组：上述三个因素均异常。疾病进展比例分别为：低危组 5%，低中危组 21%，高中危组 21%，高危组 58%。

4. POEMS 综合征　多数报道预后不良，中位生存期数月至数年。但也有长达 165 个月的报道。

5. 重链病　预后差异很大，部分患者疾病快速进展并死于感染。但有些患者化疗后存活 5 年以上，少数存活 20 年。

6. AL 淀粉样变　总体预后不良。若出现以下表现，提示预后不良：①超声心动图提示心肌淀粉样变；②SAP 闪烁显像发现全身大范围的淀粉样物质沉积；③自主神经病变；④肝脏受累伴高胆红素血症；⑤化疗效果差。有利预后因素：①以蛋白尿或周围神经病变（没有自主神经病变）为主要临床表现；②化疗效果明显；③连续复查 SAP 闪烁显像淀粉样物质沉积逐渐减少。

五、药物治疗方案

（一）浆细胞病的常用化疗方案

浆细胞病是一组肿瘤性疾病，除 MGUS 外，浆细胞病患者大多需要化疗。化疗方案可分为传统方案和以硼替佐米、沙利度胺、来那度胺为基础的方案。临床治疗应根据不同的疾病类型、不同的疾病阶段以及体能状态等合理选择适合个体化的治疗方案，以争取获得最大程度的疗效。浆细胞病的常用化疗方案见表 8-26。

表 8-26　浆细胞病的常用化疗方案

化疗方案	用法	疗程
MP	①美法仑 8mg/(m^2・d)po d1～d4 泼尼松 60mg/(m^2・d)po d1～d4 ②美法仑 4mg/(m^2・d)po d1～d7 泼尼松 60mg/(m^2・d)po d1～d7	每 4～6 周重复，不超过 1 年

续表

化疗方案	用法	疗程
M₂(VBMCP)	长春新碱 1.2mg/(m² · d)iv d1 卡莫司汀 20mg/(m² · d)iv d1 美法仑 8mg/(m² · d)po d1～d4 环磷酰胺 400mg/(m² · d)iv d1 泼尼松 60mg/(m² · d)po d1～d14	每4～6周重复,不超过1年
VMCP	长春新碱 1.2mg/(m² · d)iv d1 美法仑 8mg/(m² · d)po d1～d4 环磷酰胺 400mg/(m² · d)iv d1 泼尼松 60mg/(m² · d)po d1～d14	每4～6周重复,不超过1年
VAD	长春新碱 0.4mg/(m² · d)iv d1～d4 多柔比星 9mg/(m² · d)iv d1～d4 地塞米松 20～40mg/d po d1～d4	每4～5周重复,共4～6个周期
DVD	长春新碱 0.4mg/(m² · d)iv d1～d4 脂质体多柔比星 40mg/(m² · d)iv d1 地塞米松 20～40mg/d po d1～d4	每4周重复
MPT	美法仑 4mg/(m² · d)po d1～d7 泼尼松 40mg/(m² · d)po d1～d7 沙利度胺 100mg/d po 用3周间歇1周或长期用	每4～5周重复
TD	沙利度胺 100mg/d po 用3周间歇1周或长期用 地塞米松 20～40mg/d po d1～d4	每4周重复,奇数周期 d9～d12, d17～d20 重复地塞米松
VADT	长春新碱 0.4mg/(m² · d)iv d1～d4 多柔比星 9mg/(m² · d)iv d1～d4 地塞米松 20～40mg/d po d1～d4,d9～d12 沙利度胺 100mg/d po d1～d28	每4周重复
CTD	环磷酰胺 200mg/(m² · d)iv d1～d4 沙利度胺 100～200mg/d po d1～d28 地塞米松 20～40mg/d po d1～d4,d9～d12	每4周重复
TAD	沙利度胺 100～200mg/d po d1～d28 多柔比星 9mg/(m² · d)iv d1～d4 地塞米松 20～40mg/d po d1～d4,d9～d12, d17～d20	每4～5周重复
ThaDD	沙利度胺 100～200mg/d po d1～d28 脂质体多柔比星 40mg/(m² · d)iv d1 地塞米松 20～40mg/d po d1～d4,d9～d12	每4周重复

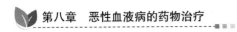

化疗方案	用法	疗程
VD	硼替佐米 0.7～1.3mg/(m² · d)iv,d1,d4,d8,d11 地塞米松 20mg/d po d1,d2,d4,d5.d8,d9,d11,d12	每 3 周重复
MPV	美法仑 9mg/(m² · d)po d1～d4 泼尼松 60mg/(m² · d)po d1～d4 硼替佐米 0.7～1.3mg/(m² · d)iv,d1,d4,d8,d11,d22,d25,d29,d32(1～4 疗程);d1,d8,d21,d29(5～9 疗程)	
PAD	硼替佐米 0.7～1.3mg/(m² · d)iv,d1,d4,d8,d11 多柔比星 9mg/(m² · d)iv d1～d4 地塞米松 20～40mg/d po d1～d4,d9～d12	每 3 周重复
VT	硼替佐米 0.7～1.3mg/(m² · d)iv,d1,d4,d8,d11 沙利度胺 100mg/d po d1～d28	每 3 周重复
VTD	硼替佐米 0.7～1.3mg/(m² · d)iv,d1,d4,d8,d11 沙利度胺 100～200mg/d po d1～d28 地塞米松 20～40mg/d po d1,d2,d4,d5.d8,d9,d11,d12	每 3 周重复
PCD	硼替佐米 0.7～1.3mg/(m² · d)iv,d1,d4,d8,d11 环磷酰胺 200mg/(m² · d)iv d1～d4 地塞米松 20～40mg/d po d1,d2,d4,d5.d8,d9,d11,d12	每 3 周重复
RD	①来那度胺 25mg/d po d1～d21 地塞米松 20～40mg/d po d1～d4,d9～d12,d17～d20 ②来那度胺 25mg/d po d1～d21 地塞米松 40mg/d,po,d1,d8,15,d22	每 4 周重复
MPR	美法仑 0.18mg/(kg · d)po d1～d4 泼尼松 2mg/(kg · d)po d1～d4 来那度胺 10mg/d po d1～d21	每 4～6 周重复
VR	硼替佐米 0.7～1.3mg/(m² · d)iv,d1,d4,d8,d11 来那度胺 5～20mg/d po d1～d21	每 3 周重复
FC	氟达拉滨 25mg/(m² · d)iv,d1～d3 环磷酰胺 250mg/(m² · d)iv,d1～d3	每 4 周重复

（二）多发性骨髓瘤的治疗

症状性 MM 初始治疗前应将患者分为适合移植和不适合移植两类。具体划分标准应根据患者的年龄、重要脏器功能以及本人意愿综合分析而定。对于适合行自体造血干细胞移植的患者应尽量避免含美法仑等烷化剂类药物的化疗方案。因为这类药物对正常造血干细胞有较强毒性作用，会影响今后自身造血干细胞的采集。

无论适合或不适合自体造血干细胞移植的患者，如条件许可，初始治疗都应选择含有硼替佐米、沙利度胺或来那度胺的化疗方案。

（三）Waldenstrom 巨球蛋白血症的治疗

1. 苯丁酸氮芥　6~12mg/d，口服，连续 2~4 周。病情稳定后改为 2~4mg/d 维持治疗。维持治疗的时间可根据患者的 IgM 下降水平及临床症状缓解程度而定。单用苯丁酸氮芥的优点是经济、安全，治疗相关的感染发生率低。缺点是起效慢，需要数月才能出现 IgM 的明显下降，而且需要长期服药。

2. 美法仑　6mg/d，口服，连续 7 天。每 4 周为 1 个疗程，连续 6~8 个疗程。

3. 环磷酰胺　50mg/d，口服，连续 14 天。每 4 周为 1 个疗程。

为了提高疗效，以上药物也可与糖皮质激素联合应用。

4. 氟达拉滨　25mg/(m²·d)，连续 5 天，每 4 周为 1 个疗程。对于未接受过治疗的患者，该药单药治疗的有效率为 38%~100%，对于传统治疗失败者，有效率为 30%~40%。氟达拉滨的主要不良反应为骨髓造血功能抑制和免疫功能抑制，容易继发各种感染。该药用后 3 个月内，如需要输血，必须输注辐照或去除白细胞的血液制品，否则可能诱发输血相关的移植物抗宿主病。

5. 利妥昔单抗　375mg/m²，每 4 周给药一次。可以单药使用，也可以与 CHOP 方案、FC 方案等联合应用。

6. 蛋白酶体抑制剂　硼替佐米也可用于 WM 的治疗，用法和用量可参照 MM 的治疗方案。

（四）系统性淀粉样变的治疗

1. MD 方案　是目前推荐的一线标准治疗方案。美法仑 10mg/m²，第 1~4 天；地塞米松 20mg，第 1~4 天。每 4~6 周为一个疗程。

2. 美法仑　140~200mg/m²，作为行自体造血干细胞移植的预处理方案。

3. VMD 方案　硼替佐米 1.3mg/(m²·d)，静脉注射，第 1、4、8、11 天；美法仑 10mg/m²，第 1~4 天；地塞米松 20mg，第 1~4 天。每 4 周为一个疗程。

（五）POEMS 综合征的治疗

1. 糖皮质激素　对全身广泛受累的患者，可以考虑糖皮质激素治疗。初始剂量泼尼松 0.5~1.5mg/(kg·d)，严重的可以考虑使用甲泼尼龙 1.0g/d，连续 3 天冲击治疗。

2. 免疫抑制剂　环磷酰胺单用或联合泼尼松治疗可获得 40% 的反应率。

3. 他莫昔芬　每次 10mg，口服，每天 2 次。他莫昔芬具有抗雌激素作用，治疗 POEMS 综合征的机制尚不清楚，可能是使体内雌激素水平平衡，有利于减轻水肿和浆膜腔积液、改善色素沉着、多毛等症状。

4. 沙利度胺　沙利度胺有抗 VEGF 和肿瘤坏死因子的作用，近年国内外有用于治疗

POEMS综合征的报告。但该药本身有周围神经病变和水钠潴留的副作用,需要综合权衡利弊。

5. 硼替佐米　硼替佐米治疗可降低血清VEGF水平,改善患者的神经病变、皮肤病变、体力状态。但文献报道的例数较少,有待于进一步观察。

6. 贝伐单抗(bevacizumab)　贝伐单抗是一种针对血管内皮生长因子(VEGF)的人源化单克隆抗体,是第一个被批准用于临床的肿瘤血管生成药物。近年来也有用于治疗POEMS综合征的个案报道,并取得一定疗效。

7. 大剂量化疗＋自体造血干细胞移植　可能是目前最有效的治疗方法,但经验较少。

(六) 浆细胞白细胞的治疗

浆细胞白血病目前尚无推荐的标准治疗方案,总体治疗效果差。继发性浆细胞白血病大多为MM的终末期表现,对多数浆细胞疾病治疗药物耐药,治疗困难。原发性浆细胞白血病大多采用与多发性骨髓瘤类似的治疗方案。据国外来自7个不同研究中心136例PPCL的研究结果显示,烷化剂单用或合并糖皮质激素或蒽环类的总体反应率为29%～47%,总体生存率为2～12个月。近年有硼替佐米、来那度胺用于原发性浆细胞白血病治疗的个案报道,疗效要优于传统化疗方案,但确切结论有待于扩大样本量作进一步评估。

六、药学监护与药学服务

(一) 浆细胞疾病患者的化疗安全性监护

浆细胞肿瘤性疾病的化疗方案大多为多药组成的联合化疗方案。传统化疗方案中的主要药物有美法仑、长春新碱、阿霉素、环磷酰胺、苯丁酸氮芥以及糖皮质激素等。

1. 美法仑　患者肾小球滤过率(GFR)低于30ml/min,一般不考虑应用美法仑。如低于40～50ml/min,美法仑的起始剂量以减半为宜。美法仑属于烷化剂类化疗药,对于骨髓正常造血干细胞的毒性有累积性,因此,不宜用于准备接受自体造血干细胞移植的患者。

2. 地塞米松　大剂量糖皮质激素可引起糖尿病、高血压、消化性溃疡、水钠潴留及低血钾等不良反应。因此,在化疗期间需要密切观察血糖、血压、胃肠道反应及水肿情况。有血糖升高的患者,可同时服用降糖药物或注射胰岛素。为预防消化道溃疡,可采用抑制胃酸药物如质子泵抑制剂或胃黏膜保护剂。

3. 沙利度胺　可导致胎儿畸形,禁止用于孕妇。有引起血栓形成的危险,可采用阿司匹林预防。

4. 来那度胺　主要不良反应有中性粒细胞减少和血小板减少,也可发生周围神经病变和血栓,但风险较沙利度胺低。

5. 硼替佐米　主要不良反应有恶心、呕吐、腹泻、疲劳、周围神经病变及血细胞减少。当患者发生3级非血液学或任何4级血液学毒性时,应暂停治疗。一旦毒性症状得到缓解,可以重新开始本品的治疗,剂量减少25%。如果发生与硼替佐米治疗相关的神经痛或周围感觉神经病,应按以下推荐调整剂量进行治疗:1级(感觉异常或者反射丧失),不伴有疼痛或者功能丧失,剂量不变;1级伴有疼痛或者2级(功能障碍,但不影响日常生活),剂量降至

1.0mg/m²;2级,伴有疼痛或者3级(不影响日常生活),暂停硼替佐米的治疗直至毒性缓解后恢复使用,剂量降至0.7mg/m²,并且改为每周注射1次;4级(永久性感觉丧失,功能障碍)停止本药的治疗。

6. 利妥昔单抗 Waldenstrom巨球蛋白血症患者当IgM大于50g/L时,利妥昔单抗治疗可能加重高黏滞血症及IgM相关神经症状,应慎用。

(二)浆细胞疾病患者的化疗疗效监护

血清M蛋白和尿轻链的定量水平、骨髓浆细胞数量以及骨骼病灶的变化是评估多发性骨髓瘤以及其他浆细胞病治疗反应的主要指标,此外,还要注意有无出现新的组织器官损害。临床医生可根据患者的具体情况,每个疗程后选择评估指标。

1. 多发性骨髓瘤 国际骨髓瘤工作小组2005年制订的MM治疗反应标准见表8-27。

表 8-27 多发性骨髓瘤治疗反应评估标准

严格完全缓解 (sCR)	1. 血清游离轻链比值正常; 2. 骨髓通过免疫组化或免疫荧光检查未发现克隆性浆细胞
完全缓解(CR)	1. 血和尿免疫固定电泳检查未发现单克隆免疫球蛋白; 2. 任何软组织浆细胞瘤消失; 3. 骨髓浆细胞≤5%
非常好的部分缓解 (VGPR)	1. 血和尿免疫固定电泳可以发现M蛋白; 2. 但血清蛋白电泳监测不到M蛋白或下降≥90%; 3. 尿M蛋白<100mg/24h
部分缓解(PR)	1. 血清M蛋白下降≥50%和24小时尿M蛋白下降≥90%或小于200mg/24h; 2. 若血和尿检测不到M蛋白,可用相关FLC和无关FLC的差异下降≥50%取代; 3. 若血和尿检测不到游离轻链,可用骨髓浆细胞下降≥50%取代,前提是骨髓浆; 4. 细胞基线≥30%。 除了上述标准以外,若治疗前有软组织浆细胞瘤,则要求同时浆细胞体积缩小≥50%
疾病稳定(SD)	不符合CR、VGPR、PR标准
疾病进展(PD)	满足以下一项或多项: 1. ≥基线水平的25%; 2. 血清M蛋白和(或)绝对值必须增加≥0.5g/dl; 3. 尿M蛋白和(或)绝对值必须增加≥200mg/24h; 4. 仅当患者检测不到血尿M蛋白时:相关FLC和无关FLC间的差值(绝对值必须增加≥10mg/dl); 5. 骨髓浆细胞比例(绝对值必须增加≥10%);

	6. 明确新的骨质破坏或形成新的软组织浆细胞瘤或明确的骨质破坏扩大或软组织浆细胞瘤体积增大； 7. 出现与浆细胞增殖性疾病相关的高钙血症(血清钙离子＞11.5mg/dl 或 2.65mmol/L)
临床复发	满足以下一项或多项： 1. 新的软组织浆细胞瘤或新的骨损害出现； 2. 明确的现有软组织浆细胞瘤体积的增加或骨质破坏的扩大；这里所指的明确体积增加是指瘤体直径或骨质破坏范围直径增加超过 50%(至少 1cm)； 3. 高钙血症：血清钙离子＞11.5mg/dl(2.65mmol/L)； 4. 血红蛋白下降≥20g/L； 5. 血清肌酐增加≥2mg/dl(177mmol/L)
CR 后复发	满足以下一项或多项： 1. 血清免疫固定电泳或蛋白电泳重新发现 M 蛋白； 2. 骨髓浆细胞比例≥5%； 3. 出现其他疾病进展的征象(如新的溶骨性病变、新的软组织浆细胞瘤、高钙血症等)

2. Waldenstrom 巨球蛋白血症　2004 年第三届国际 WM 研讨会制定的疗效标准如下：

(1)完全缓解(CR)：免疫固定电泳检测单克隆免疫球蛋白消失，持续 6 周以上，无骨髓浸润的组织学证据，CT 检查无脏器肿大，无 Waldenström 巨球蛋白血症的症状和体征。

(2)部分缓解(PR)：血清蛋白电泳检测单克隆 IgM 浓度下降≥50%，体检或 CT 检查器官肿大缩小≥50%，无疾病活动的症状或体征。

(3)微小缓解(MR)：血清蛋白电泳检测单克隆 IgM 浓度下降≥25%但＜50%，无疾病活动的症状或体征。

(4)疾病稳定：血清蛋白电泳检测单克隆 IgM 浓度下降＜25%或上升＜25%，临床症状及体征无进展。

(5)疾病进展：两次血清蛋白电泳检测单克隆 IgM 浓度上升≥25%或疾病导致的血细胞减少、脏器肿大加重，或出现不能解释的体温≥38.4℃、盗汗、体重减轻≥10%、高黏滞血症、神经病变、冷球蛋白血症或淀粉样变性。

3. AL 淀粉样变性　评估标准包括受累器官功能改变和血液学反应两个方面(表 8-28)。

表 8-28　AL 淀粉样变性的疗效评估标准

		受累器官功能疗效标准
改善	心脏	左心室壁厚度减少≥2mm(后壁和室间隔的平均值)，或 NYHA 评分降低≥2 级
	肾脏	24 小时尿蛋白减少＞50%且肾功能不全无进一步恶化
	肝脏	ALP 下降＞50%且肝脏体积缩小＞2cm(通过超声或 CT 检查证实)

		受累器官功能疗效标准
进展	神经系统	临床表现改善,包括临床症状、神经系统检查、直立性低血压、严重便秘的改善,每日腹泻次数减少>50%
	心脏	超声心动图发现室壁增厚>2mm 或射血分数降低>20%
	肾脏	若 24 小时蛋白尿基线<3g/24h,尿蛋白升高超过 1 倍;若>3g/24h,尿蛋白升高>50%;或肌酐清除率降低>50%;或血清肌酐升高超过 178μmol/L
	肝脏	ALP 升高>50%;或由于肝淀粉样变导致的血清胆红素或肝酶升高超过一倍;或肝脏体积增大>3cm(通过超声或 CT 检查证实)
	神经系统	各种临床表现的加重,包括临床症状、直立性低血压和肌电图检查等
稳定		未达到改善或进展的标准
		血液学疗效评估标准
完全缓解		满足以下所有条件:免疫固定电泳示血和尿单克隆蛋白阴性;游离轻链比例正常;骨髓浆细胞<5%
部分缓解		若血清 M 蛋白成分<5g/L,则至少下降 50%;若尿中有可见的轻链单克隆峰,且>100mg/d,则至少下降 50%;若血游离轻链 M 蛋白成分>100mg/L,则至少下降 50%
疾病进展		对于达 CR 者,任何可检测到的单克隆蛋白或游离轻链比例的异常;对于 PR 或稳定患者,血清 M 蛋白增加>50%,且绝对值增加>5g/L;或尿 M 蛋白增加>50%,且绝对值增加>200mg/d(有可见的单克隆峰);或游离轻链增加>50%,且绝对值增加>100mg/L
稳定		未达到 CR、PR 或 PD 的诊断标准

4. 浆细胞白血病

(1)完全缓解:无临床症状,生活正常或接近正常。血象 Hb≥100g/L(男性),或 90g/L(女性或儿童),中性粒细胞绝对值≥1.5×10^9/L,血小板≥1.5×10^9/L。外周血白细胞分类中无原幼浆细胞。骨髓象:原幼浆细胞≤5%,红细胞及巨核细胞系正常。

(2)部分缓解:5%<骨髓中原、幼浆细胞≤20%;或临床、血象中有一项未达完全缓解标准者。

(3)未缓解:未达部分缓解者。

(三)浆细胞疾病患者的支持治疗及药学监护

1. 骨骼疼痛

双膦酸盐:该类药物常见不良反应为感冒样症状、胃肠道症状(主要为口服制剂)、眼部不良反应、颌骨坏死、肾功能异常、贫血等。其中以肾功能损害和颌骨坏死尤应重视。①颌骨坏死:长期应用双膦酸盐治疗的 MM 患者的发生率为 1.8%~12.8%。预防措施:使用双膦酸盐期间应保持口腔卫生,尽量避免侵入性的口腔操作,治疗口腔溃疡、口腔软组织肿胀及坏死骨暴露。加用抗菌药物有利于预防颌骨坏死的发生。有人推荐在进行口腔侵入性操作前的1~3个月,暂时停用静脉用双膦酸盐,当口腔内伤口愈合后再继续双膦酸盐的治疗;②肾功能损害:发生率为9%~15%。肾毒性具有剂量和时间依赖性,因此,推荐每次使用双膦酸盐前以及在用药过程中需要动态监测肾功能。尤其每次给药前要保持水化状态,根据肌酐清除率调整药物剂量。在双膦酸盐应用过程中尽量避免或少用对肾功能有损害的药物,如必须使用,最好与双膦酸盐相隔24小时。

2. 肾功能不全　浆细胞病合并肾功能损害的机制是多方面的,其中以免疫球蛋白的轻链损伤肾小管最为重要。其他因素包括脱水、高钙血症、高尿酸血症、淀粉样变和使用有肾毒性的药物。

浆细胞病一旦出现肾功能损害,若时间较短,经有效治疗后有可能完全恢复正常,但如果治疗前肾功能损害已有较长时间,则往往很难完全恢复至正常。肾功能损害预防的措施包括:维持足够的液体摄入量,以保证每天尿量达到2000ml以上,以有利于轻链、尿酸以及钙的排出。必要时进行血浆置换,以迅速清除血浆中的M蛋白,减少轻链对肾脏的损害。避免使用对肾有毒副作用的化疗药物和抗生素。如化疗前患者已出现严重肾衰竭,应先进行血浆置换治疗。

3. 高钙血症

(1)轻度高钙血症:对校正后血钙在2.6~2.9mmol/L的患者,可以通过口服水化来降低血钙水平。应给予低钙饮食,注意保证每天钠及水的摄入量。

(2)中重度高钙血症:对校正后血钙≥2.9mmol/L的患者,应尽快进行静脉水化。高钙危象常有脱水、循环血容量不足的表现,应尽快予以纠正。一般每日需要补充生理盐水3000~4000ml左右。静脉注射利尿剂可增加肾脏对钙的清除率,糖皮质激素对于MM合并的高钙血症有较好疗效,可静脉注射地塞米松10~20mg/d。双膦酸盐中唑来膦酸与帕米膦酸都可用于高钙血症的治疗,但唑来膦酸的疗效更高。由于唑来膦酸有肾毒性,在使用过程中应密切观察肾功能变化。

4. 感染　浆细胞病患者常发生正常免疫球蛋白合成不足,机体体液免疫功能低下,容易合并细菌和病毒感染,如反复应用广谱抗生素还可以导致真菌感染。患者平时及化疗期间应重视感染的预防,室内空气每日紫外线消毒,保持口腔、肛门的清洁。正常免疫球蛋白水平低下者,可给予适当输注静脉注射用丙种球蛋白。一旦出现感染,予以积极抗感染治疗。

5. 高黏滞血症　化疗是改善高黏滞血症的根本手段。如情况较为紧急,可采用血浆置换术去除血液中过高的单克隆免疫球蛋白,以迅速解除症状。

6. 贫血　患者Hb<60g/L可考虑适当输注红细胞悬液。但如果患者单克隆免疫球蛋白水平高于50g/L,输注红细胞可能诱发肺水肿。此时,应通过化疗减少浆细胞数量等措施改善贫血。如存在促红细胞生成素(EPO)分泌不足,可给予EPO10 000U,皮下注射,每周3次。一般需要数周才能起效。

7. 淀粉样变性　心脏淀粉样变性患者应用利尿剂、血管扩张剂易导致回心血量减少和心输出量进一步减少,诱发低血压。淀粉样变性的心肌对洋地黄类药物非常敏感,可引起严重心律失常而猝死。因此,充血性心力衰竭患者应慎用洋地黄类制剂。钙通道阻滞剂因负性肌力作用易使心力衰竭恶化,也应慎用。

淀粉样变性的消退是一个缓慢的过程,即使化疗有效抑制了浆细胞的增殖,临床症状的改善和器官功能的恢复仍需要数月或数年的时间,心脏淀粉样变性的恢复尤其缓慢。

 案例分析

案例1:

患者,男,59岁。

主诉:腰背酸痛伴全身乏力2月余。

现病史:患者近2个月无明显诱因出现腰背部酸痛,伴全身乏力,未引起重视,三天前因单位职工健康体检发现Hb95g/L,血清球蛋白85g/L,血沉105mm/h前来就诊。门诊查IgG 72g/L,血清和尿固定免疫电泳M蛋白阳性。门诊诊断为"多发性骨髓瘤"收入病房进一步诊治。

既往史:平时身体健康。无外伤及手术史。无肝炎和结核病史。

家族史:父亲有高血压病史40余年,母亲15年前死于肝癌。否认家族中有传染病和遗传性疾病史。

个人史:吸烟20余年,每天20支左右,无饮酒史。

体格检查:T 37.0℃,P 81次/分,R 20次/分,BP 118/80mmHg。轻度贫血貌,皮肤黏膜未见出血点,巩膜无黄染,全身浅表淋巴结无肿大。胸骨无压痛。心肺听诊未闻及病理性杂音。腹平软,肝脾肋下未触及。脊柱无畸形。四肢关节活动正常。

辅助检查:血常规示WBC $4.2×10^9$/L,N 62%,L 35%,RBC $32×10^{12}$/L,Hb 96g/L,PLT $85×10^9$/L。腹部B超示肝脏正常,腹膜后未见淋巴结肿大。胸部CT未见肺部和纵隔异常。

诊疗经过:入院后完善相关检查。尿常规:蛋白(++),本周蛋白阳性。血沉96mm/h,血清固定免疫电泳和尿固定免疫电泳均为阳性,IgG 76g/L、IgA 1.2g/L IgM 2.4g/L,Coombs试验(一),尿轻链:$κ/λ$:1/30,人血白蛋白30g/L,球蛋白85g/L,血清肌酐和血清尿素氮正常,血清 $β_2$ 微球蛋白2.8mg/L。头颅、脊柱、骨盆等全身扁平骨及四肢长骨X线摄片:可见腰椎2有压缩性骨折,颅骨有多个穿凿样改变病灶。

骨髓穿刺涂片:浆细胞40%,其中原始、幼稚浆细胞占15%。

入院诊断:多发性骨髓瘤IgG λ型,Ⅲ期。

主要治疗药物如下:

唑来膦酸4mg+NS 100ml,静脉滴注,>15分钟,当天;

硼替佐米1.3mg/m²+NS 5ml,静脉注射,第1、4、8、11天;

表柔比星10mg+5%GS 250ml,静脉滴注,每天1次,第1~4天;

地塞米松40mg+NS100ml,静脉滴注,每天1次,第1~4天。

病例特点与诊断要点:

1. 患者以不明原因腰背酸痛、全身乏力起病。

2. 实验室检查 发现贫血及蛋白尿,尿本周蛋白阳性。血沉96mm/h,血清固定免疫电泳和尿固定免疫电泳均为阳性,IgG 76g/L、IgA 1.2g/L、IgM 2.4g/L,尿轻链:$κ/λ$:1/30,人血白蛋白30g/L,球蛋白85g/L,血清肌酐和血清尿素氮正常。血清 $β_2$ 微球蛋白

2.8mg/L。

3. 全身扁平骨 X 线摄片　可见腰椎 2 有压缩性骨折,颅骨有多个穿凿样改变病灶。

4. 骨髓穿刺涂片　浆细胞 40%,其中原始、幼稚浆细胞占 15%。

用药分析与监护要点:

1. 化疗方案分析与监护要点　本例患者年龄<65 岁,入院后经全面体检发现重要脏器心、肺、肝、肾功能基本正常。经与患者本人及家属多次沟通后,患者及家属表示有强烈行自体造血干细胞移植意向,因此,在首次诱导治疗中选择了以新药硼替佐米为基础的 PAD 方案。PAD 方案目前是 NCCN 指南中 MM 自体移植意向患者诱导治疗的 I 类推荐方案。其特点是起效快,不影响自体造血干细胞的动员和采集,对肾脏影响小,可用于肾衰竭患者。国外的临床数据显示,以硼替佐米为基础的多药联合化疗总有效率大多在 80%~95% 之间,其中有 30% 左右的患者可以获得 CR。这些方案起效时间大多为 2 个化疗周期,4 个疗程多数可获得最大疗效。

化疗期间监护要点包括:硼替佐米的常见不良反应有血小板减少、周围神经病变、消化道反应及全身乏力等。血小板计数减少的最低值一般为基线值的 40%,大多出现在每疗程的第 11 天或第 14~15 天。血小板减少的发生率为 43%,但 4 级血小板减少($<25\times10^9$/L)的发生率仅为 3%,此时需要暂停硼替佐米的治疗。但基线$>70\times10^9$/L 患者发生 4 级血小板减少者不足 1%,而基线在$(20\sim70)\times10^9$/L 患者的发生率达 16%。因此,对于基线较低的患者更应密切观察治疗过程中血小板计数的变化,必要时注射 TPO、IL-11 或输注血小板悬液。

周围神经病变是硼替佐米治疗的常见不良反应,国外两项临床试验结果报告发生率为 35% 左右,其中 1~2 级为 22%,3 级为 13%,4 级为 0.4%。12% 的患者需要减低硼替佐米剂量,5% 的患者因此终止硼替佐米治疗。

硼替佐米诱导的周围神经病变大多是感觉性的,足部较手部更多见。通常表现为感觉异常、麻木、迟钝、烧灼感或伴有疼痛,少数患者可表现为运动障碍。研究表明,硼替佐米诱导的周围神经病变与剂量有关,$1.0mg/m^2$ 组的发生率和症状严重程度均明显低于 $1.3mg/m^2$ 组。

硼替佐米诱导的周围神经病变目前尚无有效的治疗方法。临床上使用的神经营养药、维生素类药、糖皮质激素以及非甾体抗炎药只能短暂缓解部分症状,不能控制病变的进展。唯一有效的手段是通过调整用药剂量减轻症状,建议的调整方案为:1 级周围神经病变可以不影响用药。4 级是发生永久性感觉丧失,功能受影响,需要停药。2 级可以减量至 $1.0mg/m^2$ 继续使用。3 级应暂停用药直至毒性反应缓解到 1 级水平再考虑使用。也可将硼替佐米减量至 $0.7mg/m^2$,给药频率降为每周 1 次。

2. 骨骼病变的用药分析　MM 的骨骼病变表现为骨痛、广泛骨质疏松、溶骨性损害、病理性骨折以及高钙血症等。X 项检查在 MM 骨病诊断中具有重要意义。病变主要发生在颅骨、骨盆、肋骨、脊椎骨,少数也可见于四肢长骨的近端。

骨病的治疗除化疗外,主要有放射治疗、手术治疗和双膦酸盐治疗三类。双膦酸盐治疗 MM 骨病的机制主要通过药物整合到破骨细胞内代谢成为不能水解的物质,直接导致破骨细胞凋亡。此外,双膦酸盐对成骨细胞也有一定的调节作用,诱导成骨细胞释放一些细胞因子,促进骨吸收。

双膦酸盐的分类:①第一代双膦酸盐,为不含氮的双膦酸盐,包括依替膦酸盐、氯膦酸二钠、替鲁膦酸盐;②第二代双膦酸盐,为含氮的双膦酸盐包括阿仑膦酸、伊班膦酸钠、帕米膦酸盐;③第三代双膦酸盐,为具有杂环结构的含氮的双膦酸盐,为唑来膦酸、利塞膦酸。

双膦酸盐的不良反应及预防:①流感样症状及头晕、头痛、疲乏无力等,大多可以耐受;②肾脏毒性:可引起血肌酐升高,可能与输注速度过快有一定关系。因此,临床推荐帕米膦酸盐的输注时间为>4 小时,唑来膦酸的输注时间为>15 分钟;③下颌骨坏死:发生与多种因素相关,但可能与口腔疾病、近期拔牙及口腔手术关系较为密切。因此,欧洲骨髓瘤网络(EMN)指南指出,在使用双膦酸盐前有必要进行全面的牙科检查和保健教育,同时在使用双膦酸盐过程中需要口腔科医生共同监测口腔健康情况,若无特殊情况,不建议进行牙科手术或治疗。

案例 2:

患者,男,67 岁。

主诉:头昏、乏力半年余,伴视力模糊 1 个月。

现病史:患者约半年前不明原因出现头昏、乏力,曾去医院检查血压和血常规正常,当时未引起重视。最近一个月出现视力模糊,一周前到眼科就诊,检查发现,血清球蛋白为 78g/L,血沉 85mm/h,转至血液科进一步诊治。门诊查 IgM 70g/L,血清和尿固定免疫电泳 M 蛋白阳性。门诊诊断为"原发性巨球蛋白血症"收入病房。

既往史:平时身体健康。无外伤及手术史。无肝炎和结核病史。

家族史:父亲有高血压病史 40 余年,10 年前死于脑出血。母亲 15 年前死于肝癌。否认家族中有传染病和遗传性疾病史。

个人史:无烟酒嗜好。无疫区居住史。

体格检查:T 37.1℃,P 75 次/分,R 16 次/分,BP 125/80mmHg。轻度贫血貌,皮肤黏膜未见出血点,巩膜无黄染,全身浅表淋巴结无肿大。胸骨无压痛。心肺听诊未闻及病理性杂音。腹平软,肝脾肋下未触及。脊柱无畸形。四肢关节活动正常。

辅助检查:血常规 WBC $4.2×10^9$/L,N62%,L35%,RBC $32×10^{12}$/L,Hb96g/L,PLT $85×10^9$/L。腹部 B 超示肝、脾大,腹膜后见数枚淋巴结肿大。胸部 CT 可见多枚纵隔淋巴结肿大。

诊疗经过:入院后完善相关检查。尿常规:蛋白(十),本周蛋白阳性。血沉 96mm/h,血清固定免疫电泳和尿固定免疫电泳均为阳性,IgM 68g/L、IgA 1.2g/L IgM 2.4g/L,Coombs 试验(一),尿轻链:κ/λ:25/1,人血白蛋白 30g/L,球蛋白 80g/L,血清肌酐/尿素氮正常。血清 $β_2$ 微球蛋白 2.8mg/L,头颅、脊柱、骨盆等全身扁平骨及四肢长骨 X 线摄片未见异常。

骨髓穿刺涂片:小淋巴细胞和浆样淋巴细胞增多,占有核细胞 38%,,未见原始、幼稚浆细胞。骨髓细胞流式细胞术分析异常细胞 CD20 阳性。

入院诊断:Waldenstrom 巨球蛋白血症。

主要治疗药物如下:

苯丁酸氮芥每次 2mg,每天 3 次,第 1~28 天;

泼尼松 60mg/d,每天 1 次,第 1~7 天。

病例特点与诊断要点:

1. 患者主诉为头昏、乏力起病,逐步发展为视力模糊,结合血清球蛋白增高、血沉增快等实验室检查结果,提示有高黏滞血症症状。

2. 本例患者 Waldenstrom 巨球蛋白血症的主要诊断依据为：实验室检查发现血清固定免疫电泳和尿固定免疫电泳均为阳性，IgM 68g/L。骨髓穿刺涂片发现以小淋巴细胞和浆样淋巴细胞增多为主，未见原浆细胞、幼浆细胞。

用药分析与监护要点：

1. 化疗方案分析

患者入院后经全面体检发现重要脏器心、肺、肝、肾功能基本正常。经与患者本人及家属交流后，患者及家属表示因经济原因不愿意行自体造血干细胞移植及硼替佐米或氟达拉滨治疗，倾向于温和的化疗方案治疗。因此，在首次诱导治疗中选择了以烷化剂苯丁酸氮芥联合糖皮质激素的传统治疗方案。该方案的特点是经济、方便，治疗相关性感染发生率低。缺点是起效慢，治疗周期长，需要长期服药。此外，由于目前患者血清 IgM＞50g/L，高黏滞血症症状明显，利妥昔单抗治疗可能加重高黏滞血症及 IgM 相关神经症状，故未予以推荐。

2. 监护要点

化疗期间监护要点包括：密切观察血象，如出现血细胞减少，及时调整苯丁酸氮芥的用量，必要时停药，待血象恢复到大致正常范围再继续治疗。老年患者应用糖皮质激素应注意观察有无精神症状、高血压、胃溃疡、骨质疏松等常见毒副作用，必要时减量或停用。由于本方案起效较为缓慢，患者的高黏滞血症可能难以及时得到控制，必要时可采用以下措施：①血浆置换：采用血细胞分离机进行血浆置换是快速去除 M 蛋白降低血液黏滞度的最有效方法。每置换 2500～3000ml 血浆，血清 M 蛋白下降约 35% 左右，当置换 5000ml 血浆时，约可清除 80% 的 M 蛋白。②应用血管扩张药物和右旋糖酐 40 可有疏通微循环作用，促使缗钱状红细胞分离，可缓解患者的部分症状。

案例 3：

患者，女，71 岁。

主诉：腰背酸痛伴全身乏力 2 月余。

现病史：患者近 2 月无明显诱因出现腰背部酸痛，伴全身乏力，未引起重视，三天前感冒到社区医院就诊，查血常规发现白细胞计数 4.8×10⁹/L、Hb 85g/L、血小板计数 70×10⁹/L、前来就诊。门诊查血清球蛋白 55g/L、血沉 105mm/h、IgG 38g/L，血清和尿固定免疫电泳 M 蛋白阳性。诊断为"恶性浆细胞病"收入病房进一步诊治。

既往史：有冠心病史 10 余年。无外伤及手术史。无肝炎和结核病史。否认有浆细胞病史。

家族史：父亲 20 年前死于肺癌。母亲 15 年前死于卵巢癌。否认家族中有传染病和遗传性疾病史。

个人史：无烟酒及其他不良嗜好。

体格检查：T 36.9℃，P 81 次/分，R 19 次/分，BP 120/80mmHg。轻度贫血貌，皮肤黏膜未见出血点，巩膜无黄染，全身浅表淋巴结无肿大。胸骨无压痛。心肺听诊可闻及期前收缩，4～6 次/分，两肺呼吸音清，未闻及干湿啰音。腹平软，肝脾肋下未触及。脊柱无畸形。四肢关节活动正常。

辅助检查：血常规 WBC 5.2×10⁹/L，N42%，L35%，RBC 280×10¹²/L，Hb85g/L，PLT 85×10⁹/L。外周血涂片检查浆细胞比例 20%。腹部 B 超示肝脏正常，腹膜后未见淋巴结肿大。心电图检查：室性期前收缩、T 波及 S-T 段变化，提示心肌缺血。胸部 CT 未见肿大淋巴结。

诊疗经过：入院后完善相关检查。尿常规：蛋白（＋＋），本周蛋白阳性。血沉 110mm/h，血清固定免疫电泳和尿固定免疫电泳均为阳性，IgG 39g/L，Coombs 试验（－），尿轻链：κ/λ；人血白蛋白 32g/L，球蛋白 56g/L，血清肌酐及尿素氮正常。血清 β_2 微球蛋白 3.2mg/L，肾小球滤过率正常。脊柱、骨盆等全身扁平骨X线摄片见广泛骨质疏松，但未见溶骨性破坏和病理性骨折。骨髓穿刺涂片：浆细胞 64%，其中原始、幼稚浆细胞占 12%。

入院诊断：原发性浆细胞白血病。

主要治疗药物如下：

帕米膦酸盐 60mg＋NS 500ml，静脉滴注，超过 4 小时，当天；

硼替佐米 1.3mg/m² ＋NS 5ml，静脉注射，第 1、4、8、11 天；

地塞米松 40mg＋NS 100ml，静脉滴注，每天 1 次，第 1～4 天。

病例特点与诊断要点：

1. 患者以不明原因腰背酸痛、全身乏力起病。

2. 实验室检查发现贫血及血小板减少，外周血涂片细胞分类浆细胞占 20%。血清固定免疫电泳和尿固定免疫电泳均为阳性，骨髓穿刺涂片：浆细胞 40%，其中原始、幼稚浆细胞占 15%。以上条件符合浆细胞白血病的诊断标准。由于否认既往有浆细胞病史，因此，分类归属于原发性浆细胞白血病。

用药分析与监护要点：

1. 化疗方案分析　浆细胞白血病目前总体治疗效果较差，中位生存期为2～7 个月。较继发性浆细胞白血病而言，原发性浆细胞白血病疗效及生存期相对为好。前者因为大多继发于 MM，已经历多种化疗方案的治疗，对现有药物敏感性差。

本例患者年龄＞65 岁，不再考虑今后行自体造血干细胞移植，因此，在首次诱导治疗中选择了以新药硼替佐米为基础的 VD 方案。未选择蒽环类药物的原因是患者有冠心病病史10 余年，蒽环类药物有增加治疗风险可能。VD 方案目前也是 NCCN 指南中 MM 患者诱导治疗的Ⅰ类推荐方案。有个案报道治疗原发性 PCL 也取得较满意疗效。

2. 化疗期间监护要点　参见本节案例1。

（许小平　颜明明）

第七节　恶性组织细胞病的药物治疗

一、概述

（一）定义

恶性组织细胞病（malignant histiocytosis，MH）简称"恶组"，是一种恶性组织细胞大量增生的肿瘤性疾病。1939 年 Scott 和 Robb-Smith 首次报告为"组织细胞性髓性网状细胞增生症（histiocytic medullary reticulosis，HMR）"，此后，曾有一些学者以不同的病名报道过类似的个别病例。1966 年 Rappaport 将其命名为恶性组织细胞病。近年来，随着 MICM 诊断技术的发展，重新按现行的疾病分类标准，复核原来诊断为恶组患者的组织标本，多数其实为间变性大细胞淋巴瘤以及获得性噬血细胞综合征,真正起源于单核-巨噬细胞系统的"恶组"甚为少见。因此,2001 年 Schmidt 提出"恶组是一种正在逐渐消失的疾病"的观点,但不少学者坚持认为真正意义上的恶组确实存在。鉴于"恶组"的恶性细胞起源于何种系列尚有重大争议,WHO(2008 年)造血与淋巴组织肿瘤分类标准没有将恶性组织细胞病作为一个独立的疾病实体进行描述,但在组织细胞肉瘤章节中有简略提及,认为组织细胞肉瘤少数患者可表现为系统病变,伴有多部位的累及,此时可称之为"恶性组织细胞增生症"。

(二) 流行病学

尚无确切的临床流行病学数据。恶组在 20 世纪 60 年代以前被认为是一种罕见病。国际文献报道仅有数十例,而且大多来自病理学家尸检的结果。1959 年郁知非总结了 18 例患者的临床表现和血液学检查特点,在国际上首次提出了恶组可以通过骨髓穿刺在生前作出诊断的结论,引起国内外的关注。国外文献至 1978 年报告达 200 例。国内报告 1980 年前已达 700 多例,1980～1994 年达 2133 例。本病在世界各地均有发现,国内报道的病例也来自全国各地,但以南方多见。可见于各年龄组,但以 15～40 岁者居多,男性较女性多见,男:女大约为 2.7:1。

(三) 病因和发病机制

1. 病因　病因不明。鉴于非洲某些地区曾有较多病例报告,有人怀疑环境因素,例如EB 病毒感染与本病有关,寄生虫感染也被怀疑与其有关,但均缺乏确切证据。

患者发生血小板减少、肝功能异常、全身衰竭推测与组织细胞浸润以及部分增生的组织细胞具有吞噬功能有关。

2. 病理和病理生理

(1)多脏器受累:脾脏、肝脏、淋巴结和骨髓是受累的主要器官,病理学检查发现脾脏的红髓、淋巴结的淋巴窦、肝脏的汇管区易见恶性细胞的浸润。骨髓浸润呈灶性,常需要多次穿刺或活检才有阳性发现。其他非造血器官主要为间质或血管的浸润。肺部累及仅次于造血器官,近半数患者有心肌间质、心包及心内膜浸润,胰腺、胃肠道、肾脏、乳房、子宫、睾丸、皮肤、内分泌腺以及中枢神经系统也可累及。

(2)浸润细胞的特点:有巨大怪异的恶性细胞、单核样细胞、淋巴样细胞、免疫母细胞样细胞以及吞噬细胞,这些细胞混杂存在,松散分布。

(3)瘤块形成少见:累及组织的结构可以部分或完全破坏,病变部位也可以见到粟粒样结节性病灶和小的肉芽肿,但极少形成瘤块,这是与淋巴瘤区别的重要特征之一。

二、临床表现和辅助检查

起病急骤,来势凶险,进展迅速。常以发热为首发症状,多为高热,伴乏力、血细胞减少、全身衰竭。常有肝脾和淋巴结肿大。

血常规检查白细胞、红细胞和血小板有不同程度的减少。随着病情的进展,这一特点愈显突出。约半数患者外周血涂片观察可在血膜尾部或边缘区域找到异常细胞。

骨髓象检查异常组织细胞有以下几种:①异常组织细胞;②淋巴样组织细胞;③单核样组织细胞;④多核巨细胞;⑤吞噬细胞。但以异常组织细胞和多核巨细胞诊断价值较高,单核样组织细胞、淋巴样组织细胞及吞噬细胞在其他疾病中也可见到,并无特异诊断价值。

组织化学染色表现为:过氧化物酶染色阴性;苏丹黑染色阴性或弱阳性;糖原染色多为

弱阳性弥散反应;酸性磷酸酶染色多为中等度强阳性反应,能被酒石酸抑制;葡糖醛酸酶染色弱阳性至中等阳性反应;非特异性酯酶染色呈阳性至强阳性反应,能被氟化钠抑制;α-ASD氯乙酸萘酯酶和碱性磷酸酶呈阴性反应;溶菌酶染色阳性;α1-抗胰糜蛋白酶和 α1-抗胰蛋白酶阳性。75%的患者中性粒细胞碱性磷酸酶阳性率为 0。

恶组细胞免疫表型检查:CD45$^+$、CD68$^+$、CD30$^-$、Leu-M5$^+$、KP-I0$^+$。

骨髓细胞染色体检查:无特征性染色体异常,常见亚二倍体、超二倍体及染色体易位。

超微结构观察恶组细胞具有不规则短索状的粗面内质网,线粒体小,有各种不同类型的颗粒。

血清胆红素、乳酸脱氢酶、铁蛋白含量常明显增高。

三、诊断和鉴别诊断

对于较长时间的高热、血细胞减少、肝脾淋巴结肿大的患者,如不能用感染性疾病、风湿免疫性疾病解释,应想到本病的可能。但由于本病的临床表现为非特异性,在诊断本病时需要在细胞形态学、细胞化学、免疫学、分子细胞遗传学等全面检查的基础上,慎重作出诊断。如在骨髓和(或)受累组织中发现异常形态的组织细胞增生,特别是找到多核巨组织细胞增生有助于本病的诊断。此外,恶性组织细胞病常表达 LeuM5$^+$、M01$^+$、MAC387$^+$、CD68$^+$和 RFD7$^+$,而 T 或 B 细胞的免疫表型及克隆性 TCR 和 Ig 基因重排缺如。

(一)诊断

1. 国内诊断标准

(1)临床表现:长期发热,以高热为主,伴进行性全身衰竭,淋巴结、脾、肝进行性肿大,还可以有黄疸、出血、皮肤损害和浆膜腔积液等。病情凶险,预后不良。

(2)实验室检查:

1)全血细胞进行性减少,血片中可有少量异常组织细胞和(或)不典型的单核细胞,偶可出现幼稚粒细胞核、有核红细胞。

2)骨髓涂片发现数量不等的多种形态的不正常组织细胞。异常组织细胞和(或)多核巨组织细胞是诊断本病的主要细胞学依据。

所见组织细胞形态如下:①异常组织细胞:胞体较大(直径 20~50μm),外形多不规则,常有伪足样突出;胞质比一般原始细胞丰富,呈蓝色或深蓝色,而深蓝色者常无颗粒,浅蓝色者可有少数嗜苯胺蓝颗粒,可有多少不一的空泡;核呈圆形、椭圆形或不规则,有时呈分枝状,偶有双核;核染色质致密网状;核仁隐显不一,常较大而清晰,1~3 个不等。尚可见早幼粒细胞样异常组织细胞;②多核巨组织细胞:胞体大,直径可达 50μm 以上,外形不规则,胞质蓝或灰蓝,无颗粒或有少数细小颗粒;含有 3~10 个或多叶核,核仁隐或显。此外,有吞噬型组织细胞及一些单核样、淋巴样和浆样组织细胞,不作为诊断依据。

3)病理检查:骨髓或肝、脾、淋巴结及其他受累组织的病理切片中可见各种异常组织细胞浸润,这些细胞呈多样性,混杂存在,呈灶性或片状,松散分布,极少形成团块,组织结构可部分或全部破坏。

凡具有上述 1)加 2)或 1)加 3),且没有 T 或 B 淋巴细胞的免疫表型及 TCR 和 Ig 基因重排,且能排除反应性组织细胞增多症可诊断本病。

2. 国外诊断标准

(1) Esseltine 等的标准：

1) 临床表现：发热、出汗，淋巴结、肝脾大，体重减轻，黄疸，恶病质。

2) 进行性全血细胞减少，少数患者白细胞增多并有异常组织细胞。

3) 淋巴结、肝、脾、皮肤或骨髓切片或涂片出现一定数量的单核-巨噬细胞的前体细胞，此类细胞的核质比高，胞质嗜碱性，常含有一个或多个空泡。并有组织结构的改变。骨髓涂片中可见恶性巨噬细胞，该细胞的胞核大、核质比高，含数个大核仁；胞质深蓝，没有或有红细胞、白细胞和血小板被吞噬的现象。

根据典型临床表现及骨髓涂片（或切片）有恶性巨噬细胞和（或）淋巴结、肝、脾组织学异常所见，可做出肯定诊断；如果骨髓涂片见到较多体积大的吞噬大量血细胞的巨噬细胞，提示应高度怀疑本病，但未查见原始的恶性组织细胞之前，不能仅以此作出诊断。

(2) Zucker 等的标准：

1) 临床表现：有发热、出汗、食欲减退，体重减轻，淋巴结、脾肝大和胸膜腔积液等。并有全血细胞减少，个别患者的外周血中有组织细胞。

2) 淋巴结、肝、脾、骨髓及其他受累组织被非特异性酯酶（NSE）染色阳性的肿瘤细胞浸润。该细胞直径 $15\sim20\mu m$；核居中或偏位，双核或多核，呈圆形、新月状或 E 状，核膜厚，染色质成纤维网状；核仁清晰；胞质丰富，嗜碱性强，暗蓝色或灰蓝色，胞质常有空泡，并有吞噬的红细胞、白细胞或核残留物。有些肿瘤细胞呈退行性变。尚有一些正常的组织细胞。

根据组织学检查及（或）骨髓涂片结果，结合临床作出诊断。

（二）鉴别诊断

本病重点须与反应性组织细胞增多症、噬血细胞综合征、淋巴瘤相鉴别。

反应性组织细胞增多症是指有明显的原发病存在，由于原发病的某些因素刺激组织细胞增生，当原发病去除后，组织细胞增生可自然消退。但临床上常遇到原发病一时难以查明，而组织细胞增生导致的反应十分强烈，此时，经常被误诊为"恶组"。

噬血细胞综合征（hemophagocytic syndrome，HPS）又称噬血细胞性淋巴组织细胞增生症（hemophagocytic lymphohistiocytosis），是一种免疫缺陷导致过度炎症反应为特征的综合征，分为遗传性和获得性两类。恶组主要应与获得性噬血细胞综合征相鉴别。后者骨髓涂片一般不应见到多核巨组织细胞，组织细胞的吞噬现象更为明显。病因治疗如有效，应用地塞米松、依托泊苷以及环孢素等可以使症状得到控制，预后良好。

间变性大细胞淋巴瘤可通过细胞免疫标志检测、染色体核型分析及克隆性 TCR 重排等方法仔细鉴别，一般并无困难。

四、治疗计划

（一）治疗策略

通过积极的对症处理和化疗，获得疾病 CR 或 PR，延长生存期。

（二）治疗原则

为了迅速缓解症状、控制病情发展，争取获得最大程度的缓解，治疗措施包括选用患者耐受的化疗方案和积极的对症处理。部分患者通过化疗病情可获得短期缓解。积极的对症处理措施包括控制高热、治疗肝衰竭、抗感染、输注红细胞和血小板等血液成分制品。

（三）预后

患者大多病情凶险，进展迅速，治疗困难，预后不良。未经治疗患者死亡率几乎为100%。部分患者经化疗后可获得短暂缓解，但大多数缓解期甚短，多在数月内死亡。死亡的常见原因是全身衰竭、出血（胃肠道、颅内）以及严重感染。

五、药物治疗方案

（一）药物的选择

目前尚无统一有效的治疗方案。单一化疗药物常以环磷酰胺为首选，但往往疗效不理想，较少应用。联合化疗以 CHOP 方案最为常用，该方案药物由环磷酰胺、多柔比星、长春新碱、泼尼松 4 药联合组成。CHOP 方案基础上如再联合依托泊苷，即为 CHOPE 方案。B-CHOP 为博来霉素加 CHOP 方案所组成。在 B-CHOP 基础上，加用高剂量甲氨蝶呤，即为 B-CHOP-HDMTX 方案。ProMACE 方案由泼尼松、甲氨蝶呤、多柔比星、依托泊苷，以及亚叶酸钙组成，其中亚叶酸钙并非细胞毒药物，主要作用是解救高剂量甲氨蝶呤的不良反应。EA 方案由依托泊苷和阿糖胞苷组成，常用于难治与复发患者。

（二）药物的用法用量

单用环磷酰胺具体用法：100～400mg/d，静脉注射，总剂量可达 8～12g，缓解后以 50～100mg/d 维持。

环磷酰胺联合用药包括以下几方面：

1. CHOP 方案具体用法　环磷酰胺 750mg/m²，第 1 天，静脉注射；多柔比星 50mg/m²，第 1 天，静脉注射；长春新碱 2mg，第 1 天，静脉注射；泼尼松 50mg/(m²·d)，分 2 次或 3 次口服，第 1～5 天。

2. CHOPE 方案具体用法　CHOP 方案剂量与用法同上，另加依托泊苷 60mg/m²，第 1～4 天静脉注射。

3. B-CHOP 方案具体用法　CHOP 方案剂量与用法同上，另加博来霉素，20mg/m²，第 1 天，静脉注射。

4. B-CHOP-HDMTX 方案具体用法　上述 B-CHOP 方案中加用高剂量甲氨蝶呤 1.0～1.5g/m²，静脉滴注，24 小时后给予亚叶酸钙 10mg/m²，每 6 小时 1 次，共计 10 次解救。

5. ProMACE 方案具体用法　泼尼松 60mg/m²，第 1～14 天；甲氨蝶呤 500/m²，静脉滴注，第 14 天；亚叶酸钙 50mg/m²，静脉滴注，第 15 天；多柔比星 25mg/m²，静脉注射，第 1、8 天；依托泊苷 120mg/m²，静脉注射，第 1、8 天。

6. EA 方案具体用法　依托泊苷 60mg/m²，阿糖胞苷 200mg/m²，静脉滴注，每周 1 次，共 6 次。

（三）药物的使用疗程

尚无统一标准，如治疗有效，可参照高度侵袭性淋巴瘤的化疗策略。

六、药学监护与药学服务

（一）恶性组织细胞病患者化疗的安全性监护

恶性组织细胞病目前尚无统一的化疗方案，文献报道大多按照高度侵袭性非霍奇金淋巴瘤的化疗方案。化疗安全性的监护可参见淋巴瘤章节。

高热是恶组患者常见的临床症状，但恶组常有两系以上血细胞减少，尤其在疾病进展阶段，全血细胞减少成为其突出的临床特征，中性粒细胞计数减少可使合并细菌、病毒以及真菌等各种病原微生物感染的机会大大增加，临床上要明确鉴别恶组患者高热是由感染所致抑或原发病的表现，有时相当困难。此时可在经验性抗感染治疗基础上，及时进行化疗。

由于恶组被认为是起源于单核-巨噬细胞系统的恶性肿瘤，患者化疗前或化疗后出现的中性粒细胞减少或粒细胞缺乏，一般不选择 GM-CSF 作为提升粒细胞数量的刺激因子，必要时宜采用 G-CSF 注射剂。

恶组患者肝功能异常的发生率高，表现为肝细胞性黄疸、ALT、AST、γ-GT 等肝酶异常升高、低蛋白血症以及凝血因子合成减少。保肝药物应该常规应用。如有凝血因子减少，可注射维生素 K_1 或直接补充凝血因子。患者进行化疗时，应密切监测肝功能的变化。肝功能损害严重的患者，某些肝脏毒性较大的药物尽量避免使用或减少剂量使用，如培门冬酶、MTX、大剂量 CTX、亚硝脲类等。化疗期间每周查肝、肾功能、电解质以及出凝血指标至少 $1\sim2$ 次。

（二）恶性组织细胞病患者化疗疗效的监护

化疗结束后应及时监测血象和临床表现变化。有效患者高热下降，血象改善、全身症状减轻，肝功能渐趋正常，肿大的肝、脾和淋巴结有所缩小。每个疗程结束后应做胸部 CT 和腹部 B 超等常规检查。化疗前不论骨髓是否有阳性发现，化疗后均应做骨髓穿刺涂片检查，其目的除了观察异常组织细胞情况外，还可以了解正常造血细胞增生状态。

恶组的疗效标准如下：

1. 国内疗效标准

（1）完全缓解（CR）：症状及不正常体征均消失。血象 Hb≥100g/L，WBC≥4.0×10^9/L，分类正常，血小板≥100×10^9/L；骨髓涂片找不到异常组织细胞。

（2）部分缓解（PR）：自觉症状基本消失，体温下降或稳定一段时间，肿大的肝、脾、淋巴结明显缩小（肝、脾最大不超过肋缘下 1.5cm），血象接近但未达到完全缓解标准；骨髓涂片中异常组织细胞和血细胞被吞噬现象基本消失或极少量。

2. 国外疗效标准

（1）完全缓解：症状及体征消失，无新的病变出现，骨髓涂片中未见恶性细胞。

（2）部分缓解：可供测定的病灶和肿大的组织器官的最大垂直直径减少≥50%，且不出现新的病灶。

（三）恶性组织细胞病患者的支持治疗及药学监护

1. 控制高热　患者如果高热持续多日不退且抗感染无效，可给予糖皮质激素适当降温，也可应用非甾体抗炎药。但恶组患者大多全身衰竭，体能状况较差，剂量不宜过大，以免造成脱水及血压下降。如吲哚美辛栓，每次塞肛门不宜超过 $1/3\sim1/2$ 粒。

2. 保护肝脏功能　患者如有肝功能异常，应积极予以护肝治疗。护肝药物种类很多，有抗氧化剂、解毒剂、酶抑制剂以及促进肝细胞再生制剂等，可酌情选用。

3. 输血制品　根据血细胞减少的系列及临床症状，酌情输注红细胞、血小板悬液。如血浆白蛋白<35g/L，可给予人血白蛋白注射剂输注。

4. 纠正水电解质平衡　注意肾功能及水电解质平衡,由于高热及全身衰竭,每天补充适当水分及电解质,如进食困难,可补充肝病用复合氨基酸注射液等。

5. 控制感染　粒缺患者做好消毒隔离。如确定继发感染,除了选择合理的抗生素外,可给予大剂量丙种球蛋白静脉滴注。

 案例分析

患者,男,45 岁。

主诉:不明原因高热两周伴巩膜皮肤黄染 2 周。

现病史:患者 2 周前无明显诱因出现发热,体温达 38.5℃,无流涕、咽痛、咳嗽等症状,自服"泰诺"后体温有所下降。次日起出现巩膜、皮肤黄染,前去当地医院就诊,查血常规在大致正常范围,肝功能示总胆红素轻度增高,给予头孢呋辛及多烯磷脂酰胆碱胶囊(易善复)治疗 3 天,体温不退,巩膜皮肤黄染进一步加重,改用"泰能"、"万古霉素"治疗一周未见好转,体检发现肝、脾及颈部多个浅表淋巴结肿大。拟诊"发热待查,淋巴瘤不能排除"转来门诊进一步诊治。门诊检查体温 40.1℃,双侧颈部和腋下可触及多个肿大淋巴结,最大约 3.5cm×3cm 大小,质地偏硬。肝肋下 2cm,脾肋下 3cm。血常规示 WBC 3.5×10⁹/L、Hb 95g/L、Plt 55×10⁹/L。肝功能检查:白蛋白 30g/L、球蛋白 35g/L、ALT 85U/L、AST100U/L、γ-GT 70U/L、PT 11 秒、APTT 58 秒、纤维蛋白原 1.5g/L,B 超检查:肝、脾大。全身浅表淋巴结无肿大。拟诊"发热待查,淋巴瘤不能排除"收入住院。

过去史:20 年前患过甲型肝炎,经治疗和休息后痊愈。

个人史:不吸烟。喜饮酒,每日白酒 200ml 左右。长期在原籍务农。有血吸虫疫水接触史。

入院后完善各项检查,心电图示窦性心动过速。乙肝和丙肝病毒指标阴性,骨髓穿刺涂片形态学检查:可见恶性巨噬细胞,该细胞直径约 15~20μm;胞核大、核质比高,含数个大核仁;胞质深蓝色,可见少量异常组织细胞吞噬红细胞和血小板现象。细胞化学染色:过氧化物酶染色阴性;糖原染色多为弱阳性弥散反应;酸性磷酸酶染色度强阳性反应,能被酒石酸抑制;非特异性酯酶染色强阳性反应,能被氟化钠抑制;溶菌酶染色阳性;中性粒细胞碱性磷酸酶阳性率为 0。

骨髓细胞染色体检查:45XY,未见染色体易位。骨髓组织免疫分型:CD3⁻、CD4⁻、CD8少量⁺、CD10⁻、CD19⁻、CD20 少量⁺、CD79α⁻、CD45⁺、CD68⁺、CD30⁻、Leu-M5⁺。克隆性 IgH 和 TCR 重排检测均为阴性。

入院诊断:恶性组织细胞病。

诊疗经过:主要治疗药物:

环磷酰胺 750mg/m²,静脉滴注;第 1 天;

多柔比星 50mg/m²,静脉滴注;第 1 天;

长春新碱 2mg,静脉滴注;第 1 天;

地塞米松 10mg/(m²·d),静脉滴注;第 1~5 天;

依托泊苷 60mg/m²,静脉滴注;第 1~4 天。

病例特点与诊断要点:患者以不明原因的高热、黄疸起病,伴全血细胞减少和肝功能异常。经多种抗生素治疗无效。骨髓穿刺涂片见大量异常组织细胞增生,其中可见多核巨组织细胞。骨髓细胞染色体检查,细胞免疫分型及 TCR、BCR 基因重排检测可排除恶性淋巴瘤,诊断为恶性组织细胞病。入院后继续给予碳青霉烯类药物联合万古霉素抗感染治疗 3 天,血常规检查三系细胞下降为 WBC $2.0 \times 10^9/L$,Hb 80g/L,Plt $25 \times 10^9/L$,肝肋下 4cm、脾肋下 6cm。体温每天最高达 40.5℃,考虑高热主要系原发病所致,在积极查找病原微生物的同时,给予原发病的治疗,化疗方案选择 CHOPE 方案。抗感染药物调整为特治星(哌拉西林他唑巴坦)单药应用。

用药分析与监护要点:

1. 化疗方案分析与监护要点　该患者临床特点为高热伴黄疸,伴肝、脾、淋巴结肿大,肝功能异常,血常规检查全血细胞进行性减少,起病以来病情进展迅速,需要尽快进行化疗。CHOP 方案是侵袭性淋巴瘤初次治疗首选的化疗方案之一,也常用于恶组的化疗。本方案中加入依托泊苷,主要考虑是该药对单核巨噬细胞系统抑制作用较为明确,已被美国组织细胞病学会 HLH-94 及 HLH-2004 推荐为治疗获得性噬血细胞综合征的首选药物之一。CHOP 方案中的泼尼松口服改为地塞米松静脉注射,也是借鉴于该方案。

2. 肝功能异常的用药分析　恶组患者肝功能异常较为常见。无论化疗与否,患者如有肝功能异常,都应该常规护肝治疗。化疗期间更应重点监测。常用的护肝药物有还原型谷胱甘肽、双环醇、葡醛内酯、水飞蓟素、甘草酸铵、多烯磷脂酰胆碱(易善复)、维生素 C、维生素 B 类等,可择其中 2 种联合使用。本例患者选用还原型谷胱甘肽 1.2g/d,每天 1 次,多烯磷脂酰胆碱 10ml/d,每天 1 次,静脉滴注,持续应用至化疗结束后 2 周,并给予人白蛋白10g/d 输注,连续 7 天。化疗期间未见肝功能损害加重;反之,随着疾病的缓解,肿大的肝脏体积有所缩小,肝功能逐渐恢复正常。

用药指导:可参见白血病、淋巴瘤及浆细胞病相关章节。

(许小平　颜明明)

参 考 文 献

[1] 张之南,沈悌. 血液病诊断及疗效标准. 3 版. 北京:科学出版社,2007.

[2] 张之南,郝玉书,赵永强,等. 血液病学. 2 版. 北京:人民卫生出版社,2011.

[3] 林果为,欧阳仁荣,陈珊珊,等. 现代临床血液病学. 上海:复旦大学出版社,2013.

[4] 沈志祥,朱雄增. 恶性淋巴瘤. 2 版. 北京:人民卫生出版社,2011.

[5] 林树榆,朱军,高子芬. 恶性淋巴瘤诊断治疗学. 北京:人民卫生出版社,2013.

[6] 中华医学会血液学分会,中国医师协会血液科医师分会. 中国急性早幼粒细胞白血病诊疗指南(2014 年版). 中华血液学杂志,2014,25(5):475-477.

[7] 中华医学会血液学分会. 成人急性髓系白血病(非急性早幼粒细胞白血病)中国诊疗指南(2011 年版). 中华血液学杂志,2011,32(11):804-807.

[8] 中华医学会血液学分会、中国抗癌协会血液肿瘤专业委员会. 中国成人急性淋巴细胞白血病诊断与治疗专家共识(2012 年). 中华血液学杂志,2012,33(9):789-792.

[9] 中华医学会血液学分会. 中国慢性髓性白血病诊断与治疗指南(2013 年版). 中华血液学杂志,2013,34(5):464-470.

[10] Swerdlow SH,Campo E,Harris NL,et al. WHO Classification of Tumours of Haematopoietic and Lymphoid Tissues. Lyon,France:IARC Press,2008.

[11] Geyer H and Mesa RA. therapy for myeloproliferative neoplasms: when, which agent, and how? Blood, 2014,124:3529-3537.

[12] Moreau P, Attal M, and Facon T. Frontline therapy of multiple myeloma. Blood, 2015, 125:3076-3084.

[13] Jelinek T, Kryukov F, Rihovr L, et al. Plasma cell leukemia: from biology to treatment. Eur J Haematol, 2014, 95:16-26.

[14] Gounder M, Desai V, Kuk D, et al. Impact of surgery, radiation and systemic therapy on the outcomes of patients eith dendritic cell and histiocytic sarcomas. Eur J Cancer, 2015, Epub ahead of print.

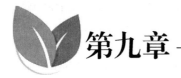

第九章

造血干细胞移植的相关药物治疗

第一节　造血干细胞移植

一、概述

造血干细胞移植(hematopoietic stem cell transplantation,HSCT)经过近60余年来的不断发展,已成为一种非常重要的临床治疗手段,广泛用于白血病、淋巴瘤、实体肿瘤、自身免疫性疾病、免疫缺陷及遗传性疾病的治疗。异基因造血干细胞移植(allo-HSCT)对某些恶性血液疾病甚至是唯一的根治性方法。尽管 HSCT 也有一定的移植相关死亡率(transplant related mortality,TRM)及多种并发症,如预处理相关毒性、移植物植入失败/植入不良、移植物抗宿主病(graft-versus-host disease,GVHD)、复发、感染等,但随着干细胞生物学研究的进展,移植供者及移植物来源日益多元化,移植技术体系不断进步和完善,使得HSCT 的疗效及安全性明显提高,愈来愈多的患者受益于这一技术。

(一) 基本概念

1. 造血干细胞　具有高度自我更新能力和向髓系和淋巴系多向分化潜能的细胞群体,是所有血细胞最原始的起源细胞,目前认为主要存在于骨髓、动员的外周血和胎儿脐带血中。

2. 造血干细胞移植　对患者进行全身照射、化疗及免疫抑制预处理后,将采集自正常供者或自体的造血细胞(包括造血干细胞和祖细胞,临床多用 CD34$^+$细胞标识),输注患者体内,从而重建患者造血和免疫系统的治疗方法。

3. 人类白细胞抗原系统(human leucocyte antigen,HLA)　HLA 基因复合体,又称主要组织相容性复合体,定位于人 6 号染色体短臂(6q21),在基因数量和结构上具有高度多态性。供受者 HLA 配型相合程度与 HSCT 密切相关,最主要的是 HLA-Ⅰ类位点 A、B、C 和Ⅱ类位点 DR、DP 和 DQ。供受者 HLA 不合,显著增加 GVHD 和植入失败的风险。

(二) 造血干细胞移植的分类

按照造血干细胞(hemopoietic stem cell,HSC)采集途径的不同,HSCT 可分为骨髓移植(bone marrow transplantation,BMT)、外周血造血干细胞移植(peripheral blood stem cell transplantation,PBSCT)和脐带血移植(cord blood transplantation,CBT),近年来也有采用2种、甚至3种移植物的混合干细胞移植。而按移植供、受者的关系,即 HSC 取自健康

供者还是患者本人，HSCT可分为异体移植和自体移植（auto-HSCT）。异体移植又可分为异基因移植（allo-HSCT）和同基因移植（syngeneic HSCT，syn-HSCT），后者是指同卵孪生者之间的HSCT，由于遗传基因完全相同，不存在植入失败和GVHD等免疫学问题，此种移植在临床中不足1%。Allo-HSCT在临床移植中最为常见，按照供、受者有无血缘关系，可分为血缘移植（related donor HSCT）和非血缘移植（unrelated donor HSCT）。其中血缘移植又可再分为HLA配型相合的同胞移植（HLA-matched related HSCT or sibling HSCT）、HLA配型不合的血缘移植（HLA-mismatched related HSCT）或单倍型移植（haploidentical HSCT）。临床上常用的另一种HSCT分类，则是以预处理方案的强度来划分，即传统的清髓性HSCT、非清髓性HSCT（non-myeloablative stem cell transplantation，NST）及减低预处理强度的HSCT（reduced-intensity conditioning stem cell transplantation，RIC-HSCT）。

（三）造血干细胞移植的适应证和禁忌证

1. 适应证 随着HSCT技术的日益成熟和相关疾病非移植治疗的进步，HSCT适应证也在不断的调整，临床应依据个体的实际病情，参照相关治疗指南，权衡决定是否移植、何时移植。

（1）非恶性疾病：重型再生障碍性贫血（SAA），阵发性睡眠性血红蛋白尿症（PNH），先天性造血系统疾病，以及酶缺乏所致的代谢性疾病，如范科尼贫血、镰状细胞贫血、重型海洋性贫血、重症联合免疫缺陷症、戈谢病等，均采用异体移植，部分严重的获得性自身免疫性疾病也可接受自体移植治疗。

（2）恶性疾病：恶性血液系统疾病，例如：急性髓系白血病（AML）（急性早幼粒细胞白血病除外）、急性淋巴细胞白血病（ALL）（儿童标危组除外）、慢性粒细胞性白血病（CML）、骨髓增生异常综合征（MDS）等，主要采用异体移植，部分标危组急性白血病，也可接受自体移植；淋巴瘤、骨髓瘤多选择自体移植，也可进行异体移植。其他对放、化疗敏感的实体肿瘤也可考虑自体移植，如乳腺癌、卵巢癌、肺癌、神经母细胞瘤、生殖细胞肿瘤、脑胶质瘤、软组织肉瘤等，异体移植仍处于探索和临床试验阶段。

2. 禁忌证 随着HSCT技术的优化和进步，既往被认为的移植绝对禁忌已变为相对禁忌，甚至不再成为禁忌。如年龄已没有统一的限定，清髓性HSCT，部分单位限定在60岁以下；减低预处理剂量的HSCT，患者最大年龄甚至可达70岁以上。活动性感染也只作为相对禁忌。但患者如伴发精神病、严重心、肾疾病、肝硬化，可列为移植禁忌证。

二、基本流程

（一）移植前准备

1. HLA配型 供受者HLA配型相合程度明显影响allo-HSCT疗效，HLA不相合可致植入失败或延迟，并增加GVHD发生率。

（1）亲缘供体：最佳供体是HLA全相合的同胞，即HLA-A、-B及-DR位点完全匹配者。也可选择部分相合亲缘供体（也称为单倍型相合供体）。2014年国内北京大学血液病研究所的最新研究显示：HLA不合位点的数目并不显著影响HSCT疗效。供体选择时可参考：首选子女供体；同胞，尤其年轻的兄弟供体，优于父亲供体；年轻、非母系遗传抗原（noninherited maternal antigen，NIMA）不合的同胞供体在同胞中优选；父亲供体优于母亲供体；

避免非父系遗传抗原(noninherited paternal antigen,NIPA)不合供体及母亲供体。

(2)非亲缘供体:最佳供体是 HLA-A、-B、-C、-BRB1 和-DQB1 位点的 10/10 高分辨率相合(基因配型相合),但 1、2 个等位基因不合或 1 个抗原位点不合供体,在某些情况下也可作为供体选择,如进展期或高危组患者 HSCT。

(3)脐带血:目前认为 HLA 配型 4/6～6/6 相合的脐带血均可满足 CBT 的配型要求。但配型相合位点数少的脐带血,对其有核细胞(total nucleated cells,TNC)数和 CD34$^+$ 细胞数的要求会相应提高。

2. 供者选择　Auto-HSCT 的供体即为患者本人,经评估可耐受大剂量放化疗,能动员采集到未被肿瘤细胞污染的足量 HSC 者。Allo-HSCT 的供体首选 HLA 相合同胞;次选下列其一:HLA 相合非亲缘供体,脐带血干细胞,HLA 部分相合的亲缘供体。亲缘供者适宜年龄 8～60 岁,非亲缘 18～45 岁,除满足 HLA 配型要求外,还应身体健康,无严重心、肾疾病、恶性肿瘤,HIV 抗体阴性。HBV 及 HCV 肝炎活动期,不宜选做供体,但如无其他供体选择,也可先行抗病毒治疗,至病毒负荷降至检测不出的水平时,再采集 HSC。供者以男性和无孕史的女性为优选。CBT 除配型外,应确定胎儿无遗传性疾病。

3. 受者准备

(1)常规准备:确认受者有移植适应证,年龄一般不大于 60 岁,无心、肺、肝、肾等脏器的严重器质性疾病和精神障碍。全面评价疾病状态。控制感染,清除潜在的感染灶。根据患者要求,预留及冻存精液或卵细胞。深静脉置管,建立静脉通路。

(2)预处理:HSCT 的重要环节之一,预处理的目的是最大限度地清除受者的基础疾病,并充分抑制受者的免疫功能,以避免移植物被排斥。预处理主要采用全身照射(total body irradiation,TBI)、细胞毒药物和免疫抑制剂。构成预处理方案的常用免疫抑制剂有氟达拉滨(Flu)、抗胸腺细胞球蛋白(ATG)/抗淋巴细胞球蛋白(ALG)和抗 CD25 单克隆抗体等;细胞毒性药物如高剂量的环磷酰胺(CTX)、白消安(BU)、左旋苯丙氨酸氮芥(Mel)和阿糖胞苷(Ara-C)等。经典的清髓性预处理方案有 TBI/CY 方案和 BUCY 方案,淋巴瘤移植预处理多用 BEAM 方案,多发性骨髓瘤多用高剂量 Mel(HD-Mel)为主的方案。近年来,分子靶向药物也被尝试加入到预处理方案中。预处理常见毒副作用:出血性膀胱炎(hemorrhagic cystitis,HC)、黏膜炎、肝静脉闭塞症(VOD)、间质性肺炎、不育症等。

(二) 造血细胞的采集,处理和保存

1. 骨髓　骨髓采集应在无菌手术室内进行,供者经硬膜外麻醉或全身麻醉,在髂后上棘多点穿刺,抽取骨髓。按受者体重,$(2～4)×10^8$/kg 单核细胞(monocyte,MNC)数为一般采集目标值。为维持供髓者血流动力学稳定、确保安全,应提前 2 周预先保存供者自身血液,在术中回输。供、受者红细胞血型不合时,为防止急性溶血反应,需先相应去除骨髓血中的红细胞和(或)血浆。对自体 BMT,采集的骨髓血需加入冷冻保护剂,液氮保存或−80℃低温冰箱保存,待移植时复温后回输。

2. 外周血　正常情况下,外周血液中的造血细胞数量很少。需应用 G-CSF 进行动员,使血中 CD34$^+$ 细胞升高以便于采集。常用 G-CSF$(5～10)$μg/(kg・d),分 1～2 次,皮下注射 4 天,在第 5 天开始用血细胞分离机采集,采集 1～2 次,至 CD34$^+$ 细胞数量$≥2×10^6$/kg(受者体重)即可。Auto-PBSCT 的 PBSC 采集自患者本人,采集前常给予化疗,进一步清除残留病灶并促使 HSC 增殖,当白细胞开始恢复时,按前述健康供体的方法,G-CSF 动员采集自体造血细胞。保存方法同骨髓。

3. 脐带血 由特定的脐血库负责采集和保存,采集前应除外胎儿遗传性疾病,并记录脐血的血型、HLA 配型、TNC 和 CD34$^+$ 细胞计数等信息,同时检测各类病原体,确保脐血质量。

(三)造血干细胞回输和植活证据

采集的骨髓血加入一定量的含有肝素的组织保养液,通过不锈钢滤网去除凝块及脂肪滴后收集,并在采集后 6 小时之内,缓慢地静脉回输给患者。注意每袋的最后 10ml 应弃去,以避免脂肪栓塞。此外输注时要用鱼精蛋白中和肝素。采集的外周干细胞和脐血可以直接回输。液氮冷冻保存的骨髓,外周干细胞或脐血,可置于 40℃水浴中快速融化后回输。

一般在回输移植物后,外周血中性粒细胞回升至＞0.5×10^9/L 视为粒细胞植活,血小板脱离输注,并保持≥20×10^9/L 为血小板植活。PBSCT 造血重建快,中性粒细胞和血小板植活的时间分别为移植后 8～10 天和 10～12 天。CBT 造血恢复慢,中性粒细胞植活约需 1 个月,血小板植活需时更长,并约有 10% 的 CBT 不能植活。HLA 相合的 HSCT,植活率高达 97%～99%。GVHD 的出现可视为临床植活证据,另可根据供、受者间性别、红细胞血型和 HLA 的不同,分别通过细胞和分子遗传学检测、红细胞血型抗原及白细胞抗原转化的检测,获得移植物植活的实验室证据,对于上述三者均相合者,则可采用短串联重复序列、单核苷酸序列多态性结合 PCR 技术分析取证。

三、移植相关并发症

(一)植入失败及移植后复发

植入失败(graft failure,GF)是相对于植入成功而言,严格意义上,植入成功的含义应该包括:①外周血细胞计数迅速达到植活标准且保持稳定;②造血细胞为供者来源。未达到上述标准者都应该认为是 GF。随着移植技术的进步,GF 发生率已明显降低,自体移植少见GF,异体移植以 CBT 及再障患者移植相对多发。临床常用措施包括:造血生长因子,免疫抑制剂调整,供者干细胞输注等,部分病例可能需要二次移植。也有部分患者出现移植后复发,多数在移植后 3 年内,复发的风险与疾病危险度分层、移植时本病缓解状态和移植类型等因素有关。复发者治疗较困难,预后也较差。在移植后采用白细胞介素-2(interleukin-2,IL-2)或供体淋巴细胞输注(donor lymphocytes infusion,DLI)等免疫治疗可减少微小残留病,降低复发率。二次移植对少数复发病例适合。DLI 对部分复发病例有效。

(二)移植物抗宿主病

移植物抗宿主病(GVHD)是 allo-HSCT 后的严重并发症,也是移植相关死亡的主要原因之一,由供体 T 细胞活化、攻击受者表达同种异型抗原的组织所致。发生 GVHD 需要三个要素:①移植物中含免疫活性细胞;②受体表达供体没有的组织抗原;③受体处于免疫抑制状态,无法排斥移植物。HLA 相合程度是发生 GVHD 最主要的危险因素,但即使供受者间 HLA 完全相合,还存在次要组织相容性抗原不相合的情况,仍有 30% 的机会发生重度GVHD。产生 GVHD 的风险因素还包括:供、受体间有无血缘关系、性别差异、年龄、基础疾病及其所处状态、GVHD 预防方案、移植物特性、感染、组织损伤等。

GVHD 可分为急性 GVHD(acute GVHD,aGVHD)和慢性 GVHD(chronic GVHD,cGVHD)。经典 aGVHD 发生于移植后 100 天内,cGVHD 发生于 100 天后。典型 aGVHD发生在移植后 2～4 周,表现为皮肤红斑和斑丘疹、持续性厌食和(或)腹泻、肝功能异常。

aGVHD的预防方法主要有两种：免疫抑制剂和T细胞去除。常用药物方案为环孢素（CsA）联合短程甲氨蝶呤（MTX），此外，他克莫司（FK-506）、糖皮质激素、吗替麦考酚酯（MMF）、抗胸腺细胞球蛋白（ATG）等也可作为预防用药。从移植物中去除T细胞也是有效预防GVHD的方法，如T细胞单抗、CD34$^+$细胞阳性选择等。aGVHD治疗的首选药物为甲泼尼龙，二线药物有：MMF、FK-506、ATG、抗T细胞或IL-2受体的单克隆抗体（如CD25单抗）、抗肿瘤坏死因子抗体、西罗莫司等。移植后存活超过6个月的患者，约20%～50%会并发cGVHD，可累及全身多个器官和组织，临床表现类似自身免疫性疾病。治疗以免疫抑制为主，但合并感染的问题须高度重视。

（三）移植相关感染

尽管采取了严密的感染预防措施，如层流净化病房、保护性隔离、无菌饮食、胃肠道除菌、免疫球蛋白定期输注支持等，移植后由于严重的血细胞减少、粒细胞缺乏、留置导管、黏膜屏障受损、免疫功能低下，仍有相当多的移植患者发生感染。细菌感染在移植早期（1个月内）多见，因通常缺乏典型的感染症状及体征，发热可能为细菌感染的唯一表现。应尽早给予广谱、足量的抗生素治疗，同时积极进行病原学培养并及时调整。移植后病毒感染，以疱疹类病毒感染最为常见，如单纯疱疹病毒（HHV）、巨细胞病毒（CMV）及EB病毒（EBV），可发展为各种病毒性疾病，如皮肤疱疹、HHV脑炎，CMV疾病（CMV肺炎、肠炎、脑炎及视网膜炎），以及移植后淋巴细胞增殖性疾病。通过积极预防和抢先治疗，病毒感染率已明显下降。针对HHV、CMV和EBV，常用的抗病毒药物有阿昔洛韦、更昔洛韦、膦甲酸钠，以及CD20单抗（利妥昔单抗）。移植后真菌感染发生率近年来有增高趋势，常规氟康唑口服预防，明显减少了念珠菌感染，但致命的曲霉菌感染和氟康唑耐药的真菌（如克柔念珠菌）感染仍相当严峻。可选择的抗真菌药物有伊曲康唑、伏立康唑、泊沙康唑、卡泊芬净、米卡芬净、两性霉素B等。HSCT中还应特别强调卡氏肺孢菌肺炎的预防，建议移植前1周起复方磺胺甲噁唑预防性服用，直至免疫抑制剂停用，可有效预防肺孢子虫病。

（四）出血性膀胱炎

急性出血性膀胱炎常发生在预处理后的2周内，多数是由于大剂量CTX的代谢产物——丙烯醛对膀胱黏膜的毒性作用导致的，TBI和白消安作为危险因素也可导致出血性膀胱炎发生。迟发性出血性膀胱炎发生在移植的3～4周以后，多与病毒感染或GVHD有关。出血性膀胱炎的临床表现可从镜下血尿，尿频、尿急、尿痛等膀胱刺激症状，到无法控制的肉眼血尿，血块阻塞尿道，排尿困难、尿潴留，甚至出现肾盂积水和尿素氮升高等。预防出血性膀胱炎包括大量补液、碱化尿液，强迫利尿，应用硫乙磺酸钠等。迟发性出血性膀胱炎治疗较为困难，需时较长，往往需采取综合措施，包括补液、碱化、利尿及膀胱冲洗，止血，抗病毒治疗，膀胱灌注，高压氧等。选择性膀胱动脉介入栓塞治疗适于保守治疗无效的重度出血性膀胱炎，少数顽固和迁延性出血性膀胱炎也可考虑手术治疗。

（五）肝静脉闭塞病

肝静脉闭塞病（veno-occlusive disease of the liver，VOD）发病率现已不足10%，发病高峰时间为移植后2周，多在1个月内发生。临床特征为不明原因的体重增加、黄疸、右上腹痛、肝大、腹水。VOD的发病一般认为是由于放化疗和细胞因子对肝小叶的窦状/小静脉内皮细胞和肝细胞的损害，触发多种凝血因子的激活，并沉积于受累小静脉和肝窦状隙的血管内皮，呈现局部高凝状态，进而引起终末肝静脉阻塞，最终导致大量肝细胞损害和坏死。已发现的 VOD 危险因素有移植前肝功能异常，含 Bu 及 TBI 的高强度预处理、某些药物的应用（如 CD33 单抗）等。预处理同时给予低剂量肝素持续静脉滴注至移植后 30 天、前列腺素 E_1、熊去氧胆酸等可有效预防 VOD。VOD 的治疗以支持为主，轻、中型多可自行缓解，重型 VOD 推荐重组人组织型纤溶酶原激活物、去纤苷、前列腺素 E_1 等治疗，但预后不佳，多因进行性急性肝衰竭、肝肾综合征和多器官衰竭而死亡。

（六）移植相关出凝血疾病

主要为血栓性微血管病（thrombotic microangiopathy，TMA），是以微血管病性溶血性贫血（伴红细胞碎片）、外周血血小板减少、微血管血栓形成和多器官功能衰竭为表现的临床综合征，常见肾功能损害及中枢神经系统异常。溶血尿毒综合征和血栓性血小板减少性紫癜均属于这一范畴。一般认为预处理导致的血管内皮损伤、血液高凝状态、免疫抑制剂、细胞因子异常等均可能参与发病。TMA 治疗尚无统一方案，血浆置换、调整免疫治疗（如暂停 CsA 或 FK-506，换 MMF 等）、CD20 单抗、皮质激素等均可尝试。中重度 TMA 预后不良，死亡率较高。

（七）移植晚期并发症

移植后长期存活的患者有部分会发生晚期并发症，多数与预处理毒性相关，主要包括：①白内障：主要与 TBI 有关，糖皮质激素和 CsA 也可促进其发生；②白质脑病：主要见于合并中枢神经系统白血病而又接受反复鞘内化疗和全身高剂量放、化疗者；③内分泌紊乱：甲状腺和性腺功能降低、闭经、无精子生成、不育、儿童生长延迟；④继发肿瘤：少数患者几年后继发淋巴瘤或其他实体瘤，也可继发白血病或 MDS。

第二节　造血干细胞移植的预处理方案选择

一、预处理方案的设计原则

预处理是 HSCT 的重要环节之一，一般是指移植前患者接受超大剂量的化疗或联合 TBI 及免疫抑制处理这一综合措施。其目的主要有：①清除体内残存的肿瘤细胞或骨髓中的异常细胞群；②抑制或摧毁患者的免疫系统以免移植物被排斥；③清除患者骨髓细胞，为供者干细胞植入创造"空间"。

（一）自体造血干细胞移植的预处理设计

Auto-HSCT 的治疗作用主要依赖于预处理的肿瘤清除作用。有资料显示 auto-HSCT 时造血细胞是否净化与复发的关系尚未完全肯定，但大量的研究都表明，预处理后体内的微小残留病（minimal residual disease，MRD）与复发的关系密切，说明移植前预处理对 auto-HSCT 的意义重大。设计 auto-HSCT 预处理方案的原则是：在使患者能耐受的同时，最大限度地杀灭肿瘤细胞。由于 auto-HSCT 时不具备移移植物抗肿瘤（graft-versus-tumor，GVT）效应，选择对肿瘤 MRD 敏感的预处理方案更为重要。在具体设计时，需要综合考虑患者原发疾病、移植前疾病状态、体能状况、年龄、脏器功能以及既往治疗情况等因素，进行多种不同药理学作用的药物和（或）放疗的组合。理想的方案应符合如下条件：最大限度地降低 MRD，最大可能地杀灭隐蔽部位的肿瘤细胞，最小的预处理相关毒性，以及适当的药物代谢半衰期（过长的半衰期影响 HSC 植入，过短的半衰期可能难于充分发挥抗肿瘤活性)。临床中,多数预处理方案会包含一种以上的烷化剂,或是阿糖胞苷、依托泊苷(VP-16)或 TBI,也有采用 allo-HSCT 预处理方案者。

Allo-HSCT 的预处理设计除了要求清除体内残存的肿瘤细胞或骨髓中的异常细胞群外,还着重强调充分抑制患者的免疫功能,以避免发生移植物被排斥。简而言之,理想的方案应同时具备清除残留和抑制免疫的双重作用,同时尽可能减低方案的相关毒性。在具体设计时,应充分考虑患者疾病类型,危险度分层,移植时疾病状态,移植类型,药物药效学、药动学,细胞周期特异性,以及药物间的相互作用,毒性叠加等因素的影响。

(二)自体造血干细胞移植的常用预处理方案

1. 含 TBI 的预处理方案 最经典为 TBI/CY 方案,具体为:单次 TBI 10Gy,肺部 8Gy。或分次照射以减少毒副作用,一般总剂量为 12Gy,剂量均分为 3 天使用,每日 2 次;CY 60mg/(kg·d),连用 2 天。此外,临床上基于不同的疾病,也有相应的预处理方案选择。含 TBI 的预处理方案见表 9-1。

表 9-1 含 TBI 的预处理方案

方案	药物	用法用量
Mel/TBI	Mel	140mg/m², −1d*
	TBI	10Gy,Mel 6 小时后单次照射
CY/Ara-C/TBI	CY	45mg/(kg·d),−7d、−6d
	Ara-C	3g/m²,bid,−8d、−7d、−6d
	TBI	2Gy/d,−3d、−2d、−1d
CY/VP-16/TBI	CY	60mg/(kg·d),−3d、−2d
	VP-16	60mg/kg,−4d
	TBI	1Gy/次,tid,−8d、−7d、−6d、−5d
Ara-C/TBI	Ara-C	3g/m²,bid,−7d、−6d、−5d、−4d
	TBI	2Gy/d,−3d、−2d、−1d
VP-16/TBI	VP-16	60mg/kg,−3d
	TBI	3Gy,−7d、−6d、−5d、−4d

注:*处−1d 指骨髓移植中细胞回输的前一天,以此类推,−2d 表示回输前 2 天……

2. 不含 TBI 的预处理方案 考虑到 TBI 的间质性肺炎、放射性肠炎、不孕不育等毒副作用,此外对于无 TBI 设备的单位,实施较为困难,也可选择不含 TBI 的预处理方案。如美国 M. D. Anderson 肿瘤中心最早设计、应用的 BCV 方案,为淋巴瘤 auto-HSCT 的经典预处理方案之一,此后,陆续有多种的多药联合预处理方案,如 BEAM、BEAC、BU/CY 等,在临床广泛应用。简要列表如下,见表 9-2。

表 9-2 不含 TBI 的预处理方案

方案	药物	用法用量
BCV	CY	1.5g/(m²·d),−5d、−4d、−3d、−2d
	BCNU	300mg/m²,−6d
	VP-16	200mg/(m²·d),−4d、−3d、−2d

方案	药物	用法用量
BAVC	BCNU	800mg/m², −6d
	AMSA	150mg/(m²·d), −5d、−4d、−3d
	VP-16	150mg/(m²·d), −5d、−4d、−3d
	Ara-C	300mg/(m²·d), −5d、−4d、−3d
BU/CY	BU	4mg/(m²·d), −9d、−8d、−7d、−6d
	CY	30～50mg/(m²·d), −5d、−4d、−3d、−2d
BU/CY/VP-16	BU	4mg/(m²·d), −8d、−7d、−6d、−5d
	CY	60mg/(m²·d), −3d、−2d
	VP-16	30mg/(m²·d), −4d
BEAM	BCNU	300mg/m², −6d
	VP-16	200mg/m², −5d、−4d、−3d、−2d
	Ara-C	200mg/m², −5d、−4d、−3d、−2d
	Mel	140mg/m², −1d
BEAC	BCNU	300mg/m², −6d
	CY	1.5g/(m²·d), −5d、−4d、−3d、−2d
	Ara-C	100mg/(m²·q12h), −5d、−4d、−3d、−2d
	VP-16	140mg/(m²·d), −5d、−4d、−3d、−2d

注：BCNU(卡莫司汀，carmustine)，AMSA(苯胺嘧啶，amsacrine)

上述两类方案各有其优缺点，临床实践中，应根据患者原发疾病、移植前疾病状态、体能状况、年龄、脏器功能以及既往治疗情况等因素，个体化选择。比如按照不同的疾病类型，预处理方案的选择也有所不同：①恶性淋巴瘤：预处理是否加入 TBI 还有争论，多数学者认为，既往接受过放疗的患者不宜选择含 TBI 的预处理，以减少间质性肺炎的发生。霍奇金淋巴瘤(HL)患者预处理推荐 BEAM 方案，可能优于 BCV 方案，而对非霍奇金淋巴瘤(NHL)，以弥漫大 B 细胞淋巴瘤(DLBCL)为例，EBMT 的一项回顾性分析显示，HD-BCV 方案比 BEAM 有更长的无进展生存。但也有不同的报道，DLBCL 患者给予 BEAM 或 BEAC 方案预处理比 CBV 方案有更好的 8 年总体生存率。其他一些药物，如卡铂、塞替派、CD20 单抗，以及放射性标记的单抗，也有加入预处理方案成功进行 auto-HSCT 的报道；②多发性骨髓瘤：多数学者推荐单药 Mel 200mg/m² 为主的方案，近年来方案中加入硼替佐米也较为常用；③急性髓系白血病：常用预处理方案有：BU/CY，TBI/CY，BAVC 等，也有学者尝试加入去甲基化药物或是某些单抗；④急性淋巴细胞白血病：一般认为淋巴细胞来源的白血病细胞较髓系细胞对放射线更敏感，故建议含 TBI 的预处理方案(具体可参考表 9-1)；⑤某些实体瘤：例如乳腺癌，常用预处理方案有：CT(CY/塞替派)，CBP(CY/BCNU/顺铂)，CVP(CY/VP-16/顺铂)等。神经母细胞瘤的预处理方案常含高剂量 Mel(180～200mg/m²)，加或不加烷化剂；⑥自身免疫性疾病：以尽可能彻底清除体内自身反应性 T、B 淋巴细胞为目标，方案不一，可考虑 BEAM，或 CY 联合 ATG，或加用小剂量 TBI(400cGy)。

（三）异基因造血干细胞移植的常用预处理方案

Allo-HSCT 预处理方案包括：含 TBI 预处理方案，不含有 TBI 的预处理方案，减低剂量的预处理方案（RIC）。

1. 含 TBI 的预处理方案　TBI 的优势在于确切的免疫抑制活性，广谱的抗肿瘤效应（对化疗耐药者更有意义），而且可穿透庇护所（中枢神经系统和睾丸）进行杀伤肿瘤细胞，因此在预处理方案中有重要地位。具体 TBI 的方式可分为单次和分次 TBI（FTBI），临床及实验研究均表明：患者对 FTBI 的耐受明显优于单次 TBI，而抗肿瘤效应并不亚于单次，此外可能会减少间质性肺炎和白内障的发生率。因此多数中心选择 FTBI。

TBI 的毒性主要包括：①即刻毒性效应：恶心、呕吐、腹泻及发热，止吐药物和糖皮质激素可有效减轻；②近期毒性反应：腮腺胀痛、黏膜炎、脱发，以及间质性肺炎；③远期并发症：甲状腺功能低下，肾上腺皮质功能低下，生殖毒性，发育延迟，TBI 后白内障，以及继发肿瘤等。临床上以经典的 TBI/CY 方案应用最广泛，即 TBI（单次 TBI 10Gy，FTBI 12Gy 分 6 次）联合 CY 60mg/(kg·d)，连用 2 天。也有多种含 TBI 的预处理方案在临床可供选择，见表 9-3。

表 9-3　常用预处理方案

方案	药物	用法用量
经典方案		
TBI/CY	TBI	2~2.4Gy（2 次/天），−3d、−2d、−1d
	CY	60mg/(kg·d)，−6d、−5d
BU/CY	BU	4mg/(m²·d)，−7d、−6d、−5d、−4d
	CY	60mg/(m²·d)，−3d、−2d
BACT	BCNU	200mg/m²，−6d
	Ara-C	200mg/(m²·d)，−5d、−4d、−3d、−2d
	CY	50mg/(kg·d)，−5d、−4d、−3d、−2d
	6-TG	200mg/(m²·d)，po，−5d、−4d、−3d、−2d
BEAM	BCNU	300mg/m²，−6d
	VP-16	200mg/m²，−5d、−4d、−3d、−2d
	Ara-C	200mg/m²，−5d、−4d、−3d、−2d
	Mel	140mg/m²，−1d
Mel	Mel	100mg/m²，−3d、−2d
其他的标准预处理方案		
TBI/VP	TBI	3Gy/d，−7d、−6d、−5d、−4d
	VP-16	60mg/kg，−3d
TBI/AC	TBI	2Gy/d，−3d、−2d、−1d
	Ara-C	3g/m²，bid，−9d、−8d、−7d、−6d、−5d、−4d
TBI/Mel	TBI	10~14Gy，Mel 6 小时后单次照射
	Mel	140mg/m²，−1d

续表

方案	药物	用法用量
BU/Mel	BU	4mg/(m² · d)，−5d、−4d、−3d、−2d
	Mel	140mg/m²，−1d
CBV	CY	1.5g/(m² · d)，−5d、−4d、−3d、−2d
	BCNU	300mg/m²，−6d
	VP-16	200mg/(m² · d)，−4d、−3d、−2d
增强的预处理方案		
CY/VP/TBI	CY	60mg/kg，−6d、−5d
	VP-16	30~60mg/m²，−4d
	TBI	4Gy/d，−3d、−2d、−1d
TBI/TT/CY	TBI	3.45Gy/d，−9d、−8d、−7d、−6d
	thiotepa	5mg/kg，−5d、−4d
	CY	60mg/kg，−3d、−2d
BU/CY/Mel	BU	4mg/(m² · d)，−7d、−6d、−5d、−4d
	CY	60mg/kg，−3d、−2d
	Mel	140mg/m²，−1d
RIC 预处理方案		
Flu/Mel	Flu	30mg/m²，−7d、−6d、−5d、−4d、−3d
	Mel	70mg/m²，−2d、−1d
Flu/BU	Flu	30mg/m²，−9d、−8d、−7d、−6d、−5d
	BU	3mg/(kg · d)，−6d、−5d、−4d
Flu/CY	Flu	30mg/m²，−7d、−6d、−5d、−4d、−3d
	CY	70mg/kg，−2d、−1d
Flu/BU/TT	Flu	50mg/m²，−7d、−6d、−5d
	BU	2.7mg/(m² · d)，−6d、−5d、−4d
	thiotepa	5mg/kg，−5d、−4d
Flu/TBI	Flu	30mg/m²，−4d、−3d、−2d
	TBI	2Gy，−5d

注：6-TG(thioguanine,6-硫代鸟嘌呤),thiotepa(塞替派)

2. **不含 TBI 的预处理方案** 因避免了 TBI 的毒副作用,无需 TBI 设备,更多的移植中心会关注不含 TBI 预处理方案,尤其是儿童或既往接受过颅脑/全脊髓照射、纵隔照射治疗者更适合该类方案。大量的研究显示,标准预处理方案 TBI/CY 与 BU/CY 相比,二者移植后长期生存率几无差别,但在预处理相关毒性上有差别,如 BU/CY 方案 VOD 发生率更高。当然对于 ALL 患者,含 TBI 的预处理方案在长期生存上的优势仍被多数学者认可。

不含 TBI 的预处理方案一般是几种细胞毒性药物(细胞周期非特异性药物为主)的联合,最常用的仍然是经典的 BU/CY 方案,对急性白血病 CR1、CML-CP 患者 allo-HSCT 的疗效,与 TBI/CY 方案相当,可替代后者。有前瞻性随机对比研究显示,BU/CY 组与单次

TBI/CY 组或分次 TBI/CY 组相比,5 年无病生存率(disease free survival,DFS)无显著性差异。临床常用预处理方案可参见表 9-3。

3. 减低剂量的预处理方案(RIC)/非清髓性预处理方案　RIC 近年来应用日益广泛,作为传统的清髓性预处理的补充,常用于年龄较大、有合并症,或是清髓性预处理相关死亡率较高的患者。由于组织损伤减轻,炎性因子分泌减少,GVHD 发生率会相应降低,因而 RIC 的严重毒性反应和非复发死亡率均较低。RIC 的非清髓特征体现在:如没有后续 HSC 输注支持,患者自身造血也会在 28 天内恢复;移植后多呈现供受体混合嵌合状态。常用 RIC 方案参见表 9-3。

二、预处理方案的选择

应遵循个体化的原则,综合分析患者疾病类型及疾病状态、年龄、体能状况、脏器功能、合并症等要素,以及可能的预处理毒副作用,来合理选择方案。临床上也可以根据需要对传统方案进行改良、修正,或者针对特定患者"量身定做",设计新的预处理方案。

1. 白血病/MDS　以 CY/TBI 及 BU/CY 方案为常用。

2. 淋巴瘤　以 BEAM、CBV 等方案为常用。

3. 多发性骨髓瘤　以单药高剂量 Mel、Mel/CY、Mel/TBI 等方案为常用。

4. 严重再生障碍性贫血　一般以 RIC/非清髓性预处理方案多用,如单药 CTX 方案:50mg/kg,移植前 5 天、4 天、3 天、2 天。或 CY/ATG 方案:CTX,50mg/kg,移植前 5 天、4天、3 天、2 天;ATG,30mg/kg,移植前 5 天、4 天、3 天。

5. 范科尼贫血　可行 Flu/BU/CY/ATG 方案:Flu,25mg/(m² · d),移植前 5 天、4 天、3 天、2 天;BU,1.5mg/kg(口服剂量),每 6 小时 1 次,移植前 9 天、8 天、7 天、6 天;CY,10mg/kg,移植前 5 天、4 天、3 天、2 天;ATG,1.5mg/kg,移植前 4 天、3 天、2 天、1 天。

6. 地中海贫血　BU/CY 方案:BU,3.5~4mg/kg(口服剂量),每 6 小时 1 次,移植前 9天、8 天、7 天、6 天;CY,50mg/kg,移植前 5 天、4 天、3 天、2 天。

一般选择预处理方案时建议:对高危、复发或难治性的恶性血液病患者,可选择含 TBI 的方案,联合化疗药物时,应考虑对肿瘤细胞的敏感性,力求无交叉耐药,最大限度地清除 MRD,防止复发;对标危组白血病,处于青春期或生长发育期的青少年患者,建议选择不含 TBI 的预处理方案;非恶性血液病,如地中海贫血、免疫性疾病,可选择以化疗联合非细胞毒性的免疫抑制剂的方案,防止 GVHD 和移植排斥发生;而对于高龄、脏器功能受损的患者,宜选择 RIC 或非清髓性预处理方案。

三、预处理相关毒副作用

预处理相关的毒副作用多数可以预估,包括消化道、肾、膀胱、肝、肺、神经及心脏毒性等。预处理常用药物及 TBI 的最大耐受剂量和髓外毒性见表 9-4。

表 9-4　预处理最大耐受剂量及髓外毒性

药物/TBI	最大耐受剂量	常见髓外毒性
CY	200mg/kg	心脏、膀胱
VP-16	3000mg/m²	黏膜炎

续表

药物/TBI	最大耐受剂量	常见髓外毒性
Mel	225mg/m²	消化道、肝
BCNU	1200mg/m²	肝、肺
BU	16mg/kg	黏膜炎、中枢神经系统
Ara-C	36g/m²	肺、消化道、中枢神经系统
塞替派	1215mg/m²	黏膜炎、中枢神经系统
顺铂	200mg/m²	肾
卡铂	2000mg/m²	肝
异环磷酰胺	1800mg/m²	肾、膀胱
TBI	单次 12Gy 分次 15.75Gy	肺、消化道、肝

第三节　造血干细胞移植相关并发症的药物治疗

HSCT 相关的并发症种类繁多,近期并发症有:植入失败或复发,移植合并感染,VOD,GVHD,HC,移植相关肺部并发症,神经系统、肌肉及骨骼肌并发症,移植相关出凝血异常等。远期相关并发症包括:生长发育迟滞,甲状腺功能低下,不孕不育,白内障,第二肿瘤,淋巴细胞增殖性疾病等。本节主要介绍常见的几种并发症的药物治疗。

一、植入失败与移植后复发的处理原则

(一) 植入失败

植入失败(GF)是指自体移植或异基因移植后未能成功获得造血恢复。从临床角度,GF 的判定主要基于外周血细胞(中性粒细胞、血红蛋白、血小板)的植活时间。原发 GF 是指移植后 28 天时中性粒细胞、血小板、血红蛋白均未达到植活标准。而继发性 GF 是指在已经获得植入的基础上再次出现三系中至少两系的造血细胞计数下降。严格意义上,GF 是指受者不能获得稳定的供者造血细胞重建。植入成功应包括:①外周血细胞计数达到上述植活标准且保持稳定;②造血细胞为供者来源。不能达到上述标准者都应该认为是 GF。

由于供、受者的免疫学不相容性,GF 在异基因移植中的发生率(1%～20%)要高于自体移植(1%～5%),后者的 GF 多数是由于干细胞采集物中 HSC 数量不足、活力偏低(冻存复温后),或是患者感染等继发因素导致移植物未植入。异基因移植后 GF 的发生率与预处理、供者类型、移植物类型、移植物中造血干/祖细胞及 T 细胞含量、原发病及合并症等很多因素相关。早期有研究显示,配型相合移植后 GF 的发生率为 0.1%,而配型不合移植为 5%。针对 GF,临床常用的措施有:备存的自体干细胞解救,应用造血生长因子,调整免疫抑制剂,供者干细胞再输注等,部分病例可能需要二次移植。

专用于 GF 治疗的药物不多,疗效有限,多为细胞刺激因子,如 rhG-CSF 及 rhGM-CSF(粒细胞巨噬细胞集落刺激因子)等。

rhG-CSF 可以加速中性粒细胞的恢复,但对红细胞及血小板的恢复并无影响,多只能获得短暂血液学反应,难以持久稳定。常用剂量为 $2\sim10\mu g/kg$,皮下注射或静脉滴注。rhGM-CSF作为造血刺激因子,也可促进造血细胞的增殖分化,除刺激粒细胞、单核巨噬细胞外,还发现可刺激巨核细胞、甚至早期红细胞的增殖分化,常用剂量为:$3\sim10\mu g/kg$,皮下注射或静脉滴注。促红细胞生成素(EPO)对于移植后红细胞植入不良、发生纯红再障的患者,以及移植后 EPO 水平低下者,可予应用。血小板生成素(TPO)可用于尝试移植后血小板植入不良的患者,有部分疗效。

(二) 移植后复发

　　是移植失败的主要原因。移植后随时间延长,复发风险逐渐下降,多数复发发生于移植后 3 年内。复发与疾病危险度分层、移植时本病状态、移植类型、预处理、GVHD 预防、移植物以及是否移植前髓外受累等因素有关。移植后复发治疗难度很大,预后不良。临床主要的治疗手段包括:停用免疫抑制剂,供者淋巴细胞输注(DLI),二次移植,化疗及靶向治疗等。移植后采用 IL-2 或 DLI 等免疫治疗可减少微小残留病,降低复发率。DLI 对部分复发病例有效。二次移植仅对少数复发病例适合。

　　并无专用于移植后复发治疗的药物。复发后化疗,多以细胞毒性药物为主,个体化设计再诱导化疗方案,但缓解率、长期生存率均不理想。近期也有学者尝试去甲基化药物(地西他滨或 5-氮杂胞苷),单用或联合化疗来提高疗效。一般而言,化疗作为移植后复发治疗的意义有限,只是为控制疾病进展,为其他治疗提供平台。

　　靶向药物,临床上最常用的是酪氨酸激酶抑制剂(tyrosine kinase inhibitor,TKI),即伊马替尼、尼洛替尼及达沙替尼,可用于 CML 和 Ph^{+}-ALL 的移植后复发治疗。应注意复发后如检测到 TKI 耐药突变,需相应调整 TKI 药物。DLI 对于 CML 移植后复发的疗效优于其他疾病,而 TKI 对于 DLI 无效者,仍可能获得治疗反应,且 GVHD、骨髓抑制及治疗相关死亡率均远低于 DLI。其他靶向药物,如蛋白酶体抑制剂(硼替佐米),可用于多发性骨髓瘤或恶性淋巴瘤的移植后复发治疗。CD20 单抗(利妥昔单抗)可用于 B 细胞淋巴瘤移植后复发的辅助治疗。此外,来那度胺也可用于多发性骨髓瘤移植后复发的治疗。

　　α 干扰素(IFN-α)、IL-2 也可用于恶性血液病患者移植后复发的治疗。但单药应用绝大多数无法持续缓解。近年来笔者所在治疗中心发现,IFN-α 与 DLI 联合应用,可增强 GVT/GVL 效应,推测可能机制为 IFN-α 通过上调肿瘤细胞表面共刺激分子,使肿瘤细胞对免疫学杀伤更敏感,此外 IFN-α 对巨噬细胞及 NK 细胞也有一定的免疫增强作用。

二、移植物抗宿主病的药物治疗

(一) 移植物抗宿主病

　　为异基因 HSCT、DLI 的常见并发症,也是影响移植成功的主要障碍。按照美国 NIH 的 GVHD 工作组意见,aGVHD 分为移植后 100 天内发生的经典型 aGVHD 和持续、复发及迟发型 cGVHD(移植后 100 天以后),以及兼有 aGVHD 和 cGVHD 临床表现的重叠综合征。

　　aGVHD 是移植后早期死亡的主要原因,应强调防重于治,除 GVHD 的预防方案外,还应重视供体选择、预处理方案、移植物处理,以及全程无菌环境保护等多个环节。以免疫抑制剂为主的 GVHD 预防方案无疑居于中心地位,最常用的环孢霉素(CsA)或他克莫司

（FK506）联合短程甲氨蝶呤（MTX）目前仍是经典的预防方案，此外，MMF、ATG/ALG、CD25单抗、西罗莫司、糖皮质激素、CTX等都可根据需要加入GVHD预防方案。

aGVHD的一线药物治疗首选糖皮质激素，又以甲泼尼龙（MP）为首选，它具有强大的抗炎、免疫抑制及抗过敏活性。其主要药理作用是减少炎症部位细胞浸润、减轻血管扩张渗出、稳定细胞溶酶体膜、抑制细胞吞噬作用，以及减少前列腺素生成。单药治疗aGVHD时的推荐剂量为2mg/（kg·d），分2～3次静脉给药。总的治疗反应率约为55%。如治疗有效，每5～7天逐渐减量25%，直至一定剂量维持。维持用药常用泼尼松或地塞米松片口服。用于cGVHD治疗时，多选用泼尼松片0.5～1mg/（kg·d），分2～3次口服，逐渐减量维持。长期应用糖皮质激素应注意其并发症及副作用，如类库欣综合征，诱发或加重感染，精神异常，骨关节并发症，胃肠道不良反应等。

（二）移植物抗宿主病的常用治疗药物

1. 甲氨蝶呤　作为最常应用的抗代谢药物之一，具有很强的免疫抑制作用，除常用于GVHD预防外，也可用于治疗。一般以MTX 5～10mg，静脉滴注，每5～7天一次。MTX副作用主要为消化道黏膜损伤、骨髓抑制及肝毒性，少见者有间质性肺炎及肾毒性。如高剂量应用时需甲酰四氢叶酸解救。

2. 吗替麦考酚酯　是麦考酚酸（MPA）的吗啉代乙酯，其活性成分MPA通过抑制次黄嘌呤单核苷酸脱氢酶（IMPDH），抑制鸟嘌呤的合成，选择性阻断T淋巴细胞和B淋巴细胞的增殖，此外MPA还可抑制淋巴细胞的活化信号，来发挥免疫抑制效应。MMF可与CsA或FK506联合作为aGVHD预防方案，也可用于激素耐药的aGVHD或cGVHD治疗。建议对成人移植患者，常用剂量为2g/d，分次给药。儿童首剂量为600mg/m²，再据MPA的血药浓度及治疗反应调整。如口服无法耐受，可选择静脉应用MMF。MMF常见副作用有：胃肠道反应（腹泻、恶心、呕吐，极少数见消化道溃疡、出血甚至穿孔等），血液学毒性（白细胞减少为主），机会性感染（易致病毒感染率增加，尤其是CMV和带状疱疹病毒）。

3. 硫唑嘌呤　作为嘌呤类似物，抑制DNA、RNA和蛋白合成，干扰细胞代谢，具有抗肿瘤活性和免疫抑制作用，也可用于GVHD的治疗（多用于cGVHD）。常用口服剂量为：起始2～5mg/（kg·d），后减为1～2mg/（kg·d）维持。应注意其副作用：造血系统毒性，肝肾毒性，以及继发肿瘤的风险。

4. 喷司他丁　是一种嘌呤类似物，可诱导淋巴细胞凋亡。在部分临床试验中显示出一定疗效，尤其是激素无效的aGVHD和难治性cGVHD。

5. 环孢素　提取自土壤中的一种真菌的活性代谢物，作为目前临床应用最为广泛的高效免疫抑制药物，可抑制T细胞接受抗原刺激并活化的最重要途径（通过抑制神经钙调磷酸酶），影响IL-2、IL-3、TGFβ等多种基因的转录，最终抑制T细胞活化扩增及免疫应答。CsA可特异而可逆地作用于淋巴细胞，但抑制造血较轻，对吞噬细胞的功能也无影响，因此较其他免疫抑制剂所致感染的机会少。除作为经典的GVHD预防用药外，也可用于GVHD的治疗。治疗常用剂量：每日1次静脉滴注，成人2～3mg/（kg·d），儿童3～5mg/（kg·d），根据血药浓度调整，至患者可耐受口服给药为止。CsA的常见副作用有：肝、肾毒性（多与剂量相关），血栓形成，诱发感染，其他：如惊厥、癫痫、手足麻痹、震颤、胃肠道反应、齿龈增生、多毛症、男性乳腺增生、皮肤色素沉着、高血压、高血脂及高血糖等。CsA毒副作用与用药剂量和血药浓度密切相关，因此特别强调定期监测血药浓度的重要性。此外CsA

与多种药物存在相互作用,如利福平、异烟肼、卡马西平、苯巴比妥等肝药酶诱导剂,可诱导肝脏 P-450 酶系的微粒体酶,从而加快 CsA 肝内代谢,降低 CsA 血药浓度。而肝药酶抑制剂,如酮康唑、红霉素、西咪替丁等,会抑制 P450 细胞色素氧化酶的同工酶,减慢 CsA 的肝内代谢,从而升高血药浓度。一些抗感染药物,如氟康唑、伊曲康唑、交沙霉素、诺氟沙星等,也可升高 CsA 浓度,因此合用这些药物时应减少 CsA 用量。

6. 他克莫司 分离自放线菌的一种大环内酯类抗生素,具有显著的免疫抑制活性,不仅抑制 TCR-CD3 复合体介导的 T 细胞活化,还可抑制细胞因子转录及分泌。作为钙调蛋白抑制剂,与 FK-BP 结合后,明显抑制磷脂酶活性,抑制钙离子内流,胞内钙离子浓度下降,致使激活的 T 细胞核因子无法去磷酸化,转录 IL-2、IL-2R、IFN 等的基因被阻遏,最终抑制 T 细胞增殖外,还抑制免疫反应(FK506 显著抑制肥大细胞、嗜碱细胞的活化,对 Th 细胞产生的 IL-4 有明显抑制作用,对早期的淋巴细胞聚集以及对其他炎症细胞的募集均有抑制活性)。而通过抑制 T 细胞衍生的细胞因子还可影响 B 细胞及抗体生成。FK506 抑制淋巴细胞增殖作用的浓度比达到同等抑制作用的 CsA 浓度低 2~3 个对数级。临床用法用量:成人:初始持续静脉滴注 0.05~0.10mg/(kg·d),转为口服时 0.15~0.30mg/(kg·d),分 2 次。儿童:静脉滴注 0.05~0.15mg/(kg·d),口服 0.3mg/(kg·d),分 2 次,维持剂量较成人略高。同样,应定期监测 FK506 血药浓度来调整用量。FK506 主要毒副作用:胃肠道反应,糖代谢异常,高尿酸血症,高血钾症,高血压,神经系统毒性(与 CsA 类似,如肌痛、震颤、感觉障碍、视觉异常、眼肌痉挛,重者可发生癫痫、构音困难、躁狂、昏迷及脑白质病等),以及感染倾向等。

7. 西罗莫司/雷帕霉素 分离自某种链霉菌的代谢产物,为新型免疫抑制剂。RPM 与 FK-BP 结合形成 RPM-FKBP 复合物,再与 mTOR(哺乳类雷帕霉素靶蛋白)结合,阻断 IL-2 等的信号传递,干扰 T 细胞由 G 期向 S 期过渡,发挥强力的免疫抑制作用。此外 RPM 还可抑制平滑肌细胞、内皮细胞、成纤维细胞等的增生,可用于 cGVHD 治疗。临床常用:口服,第一天 6~10mg,分 2 次,第二天始每日 3~5mg,血药浓度维持于 5~20ng/ml。毒副作用包括:头痛、头晕、恶心、关节疼痛、鼻出血,血液学毒性,高甘油三酯血症、高胆固醇血症、高血糖、低血钾、低血镁等,以及增加感染的风险。

8. 抗胸腺细胞球蛋白 多用于 GVHD 预防,也可用于治疗激素耐药的 GVHD,建议用量:3~5mg/(kg·d)。作为异种蛋白,ATG 使用中应密切监护,严密观察,并提前应用 MP 及抗过敏药物预防过敏反应。主要副作用:皮疹、发热、寒战、血压下降、胸闷、休克等过敏反应,出血倾向(血小板消耗),血清病以及机会性感染增加。

9. 抗 CD3 单抗-莫罗单抗 可作为 aGVHD 的二线治疗药物,剂量为 5mg/d,14 天为一疗程。给药前静脉滴注 MP 1mg/kg,同时口服消炎镇痛药物,减少副作用。抗 CD3 单抗(OKT3)的主要副作用包括过敏反应、细胞因子释放综合征、急性肺水肿、无菌性脑膜炎、癫痫、电解质紊乱以及继发感染等。

10. 抗 CD25 单抗(达利珠单抗、巴利昔单抗) 达利珠单抗是一种重组人源化 IgG1 单克隆抗体,作为 IL-2R 拮抗剂,能与 IL-2R 的 Tac 亚单位(CD25)特异性结合,阻断 CD25 与 IL-2 的结合,抑制激活状态下 T 淋巴细胞的增殖,减轻免疫应答。临床中常用于 aGVHD 的二线治疗,建议剂量:1mg/(kg·d),静脉滴注,第 1、4、8、15、22 天应用。文献报道完全缓解率 47%~68%。其主要副作用为胃肠道不适、机会性感染增加、第二肿瘤等。巴利昔单抗则是另一种抗 CD25 单抗,作用机制类似,同样为 IL-2 介导 T 淋巴细胞增殖的强力抑制剂,对活化 T 淋巴细胞的抑制具有高度选择性和亲和力。其 90% 以上为人源性,因此免疫源性最小。巴利昔单抗半衰期较长,分布容积、药物清除率与体重弱相关,因此可不按体重计算给药。临床常用剂量:成人每剂 20mg,第 1、4 天,20～30 分钟静脉滴注。儿童按 12mg/m² 计算,最大剂量不超过 20mg。

11. 阿仑单抗　一种抗 CD52 的单克隆抗体,能特异性识别表达在所有淋巴细胞和单核细胞表面的 CD52 抗原,可强力清除循环中的淋巴细胞。移植中应用可清除供、受体 T 细胞和受体抗原递呈细胞,发挥促进植入和预防 GVHD 的效应。也可用于激素耐药的 aGVHD 治疗,常用 10mg/d,静脉滴注,连续用 5～8 天。阿仑单抗的毒副作用包括较强的骨髓抑制毒性,以及抗体相关毒性,如发热、寒战、皮疹、恶心、腹泻、低血压等。

12. 英夫利昔单抗　是靶向人肿瘤坏死因子 α(TNF-α)的人鼠嵌合型单克隆 IgG 抗体,通过中和 TNF-α 的促炎作用而发挥抗 GVHD 效应。体外可通过与巨噬细胞和 T 细胞表面表达的 TNF-α 高亲和力结合拮抗 TNF-α 的生物活性,通过抗体依赖性细胞毒作用(ADCC)和补体介导细胞毒作用(CDC)破坏这些细胞,并可溶解 TNF-α,抑制 TNF-α 与其受体的作用。临床较多用于治疗激素耐药的难治性 aGVHD,常用剂量 10mg/kg,静脉滴注,每周 1 次,至少连续 4 周。常见副作用:头痛、恶心、上呼吸道感染、输注过敏反应,以及继发感染和第二肿瘤的风险。

13. 利妥昔单抗　由鼠抗 CD20 单克隆抗体的可变区 Fab 和人 IgG1 抗体稳定区 Fc 片段构成,通过 ADCC 与 CDC 途径杀伤 CD20 阳性 B 淋巴细胞。临床上可用于治疗激素耐药的 cGVHD,常用 375mg/m²,静脉滴注,每周 1 次,连续 4 周。主要副作用为输注相关不良反应,如发热、寒战、呕吐、皮疹、颜面潮红、气管痉挛、血压增高等。可提前和同步应用糖皮质激素预防。

三、移植相关感染的药物治疗

移植后由于严重的血细胞减少(粒细胞缺乏)、留置导管、预处理黏膜损伤及免疫功能低下/缺陷,感染发生率很高。除严重感染者可直接导致死亡外,感染还可诱发或加重其他移植并发症,尤其是 aGVHD。虽然感染的风险贯穿于整个移植过程,但在不同时期,感染的病原和概率有所不同。

(一)移植相关细菌感染

细菌感染在移植早期(1 个月内)多见,尤其是中性粒细胞缺乏期,随着造血及免疫重建,细菌感染风险下降。移植后初发感染中,90% 以上为细菌感染,其中 G⁻(革兰阴性)细菌毒力强,感染进展快,可迅速发展为感染性休克甚至死亡,是早期移植后感染的主要死因。常见 G⁻ 细菌有大肠埃希菌、肺炎克雷伯菌、铜绿假单胞菌,近年来不动杆菌感染率也明显上升。既往比较强调针对 G⁻ 菌的预防和经验性治疗,相应的其感染率及死亡率也逐渐下降。而广泛应用抗 G⁻ 抗生素,留置中心静脉置管,又使得近年来 G⁺ 菌感染率上升,甚至在部分中心,G⁺ 菌感染率超过 G⁻ 菌。常见的 G⁺ 菌包括表皮葡萄球菌、金黄色葡萄球菌、链球菌和棒状杆菌等。而在移植中、后期(移植后 1～3 个月、移植 3 个月后),中性粒细胞恢复正常,细菌感染减少,但并发 cGVHD 患者,反复发生 G⁺ 菌感染的风险增加,如葡萄球菌、肺炎球菌、链球菌、嗜血流感杆菌等。因粒缺并发感染通常缺乏典型的感染症状及体征，发热可能为唯一表现。常见的细菌感染包括败血症、肺部感染、导管部位感染、肠道感染、尿道感染、蜂窝织炎等。移植后期，如发生 cGVHD，以并发呼吸道感染、鼻窦感染多见。

粒细胞缺乏期发热的经验性抗感染治疗，NCCN（美国国立综合癌症网络）、IDSA（美国感染病学会）以及国内都有相应的指南参考。参考指南的同时，还必须结合本地区近期的院内感染病原监测及耐药性监测结果。一般建议：①单药治疗：头孢吡肟、头孢他啶、碳青霉烯类（亚胺培南或美罗培南）及哌拉西林/他唑巴坦，均具有广谱的抗菌活性和低毒性，可选其一；②联合治疗：一种氨基糖苷类抗生素，联合头孢吡肟、头孢他啶、碳青霉烯类中的任意一种，或是联合哌拉西林/他唑巴坦及头孢哌酮/舒巴坦这两种酶抑制剂联合制剂中的一种，这种联合模式抗菌谱更广，协同增强抗菌活性并兼有抗厌氧菌活性，很少出现耐药菌株，但对多数 G$^+$ 菌活性差，有一定程度的耳毒性与肾毒性；③包含万古霉素的联合治疗：万古霉素可与方案①或②组合应用，这种组合覆盖菌谱广，对 G$^-$ 菌和 G$^+$ 菌感染均非常有效。但考虑到多数 G$^+$ 菌毒力相对较弱，无明确 G$^+$ 菌感染证据前，不建议提前加用，以避免万古霉素副作用和滥用所致的耐药菌产生。仅在感染危重、高度怀疑 G$^+$ 菌感染（如新发肺炎、皮肤黏膜感染、蜂窝织炎等）、导管感染或 G$^+$ 菌感染率较高或 MRSA 高定植的单位，可考虑首次治疗加用万古霉素。值得注意的是，随着广谱抗生素的广泛应用，多数移植中心的抗生素耐药情况日益严重，除产超广谱 β-内酰胺酶（ESBLs）的耐药菌株外，耐甲氧西林的金葡菌（MRSA）、耐万古霉素的肠球菌（VRE）、耐碳青霉烯类的非发酵菌（如鲍曼不动杆菌）等的感染率日趋增加，甚至多药耐药（MDR）、泛耐药（PDR）甚至超耐药（XDR）菌株的检出都已不鲜见。尽管有极少耐药的新型抗生素陆续进入临床应用，如替加环素、替考拉宁、利奈唑胺、达托霉素等，或可暂时和部分的解决耐药问题，但抗生素的合理应用仍然是防范细菌耐药最为根本的策略。

经验性抗感染后发热仍不退者，应再次评估，反复寻找感染灶，送检病原培养，如未获得有价值的结果，可考虑拓展抗菌谱，如评估有耐药菌感染可能，还可考虑覆盖耐药病原体治疗。调整抗生素后仍发热超过 96 小时，或退热后再度发热者，应怀疑真菌感染，建议进行经验性抗真菌治疗。怀疑中心静脉导管感染时，除强调积极、规范的外周血及导管血培养外，应立即经验性使用包含万古霉素的联合治疗方案，如感染迅速控制，可保留导管（仅限于凝固酶阴性葡萄球菌感染），否则应尽快拔除。若需重新置管，建议在拔除并抗生素治疗 24 小时后，更换部位置管。此外，静脉丙种球蛋白对移植后细菌感染的治疗价值并不肯定。

（二）移植相关真菌感染

移植患者同样也是侵袭性真菌病（invasive fungal disease，IFD）的高危人群。近年移植患者 IFD 的流行病学特征发生了明显的变化，氟康唑的预防应用显著减少了念珠菌的感染率，但克柔念珠菌、光滑念珠菌等氟康唑耐药的念珠菌感染逐渐增加，曲霉菌感染也有上升趋势。临床上 IFD 可分层诊断为：基于组织病理学证实或培养出真菌的确诊 IFD、临床诊断 IFD、拟诊 IFD 以及未确定 IFD。相应的治疗可分为预防治疗、经验治疗、诊断驱动治疗及目标治疗。常用的抗真菌治疗药物有：①多烯类抗真菌药，临床主要指两性霉素 B 及其不同剂型。它与真菌细胞膜上的麦角固醇结合，改变膜渗透性而导致真菌死亡。特点为抗菌谱广，对绝大多数真菌有效，仅土曲菌、部分黄曲菌、镰刀霉菌和足放线菌等对两性霉素 B 不敏感。毒副作用较多，常见有输注不良反应、肾毒性、严重低血钾等。脂质体型制剂可明显减轻上述毒副作用。②三唑类抗真菌药,主要抑制真菌细胞膜麦角固醇的合成,发挥抗真菌活性。包括有氟康唑、伊曲康唑、伏立康唑及泊沙康唑。氟康唑对于未应用唑类药物预防、曲霉菌感染风险低,拟进行念珠菌感染治疗的患者,仍可选择。伊曲康唑对念珠菌、隐球菌、芽生菌和曲霉菌等有效,可用于 IFD 的预防及经验治疗。伏立康唑作为第二代三唑类抗真菌药,具有较强的抗真菌作用,对于曲霉菌、隐球菌、念珠菌(包括氟康唑耐药的克柔念珠菌和光滑念珠菌)均有杀菌活性,但对接合菌活性差。伏立康唑可透过血脑屏障,脑脊液中的药物浓度约为血浓度的一半,远高于其他广谱抗真菌药,可用于中枢神经系统真菌感染。不良反应常见有肝损害、皮疹和视觉异常。泊沙康唑目前仅有口服剂型,对酵母菌属、曲霉菌、组织胞浆菌、镰刀菌等具有广谱、强效的抗真菌活性,也是唯一可用于接合菌感染治疗的唑类药物。③棘球白素类,为真菌细胞壁 1,3-β-D-葡聚糖合成酶抑制剂,抑制真菌胞壁合成,具有低毒、广谱的抗真菌活性。常用药物有卡泊芬净、米卡芬净及阿尼芬净。对曲霉菌、念珠菌及肺孢子菌均有效,但对隐球菌、镰刀菌、毛孢子菌和接合菌无效。临床抗 IFD 治疗中,以上述几种抗真菌药物的单药应用较常见,联合治疗的价值尚无定论,临床多以棘球白素类联合三唑类或两性霉素 B,以期尽快控制感染、防止耐药产生或减少药物毒副作用。移植中还应强调肺孢子菌肺炎的预防,建议移植前 1 周起复方磺胺甲噁唑预防性服用,直至免疫抑制剂停用,可有效预防肺孢子菌肺炎。

(三)移植相关病毒感染

移植后病毒感染,以疱疹类病毒感染最为常见,如单纯疱疹病毒(HHV)、巨细胞病毒(CMV)及 EB 病毒(EBV),可发展为各种病毒性疾病。其中 CMV 感染是临床上最受重视的移植后病毒感染,近年来通过对 CMV 抗原及 DNA 的定期监测(CMV-PP65、CMV-DNA),给予积极预防和抢先治疗,移植后 CMV 感染率及发病率已显著下降。常用的抗病毒药物有:阿昔洛韦、伐昔洛韦、更昔洛韦(GCV)、膦甲酸钠(FOS)及西多福韦(CDV)。其中更昔洛韦为鸟嘌呤类核苷类似物,通过磷酸化 UL97(CMV 蛋白激酶)竞争性抑制病毒 DNA 的合成,是治疗移植后 CMV 感染的最有效的药物。常用剂量为 5mg/kg,每 12 小时 1 次,静脉滴注,应用时应注意其血液学毒性、神经毒性和肾毒性等。更昔洛韦为口服抗病毒药物,在肠道及肝内活化为 GCV(60%口服生物利用度)来发挥抗 CMV 病毒活性。膦甲酸钠则是另一种常用的抗 CMV 药物,属于焦磷酸盐类似物,通过直接抑制 CMV 的 DNA 聚合酶发挥抗病毒作用。诱导治疗剂量为 60mg/kg,每 8 小时 1 次,或 90mg/kg,每 12 小时 1 次,静脉滴注,维持治疗建议剂量为 90~120mg/kg,每天 1 次。毒副作用包括血液学毒性、肾损害、消化道反应、中枢神经系统不良反应,代谢失调及电解质异常等。西多福韦也是一种核苷类似物(无环磷酸胞苷),经宿主体内激酶转变为活化的去磷酰基形式,竞争性抑制 CMV DNA 聚合酶,终止病毒的 DNA 合成,具有广谱的抗 DNA 病毒活性。推荐治疗剂量 5mg/(kg·w),静脉滴注,连续 2 周,其后 5mg/kg,隔周 1 次,给药前后须静脉滴注生理盐水 1L 以上进行水化,并口服丙磺舒预防其肾毒性。临床上考虑 CMV 对上述药物耐药时,可尝试来氟米特、Letermovir 或 Maribavir 等进行治疗。高效免疫球蛋白(CMV 特异)可用于 CMV 疾病的辅助治疗。EBV 感染的药物治疗目前建议首选 CD20-Mab(利妥昔单抗),传统抗病毒药物 GCV 及 FOS 也可应用,但疗效有限。此外,针对 CMV 和 EBV 的特异性 CTL(细胞毒性 T 细胞)治疗也显示出令人鼓舞的疗效。

四、常见并发症的药物治疗

(一) 出血性膀胱炎

急性 HC 多数是由预处理中高剂量 CTX 的代谢产物(丙烯醛)对膀胱黏膜的毒性导致,此外 TBI 和白消安也可促发 HC。迟发性 HC 则多与病毒感染(多瘤病毒、腺病毒、CMV 或 JC 病毒等)或 GVHD 有关。临床表现可从镜下血尿,尿频、尿急、尿痛等膀胱刺激症状,到无法控制的肉眼血尿,血块阻塞尿道,排尿困难、尿潴留,甚至出现肾盂积水和尿素氮升高等。预防 HC 的措施包括:大量补液、碱化尿液,强迫利尿,应用 2-硫磺乙基璜酸钠(美司钠)等。急性 HC 病程较短,经补液、利尿、碱化和美司钠等可治愈。而迟发性 HC 治疗较为困难,症状重,需时较长,往往需采取综合措施,包括补液、碱化、利尿及膀胱冲洗,抗病毒治疗,重组人凝血因子Ⅶ、蛇毒血凝酶等促止血药物,膀胱灌注,高压氧等,选择性膀胱动脉介入栓塞治疗适用于保守治疗无效的重度 HC,少数顽固和迁延性 HC 也可考虑手术治疗(膀胱镜下激光或电灼治疗、膀胱切开术、全膀胱切除术和尿流改道术)。

HC 的药物预防及治疗中,特别强调大剂量补液、强迫利尿,以及美司钠的足量和重复给药。高剂量 CTX 应用前 4 小时和用后 48 小时内,需大剂量补液,一般≥3000ml/(m² · d),同时补液中包括 5%碳酸氢钠,使尿液 pH 保持 8 左右。强迫利尿多选用呋塞米静脉注射。注意出入平衡,防止电解质失衡。美司钠作为膀胱黏膜保护剂,主要机制是排入膀胱后可利用其分子结构中的一个巯基与丙烯醛特异性结合,形成无毒复合物排出。应用美司钠的总量建议为 CTX 的 100%~120%。美司钠半衰期 1.5 小时,而 CTX 达到 6 小时,因此需要重复给药。EBMT 建议联合持续静脉滴注和间断静脉注射两种方法:美司钠置于 1L 生理盐水内,首剂 CTX 前 4 小时开始,持续输注 12~24 小时;或 CTX 前 0.5~1 小时,美司钠以 20%日剂量快速静脉注射,剩余剂量分次以每 2~3 小时静脉注射。因丙烯醛在 CTX 应用结束后仍在膀胱内存留 24 小时,因此,最后一剂 CTX 后,美司钠应延长应用 24 小时。

HC 的抗病毒治疗,常用药物有阿糖腺苷、利巴韦林、更昔洛韦和西多福韦等。后二者的介绍见前述。阿糖腺苷是一种抗代谢类的化疗药物,对单纯疱疹病毒和腺病毒也有一定抑制活性。对腺病毒感染导致的 HC 有一定治疗作用,但应用时要注意血象监测。利巴韦林为次黄嘌呤核苷类似物,可抑制病毒核酸合成,具有广谱抗病毒活性,对 RNA 和 DNA 病毒均有抑制作用,可用于腺病毒相关的移植后 HC 治疗。环丙沙星因可减少 BK 病毒复制,也可用于 HC 治疗。抗病毒治疗对于 HC 而言,仅能抑制病毒复制而无法彻底清除,适当减轻免疫抑制,以部分恢复机体免疫功能可能更为有效。

膀胱灌注治疗可用的药物有甲醛、明矾、硝酸银、透明质酸凝胶、纤维蛋白胶或上皮细胞生长因子等。近来多采用前列腺素 E2 或 GM-CSF。前者除有抗炎作用外,还可引起黏膜及黏膜下层血管收缩,促进止血,后者通过刺激粒细胞增生,增强趋化作用和单核-巨噬细胞功能,刺激上皮细胞等机制来加快膀胱黏膜溃疡愈合和炎症控制。

(二) 肝静脉闭塞病

重度 VOD 预后恶劣,几乎均进展至急性肝衰竭、肝肾综合征和多器官衰竭而死亡,因此 VOD 强调重在预防。预处理同时给予低剂量肝素 100U/(kg · d)持续静脉滴注至移植后 1 个月、前列腺素 E1、熊去氧胆酸应用等可有效预防 VOD。但 VOD 的治疗尚无完全肯定的方案,可根据患者的病情合理设计,以尽可能减少肝细胞坏死和控制继发性脏器损害程度为原则。首要的是对症支持,包括控制水钠潴留,改善微循环,纠正低蛋白血症,避免应用可能对肝、肾及内皮细胞有损伤的药物。对 VOD 而言,对症支持的目标是保证血容量和肾灌流,减少血管外体液积聚,最大程度的避免多脏器衰竭。药物治疗多用于中重度 VOD。推荐的药物包括:重组人类组织型纤溶酶原激活物(r-tPA)、肝素、去纤苷(DF)、前列腺素 E1 和抗凝血酶Ⅲ(AT-Ⅲ)等。

r-tPA 与肝素联合应用可促进纤维蛋白溶解。推荐用法:r-tPA 0.05mg/(kg·h)于 4 小时内静脉滴注(最大剂量 10mg/d),持续 2～4 天。肝素 20U/kg(最大剂量 1000U)冲击给药后,后续 150U/(kg·d)持续静脉滴注,连续 10 天,对重症 VOD 有一定疗效,但对于已出现多脏器功能衰竭(MOF)者效果差,并需警惕严重出血,VOD 患者有高死亡风险时可考虑应用。DF 是从哺乳动物肺脏中提取的一种多聚脱氧核苷酸,为腺苷受体激动剂,具有明显的纤溶活性,具有溶栓、抗血栓形成、抗局部缺血等特性。DF 除用于治疗深静脉血栓、血栓性静脉炎等大血管血栓外,对微血管损伤也显示出良好的治疗保护效应和安全性,故也适用于 VOD、微血栓性疾病如溶血尿毒综合征(HUS)等的治疗。EBMT 推荐 DF 用法:6.25mg/kg,静脉滴注 2 小时,每 6 小时 1 次,共 14 天。对重度 VOD 伴发 MOF 者,CR 率达 50%～55%,移植后 100 天生存率 47%～60%,无明显不良反应。此外 AT-Ⅲ、前列腺素 E1、糖皮质激素、谷胱甘肽、维生素 E、N-乙酰基半胱氨酸、人重组可溶性血栓调节蛋白等也可用于 VOD 的试验治疗。对于内科治疗无效的重度 VOD,也可尝试 TIPS(肝内门静脉分流术),外科手术分流或肝移植术。

(三)移植相关出凝血异常

移植预处理中大剂量放化疗、免疫抑制剂、抗感染药物,细胞因子异常,以及中心静脉导管,均会导致一定程度的血管内皮损伤,加之移植患者容易伴发持续的血液高凝状态,因此临床可引发移植相关的血栓性微血管病(TA-TMA)。TMA 是一种以微血管病性溶血性贫血(伴红细胞碎片)、外周血小板减少、微血管血栓形成和多器官功能衰竭为特征表现的临床综合征,常见肾功能损害及中枢神经系统异常。溶血尿毒综合征(HUS)和血栓性血小板减少性紫癜(TTP)均属于这一范畴。中重度 TMA 预后不良,死亡率较高。

目前 TMA 治疗尚无统一方案,血浆置换、调整免疫治疗、CD20 单抗、皮质激素等均可应用。TA-TMA 的血浆置换(TPE)与经典的 TTP 治疗原则类似。部分 TA-TMA 患者体内存在金属蛋白酶 ADAMTS-13 的自身抗体,TPE 可有效去除抑制物而恢复其活性,可使得这部分患者病情改善,但总体疗效不如经典的 TTP 患者。另有学者提出 TPE 联合长春新碱(VCR)或可提高疗效。如 TPE 难于实施,紧急情况下也可输注新鲜冰冻血浆,每日 25～30ml/kg,部分有效。发生 TA-TMA 后一般建议停用 CsA 和 FK506,换为 MMF 或抗 T 细胞单抗类。CD20 单抗有一定的治疗价值,猜测可能是通过靶向作用清除了产生 ADAMTS-13 自身抗体的 B 细胞,提高了蛋白酶活性而缓解病情。皮质激素推荐甲泼尼龙,联合 TPE 可中和 ADAMTS-13 抑制物,逐步降低抗体滴度,恢复 ADAMTS-13 活性,尤其适用于 GVHD 并发 TA-TMA 的治疗。近期也有 TNF-α 单抗、DF 等用于 TMA 的试验治疗的报道。

(四)移植晚期相关并发症

移植后长期存活的患者也存在发生晚期并发症的风险,预处理毒性、cGVHD、免疫功能低下、长期的免疫抑制剂应用,都会引发多种移植后晚期并发症。其中:①神经系统并发症:

包括代谢性脑病,神经系统感染(病毒及真菌性脑炎),脑血管病,治疗相关性白质脑病,脑部继发肿瘤等。应针对不同病因,采取相应专科或综合治疗;②肺部晚期并发症:预处理放化疗可导致晚期的肺间质纤维化,闭塞性细支气管炎的发生与预处理方案(含 TBI 或 CTX)、CMV 感染、GVHD 等可能相关。临床可应用甲泼尼龙、CsA、FK506、AZA、沙利度胺及 CD20 单抗等药物,重症患者需要辅助通气治疗;③移植后出现的内分泌紊乱:包括甲状腺和性腺功能降低、闭经、无精子生成、不育、儿童生长延迟等,部分患者需要激素替代治疗;④眼部晚期并发症:包括迟发性角结膜炎、白内障、视网膜病变,多需要专科治疗;⑤移植后继发肿瘤:目前认为与预处理中的大剂量烷化剂或 TBI 所导致的细胞毒性损伤,引发基因突变有关,临床报道有移植后淋巴增殖性疾病(PTLD),继发实体瘤(如皮肤癌、口腔鳞癌),继发白血病或 MDS 等。其中 EBV 相关的 PTLD 可通过 CD20 单抗,减轻免疫抑制强度,DLI,EBV 特异性 CTL 细胞,化疗等手段缓解病情,少数患者可能需要手术或局部放疗。

 案例分析

案例 1:

患者,男,48 岁。

诊断为急性髓细胞白血病(AML)高危组,拟行单倍型亲缘供体造血干细胞移植。

移植预处理方案:

司莫司汀 $250mg/m^2$,口服,移植前 10 天;

阿糖胞苷 $2g/m^2$＋NS 250ml,静脉滴注,每 12 小时 1 次,移植前 8～9 天;

地塞米松 5mg＋NS 100ml,静脉滴注,每 12 小时 1 次,移植前 8～9 天;

白消安 0.8mg/kg＋NS 250ml,静脉滴注(持续输注 6 小时),每 6 小时 1 次,移植前 5～7 天;

丙戊酸钠 800mg＋NS 250ml,静脉滴注(持续输注 24 小时),每天 1 次,移植前 5～7 天(预防癫痫);

环磷酰胺 $1.8g/m^2$＋NS 500ml,静脉滴注,每天 1 次,移植前 3～4 天;

美司钠 0.8g＋NS 100ml,静脉滴注,每天 3 次,CTX 开始第 0、4、8 小时,移植前 3～4 天;

抗胸腺细胞球蛋白 2.5mg/kg＋NS 250ml,静脉滴注,移植前 2～5 天;

地塞米松 5mg＋NS 100ml,静脉滴注,每 12 小时 1 次,移植前 8～9 天。

移植物抗宿主病(GVHD)预防方案:

环孢素 3mg/kg＋NS 250ml,静脉滴注(持续输注 24 小时),移植前 9 天起;

吗替麦考酚酯 15mg/kg,口服,每 12 小时 1 次,移植前 9 天起;

甲氨蝶呤 $15mg/m^2$＋NS 100ml,静脉滴注,移植后第 1 天;

甲氨蝶呤 $10mg/m^2$＋NS 100ml,静脉滴注,移植后第 3、6 天。

其他并发症预防:

(1)预防肝静脉闭塞症(VOD):

前列地尔 $10\mu g$＋NS 10ml,静脉注射,每天 1 次,移植前 10 天起;

肝素 100U/kg＋NS 500ml,静脉滴注,每天 1 次,移植前 10 天起。

(2)预防巨细胞病毒(CMV):

更昔洛韦 5mg/kg＋NS 100ml,静脉滴注,每 12 小时 1 次,移植前 2～10 天。

移植方案:

第 0 天患者回输供体造血干细胞,回输过程顺利。回输后骨髓空虚期间断输注血小板支持,维持 CsA 浓度于 250ng/ml 左右,病情平稳。移植后 11 天患者粒细胞重建,14 天血小板重建。15 天患者出现颈前、胸前皮肤充血伴瘙痒,给予倍他米松软膏局部涂抹后症状缓解。41 天患者出现腹泻伴腹痛,腹泻量约 2000ml/d,同时伴有胆红素升高,最高达 82μmol/L。相关检查排除感染因素,考虑出现急性 GVHD,随即予静脉应用甲泼尼龙干预,总剂量为 2mg/(kg·d)。应用 72 小时后,患者症状仍无缓解,腹泻量增至 2200ml/d,伴有血便。遂予达利珠单抗 1mg/(kg·d)静脉滴注(第 1、4、8、15 天),开始用药一周后患者腹泻量显著减少,血便消失,血胆红素逐渐恢复正常。转入移植后病房继续治疗。

病例特点:

1. 患者高危组 AML,具备移植指征,接受改良 BU/CY 方案预处理,常规预防 GVHD 等相关并发症,回输后造血重建顺利。

2. 急性 GVHD 为移植后常见并发症,患者植入后出现Ⅰ度急性 GVHD(皮肤一度),可接受局部药物治疗。

3. 后期患者出现Ⅳ度急性 GVHD(肠道 4 度、肝脏 2 度),一线应用甲泼尼龙治疗效果不佳,故二线应用 CD25 单抗,症状得到有效控制。

4. 急性 GVHD 的一线治疗为甲泼尼龙,二线治疗方案尚无标准,除 CD25 单抗外,TNF-α 单抗、他克莫司、西罗莫司、间充质干细胞输注等多种方式亦可替代或联合应用。

用药分析与监护要点:

1. 用药分析　患者急性髓细胞白血病,高危组,具备造血干细胞移植指征,拟行单倍型亲缘供体造血干细胞移植。移植前的预处理是造血干细胞移植过程中的重要环节。一方面,通过预处理可清除体内的恶性肿瘤细胞,为正常造血干细胞的植入提供足够的生长空间;另一方面,预处理可抑制受者的免疫系统,使之无力排斥移植物而使移植成功。本例患者采用改良的 BU/CY 方案,属于急性髓系白血病患者 HSCT 常用预处理方案。

2. 移植过程中的监护要点　本例患者预处理方案中的药物包括白消安、环磷酰胺、司莫司汀、阿糖胞苷、抗胸腺细胞球蛋白。

(1)预处理方案的安全性监护:白消安骨髓外毒性可能引起患者口腔黏膜炎。黏膜炎的发生影响患者进食、营养状态变差,同时为感染的发生提供温床。监护患者加强口腔卫生护理并注意饮食卫生。另外白消安可通过血脑屏障诱发癫痫,本例患者预防性给予丙戊酸钠预防癫痫。

环磷酰胺代谢产物丙烯醛对膀胱黏膜的毒性可能导致急性膀胱炎的发生。急性膀胱炎的药物预防及治疗特别强调大剂量补液、强迫利尿,以及美司钠的足量和重复给药。本例患者在 CTX 应用前 4 小时开始至用后 48 小时,3000ml/(m²·d)补液,碱化尿液,尿液 pH 保持 8 左右,呋塞米利尿,同时于 CTX 给药后第 0、4、8 小时分别重复给予美司钠,预防急性膀胱炎的发生。

阿糖胞苷可能引起患者出现以发热、肌痛、斑丘疹等为表现的阿糖胞苷综合征。抗胸腺细胞球蛋白作为异种蛋白,可能引起皮疹、发热、寒战、血压下降、胸闷、休克等过敏反应。本例患者在应用阿糖胞苷和抗胸腺细胞球蛋白时分别给予 5mg 地塞米松预防过敏反应。

（2）GVHD 监护：GVHD 为 allo-HSCT 常见并发症，也是影响移植成功的主要障碍。典型的 aGVHD 通常发生在移植后的 2~4 周，表现为皮肤红疹和斑丘疹、持续性厌食和（或）腹泻及肝功能异常（胆红素、ALT、AST、ALP 和 GGT 升高）。aGVHD 临床严重程度分 I~IV 度（表 9-5、表 9-6）。通常 I 度不需要治疗，II ~IV 度影响生存及预后，需要积极治疗。

表 9-5　aGVHD 时组织器官受累程度

受累程度	皮肤 （体表面积计算按烧伤面积计算表）	肝脏 血胆红素 μmol/L （mg/dl）	消化道 （成人每天腹泻量,ml）
＋	斑丘疹＜25%的体表面积	34~51(2~3)	500~1000
＋＋	斑丘疹占 25%~50%的体表面积	51~103(3~6)	1000~1500
＋＋＋	全身红皮病	103~257(6~15)	>1500
＋＋＋＋	水疱和皮肤剥落	>257(>15)	腹痛和（或）肠梗阻

表 9-6　aGVHD 临床分级

临床分级（度）	皮肤	肝脏	消化道	功能损害
I（轻）	＋~＋＋	0	0	0
II（中）	＋~＋＋	＋	＋	＋
III（重）	＋＋~＋＋＋	＋＋~＋＋＋	＋＋~＋＋＋	＋＋
IV（极重）	＋＋~＋＋＋＋	＋＋~＋＋＋＋	＋＋~＋＋＋＋	＋＋＋

GVHD 防重于治，以免疫抑制剂为主的 GVHD 预防方案居于中心地位，目前最常用的预防方案为 CsA 或 FK506 联合短程 MTX。本例患者应用 CsA 3mg/kg 联合 CTX 15mg/m²（移植后第 1 天），10mg/m²（移植后第 3、6 天）联合 MMF15mg/kg 方案预防 GVHD。本例患者于 HSCT 后第 10 天出现急性 GVHD 皮肤症状（＋＋），表现为颈前、胸前皮肤充血伴瘙痒，第 41 天出现腹泻伴腹痛（＋＋＋＋），腹泻量约 2000ml/d，同时伴有胆红素升高（＋＋），最高达 82μmol/L，考虑 aGVHD（IV 度）。

根据 2012 年美国血液与骨髓移植学会（ASBMT）发布的急性移植物抗宿主病的一线和二线系统治疗建议：在 GVHD 发生后，aGVHD 的一线药物治疗首选糖皮质激素。甲泼尼龙具有强大的抗炎、免疫抑制及抗过敏活性，为首选药。本例患者应用甲泼尼龙 2mg/（kg·d）未能缓解其腹泻症状，一线治疗失败。

因此，采取抗 CD25 单抗行 aGVHD 二线治疗。达利珠单抗是一种重组人源化 IgG1 单克隆抗体，作为 IL-2R 拮抗剂，能与 CD25 特异性结合，阻断 CD25 与 IL-2 的结合，抑制激活状态下 T 淋巴细胞的增殖，减轻免疫应答。本例患者在使用抗 CD25 单抗一周后，患者肠道反应与肝功能异常得到有效缓解，血便消失，血胆红素逐渐恢复正常。

（3）移植后感染监护：移植并发症中死亡率最高的是感染。预处理方案中大剂量的化疗可致患者骨髓严重抑制，极易受到感染，而无论哪个部位的感染都将导致患者的移植失败。

移植后病毒感染,以疱疹类病毒感染最为常见,可发展为各种病毒性疾病。其中 CMV 感染是临床上最受重视的移植后病毒感染。常用的抗病毒药物有:阿昔洛韦、伐昔洛韦、更昔洛韦等。其中更昔洛韦为鸟嘌呤类核苷类似物,通过磷酸化 CMV 蛋白激酶 UL97 竞争性抑制病毒 DNA 的合成,是治疗移植后 CMV 感染最有效的药物。本例患者应用更昔洛韦 5mg/kg 有效预防 CMV 感染。

(4)移植后 VOD 监护:移植后 VOD 发病高峰时间为移植后 2 周,多在 1 个月内发生。目前已发现移植后 VOD 危险因素有移植前肝功能异常、含 BU 及 TBI 的高强度预处理、CD33 单抗药物的应用等。

本例患者采用改良的 BU/CY 方案预处理,具有移植后 VOD 发生的危险因素,采用前列地尔 10μg,肝素 100U/kg 有效预防 VOD。

(5)环孢素的监测:环孢素是目前预防器官移植术后排斥反应最主要的免疫抑制剂,但由于环孢素的吸收和代谢存在个体间的差异,通过动态监测治疗过程中的血药浓度确定一个合适而安全的治疗窗尤为重要。本例患者在移植前 9 天开始持续 24 小时输注环孢素(3mg/kg),始终维持 CsA 浓度于 250ng/ml 的有效治疗窗内。

3. 用药指导

(1)阿糖胞苷:部分患者给予肾上腺皮质激素,可能减轻中、大剂量阿糖胞苷引起的不良反应,如发热、肌痛、斑丘疹等阿糖胞苷综合征表现。静脉滴注液应稀释至 0.5mg/ml。

(2)抗胸腺细胞球蛋白:作为异种蛋白,可能引起皮疹、发热、寒战、血压下降、胸闷、休克等过敏反应。提前应用抗过敏药物预防过敏反应。首次应用前给予静脉输液试验。

(3)白消安:可通过血脑屏障诱发癫痫,应预防性给予抗癫痫药。考虑到抗癫痫药对白消安体内清除的影响,建议有条件者监测白消安血药浓度。

(4)环孢素:常规监测环孢素血药浓度。

病例 2:

患者,男,28 岁。

诊断为急性 Ph⁺ 急性淋巴细胞白血病(Ph⁺-ALL),疾病危险度分层为高危组,前期经 CDOLP 方案联合伊马替尼诱导化疗获得完全缓解,后经高剂量 MTX 为主的方案巩固化疗 1 疗程,Hyper CVAD-A,B 方案巩固化疗各一疗程。化疗间歇期间伊马替尼维持治疗,多次复查骨髓为分子生物学缓解,BCR-ABL 融合基因检测阴性。在骨髓库配型成功一高分辨率相合非亲缘供体,拟行非亲缘供体造血干细胞移植。患者以 TBI/CY 方案预处理后,回输非亲缘供体造血干细胞,CsA＋MMF＋短程 MTX 方案预防 GVHD,并常规预防 VOD、CMV 活化等治疗(同前)。

移植预处理方案:

TBI:全身 8Gy,肺 6.5Gy(屏蔽),分次照射,移植前 6～8 天;

格拉司琼 3mg＋NS 100ml,静脉滴注,每天 1 次,移植前 2～8 天;

更昔洛韦 5mg＋NS 100ml,静脉滴注,移植前 2～8 天;

阿糖胞苷 2g/m²＋NS 500ml,静脉滴注,每 12 小时 1 次,移植前第 5 天;

地塞米松 5mg＋NS 100ml,静脉滴注,每 12 小时 1 次,移植前第 5 天;

环磷酰胺 1.8g/m²＋NS 500ml,静脉滴注,每天 1 次,移植前 3～4 天;

美司钠 0.8g＋NS 100ml,静脉滴注,每天 3 次,CTX 开始第 0、4、8 小时,移植前 3～

4 天；

抗胸腺细胞球蛋白 2.5mg/kg＋NS 250ml,静脉滴注,移植前 2～5 天；

地塞米松 5mg＋NS 100ml,静脉滴注,移植前 2～5 天。

移植经过：

移植当天患者回输非亲缘供体的外周血造血干细胞,过程顺利。造血重建前,常规予 G-CSF 300μg/d,皮下注射,促进粒细胞造血重建,PLT 低于 20×10^9/L 时输注血小板悬液 10U 支持。定期监测 CsA 浓度并相应调整剂量。移植后每周 2 次,监测外周血 CMV-PP65 抗原、CMV-DNA 拷贝量及 EBV-DNA 拷贝量。患者第 12 天粒细胞重建,15 天血小板重建。34 天患者出现不明原因低热,排尿疼痛(排尿末期尿道口灼痛),伴尿频、尿急、晨起排尿呈洗肉水样。尿常规显示血尿(RBC 23 480 个/μl),中段尿培养阴性。血常规显示 WBC、PLT 较前下降。外周血 CMV-PP65 抗原阳性,CMV-DNA 检测为 5.2×10^4 拷贝(参考值为 $<1\times10^2$ copis/ml),EBV-DNA 阴性。经专科体格检查、细菌/真菌等病原学检查,均未提示相关感染,综合考虑为 CMV 活化,出血性膀胱炎(HC)。移植后 1 月余,出现病毒活化、HC,提示患者免疫抑制程度较重,适量下调免疫抑制强度,以利免疫重建,CsA 浓度控制在 100～200μg/ml 间,MMF 停用。给予加强水化、碱化、利尿、止血及对症治疗,并加用抗病毒药物更昔洛韦,5mg/(kg·d),应用 4 天后血常规显示 WBC 降至 1.6×10^9/L,PLT 显著下降至 14×10^9/L,考虑更昔洛韦的骨髓抑制毒性,给予 G-CSF 升白治疗,输注血小板悬液,抗病毒药物更换为膦甲酸钠,60mg/kg,每 8 小时 1 次,监测血常规、肾功能及电解质。继续治疗 1 周后,CMV-PP65 抗原转阴,CMV-DNA$<1\times10^2$ copis/ml,血常规显示 WBC 3.5×10^9/L,PLT 上升至 68×10^9/L,遂停用膦甲酸钠,继续以阿昔洛韦预防性抗病毒治疗。水化、碱化、利尿、止血等抗 HC 综合治疗继续,治疗 2 周后患者排尿不适感明显减轻,尿色转清,尿常规检测 RBC 为正常范围。3 周后患者尿道刺激症状基本消失,尿常规正常,CMV 抗原及 DNA 监测持续阴性。

病例特点与诊断要点：

1. 患者确诊为 Ph$^+$-ALL(高危组),为异基因造血干细胞移植的绝对适应证。对高危组 ALL 患者,选择 TBI/CY 方案预处理,可避免白血病克隆对化疗药物的交叉耐药,最大程度地清除 MRD,预防庇护所病灶髓外复发,此外 TBI 对成人患者生长发育的远期影响也可接受。该患者经该方案预处理并回输干细胞后,常规预防 GVHD 等相关并发症,造血重建顺利,无 VOD、GVHD 等并发症发生。

2. 预处理含 ATG 的异基因移植患者(主要为单倍型供体及非亲缘供体),因体内去除 T 细胞的效应,免疫重建延迟。回输前虽经更昔洛韦的预防性的病毒清除治疗,移植后仍有部分患者出现 CMV、EBV 等病毒的活化。目前推荐进行抗病毒抢先治疗(基于病毒的抗原血症或 DNA 血症),以更昔洛韦、膦甲酸钠最为常用。同时,可适度减低免疫抑制强度,以利于抗病毒 T 细胞的免疫重建。

3. 患者 CMV 活化的同时,发生 3 级出血性膀胱炎,推测与 CMV 活化,或临床尚未常规检测的某些病毒(如 BK 病毒、JC 病毒、腺病毒等)的活化有一定相关性。在抗病毒治疗同时,给予积极的水化、碱化、利尿、对症等综合治疗。对重度 HC,也可应用蛇毒血凝酶、重组凝血因子Ⅶ等促止血药物。选择性膀胱动脉介入栓塞治疗适于保守治疗无效的重度 HC。

用药分析与监护要点：

1. 用药分析　本例患者确诊为 Ph^+-ALL(高危组)，为异基因造血干细胞移植的绝对适应证。在排除移植相关禁忌证后，选择了含 TBI 的预处理方案，回输非亲缘供体造血干细胞过程顺利，虽然在常规预防使用更昔洛韦抗病毒的情况下，仍在移植后 1 个月出现了 CMV 的活化及出血性膀胱炎，在更换抗病毒药物的同时给予积极的水化、碱化、利尿、对症等，综合治疗后 1 周患者 CMV-PP65 抗原转阴；2 周后患者排尿不适感明显减轻，尿色转清，尿常规检测 RBC 为正常范围；3 周后患者尿道刺激症状基本消失，尿常规正常，CMV 抗原及 DNA 监测持续阴性。

2. 监护要点

(1)全身照射的安全性监护：全身照射(TBI)是预处理中最常用的放疗方式，与传统的化疗相比，有诸多优势，例如具有较强的免疫抑制作用、拥有广谱的抗肿瘤活性等，但其毒副作用也不容忽视，其近期毒副作用主要包括：①最常见的即刻反应是恶心、呕吐，预防性止吐能缓解此类胃肠道不适；②腮腺炎：全身放疗后 4～12 小时几乎 100％ 患者会出现腮腺炎症状，冷敷或对乙酰氨基酚可以缓解症状；多数患者在 24～72 小时可自行缓解，放疗前给予地塞米松可减轻放疗反应；③胰腺炎：发生率≤10％，但大部分患者会出现血尿淀粉酶的升高，需要随访血尿淀粉酶直至恢复正常；④腹泻：TBI 后大部分患者会出现腹泻症状，应予以止泻药物对症处理，同时予口服喹诺酮及氟康唑预防肠道感染，并积极进行病原微生物学检查；⑤皮肤色素沉着：多于照射 2～3 周后出现，为可逆性。

TBI 的远期毒副作用包括白内障、生长延迟、生育功能障碍、甲状腺功能不全、继发肿瘤和肺损伤。放射性肺炎的发生与 TBI 的总剂量和剂量率两个因素相关，肺损伤的发生率并非与剂量呈完全线性关系，当超过 8Gy 时，损伤率迅速上升，预防治疗是其发生的关键措施。

(2)黏膜炎：是 TBI 和化疗后的常见并发症，表现为严重的口腔黏膜损伤，预处理后的粒细胞缺乏和 MTX 的应用会进一步加重黏膜损伤。口腔黏膜炎及溃疡很常见，严重涉及食管和胃肠道，影响进食。因此放化疗期间需要保持口腔清洁，避免进食尖锐的食物，临床上通常使用含冰块、含漱中药等方法进行一定的黏膜保护，也有报道使用口含/含漱一些抗菌药物或抗真菌药物进行局部感染控制，但其疗效并不确切。目前关于放化疗相关黏膜炎的防治成为研究的热点，在抗炎、物理治疗及生长因子治疗方面有一些进展，这些新的保护方法有望在临床上为患者减轻痛苦。

(3)抗病毒药物的安全性监护：

1)骨髓抑制：更昔洛韦最常见的不良反应是骨髓抑制，主要表现为中性粒细胞减少和血小板减少，严重的会引起出血和感染，约有 40％ 的患者在使用后出现中性粒细胞减少，多半开始发生在用药后 1～2 周，该不良反应常可逆转，但也可能迁延甚至不可逆转，以致严重感染，因此在移植后造血重建期间不宜选用更昔洛韦作为抗病毒的药物治疗。本例患者在移植后因 CMV 病毒活化，加用更昔洛韦抗病毒后白细胞、血小板下降明显，遂更换膦甲酸钠后血象恢复明显。

2)急性肾衰竭：近年来，关于阿昔洛韦相关急性肾衰竭的报道越来越多，大多与临床不合理使用有关，包括超适应证使用、剂量过高、滴注速度过快、浓度过大、用药后无充分水化等，表现为双侧腰部剧烈疼痛，伴恶心、呕吐、少尿，尿常规异常等。为避免阿昔洛韦引发急性肾衰竭,预防是关键。临床要严格掌握用药指征,特别是静脉用药指征。用药时注意给药浓度、速度、用药后水化等问题,避免与其他具有严重肾毒性的药物配伍使用,用药期间应监测尿常规和肾功能。一旦发现异常应立即停药,并尽快明确诊断,及时给予对症治疗。

膦甲酸钠也可引起肾功能损伤,引起血清肌酐值异常,用药期间应密切监测肾功能,并及时调整用药剂量。

3)其他:更昔洛韦的其他不良反应包括中枢神经系统异常、胃肠道不适、过敏反应等。膦甲酸钠的不良反应较轻,主要有胃肠道不适、电解质异常、局部刺激等,用药期间需注意。

(陈　峰　夏　凡　马晶晶)

参 考 文 献

[1] 黄晓军.血液病学.北京:人民卫生出版社,2009.

[2] 张之南,沈悌.血液病诊断及疗效标准.3版.北京:科学出版社,2007.

[3] 张之南,郝玉书,赵永强,等.血液病学.2版.北京:人民卫生出版社,2011.

[4] 王吉耀.内科学.2版.北京:人民卫生出版社,2010.

[5] 黄晓军.实用造血干细胞移植.北京:人民卫生出版社,2014.

专业名词对照索引

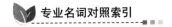

E

F

G

H

J

中文药名索引

英文药名索引

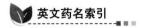